SHIYONG LINCHUANG HULIXUE LILUN YU SHIJIAN

实用临床护理学
理论与实践

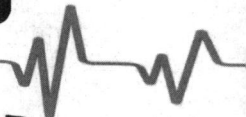

孟祥丽 等 主编

汕头大学出版社

图书在版编目（CIP）数据

实用临床护理学理论与实践 / 孟祥丽等主编. —汕头：汕头大学出版社，2019.1

ISBN 978-7-5658-3815-6

Ⅰ．①实… Ⅱ．①孟… Ⅲ．①护理学 Ⅳ．①R47

中国版本图书馆CIP数据核字（2019）第029469号

实用临床护理学理论与实践

SHIYONG LINCHUANG HULIXUE LILUN YU SHIJIAN

主　　编：孟祥丽　等

责任编辑：宋倩倩

责任技编：黄东生

封面设计：蒲文琪

出版发行：汕头大学出版社

　　　　　广东省汕头市大学路243号汕头大学校园内　　　　邮政编码：515063

电　　话：0754-82904613

印　　刷：北京市天河印刷厂

开　　本：710 mm × 1000 mm　1/16

印　　张：29.5

字　　数：840千字

版　　次：2019年1月第1版

印　　次：2019年1月第1次印刷

定　　价：148.00元

ISBN 978-7-5658-3815-6

P前言
Preface

　　护理学是一门实践性、应用性很强的学科。随着医学科学的快速发展，护理工作模式发生转变，更加倡导人性化服务，推进优质护理工作。护理学理论、实践研究的重点也发生了相应的变化，出现了大量的护理新理论、新技术和新方法。因此，为了适应现代临床护理发展的需要，我们在总结自己多年临床实践经验的基础上，吸收当今国内外护理科学的先进理论和成熟技术编写了《实用临床护理学理论与实践》一书，旨在逐步实现强化基础、提高技术、改善服务，全面提高护士的技术操作水平和综合能力的目标，确保优质护理服务。

　　本书共十三章，包括绪论、医院科教管理、门急诊护理、手术室护理、内科护理、神经外科护理、普通外科护理、心胸外科护理、血管外科护理、产科护理、耳鼻喉科护理、口腔护理及重症监护室护理。内容丰富、深入浅出、条理清晰、语言精练，既注重理论性，又注重实用性；既包括传统的临床应用广泛的护理操作规范，又涵盖了新理论、新知识、新技术在临床护理中的应用。集科学性、系统性和实用性于一身，可作为刚参加临床工作的护士学习、基础知识、基本技能在临床护理中的应用。及临床实践操作的指导用书。

　　衷心希望本书能得到广大护理工作者的认同和喜爱。书中难免存在疏漏和错误，恳请护理界同仁不吝指正，以便日臻完善。

《实用临床护理学理论与实践》编委会

2018 年 10 月

C目录 Contents

第一章　绪　论

第一节　护理学的形成与发展

一、护理活动的起源与发展历程

（一）远古时期

求生存是人类的本能，自从地球上有了人类就开始了原始的医疗和护理活动。远古人类为了保护自己，谋求生存，繁衍后代而寻求各种方法来应对自然界生老病死的客观现象。低等动物有自我医疗及照顾受伤同伴的本能。人类将观察到的鸟类及其他动物的母爱与互相照料现象加以效仿，比如：用舌头舔伤口，用清水冲洗血污，按压出血处等以达到预防伤口感染、防止伤口恶化及止血的目的。所以有人提出第一个医疗护理活动起源于观察动物的结果。也有学者认为"同情"或"需要"是古代医疗与护理的起源及发展的最初动机。

在原始社会里，人类以家族化的部落形式生活和劳动，由于慈爱的本性，母亲承担起哺育幼儿、照顾伤残病者及老人等具有护理性质的任务，并在生活实践中，逐步学会了伤口的包扎、止血、热敷和按摩等手段，形成了早期的医疗护理活动。对于一些轻微的受伤，人类能够理解并找出原因，但对于突发疾病以及天灾人祸或一些自然现象却无法解释，就将之归因于"超自然"的力量，认为是神灵主宰或恶魔、鬼魂作祟所致，于是产生了迷信与宗教，巫师也应运而生。人们用祷告、念咒、祭祀、画符等方法祈求神灵的帮助，或用鸣锣击鼓、追打患者、冷热水浇浸、开颅等驱魔方法治疗患者，同时也有人应用草药或针灸等治疗方法治病。所以，此时的迷信、宗教与医药混在一起，医巫不分。

（二）公元前

古希腊：阿波罗之子埃斯克雷庇斯以其优良的医术而被称为医神，他6个女儿中有2个女儿被认为是最早参加护理患者的妇女，一个名叫海吉娅（Hygeia）被称为"健康之神"；另一个名叫波乃西亚（Panacea）被称为"恢复健康之神"。医学之父希波克拉底（Hippocrates，约公元前460年—公元前377年）以朴素的唯物主义观点破除了鬼神恶魔致病学说，创立了"四体液病理学说"，从此将医学引入科学的领域。他提出了患者中心论，主张用评估的技巧去收集患者资料，对症下药，并从人体解剖中寻找病因。他还强调了护理的重要性，要求给患者清洁的衣服，教导患者洗漱口腔，调节饮食，实行按摩，并用音乐治疗精神患者。《希波克拉底誓言》至今仍在西方国家被尊为医学道德的规范，是医师们踏进医学领域的誓言。

古印度：公元前1600年左右，古印度婆罗门教的宗教经典《吠陀经》是当时人们生活戒律、道德规范和医学行为的准则。其中，在护理方面很重视个人卫生，要求人们有良好的卫生习惯，如每日刷牙、按时排便、保持室内空气清新等；要求助产士必须剪短头发，修剪指甲，每日沐浴。统一印度的国王阿索卡（Asoka，公元前337—公元前269）在北印度建立了最早的医院兼医学院，并培养从事医护工作的人员。由于当时妇女不能外出，医院的护士由男士担任，被视为"最早的护士"，他们必须具备如下条件：身体健康，情绪乐观，动作敏捷，谦虚谨慎，专心工作。技术方面需具备药物和营养的常识，能够配药、配餐，并会按摩肢体、搬运患者以及管理患者的清洁卫生。

古罗马：罗马帝国医学不发达，当时的医学理论及医师大多来自希腊。但是罗马人认为清洁可以延长人的寿命，非常重视个人卫生及环境卫生。他们建立公共浴室，修建上下水道，供应清洁饮水。恺撒（augusta Caesar）在位时曾在军中创立军医院，当时的护理工作则在教会指导下由修道院的修女担任。

（三）公元后

公元初期，欧洲大陆设立的医院只是基督教和大主教工作的组成部分。一些献身于宗教事业的妇女被尊为女执事，多系出名门、品德高尚且有学识。她们除参与教会工作外，还本着服务人群就是服务上帝的信念在教会医院进行老弱病残的护理工作，并且访问家庭中的贫苦患者。女执事们未受过护理训练，但是她们仁慈博爱，服务热忱，工作认真，爱护患者，在当时深受欢迎。她们从事的工作已经具备护理的雏形。

中世纪初期，欧洲各国建立了数以百计的大小医院，这些医院多由宗教控制，条件极差，各种患者混杂在一起，交叉感染的情况可想而知。在医院里担任护理工作的修女得不到任何训练。公元1091—1291年，西欧基督教与穆斯林教为争夺圣地耶路撒冷而发动了长达200年的十字军东征，战争导致大批伤员无人照顾，军中瘟疫、热病、麻风病等大肆横行，为此，基督教徒们组织了十字军救护团，男性也开始加入护理工作，被称为军队护理的开始。这对护理工作的发展起到了一定的促进作用。

大约从公元1400年开始，意大利兴起了文艺复兴运动，并且风行欧洲。文艺复兴时期建立了许多大学院校、图书馆、医学院等，也出现了一批医学开拓者：瑞士的医师和化学家帕拉塞尔萨斯（Paracelsus，1400—1541年）在药理学方面做出了贡献；比利时医师维萨里（Vesalius，1514—1561年）写出了第一部《人体解剖学》；英国医师维廉哈维（Willian Harvey，1578—1675年）发现了血液循环；法国人阿巴斯帕里（Ambroise Pare，1570—1590年）由一名理发师成为一名外科医师。此期间医学有了长足的发展，而护理学却相对滞后，主要原因是当时重男轻女的封建思想没有改变，大学教育只收男生，贵族妇女多在家中聘请家庭教师授课，一般妇女很少有受教育的机会。到了1517年，宗教革命后，教会医院大量减少，私立医院迅速增加。由于新教会主张女性应该服从男性，在家相夫教子，在医院里担任护理工作的具有仁慈博爱精神的教会妇女停止了工作，取而代之的护理人员缺乏同情心，不学无术，言行粗鲁。她们多为谋生而来，或者是在代替服刑。护理质量大大降低，护理事业不但无法发展而且受到人们的鄙视，护理从此进入了长达近200年的黑暗时期。

文艺复兴后，由于慈善事业的发展，护理逐渐脱离了教会的控制，成为一种独立的事业，罗马天主教徒圣文森·保罗于1663年在巴黎创办了慈善姊妹会。他主张选择接受过教育的信徒为犯人、受迫害的奴隶和贫苦的患者服务，以减轻他们的痛苦。加入慈善会的妇女必须是教徒，但不是修女，不受修道院的约束。她们专职护理患者，为贫苦、病弱者服务。此后，不少类似的组织相继成立，从此护理开始走上独立职业的道路，但仍具有浓厚的宗教色彩。

（四）中国古代医药与护理

我国传统医学中，医、药、护三者不分，都由行医人一人承担，早在250万年前的原始社会里，我们的祖先在与大自然的搏斗和疾病的斗争中，不仅创造了灿烂的古文化，同时也创造了一些原始的治疗疾病方法，逐渐形成了我国古代的护理思想和实践。

扁鹊是春秋战国时期的杰出名医，《史记·扁鹊仓公列传》中记载了他如何指导学生对患者进行针刺、热敷等护理实践活动的资料。

大约成书于公元前1～2世纪的《黄帝内经》是我国古典医学名著，其中详细论述了疾病护理、饮食护理、服药护理、情志护理等方面的基本知识和辨证施护原则以及推拿、针灸、导引、热熨、洗药等技术操作。如：在情志护理方面，《内经》分析了喜怒哀乐等精神因素在病因病理中的作用，并提出了以情胜情的护理方法，即"悲胜怒，怒胜思，思胜恐，恐胜喜，喜胜忧"，为中医精神护理奠定了基础。

东汉末年，著名医学家张仲景所著《伤寒杂病论》是一部集汉以前医学精华大成的临床医学百科全书。该书概括了中医理、法、方、药的精髓。他创立的辨证论治法则是中医学宝库中的灿烂明珠，也为临床辨证施护开创了先河。该书对服药的护理论述得非常详细，对煎药的方法、注意事项、服药反应的观察等都作了明确的注解。如服用桂枝汤方注明要"啜稀粥一升余，以助药力"，同时加盖被子，使患者微有汗出，"不可令如水流漓，病必不除"。《伤寒杂病论》还记述了各种与护理有关的操作技术，如熏洗法、含咽法、灌耳法等。张仲景还首创了药物灌肠法、舌下给药法及胸外心脏按压术和人工呼吸法。

后汉名医华佗以发明"麻沸散"而闻名于世。他在手术中和手术后指导弟子和家属做了大量的护理工作，开始了我国最早的外科护理。同时，他倡导"五禽戏"保健法，即模仿虎、鹿、猿、熊、鸟5种动物的姿势进行体育锻炼，以助消化，疏通气血，增强体质，可以说是中国最早的保健护理方法。

到了隋、唐、五代时期，古代医学家人才辈出，举不胜举，中医学的发展取得了辉煌的成果，中医护理学也得到了进一步的充实与提高。隋朝巢元方的《诸病源候论》阐述了病源学的同时也充分论述了各种疾病的专科护理。唐代著名医学家孙思邈首创了用细葱管导尿术、蜡疗和热熨法；王焘在《外台秘要》中较为详细地论述了伤寒、肺痨、天花、霍乱等传染病的观察要点和护理措施以及消渴患者的饮食疗法与禁忌、儿科食入异物的治疗与护理方法等。

宋代之后，随着造纸业和印刷术的发展，大量医学书籍得以整理和研究、推广，医学界百家争鸣，百花齐放，各抒医理，出现了著名的"金元四大家"及许多著名的医学著作。这一时期，妊娠前后护理、口腔护理、小儿喂养及护理等专科护理知识日益丰富，为中医护理学充实了许多新的内容。

明、清医学进一步总结和发展了前人关于护理方面的知识。吴有性的《瘟疫论》在"论饮""论食""调理法"三篇文章里，详细地论述了护理疫病的原则和方法。叶天士在《临证指南医案》著作中对老年人的护理进行了深入的研究，在老年人预防保健方面做出了具体的指导。《侍疾要语》是一部护理学的专著，记载了民间广为流传的"十叟长寿歌"，介绍十位百岁老人延年益寿、防病抗老的经验。

二、南丁格尔与现代护理学

现代护理学的创始人弗洛伦斯·南丁格尔（Florence Nightingale，1820—1910 年）是英国人，1820 年 5 月 12 日生于意大利弗洛伦斯城，她父母以此城名为她取名。她自幼受到良好的教育，精通英语、德语、意大利语、希腊文和拉丁文等多种语言，在数学、哲学、统计学、社会经济学等方面也有很深的造诣。她在家庭主妇、文学家、护士三者之中选择了护士。

南丁格尔从小就立志从事救死扶伤的护理工作，经常照看附近村庄的病残者，并护理他们的亲属，以解除病者的痛苦。随家人周游世界时，她特别留意考察各地的孤儿院、医院和慈善机构，乐于帮助别人、接济贫困者、关心伤病员。父母反对她从事护士工作，认为有损家庭荣誉，但她最终冲破了封建意识和家庭的阻挠，于 1851 年参加了一个为期 4 个月的护理短训班，从此开始了她的护理生涯。1853 年，她担任了伦敦妇女医院院长，并在伦敦成立了第一个看护所（或称护士院），表现出非常优秀的管理才能。同年 10 月，克里米亚战争爆发，英军伤亡惨重，她闻讯申请到战地去进行救护工作，于 1854 年 10 月 21 日带领 38 名优秀护士，离开伦敦，启程前往克里米亚战场。

在克里米亚，南丁格尔努力改善医院的治疗环境、卫生条件和士兵的营养状况，提高医院的管理水平。同时，南丁格尔非常重视伤员的心理支持，她亲切地安慰重伤者，督促士兵给家里写信并把剩余的钱寄给家里，以补助家庭生活。她还自己写了几百封信寄给死亡士兵的家属。夜深时，她经常手持油灯巡视病房，士兵们亲切地称她为"持灯女神"。她的精心护理挽救了许多士兵的生命，深受医务人员和士兵的爱戴。在短短半年的时间里，英军伤员的死亡率由原来的 50% 下降到 2.2%。南丁格尔成为全国的传奇式人物。战争结束后，南丁格尔完成的《影响英军健康、效率与医院管理诸因素摘要》被认为是当时医院管理最有价值的文章。1858 年和1859 年，她又完成了《医院札记》和被认为是护士必读的《护理札记》，书中精辟地分析了护理工作的生物性、社会性和精神对身体的影响。她的护理观点被后人称为"环境理论"。1860 年，南丁格尔在伦敦圣多马医院创办了第一所护士学校，将护理学提升到科学的高度，采用新的教育体制和方法培养护士，从此护理完全脱离了宗教的色彩，成为一门独立的科学。

南丁格尔女士以最崇高的奉献精神把一生献给了护理事业，她是当之无愧的护理学家和预防医学家。英国人把她看做是国家的骄傲，把她的大半身像印在英国 10 英镑纸币的背面（正面是英国女王伊丽莎白二世的半身像），并在伦敦树立了她的铜像。美国大诗人 Longfellow（1807—1882 年）为她作诗，赞美她是女界高贵的英雄。南丁格尔被列为世界伟人之一，为纪念她，国际护士会将她的生日 5 月 12 日定为国际护士节，并成立了南丁格尔国际基金会，用来奖励全世界各国的优秀护理人员。

三、西方现代护理学的发展与现状

自南丁格尔在英国圣多马医院创办第一所护士学校以来，世界各地培养护士的学校纷纷成立，护理教育不断提高，护理事业得到迅速发展，护理学逐渐形成为一门独立的学科。

（一）临床护理的发展

第二次世界大战结束后，科学技术的迅猛发展使护理实践发生了巨大变革，为了提高护理质量，护理人员开始对不同专科深入学习，积累经验，如肿瘤、烧伤、心脏直视手术、器官移植等各方面的护理。同时，护士开始参与医院的现代化管理，并应用先进仪器设备进行急、危、重症患者的监护工作。另外，护士还走出医院，进入社区，为妇女、儿童、老年人等特殊人群提供护理及预防保健服务。一些具有硕士及以上学位和较高专科护理水平、能够解决专科护理疑难问题的护理人员成为相应领域的护理专家。有些国家逐渐出现了独立进行护理工作的开业者。目前，护理专业分科越来越细，护理服务场所和范围不断拓宽，护士的专业角色不断扩展，护士不再只是床边护理服务的提供者，而且成为教育者、咨询者、管理者、研究者及合作者等。

（二）护理学术团体的发展

1896 年，美国与加拿大联合校友会成立，1911 年改名为美国护士会（American Nurses Association，简称 ANA）。1899 年，国际护士会（International Council Of Nurses，简称 ICN）在英国伦敦成立。1966 年该会迁至日内瓦。国际护士会对于世界各国护士进行国际间的学术交流和分享护理学术成果有着积极的促进作用。其他国家也纷纷建立了自己的护理专业学术团体及专科学术组织。至 1992 年，美国已有 50 多个护理学术团体。

（三）护士注册制度的建立

1903 年，美国四个州开始了护士注册考试，后推广至全国。1944 年大多数州联合起来制定考试标准并相互承认考试成绩。以后世界各国相继建立护士执业注册制度。这标志着护理专业走向自我管理的道路，同时也保证了护理实践的质量。

（四）护理理论的发展

南丁格尔被认为是最早的护理理论家，她虽然没有使用"理论""概念""模式"等词，但是她在论著中，对人、环境、健康与护理等护理学的基本概念及其相互间的关系进行了阐述。20 世纪60 年代后，美国的一些护理理论家开始检验与确立护理学的相关概念，并对护理专业的实质进行深入的探讨，逐步形成了独立的护理理论与模式。如罗伊（Roy）的适应模型；奥瑞姆（Orem）的自理缺陷护理理论；纽曼（Neuman）的系统模型；罗杰斯（Rogers）的整体人科学；培伯乐（Peplau）的人际间关系理论等等。从此，护理由单纯的操作型、经验型转变为以科学理论为指导的综合型学科。护理知识体系得到进一步的发展与完善，护理学成为现代科学体系中的一门独立为人类健康服务的科学。

（五）护理研究的发展

至 20 世纪 50 年代，由于护理教育的发展，具有科研能力的护理工作者越来越多，人们逐步认识到科研的重要性。1955 年美国护士基金会成立，主要目的是支持护理科研项目的开发。60 年代，随着护理理论的形成，一些护理人员开始围绕临床问题，独立进行科学研究。80 年代，大学护理学院的教师和医院护理人员联合开展科研工作，使护理科研的范围更加广泛，科研方法由单纯的质性研究转变为量性与质性相结合的方法。科研质量大大提高。1985 年美国全国护理研究中心成立，以指导、支持和传播护理科研项目。1990 年后，护理科研展示出越来越高的学术水平，有些项目开始得到各种科研资金的支持，多数护理学院增设了科研中心。

四、中国现代护理学的发展与现状

（一）西方护理的引入

1803 年英国借天花流行派医师来华。1840 年鸦片战争前后，中国沦为充满屈辱和辛酸的半殖民地半封建社会国家，外国的传教士为使基督教能在中国传开，在全国各地兴建医院与学校，将西方的医疗和护理工作传入我国。1888年，美国约翰逊女士在福州医院创办了我国第一所护士学校，使护理在中国成为了一种职业。此后，北京、南京、广州、苏州等地也陆续开办了护校。并于1900年在江西牯岭成立了中国护士会。1912年确立了护士学校的注册和护士的会考制度，1915年，由中华护士会举办全国第一届护士会考，标志着护士的培养和从业走上正规职业管理道路。

（二）抗日战争及解放战争时期

1931年9月18日，随着"九·一八"事变的发生，全民族的抗日战争爆发。在长达13年抗战的岁月里，我国的护理前辈们和全国人民一道积极参加抗战，并克服种种困难，继续进行全国护士学校注册和护士会考工作，使我国的护理事业得以持续不断的发展。战争期间，护理工作受到了党中央和毛主席的高度重视，在1941年和1942年的"5·12护士节"上，毛主席曾连续两次为护士做出"护士工作有很大的政治重要性"和"尊重护士，爱护护士"的题词。党中央的重视与关怀，推动了护理事业的发展，护士队伍逐渐扩大，护理质量不断提高。我国护理工作者在保卫根据地人民健康和救治前方战士中立下了卓越的功勋，为我国近代护理的发展写下了光辉的篇章。

（三）新中国成立后

新中国成立后，我国现代护理学的发展大致可以分为三个阶段。

1.1949—1966年

新中国成立后，护理工作进行了系统的规划、整顿和发展。护理事业一片欣欣向荣。1950年8月，卫生部在北京召开第一届全国卫生工作会议，确定了"面向工农兵""预防为主""团结中西医"三大卫生工作方针，明确了护理事业的发展方向。此次会议对护理工作的发展做出了统一的规划，将护理教育纳入正轨的教育体系。1954年5月创办了《护理杂志》，1958年护士协会成为中国科学技术协会成员，从此学会的工作进入了新阶段。20世纪50年代，"三级护理"和"查对制度"的建立，标志着护理工作逐步走向规范化。同时，各专科护理也得到了深入的发展，我国第一例大面积烧伤患者邱财康的救治成活和王存柏断肢再植成功代表了这一时期护理专业发展的水平。

2.1966—1976年

十年"文化大革命"中，医院规章制度被废除，护士学校停办，学会被迫停止工作，护理事业遭受了极大的灾难，造成了护理人员的缺编和护理质量的严重下降。

3.1976年

党的第十一届三中全会以后，迎来了护理事业的春天。护理工作进入了全面恢复、整顿、再发展的新阶段。1979年卫生部颁发了"关于加强护理操作的意见"和"关于加强护理教育工作的意见"两个通知，从宏观上加强了对护理专业的管理，促使护理工作在新形势下迅速发展，使护理教育、管理和科研等各个方面取得了显著的成绩。

（1）确立了护理学是一门独立的学科。1981年5月6日，卫生部、中国科学技术协会、中华护理学会在北京联合召开首都护理界座谈会，许多国家领导人出席并发表了重要讲话。本次会议确立了护理学在自然科学中的地位。

（2）多层次的护理教育迅速发展，教育体制逐步完善。

（3）护理研究初步得到发展。随着高等护理教育的开展，一批高级护理人才走上了护理教育、管理和临床岗位，在各个领域里进行研究和创新，提高了护理的整体水平。目前，护理研究正处于快速发展阶段，研究范围越来越广泛，涉及临床护理、心理护理、护理教育和管理等诸多方面。科研成果极大地推动了护理学的发展。从各种杂志和学术交流会上发表的论文来看，护理研究水平在逐年提高，许多论文被美国的 IM 医学索引及 CD-ROM 光盘数据库收录。

（4）建立了技术职称序列和晋升考核制度。1979 年国务院批准卫生部颁发了《卫生技术人员职称及晋升条例（试行）》，其中明确规定护士的技术职称为"主任护师、副主任护师、主管护师、护师和护士（正规护校毕业生）"，全国各地根据这一条例制定了护师晋升考核制度的具体方法和内容。

（5）建立执业考试和注册制度。1995 年 6 月 25 日，首次举行了全国性的护士执业考试，这标志着我国护士执业管理走上了法制化的轨道。凡是在我国从事护理工作的人员必须经过严格考核，才能申请护士执业注册，取得护士资格。

（6）护理专著、期刊、科普读物大量出版。各位护理学者、专家纷纷著书立说，各级护理教材比比皆是，临床护理指导用书内容充实、各具特色。各种护理专业期刊、杂志不断创刊，如《护师进修杂志》《当代护士》《山西护理杂志》《实用护理杂志》《护理学杂志》《国外医学护理学分册》《中华医学文摘护理学分册》等，打破了《中华护理杂志》自 1954 年创刊至 80 年代一统天下的局面。《中华护理杂志》分别于 2001 年和 2002 年连续两年荣获"中国百种杰出学术期刊"，在 2002 年度收录于中国科技论文与引文数据库的 1534 种中国科技论文统计源期刊中，《中华护理杂志》影响因子总排序位于第 25 位，被引频次总排序位于第 21 位。

（7）建立了良好的对外交流。国际间的护理学术交流日益扩大，护理人员不断出国参观、考察、进修。目前，美国、韩国、日本、加拿大、澳大利亚、泰国、新加坡等许多国家都与我国各省市的护理分会及单位建立了友好合作关系，互派进修，互赠期刊与书籍等，加速了我国护理与国际的接轨。

（四）现代中医护理学的发展

新中国成立后，在党的中医政策和"中国医药是一个伟大的宝库，应当努力发掘，加以提高"的精神指引下，全国大力开展对中医药的继承发扬和研究工作，各地相继建立了中医教学与科研的专门机构、中医医院及中医病房。医护有了明确的分工，中医专业护士有了专门的编制，她们独立履行中医护理职责，按中医学的特点进行整体护理和辨证施护，使中医护理学逐步形成自己独特的学科体系。

在长期实践的基础上，中医临床护理已经初步总结出一套从理论到实践的辨证施护原则和具有中医特色的操作技术。中医护士注重运用四诊八纲观察法，对不同的证型采用不同的护理方法。并注重运用针灸、推拿、外敷、按摩、熏洗、刮痧等中医传统方法，提高了护理质量，显示出中医护理学的特点和优势。

近年来各地中医院不再照搬西医病房护理管理要求，广泛开展中医整体护理，书写中医护理病历，开展中医护理查房和中医健康教育。中医护理病房管理已逐渐走向规范化、科学化和现代化。

为了培养发展中医事业专门护理人才，50 年代以来，全国各地相继开办中医护士学校及中医护理班，培养了大批的中医护理专业人才。目前，中医护理教育正迅速发展，多形式、多渠道的专业教育和在职教育已经形成规模。

1959 年，南京中医学院出版了《中医护病学》，填补了现代中医护理学专著的空白，标志着中医护理走向了新的时代。从此，中医护理学的各种专著相继问世，如《中医辨证护理学》

《中医护理学》《中医基础护理学》《中医护理手册》等等，展示了中医护理理论与实践的水平正在逐步提高。

1986年，在中华护理学会指导下，成立了"中医、中西医结合护理学术委员会"，目的在于组织指导中医护理的学术研究。1989年，四川省的中医护理科研项目在国家中医药管理局科研招标中首次中标。目前，中医护理科学研究正在全国蓬勃发展，学术气氛日益浓厚，科研水平不断提高。

第二节　护理学的定义、特性、任务及范畴

一、定义

我国著名护理学家、南丁格尔奖章获得者王琇瑛指出："护理学属于生命科学范畴，是医药卫生科学的重要组成部分，是在自然科学和社会科学的理论和实践指导下发展起来的一门综合性应用科学。"

《现代护理学辞典》将护理学定义为："护理学是一门在自然科学与社会科学理论指导下的综合性应用学科，是研究有关预防保健与疾病治疗康复过程中护理理论与技术的科学，属于医学科学的重要组成部分。"

目前我国的护理学相关书籍比较一致地表述护理学的定义是：护理学是医学科学领域中一门自然科学和社会科学相结合的独立的综合性应用科学，是研究护理现象及其发生发展规律的科学。护理的任务是促进健康，预防疾病，恢复健康，减轻痛苦。具体地说，就是帮助健康者保持和增进健康；患者减轻痛苦，增加舒适和恢复健康；伤残者达到最大限度的功能恢复；临终者得以安宁去世。分析该定义，含有四层意思：其一，指出护理学是医学科学领域中一门独立的学科。比较我国《科学技术辞典》给医学下的定义："医学是指在保护和加强人类健康、预防疾病和治疗疾病的科学体系和实践活动。"不难看出护理学的任务是从医学的总体任务出发，但亦有自己特定的内容和范畴。因此，护理学是医学科学领域中一门独立的学科，护理学与临床医学、药学、公共卫生学等学科共同组成医学领域。其二，明确护理学具有自然科学和社会科学的双重属性。护理学的服务对象是人，人与自然科学和社会科学有着密切联系。护理学的学科体系既包含了物理学、生物化学、人体解剖学、生理学、药学、微生物学等自然科学和医学知识，又包含了心理学、伦理学、管理学、美学、社会学等社会科学知识。其三，强调护理学是一门具有很强实践性的应用科学，护理学的主要实践内容是临床护理和社区护理，理论研究的目的是为了更好地指导实践。最后，界定了护理学的任务，以此区别医学科学领域中的其他学科。

护理学与人类健康密切相关，生老病死是生命过程中的自然现象，而人的生老病死离不开医疗和护理，自古以来"三分治七分护"的谚语，反映了人们对护理的需求和重视。现代社会中护理学作为医学的重要组成部分，其角色和地位更是举足轻重。不论是在医院抢救患者的生命、有效地执行治疗计划、进行专业的生活照顾、人文关怀和心理支持；还是在社区、家庭中

对有健康需求的人群进行保健指导，预防疾病，护理学都发挥着越来越重要的作用。尤其是在2003年春季严重急性呼吸综合征（SARS，又称非典）疫情的重大灾难面前，护理工作者临危不惧，以舍生忘死的高尚情操和救死扶伤的职业行为，担当起阻击病魔的社会重担，给社会与患者以精神和意志的支持。"把爱心和关怀奉献给患者，把温暖和阳光展示给人民"，国务院副总理兼卫生部部长吴仪在致全国护理工作者的慰问信中的这两句话体现了党和国家对护理工作的高度肯定，充分显示了护理学在以"保障社会的安全与进步和促进人民的身心健康"为中心任务的卫生保健事业中具有不可取代的地位。随着社会经济的发展、医学技术的进步、人民群众对健康和卫生保健需求的日益增长，人们对护理学科的地位有了更新的认识。机遇和挑战给了护理学科发展的最好契机，21世纪将是护理学大有可为的世纪。

二、特性

（一）科学性

护理活动在相当长的历史时期中只是照顾患者的一种简单劳务，从事护理活动的人也无需经过培训。因此社会带有一种偏见，认为护理缺乏理论和技术，是伺候人的工作，否认护理是科学。现代护理学经过一百多年的发展，借助医学科学进步的巨大成果为理论基础，吸收了心理学、行为科学、社会学的理论和研究成果，形成了系统的护理理论和技术规范，并不断通过护理研究充实和完善护理学科。现在的护理学已成为医学科学领域中具有独特功能的重要组成部分，在为人类健康服务中发挥着越来越重要的作用。护士执业资格规定所有护理从业人员必须接受正规医学院校的专业基础教育，近几年的发展趋势更是逐步达到大学教育水平。护士角色由单纯的技术操作者及医师的助手向医师的合作者、健康咨询者、教育者、管理者、科研工作者和临床专家等多种角色方向转化，护理的科学性已不可否认。但必须看到，与医学等成熟学科相比，护理学还需要继续完善和发展，护理工作者任重而道远。这就要求护理专业的学生更重视理论学习，打下扎实的理论基础，在学习中培养独立思考，不断探索，敢于创新的精神，在将来的护理实践中为专业的发展做出我们的贡献。

（二）实践性

护理学是人类在长期与疾病斗争的实践中发展起来的科学理论和技术体系，因而必须在护理实践中加以应用和验证；而护理的功能是从护理的角度满足人们的健康需要，解决人们生理、心理和社会方面的各种健康问题，这些也必须通过护理实践才能实现。因此，可以说，没有护理实践，护理也就不复存在。目前我国护理实践的主要场所是医院，绝大多数护士从事的是临床护理工作。随着护理范围的扩展，护理正在逐步深入到社区和家庭。护理学的实践性和应用性特点对护理人员的业务素质提出很高的要求，不仅要具备合理的知识结构，还要求掌握熟练的护理技术操作，具有解决问题和做出决策的能力；以及运用沟通技巧与患者和同事进行交往的能力。因此，护理专业的学生应特别重视实验室教学，重视临床实践教学和其他社会实践机会，加强技能训练，加强人际交往能力和解决实际问题能力的培养，为将来的护理实践做好准备。

（三）艺术性

护理的对象是人，人兼有自然和社会的双重属性，因此，护理学既要研究人的生物属性和结构，又要关注人的心理和社会属性。对于人的生理、心理和社会活动的整体本质的理解，需要从科学和艺术结合的角度去研究。正如南丁格尔指出的："人是各种各样的，由于社会地位、职业、民族、信仰、生活习惯、文化程度的不同，所得的疾病与病情也不同，要使千差万别的人都能达到治疗或康复所需要的最佳身心状态，本身就是一项最精细的艺术。"

（四）服务性

护理活动的社会价值具有照顾、帮助和人道的内涵，护理作为医疗卫生保健服务的一部分，当然更是一种社会服务。护理人员与患者或护理对象之间存在一种服务和被服务的关系，患者有权利得到最好的护理服务，护理人员有责任提供使顾客满意的专业服务。长期以来，由于受生物医学模式影响，护理采用功能制工作方式，一切护理措施围绕消除疾病的病因和症状进行，忽视了疾病载体"人"的需要，对人的尊重和关心不够。护理迫切需要改变护理理念，提高护理服务质量。对护理人员的素质要求，除了需要具备扎实的理论基础，合理的知识结构，精湛的护理技术以外，更需要具备"以人为本"的服务意识和服务态度，需要加强自身职业道德修养。

三、任务和范畴

护理实践的范畴按工作性质可以分为临床护理、社区保健护理、护理管理、护理教育与护理研究五大类。

（一）临床护理

临床护理是护理实践的主要部分，护理的工作场所在医院，护理的对象是患者。临床护理包括基础护理与专科护理。

基础护理是临床各专科护理的基础，是护理人员用于满足患者的基本生理、心理、社会需要和进行基本治疗康复的护理学基本理论、基本知识和基本技能，主要内容有清洁卫生护理、体位护理、饮食护理、排泄护理、病情观察、各种给药技术、消毒隔离技术、心理护理、临终关怀等。

专科护理以护理学及医学等相关学科理论为基础，结合各专科患者的特点及诊疗要求进行护理。专科护理又分为内科护理、外科护理、妇产科护理、儿科护理、五官科护理、急诊科护理、重症监护等内容。

（二）社区保健护理

社区保健护理的对象是社区居民、家庭以及老人院、学校、厂矿等社会团体，将公共卫生学和护理学的知识、技能相结合，开展疾病预防、妇幼保健、家庭康复护理、健康教育、健康咨询、预防接种、防疫隔离等工作。社区保健护理的目的是提高社区整个人群的健康水平。

（三）护理管理

运用管理学的理论和方法，对临床护理和社区保健护理等护理实践中的诸要素——人、物、财、时间和信息进行科学的计划、组织和控制，以提高护理的效率和质量。

（四）护理教育

护理教育以护理学和教育学理论为基础，有目的地培养护理人才，以适应医疗卫生服务和医学科学技术发展的需要。护理教育分为基础护理教育、毕业后护理教育和继续护理教育三大类。基础护理教育也称护理职业前教育，面向准备成为护理专业人员的高中或初中毕业生，包括中专教育、专科或高职教育、本科教育三个层次；毕业后护理教育包括研究生教育、岗前培训和新护士规范化培训，面向已经完成基础护理教育的毕业生；继续护理教育是为从事护理工作的在职人员提供以学习新理论、新知识、新技术、新方法为目的的终身教育。护理教育的目的是培养合格的护理人才。

（五）护理研究

护理研究是用科学的方法探索未知，回答和解决护理领域里的问题，直接或间接指导护理实践。护理研究是促进护理学科发展的重要途径。通过开展护理理论的研究、护理技术的提高和改进、护理设备的革新等，推动护理理念、理论、知识和技术的进步。

第三节　护士的基本素质

护理工作面对的是千差万别的人，特别是护士主要是为患者提供帮助，故对护士的职业素质要求极高。护士不但要掌握为患者治疗及护理的基本知识和技能，还要与他们进行满意的沟通，通过自身的良好表现，即美好的心灵、强烈的责任感、诚实的工作态度、端庄的仪表、优雅的举止及礼貌、得体的语言，赢得患者的支持和信赖，树立起白衣天使的美好形象，为人们的健康提供满意周到的服务。

素质是一个外延很广的概念。狭义的素质，是指人的解剖、生理特点以及器官和神经系统方面的特点。广义的素质，是指人在正常的生理、心理基础上，加以后天的教育学习、实践锻炼所形成的品德、学识、思维方式、劳动态度、性格特征等方面的修养水平。

护士肩负着救死扶伤的光荣使命。护士素质不仅与医疗护理质量有密切关系，而且是护理学科发展的决定性要素。因此，不断提高自身素质是合格护士必需要做的事情。护士应当具备的基本素质主要包括以下几方面。

一、政治思想素质

政治思想素质包括政治态度、思想品德、人格情操三方面。

（一）政治态度

我国正处于社会主义初级阶段，凡是爱祖国、有民族感的热血青年，都应以热忱的态度，积极的方式拥护党以经济建设为中心的基本原则，坚持改革开放的基本路线。在职业劳动中努力提高自身的素质，为推动生产力发展做贡献，做有共产主义理想、有道德、有文化、守纪律的建设者和接班人。

（二）思想品德

思想品德是指人品、德行、正确的人生观、价值观，以追求人类的健康为重任，全心全意为人民服务，是高尚思想品德的集中体现。然而护士要实现自己的理想，无愧于白衣天使的美誉，必须以积极的人生态度抵制拜金主义，崇尚真、善、美，摒弃假、丑、恶，热爱护理专业，做不唯利是图，脱离低级趣味，有益于人民的人。

（三）人格情操

护理工作维系着人们的健康生存与千家万户的幸福。因此，护理人员的理想人格情操应是：①有自尊、自重、自强不息的精神。②勇于为学科的进步而勤奋学习，刻苦钻研业务。③对保障人类健康有高度的社会责任感。④自知、自爱、正视自己在能力、品质、行为方面的弱点，以便自我完善。

二、文化业务素质

业务素质受文化水平的制约。因此，良好的业务素质，必须有一个合理的知识结构来支持。

（一）基础文化知识

具备高中及以上文化程度，掌握相应的数理化知识，同时，要掌握护理学基础知识、基本理论和基本操作技能。

（二）人文、社会科学知识

护理工作的对象是人。护士必须学会尊重人，从而才会真诚地关心人、体贴人。因而，护士要懂得爱，懂得美。所以要学习心理学、伦理学、美学、哲学等人文社会科学，培养观察力、欣赏力、鉴别能力、思维和语言表达能力尤为重要。

（三）医学、护理学理论

护理专业所设置的解剖、生理等医学基础知识，基础护理、专科护理等护理专业理论课程，是从事护理专业的基础。切实理解、掌握这些知识，是护士运用医学知识解决临床护理问题的依据。

三、心理素质

健康心理是健康行为的内在驱动力。护士良好的心境表现在应以积极有效的心理活动，平稳的、正常的心理状态去适应满足事情的需求。

（1）有谋求事业成功的最大乐趣，乐于为解除患者疾苦做出奉献，有尊重生命、尊重患者的美德，以及强烈的求知欲、钻研业务技术，不断提高自己的工作能力和业务技术水平。

（2）有正确的从业动机，护理工作是高尚而平凡的职业劳动，要不受世俗偏见所干扰，不断调适自己的心理状态，端正从业动机，使热爱护理工作的事业心更具有稳定性、专一性和持续性。

（3）有坚强的意志，护理服务对象的特殊性和职业生活的特殊性，都需要有百折不挠的意志，高度的自觉性，坚韧的耐受力，坚持正确的行为准则，正直无邪，以高尚的人格忠实地维护患者的利益。

（4）有美好的情感、知识、技术，情感的综合应用是护理专业的特色，其核心是"爱"。对生命的爱心和对事业的热爱而铸就的美好、细腻的情感是进行心理治疗的"良药"，同时，也是实施护理使命的心理基础。

（5）要优化自己的性格，性格反映了一个人的心理风格和行为习惯。待人要宽容豁达，工作一丝不苟，认真负责，有灵敏的思维，稳定的情绪。稳重冷静的处事态度，是护士的性格特色。优化自己的性格，不仅能给患者信任，且能产生良好的护理效应。

四、技能素质

娴熟的技术，是做好护理工作，满足患者需要的重要条件。各项护理操作技术都是护士应该掌握的基本功。

（1）要有应急能力，在患者病情剧变的情况下，护士应有细致入微的观察判断能力，熟练的技能技巧，沉着果断的救护技能。练就过硬的急救技术，是护理人员应具备的基本技能，是使患者化险为夷的重要保证。

（2）要有获取、交流信息的能力，护士时时在与工作信息、知识信息打交道，学会观察、阅读、检索、记录搜集、提取存贮信息的方法，并能以口述的方式交流信息，以便不断提高知识水平和工作能力。

（3）要有协调、管理能力，护理工作涉及面广、繁杂多样，学会周密计划，疏通协调的工作方法，是保证工作质量，提高工作效率的保障。

第四节　护理学的基本概念

一、护理的概念

护理英义名为 nursing，原意为抚育、扶助、保护、照顾病残者和幼小等。自从有了人类，也就有了生、老、病、死，因而也就自然有了抚育、保护、照顾等需要。也就是说，有了人类，就有了护理行为。然而，随着时代的发展，受社会的进步以及不同的社会文化背景等因素的影响，护理的内涵和外延都发生了深刻的变化，但直至今日对护理的定义尚无完全一致的看法。

现代护理的鼻祖南丁格尔认为："护理既是艺术，又是科学。"1859 年，她在《护理札记》（*Notes on Nursing*）中写到，护理"是通过改变环境，将患者置于最佳环境状态下，待其自然康复"。

20 世纪初，护理仍处于从属于医疗的地位，执行医嘱是护理工作的主要内容。随着医学模式的转变，极大地促进了护理学家对护理进行理论上的深入探讨和研究。

1943 年，美国学者奥利维亚（Olivia）提出："护理是一种艺术和科学的结合，包括照顾患者的一切，增进其智力、精神和身体的健康。"

1966 年，美国护理学家韩德森（Henderson）提出："护理是帮助健康人或患者进行保持健康或恢复健康（或在临死前得到安宁）的活动，直到患者或健康人能独立照顾自己。"并具体提出了 14 项护理基本要素。

1970 年，美国护理学家罗杰斯（Rogers）提出："护理是帮助人们达到最佳的健康潜能，护理所关心的是人——无论健康或生病、贫穷或富有、年轻或年老。只要是有人的地方，就有护理服务。"

1973 年，国际护士学会（ICN）提出："护理是帮助健康的人或患病的人保持或恢复健康（或平静地死去）。"

随着护理程序的提出和在护理实践中的广泛应用，1980 年，美国护士学会（ANA）提出："护理是诊断和处理人类对现存的和潜在的健康问题的反应。"首先，这个概念提出护理是研究人类对健康问题的反应，限定了护理学是为健康服务的一门科学。其次，人对健康问题的反应可以包括身体、生理、心理、精神和社会等各个方面，因而表明了护理注重的不仅仅是疾病本身，更注重整体的人。此外，定义中的"现存和潜在的健康问题"一方面指出了护理的预测性功能，同时说明护理的对象应包括已存在健康问题的人和可能出现健康问题的人。因此，护理的工作范围从护理生病的人恢复健康扩展到帮助健康的人更加健康。这个概念揭示了护理学所具有的科学性和独立性。目前，已经受到许多国家护理同行的赞同和采用。

根据这个概念，护理人员需要收集护理对象的有关资料，运用自然科学、社会科学以及护理学科等相关理论和知识评估其健康状况，确认其对健康状况的各种反应，然后制定和实施相应的护理措施，并对其效果做出评价。这就要求护理人员具有识别反应的能力（评估和诊断）、制定处理方案的能力（计划）、实施处理方案的能力（实施）以及判断处理效果的能力（评价）。

二、护理专业的特点

从护理的发展史中可以看出，护理是由一般性的家庭照顺、宗教上的自我牺牲逐渐发展成为一种职业，并进而成为一种专业。那么何谓专业？作为一种专业应具有哪些特征？许多学者对此进行了研究并提出了各自的看法。例如霍尔（Houle，1980）认为专业应具有以下特性：①专业任务符合社会的需要。②善于运用理论知识，有解决问题的能力。③有正式的教育和训练制度，专业人员之间能互相切磋。④有发展亚专业的能力和适当的"专业能力"认定制度。⑤已建立合法的专业标准。⑥对不合格和不合法的从业人员有合理的处罚制度。⑦具有专业自主性，可自由发展专业知识和技能。

概括而言，作为一种专业应该具有系统的知识和特殊功能，是社会所需要，具有社会价值，从业人员应具有批判性思维、创造性思维和独立行业的能力，有特定的教育制度及相应的管理制度等。因此，护理已具备作为一种专业的特点。

（1）为人类的健康服务，是卫生保健系统中的重要组成部分。护理的目标就是预防疾病、恢复和促进人类的健康。因此，护理具有重要的社会价值。

（2）具有独特的专业知识体系和理论框架，并通过科学研究得以不断扩展。自20世纪六七十年代以来，随着护理学者对护理实践、护理理论等研究的不断深入，护理逐渐形成了自己独特的专业知识体系，护理学已成为一门综合运用自然科学、人文及社会科学知识，以提高人类健康水平为目的的实践性学科。在运用相关学科理论的基础上，逐渐形成、发展了独特的护理理论，如Orem的自理缺陷护理理论、Roy的适应理论等，为护理实践提供了理论上的指导。由于社会的发展、时代的变迁，影响人类健康的因素以及人们卫生保健观等也在发生改变，为了满足时代的要求，护理的服务对象、工作范围、工作模式等也在不断地调整和扩充。

（3）具有完善的教育与培训制度及专业标准。接受正规的专业教育是护理专业人员从业的基本要求。护理人员必须接受相应的护理教育，获得相应的专业知识和能力，并通过相应的专业标准认定，才能参加护理专业活动。如《中华人民共和国护士管理办法》明确规定凡在我国从事护理工作的人员必须通过注册考试，才能取得护士资格。护士资格的获得以及职称评定是受社会认可和尊重的，并受到法律的保护。在从业过程中，还必须参加各种形式的继续教育和培训项目，以不断更新专业知识和提高专业能力。在专业教育过程中，注重培养患者的批判性、创造性思维能力已成为普遍的共识。而随着高等护理教育的不断发展和壮大，势必为护理界输送更多具有更高专业水平和开拓精神的护理专业人才，以期促进护理专业知识体系的不断完善和发展，不断提高护理的实践水平和发挥更大的社会价值。

（4）具有相应的专业组织和团体，并拥有专业发展的自主性。随着护理的发展，各种专业组织和团体不断发展壮大，自主性也不断增强，在促进专业发展及保障提供高质量的实践等方面发挥着重要作用。如美国的护士协会、我国的中华护理学会等。它们参与制定有关的政策、法规和专业标准，对护理专业活动和实践质量进行指导和监控，积极促进和主办国内外的学术交流活动，为护理人员提供各种接受教育和培训的机会，谋求福利，争取应有的权力和地位等。

（5）有相应的伦理道德准则和规范以指导和规范护理专业人员的决策和行为。护理人员的职责是"促进健康、预防疾病、恢复健康和减轻病痛"。而护理的对象是有着独特的家庭和社会文化背景，有情绪和情感的社会人。在护理实践过程中，护理人员必须本着尊重人的生命、尊严和权利的基本准则，对不同种族、年龄、性别、文化程度、经济水平及社会地位的护理对象均应一视同仁，为其提供令人满意的护理服务。

（6）护理人员愿将护理作为自己终生的事业。尽管在过去相当的一段时间内，由于各种原因影响了一部分护理人员的专业认同感，对工作缺乏积极性、主动性以及探索精神等。然而，随着护理的迅速发展，社会地位的改善等，越来越多的护理人员能够以饱满的热情，积极主动地投入到护理实践和研究等专业活动中，并努力通过各种进修和学习不断提高自己的专业知识和能力，将护理作为终身为之奋斗的事业。

总而言之，护理已发展成为一门具有独立知识体系，以服务于人类健康为主要任务的专业。但作为一个古老而又年轻的专业，还有许多值得我们深入研究和探讨的问题，相信在国内外护理界专家和学者的不懈努力下，对护理的本质、价值以及实践方式的认识会更加深入和明晰，护理必将在维护和促进人类健康的事业中发挥更大的作用。

第五节　护理工作模式

我们知道护理工作的完成实际上是由一定数量的护理人员组成的工作团队，利用所提供的物质资源按照一定的分配原则和工作程序实现的。其中合理的工作分配和组织原则是影响护理质量的重要因素之一。即使护理人员具有很高的业务水平以及足够的人员配备，若工作分配不合理，势必影响工作的协调性，最终影响护理质量，甚至影响护理人员的成就感而失去对工作的兴趣。护理工作模式是一种为了满足护理对象的护理要求，提高护理工作质量和效率，根据护理人员的工作能力和数量，设计出来的不同结构的工作分配方式。在不同的历史时期，不同的社会文化背景，受不同护理理念的影响以及工作环境、工作条件等的限制，相继出现了各种不同的护理工作模式。

一、个案护理

个案护理（case nursing）是指患者所需的护理完全由一位护理人员完成。此种工作模式适用于需特殊护理的患者，如大手术后、监护病房的患者等，一般由经验较为丰富的高年资护理人员承担，每个人专门护理1～2个患者，当班时负责患者的全部护理工作。

事实上，个案护理是一种最早出现的护理工作模式。最初，由于医院还无法提供必要的医疗服务，护理人员多以特别护士的身份在家庭中照顾患者，分两班制，一星期工作 6～7 天，只照顾一位患者。后来随着患者主要住在医院，护理人员也回到医院。

个案护理的优点：①能够对患者实施细致、全面的观察和护理，满足其各种不同的护理需求。②有助于护患之间的沟通和良好护患关系的建立。③护理人员的职责和任务明确，有助于增强护理人员的责任心。

个案护理的缺点：①要求护理人员具有一定的临床工作经验和较高的专业知识和专业技能。②所需人力较大，效率又低，因而人事费用较高。③若患者住院期间每天由不同的护理人员进行护理，患者则无法获得连续性和整体性的护理，同时由于每位患者的护理是由病房的所有护理人员轮流完成的，没有人对患者的护理真正负责和进行协调，给患者提供什么样的护理完全在于护理人员本身的教育及理念，因而不同班次及每天所提供的护理差异很大，缺乏连贯性，势必使护理质量受到影响。

二、功能制护理

到了 20 世纪 50 年代，由于经济的大力发展，人们对疾病的治疗和护理的要求也发生了很大的改变，造成医院数量的不断增长和护理人员的严重不足。为了弥补这一矛盾，提高工作效率，护理专业将工业管理的研究成果，如流水线生产、动作与时间的关系以及人员的综合利用（utilization of personnel），应用于护理管理，将护理服务划分为不同的工作种类，如打针、发药、大量静脉注射、治疗、换药及推送患者等。根据个人的能力及所受训练的不同，每个人负责不同的工作。这就形成了所谓的功能制护理（图 1-1）。

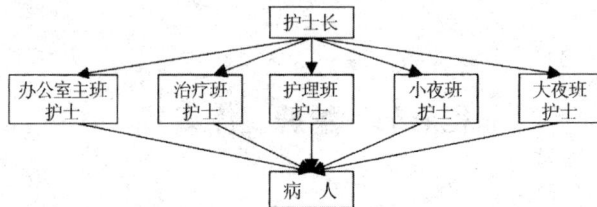

图 1-1　功能制护理

功能制护理（functional nursing）所引用的是现代工业流水作业法，就是按工作内容分配护理人员，每组 1～2 个人承担特定的护理工作，如处理医嘱、生活护理、给药、治疗等。由于每个人负责全病房所有患者的少数几项护理工作，重复性高，可以熟能生巧，提高工作效率，节约人力资源，因此，适用于人力严重短缺或为降低人事成本时。

功能制护理的优点：提高工作效率，节约人力，降低人力成本是功能制护理的突出特点。

功能制护理的缺点：①由于每个护理人员只负责几项特定的工作，整个患者的护理工作被分成许多片断，护理人员对患者的病情及护理需求缺乏整体的概念。②由于没有人对患者的护理需求进行整体的分析和考虑，每个护理人员忙于各自所负责的工作任务，对患者的护理缺乏主动性，往往表现为机械地完成医嘱，而患者的心理、社会方面的需要往往被忽视。③护理人员每天都是重复的技术性工作，不能发挥其主动性和创造性，容易产生疲劳和厌倦情绪。

总之，功能制护理工作模式是特定历史时期、特定条件下的必然产物。然而，随着护理的发展，护理理念的改变，尤其是整体护理理念的提出，功能制护理所存在的弊端愈加突出。

三、小组制护理

随着护理人员的不断增加，人们开始思考如何克服功能制护理的弊端，充分发挥护理人员的能力，调动护理人员的积极性，提高护理服务的质量，提出了小组制护理的工作模式。理由是小组形式下各成员分工合作，可激发各成员的积极性、主动性和创造性，能更好地完成护理任务，实现护理目标。

小组制护理（team nursing）是将护理人员分成小组，每组由一位有经验的护理人员任组长，领导小组成员为一组患者提供护理。小组成员间分工合作，通过相互沟通，共同分析患者的需要，共同制定和实施护理计划，可充分发挥集体的力量，更好地完成护理任务。

小组制护理的优点：①患者能得到连续性的、有计划的护理，有助于整体护理的实施。②小组成员间通过共同合作，可集思广益，有助于护理质量的提高。③小组成员由不同级别的护理人员组成，可充分发挥不同成员的水平和能力，通过共同参与、互相学习，有利于成员的业务水平和共同协作能力的提高。④小组拥有较大的自主权，可激发小组成员的积极性和创造性，可产生较强的成就感。

小组制护理的缺点：①对组长的业务水平、组织和领导能力要求较高。由于小组制护理模式下，护理的责任到组，而非责任到人，若小组缺乏凝聚力和共识，则会影响到小组成员的责任感，从而影响护理服务的质量。②若人员配置不足或不合理，使小组成员没有时间和精力进行充分的沟通和有效的协作，则难以发挥小组护理的优势。

四、责任制护理

随着专业护理人员的增加，受教育层次的不断提高，以及"以患者为中心"的整体护理理念的提出等，护理人员希望能更多地接触患者，为患者提供直接的护理。正是在这种背景下，1968 年美国明尼苏达大学医院，在 Marie Manthey 的指导下提出了全责护理的概念。1973 年圣路克医学中心等在相关研究的基础上提出了责任制护理工作模式。该模式的主要目的是使护理人员能够有更多的时间和精力直接接触和照顾患者，使患者的护理具有连续性和整体性。

责任制护理（primaly nursing）是受生物—心理—社会医学模式影响，在整体护理理念的指导下所产生的一种临床护理工作制度。责任制护理是由具有一定临床经验的护理人员作为责任护士，每个患者从入院到出院都有责任护士负责，要求责任护士对其所负责的患者做到 8 h在班，24 h 负责。责任护士不在班时，其他护士按护理计划和责任护士的护嘱为患者实施护理。根据责任护士的能力和水平的不同，一般负责 3～6 位患者。这种工作模式与每个患者都有自己的主管医师的形式类似。责任制护理强调以患者为中心，以护理程序为手段，对患者的身心实施全面的、有计划的整体护理。

责任制护理的优点：①有助于"以患者为中心"的整体护理理念的贯彻和实施。②保证了患者护理的连续性。③患者的护理责任到人，能激发责任护士的积极性、主动性和创造性，提高对工作的兴趣和满意度。④能够更直接有效地满足患者的各种需要，增加了患者对护理的满意度。

责任制护理的缺点：①对责任护士的专业知识和能力要求较高。②对人力的需要量较大，增加了人力资源成本。

责任制护理可以说是一种较为理想的护理工作模式，但由于对护理人员的水平要求较高，加之需要有足够的人员配置等，目前尚难以广泛推广实施。

五、综合性护理

综合性护理（modular nursing）是近年来发展的一种护理工作模式，它是将责任制护理和小组制护理结合起来，由一组护理人员为一组患者提供整体护理。护理小组由组长和助理护士组成，其中的组长相当于责任护士，助理护士主要执行患者日常的生活护理等。而护士长则扮演咨询者、协调者和激励者的角色。

综合性护理是在护理人员的水平及人员配置难以满足责任制护理需要的情况下的一种变通形式。

综合性护理的优点：①以患者为中心，以整体护理理念为指导，以护理程序为基础，将护理工作的各个环节系统化，既提高了工作效率，又能满足整体护理的需要。②护理人员与患者之间有较多的沟通交流机会，增进了双方的理解，既增强了护理人员的责任感和同情心，又提高了患者的满意度。

综合性护理的缺点：①亦需要较多的护理人员。②由于护理人员只固定于一单元中，当患者床位由一个单元转到另一单元时，就必须换由另一小组负责，此时必然影响到患者护理的连续性。

以上对不同的护理工作模式进行了简单的介绍，患者们可以在今后的学习和实践过程中逐渐明晰。从上述的介绍中不难看出，每一种护理工作模式的发展都有其历史背景和意义，各有优缺点。目前，由于不同地区的发展水平不同，不同情景下的具体情况和需要不同等，上述这些工作模式在临床中都有存在。我们应在了解不同模式的具体要求和特点的基础上，结合我国的国情、护理专业发展状况、本单位护理服务的宗旨、护理人员编制和人员素质以及患者的需要等基础上，选择适宜的工作模式，只有这样，才能充分发挥护理工作模式的优点，尽量避免其缺点，达到充分发挥护理人员的能力和水平，满足患者的护理需求，提高护理工作质量。

第二章 医院科教管理

第一节 医院科研管理

医院是医学科研成果的重要载体，医学技术的安全性、有效性、经济性往往要在医院进行验证。同时，医学科研的动力也是来源于临床医疗需求。医院科研管理就是将现代化管理原理、方法应用于医院科研活动的过程。

一、医院科研管理概述

（一）医院科研的意义

科研是现代医院的基本特征和职能之一，医院科研工作是创新医疗科技的根本。随着医疗技术的发展，医院科研管理越来越成为促进临床服务技术进步的重要手段，规范医院科研管理是培养医疗人才、保证医疗质量、提高医疗水平、实现医院管理现代化、促进医院可持续发展的必然要求。加强医院科研管理的意义在于以下几点。

1. 满足人民群众日益增长的医疗卫生保健需求的根本要求

随着我国社会经济的进步，不断增长的社会医疗卫生保健需求使医疗服务的对象、内容、范围和形式发生了深刻变化。医院科研工作者只有加快、加深对生命科学的探索，不断丰富和发展医学理论，不断创新和提升医疗技能，不断拓宽和延伸服务领域，才能满足人民群众日益增长的医疗卫生服务需求。

2. 促进医院学科建设的重要手段

学科建设是医院建设的基础。通过科研工作，对临床实践经验进行总结，发现问题、研究问题、解决问题，同时在科研活动中跟踪、吸收、掌握国内外医学领域新成果，对于促进医院学科发展，培养高素质医学人才和优秀学科带头人具有积极意义。

3. 培养医学人才的必由之路

医学进步和发展日新月异，只有掌握了医疗卫生服务的技术，才能使医院在激烈的医疗竞争中立于不败之地。科研活动的过程是培养医学人才的过程。对于医务人员，创新性思维只有在不断思考和探索的过程中才能形成，而科研活动正是使医务人员在不断总结、不断思考和推陈出新中进步。

（二）医院科研的特点

科研活动具有继承性、探索性和创新性等根本特征，但医学科研还具有一般科研活动所不具备的一些特点。

19

1. 研究对象特殊

医院科研一般是以人为研究对象，因为关系到人的生命权和健康权，因此必须树立以人为本的理念，坚持安全第一的原则。医院开展科研必须符合国家法律，符合伦理道德，尊重和体现被研究对象的知情同意权，体现合法、合理、合情。医院开展科研工作不只是在硬件条件、基础设施方面有高标准，而且对研究人员的职业道德、科学作风等方面也有严要求。医院涉及人体研究项目必须通过伦理委员会的审核。

2. 研究条件有限

医院医疗任务繁重，大部分科研人员是临床医务人员，精力和时间有时难于保证。另一方面，医院的科研基础设施相对研究机构较弱。这就要求医院管理者妥善解决好医、教、研三者的关系，积极为科研人员创造有利于科技创新的条件和环境，制定相应的激励政策，保护科研人员的积极性，保证科研工作的开展。

3. 管理环节诸多

当今医院科研往往具有多学科交叉融合的特征，它需要多科室、多部门、多领域的协作，特别是对于一些重大的医学科研项目，更是需要多个系统的协同配合。因此，医院科研涉及的人、事、物繁多，给管理带来了一定的难度。医院科研工作应注意简化管理环节，明确管理制度，避免出现管理重复、管理不力和管理盲区的局面。

4. 体现公益性质

生理－心理－社会医学模式下的医学活动不再单纯是个人或集体行为，而是整个社会各组成要素共同关注和参与的活动。医院科研活动具有公益性质，应该把社会效益放在首位。作为医院管理者，无论是组织科研活动，还是科研成果奖励，首先应该关注科研工作对社会的贡献程度。医院要提倡和鼓励医务人员的奉献精神，同时也要采取激励措施，激发医务人员开展医学科研的积极性，尊重和保护科研人员的劳动成果。

（三）医院科研管理的任务

医院科研工作应服从于医院工作大局，服务于临床，努力为临床提供科学可靠的技术支撑，为临床培养医学技术力量，培养创新思维，丰富医学理论，发展医疗卫生事业。医院科研管理应努力为科研工作做好保障，其主要任务如下。

1. 整合科研资源

医院科研管理是系统工程，人、财、物、时间、信息五要素的合理安排是医院科研管理的主要任务。医院应建立一套行之有效的科研管理制度，加强后勤、临床、医技等部门间的横向联系，加强与卫生行政主管部门和科研主管部门的纵向联系，简化运转程序，理顺环节关系，明确部门职责，优化人员配置，形成科研活动各要素的最佳组合，最终实现科研活动的有序高效进行。

2. 调动人员积极性

医院科研管理的过程应充分调动科研人员的主观能动性。一方面要在管理中贯彻科研先行的理念，激发科研人员的创新精神，形成支持科研的良好氛围；另一方面，要切实在经济物质条件方面给科研工作以倾斜，对于做出成果的科研人员给予与贡献一致的报酬和奖励。

（四）组织管理

1. 学术委员会

开展经常性科研活动的医院应成立学术委员会，一般由院长或科研分管副院长担任主任，成员由相关科室主任或学术水平较高的专家组成，成员中中青年技术骨干应占一定比例。学术委员会办公室一般设在科教（研）科（处）。其职能主要是：负责审议科研规划；组织设计重大科研课题；审核年度科研计划；组织经常性的科研讨论；负责科研成果的内部评价等。

2. 研究所

具有较高科研水平的医院应设立研究所。研究所应是独立建制，但应与医院保持密切联系，研究所规划应从属于医院整体规划。研究所应有明确的职责和任务；设置必要的科室，如动物实验室、流行病室、中心实验室、情报资料室、图书室、设备维修室等；配备一定的研究技术人员和专门设备。医院应保证必要的运转经费和一定的研究经费。

3. 科教（研）科（处）

科教（研）科（处）是医院常设机构，是医院科研工作的主要管理机构。主要职能是：在院长或分管副院长的领导下，在学术委员会的指导下，负责医院年度科研计划的编制、设计和实施；对医院科研工作进行宏观管理，制定科教管理的各项规章制度；负责医院课题的申请、检查和验收，督促科研课题和项目的落实；对研究项目（课题）进行组织协调，提高科研工作效率；选拔、培养学科带头人；负责科研基地的建设；加强内外合作，开展科研讨论和交流。

医院在科研管理中应注意发挥各组织机构的职能，尽量避免职能重叠，尤其应注意突出服务意识，切实转变管理职能，变指手画脚为上门服务，变负重加压为因势利导。申请科研课题应与医院实际和临床实践相结合；注意重点突出，特别要重视应用性研究和重点学科建设的投入；在经费投入上引入竞争机制，择优支持，抓好对大型设备和中心实验室的统一管理，注意培养中青年技术骨干；注意加强学科间的横向联系，形成系统综合的科研优势。

二、医院科研课题管理

（一）课题申请

医院科研课题申请有许多途径，按照经费来源主要包括国家级项目、部级项目、省级项目和其他科研项目。

1. 国家级项目

（1）国家自然科学基金项目：国家自然科学基金由国家自然科学基金委员会进行管理，其经费主要来源于中央财政拨款。内容包括面上项目、重点项目和重大项目，还包括国家杰出青年科学基金、青年科学基金项目、创新研究群体科学基金、海外及港澳学者合作研究基金、国家基础科学人才培养基金等。

面上项目资助以自由探索为主的科学研究工作。重点项目主要支持结合国家需求，把握世界科学前沿，有较好基础和积累的重要研究领域或新学科生长点的创新性研究工作。重大项目主要资助科学发展中具有战略意义，达到或接近国际先进水平的前沿性基础研究；国家经济发展的重大科学问题，对开拓发展高新技术产业具有重要影响的基础研究；围绕国家可持续发展战略目标或为国家宏观决策提供依据的重要基础性研究，以及具有深远影响的科学数据积累等基础性工作；基金面上、重点项目多年资助基础上凝练出来的、需加大资助力度可望取得重大突破的问题。

（2）科技部项目：科技部项目主要包括"863"计划、国家科技支撑计划、"973"计划、科技基础条件平台建设计划、政策引导类科技计划等。

"863"计划即国家高科技研究发展计划项目，它坚持战略性、前沿性和前瞻性，以增强我国在关键高科技领域的自主创新能力为宗旨，重点研究开发前沿技术，并积极开展前沿技术的集成和应用示范，培育新兴产业生长点，发挥高科技引领未来发展的先导作用。

国家科技支撑计划是面向国民经济和社会发展需求，重点解决经济社会发展中的重大科技问题的国家科技计划。国家科技支撑计划以重大公益技术及产业共性技术研究开发与应用示范为重点，结合重大工程建设和重大装备开发，加强集成创新和引进消化吸收再创新，重点解决涉及全局性、跨行业、跨地区的重大技术问题，着力攻克一批关键技术，突破瓶颈制约，提升产业竞争力，为我国经济社会协调发展提供支撑。"973"计划即国家重点基础研究发展规划项目，是以国家重大需求为导向，对我国未来发展和科学技术进步具有战略性、前瞻性、全局性和带动性的基础研究发展计划，主要支持面向国家重大战略需求的基础研究领域和重大科学研究计划。"973"计划的主要任务是解决我国经济建设、社会可持续发展、国家公共安全和科技发展中的重大基础科学问题，在世界科学发展的主流方向上取得一批具有重大影响的原始性创新成果，为国民经济和社会可持续发展提供科学基础，为未来高新技术的形成提供源头创新，提升我国基础研究自主创新能力。

（3）国家社会科学基金项目：国家社会科学基金由国家哲学社会科学规划办公室主管，主要资助以我国改革开放和社会主义现代化建设中的重大理论问题和实践问题作为主攻方向，积极探索有中国特色社会主义经济、政治、文化的发展规律的研究，它注重基础研究、新兴边缘交叉学科和跨学科综合研究，积极推进理论创新，支持具有重大价值的历史文化遗产的抢救和整理工作。

2. 省部级项目

我国教育部、卫生部、国家中医药管理局和各省、直辖市都有一些科研基金，支持研究项目的开展，如教育部的人文社会科学基金、高等学校博士学科点专项科研基金、留学回国人员科研启动基金等，卫生部的卫生行业科研专项经费，国家中医药管理局也有一些专项研究经费以资助中医药科学技术的发展等。此外，各省、自治区、直辖市一般也设立了省级重点项目、省自然科学基金、省青年科技基金等。

（二）课题实施

课题实施是科研工作的核心。课题实施管理是为实现科研目标，课题负责人或科研管理人员在课题实施过程中对各管理要素进行有效控制的过程。它主要包括科研人员的管理、科研经费的管理和科研资料的管理等微观管理内容。课题实施管理要点是：明确科研任务，确定分工职责，掌握工作进度，定期进行检查，及时总结验收。

2001年12月20日科技部、财政部、计委、经贸委联合颁布了《关于国家科研计划实施课题制管理的规定》，明确了对国家科研计划实施课题制管理。课题制管理主要包括：课题立项管理；课题负责人负责制，一个课题确立一个责任人；依托单位必须具备必要的课题实施条件，有健全的科研、财务、资产管理制度和会计核算制度，一个课题确立一个依托单位；课题责任人对完成课题任务承担法律责任；允许跨部门、跨单位择优聘用课题组成员；国家科研计划实行归口管理；根据实际需要，课题实行"项目—课题"或"课题—子课题"两级管理；实行重大事项报告制度；加强预算管理；完善课题验收工作；明确知识产权的归属；归口部门、财政部门应对课题的各方面情况进行监督检查。

三、医院科研成果管理

（一）成果鉴定

科技成果的表现形式有专利、科技论文、专著等。科技成果的鉴定是由政府有关管理部门组织对某项科学研究结论采用不同形式（会议或书面通讯方式）进行严格的科学审查，从科学意义、学术水平、成熟程度、实用价值、研究难度以及研究工作的效率等方面作出实事求是的学术评价，形成鉴定证书的过程。鉴定方式主要有检测鉴定（检验、测试）、会议鉴定（现场考察、测试、答辩）和函审鉴定（书面审查）等。

不同级别的成果由不同级别的组织鉴定，鉴定组织有：国家科委、省（自治区、直辖市）科委、国务院各部委、被授权的省级人民政府的主管部门。申请人可根据科研课题任务的来源和隶属关系来申请，隶属关系不明确的可向所在省、自治区、直辖市申请鉴定。鉴定程序包括初审、复审和鉴定。由项目负责人提出成果鉴定申请，同时提交有关材料后，所在单位进行初审。初审合格后，递交主管部门对申报的成果材料进行复审。复审合格的科研成果，由成果鉴定委员会组织鉴定，作出鉴定结论，并颁发科技成果鉴定证书。

（二）成果登记

根据科技部 2000 年 12 月 7 日颁发的《科技成果登记办法》和教育部 2001 年 4 月 13 日公布的《科技成果登记办法实施细则》，科技成果完成人（含单位）可按直属或属地关系向相应的科技成果登记机构办理科技成果登记手续。按科技成果类别分为应用技术成果、基础理论成果、软科学研究成果，登记时应按照《科技成果登记办法实施细则》分别报送要求提供的技术文件、资料、证明等。凡存在争议的科技成果，在未解决前，不予登记；已经登记的科技成果，如发现弄虚作假、剽窃、篡改或者以其他方式侵犯他人知识产权的，注销登记。

（三）成果奖励

1. 国家科学技术奖

为了奖励在科学技术进步活动中做出突出贡献的公民、组织，调动科学技术工作者的积极性和创造性，加速科学技术事业的发展，提高综合国力，国务院颁布《国家科学技术奖励条例》，设立下列国家科学技术奖。

（1）国家最高科学技术奖：用于奖励在当代科学技术前沿取得重大突破或者在科学技术发展中有卓越建树、在科学技术创新、科学技术成果转化和高科技产业化中创造巨大经济效益或社会效益的科学技术工作者。国家最高科学技术奖每年授予人数不超过 2 名。

（2）国家自然科学奖：授予在基础研究和应用基础研究中，阐明自然现象、特征和规律，做出重大科学发现的中国公民。

（3）国家技术发明奖：授予运用科学技术知识做出产品、工艺、材料及系统等重大技术发明的中国公民。

（4）国家科学技术进步奖：授予在技术研究、技术开发、技术创新、推广应用先进科学技术成果、促进高新技术产业化，以及完成重大科学技术工程、计划等过程中做出创造性贡献的中国公民、组织。

（5）中华人民共和国国际科学技术合作奖：授予的目的及宗旨就是奖励在与中国科技合作与交流中，为推进科技进步，增进中外科技界合作与友谊，为中国科学技术事业做出重要贡献的外国科学家、工程技术人员和科技管理人员及组织。

2. 省部级科学技术奖

科技部 1999 年 12 月 26 日出台的《省部级科学技术奖励管理办法》规定：省、自治区、直辖市人民政府可以设立一项省级科学技术奖，分别奖励在科学研究、技术创新与开发、推广应用先进科学技术成果以及实现高新技术产业化等方面取得重大成果或者做出突出贡献的个人和组织。省、自治区、直辖市人民政府所属部门不再设立科学技术奖；省、自治区、直辖市人民政府可以成立省级科学技术奖评审机构。省、自治区、直辖市科学技术行政部门负责评审的组织工作和日常管理工作；国家部委所属科研院所、大专院校、企业等完成的科学技术成果及其完成人，可以在成果实施应用地或者本机构所在地参加省级科学技术奖的评审；科技部负责省、部级科学技术奖的备案审查工作。如发现省、部级科学技术奖的设立、评审等与有关法律、行政法规相抵触、违背或者有矛盾的，可以责成制定机关进行修改，或者依照法律规定的权限，提请有关机关予以改变或者撤销；省级科学技术奖由省、自治区、直辖市人民政府颁发获奖证书和奖金，奖励经费由地方财政列支。

3. 社会力量设立科学技术奖

社会力量设奖是指国家机构以外的社会组织或者个人利用非国家财政性经费，在我国境内面向社会设立的经常性的科学技术奖。社会力量设奖是我国科技奖励体系的重要组成部分。为鼓励社会力量支持科学技术事业，加强社会力量设立科学技术奖的规范管理工作，保证社会力量设奖的质量和有序发展，科技部于 2006 年 2 月 5 日对 1999 年 12 月 26 日发布的《社会力量设立科学技术奖管理办法》进行了修改，对社会力量设奖的有关管理办法做了规定。

4. 中华医学科技奖

中华医学科技奖由中华医学会设立，包括自然科学、技术发明、科学技术进步、国际科学技术合作等奖励内容。中华医学会根据《国家科学技术奖励条例》《国家科学技术奖励条例实施细则》及《社会力量设立科学技术奖管理办法》的有关规定，在 2001 年 3 月 24 日通过了《中华医学科技奖奖励条例》，是中华医学奖奖励的规范性条例。

（四）科研开发

医院科研的重要目的之一就是科研成果的开发、推广、应用和转化，使科研成果尽快转化为生产力，发挥其经济和社会效益，为健康服务。医院科技开发包括两个方面：① "择善而许嫁出去"，将先进成熟、具有自主知识产权和实用价值的科研成果推广出去；② "量体裁衣娶进来"，根据自身医疗服务需求，引进科研课题或项目，组织科研攻关。

现代医院管理者必须强化科研开发的意识，高度重视科研成果的开发和应用。不但要看重科研开发带来的眼前既得利益，而且要放眼长远，充分认识科研开发带来思想和理念上的连锁反应。在科研开发中，要注重科技人才的培养和激励，要注重依据客观市场经济规律，制定和完善奖励制度，激发医务人员的科研积极性。

四、医院实验室管理

（一）重点实验室管理

2002 年科技部颁布的《国家重点实验室建设与管理暂行办法》、2003 年教育部颁布的《高等学校重点实验室建设与管理暂行办法》和 2007 年卫生部颁布的《卫生部重点实验室管理办法》，对重点实验室的管理职责、立项与建设、运行与管理、考核与评估等做了具体规定。

我国重点实验室实行分级、分类管理。医院内的重点实验室可能是科技部、教育部或卫生部的重点实验室，也可能是省市级重点实验室。作为重点实验室的依托单位，医院或其所属院校应负责实验室的建设和运行管理。

重点实验室的立项与建设管理主要包括申请、评审、实施、验收、调整等。依据各级各类重点实验室的管理办法，符合申报条件的实验室，由依托单位提出申请，主管部门择优推荐，由有关部门（如科技部、卫生部、教育部、省市相关管理部门）对实验室进行审核；对通过审核的实验室可批准立项，进入建设实施期，并且依托单位在建设实施期要定期向主管部门报告进展情况；建设期结束，由依托单位提交实验室验收申请，经主管部门初审后报有关部门（如科技部、卫生部、教育部、省市相关管理部门）进行验收。

各级各类重点实验室应实行"开放、流动、联合、竞争"的运行机制，试行依托单位领导下的主任负责制。重点实验室的学术委员会主要负责实验室发展目标、任务、研究方向、重大学术活动、年度工作的审议和开教研究课题的审批。重点实验室要建立健全内部规章制度，要重视学风建设和科学道德建设，加强数据、资料、成果的科学性和真实性审核以及保存工作。重点实验室是学术机构，不允许以其名义，从事或参加以盈利为目的的商业活动。依托单位应当每年对实验室工作进行年度考核，考核结果报主管部门备案。此外，各级各类重点实验室还将接受有关部门（如科技部、卫生部、教育部、省市相关管理部门）的周期评估，评估结果将作为升级、降级或淘汰的依据。

（二）实验室生物安全管理

国务院于 2004 年 11 月 12 日颁布了《病原微生物实验室生物安全管理条例》，卫生部依据此条例于 2006 年 8 月 15 日又发布了《人间传染的高致病性病原微生物实验室和实验活动生物安全审批管理办法》，对病原微生物实验室生物安全管理做了以下具体规定。

（1）采集病原微生物样本必须具备相应的设备、专业技术人员、防护措施以及相应的技术方法和手段。工作人员在采集过程中应当防止病原微生物扩散和感染，并对样本的来源、采集过程和方法等做详细记录。

（2）运输高致病性病原微生物菌（毒）种或者样本，应当通过陆路运输；没有陆路通道，必须经水路运输的，可以通过水路运输；紧急情况下或者需要运往国外的，可以通过民用航空运输。运输目的、高致病性病原微生物的用途和接收单位应当符合国务院卫生或兽医主管部门的规定；运输容器应当密封，容器或者包装材料还应当符合防水、防破损、防外泄、耐高（低）温、耐高压的要求；容器或者包装材料上应当印有国务院卫生或兽医主管部门规定的生物危险标志、警告用语和提示用语。运输须经省级以上卫生或兽医主管部门批准。需要跨省、自治区、直辖市运输或者运往国外的，由出发地的省级卫生或兽医主管部门进行初审后，分别报国务院上级主管部门批准。

（3）根据实验室对病原微生物的生物安全防护水平，并依照实验室生物安全国家标准的规定，将实验室分为 4 级：一级、二级实验室不得从事高致病性病原微生物实验活动；三级、四级实验室应当通过实验室国家认可，需要从事高致病性病原微生物实验活动的，还应具备其他相应条件。

（4）卫生部负责三级、四级生物安全实验室从事高致病性病原微生物实验活动资格的审批工作；卫生部和省级卫生行政部门负责高致病性病原微生物或者疑似高致病性病原微生物实验活动的审批工作；拟从事未列入《人间传染的病原微生物名录》的高致病性病原微生物或者疑似高致病性病原微生物实验活动的实验室，应当由卫生部审批。

（5）三级、四级生物安全实验室申请《高致病性病原微生物实验室资格证书》，除通过实验室国家认可，取得相应级别的生物安全实验室认可证书外，还应符合规定要求的条件。取得高致病性病原微生物实验室资格的三级、四级生物安全实验室，申请开展某种高致病性病原微生物或者疑似高致病性病原微生物实验活动，应当符合规定条件。国家对从事特定的高致病性病原微生物或者疑似高致病性病原微生物实验活动的单位有明确规定的，由国家指定的实验室开展有关实验活动。

（6）《病原微生物实验室生物安全管理条例》规定，县级以上地方卫生、兽医主管部门依照各自分工，对下列活动履行监管职责；病原微生物菌（毒）种、样本的采集、运输、储存；相关实验活动的实验室是否符合条例规定的条件；实验室或者实验室的设立单位培训、考核其工作人员以及上岗人员的情况；实验室是否按照有关国家标准、技术规范和操作规程从事病原微生物相关实验活动；实验室的设立单位及其主管部门对高致病性病原微生物实验室的生物安全防护和实验活动。

（三）实验动物管理

医学实验动物是指来源清楚（遗传背景及微生物控制），用于医学科学研究、教学、医疗、生产、检定及其他科学实验的动物。1998 年 1 月卫生部根据国家《实验动物管理条例》，发布了《医学实验动物管理实施细则》，对医学实验动物的管理做了规定。

（1）卫生部医学实验动物保种中心负责全国医学实验动物的保种和种用动物供应。从事医学实验动物的饲育、生产供应的单位，应当取得当地省级相应医学实验动物管理委员会核发的《医学实验动物环境设施合格证书》和《医学实验动物合格证书》。医学实验动物饲育、生产人员应当持有《医学实验动物技术人员岗位资格认可证书》。

（2）医学实验动物和实验动物设施分为 4 级：一级为普通级；二级为清洁级；三级为无特定病原体（SPF）级；四级为无菌级。医学实验与研究应当根据不同目的，选用相应合格的医学实验动物，并在合格的相应级别动物实验环境设施内进行。普通实验动物（一级）只能用于教学实验和某些科研工作的预实验。部级课题及研究生毕业论文等科研实验必须应用二级以上的实验动物。进行动物实验的研究课题，在实验前应当向同级医学实验动物管理委员会提出研究报告，经专家论证后方可进行。

（3）我国医学实验动物工作实行三级管理，即卫生部、省级和单位医学实验动物管理委员会（或小组）的管理；对医学实验动物质量实行两级检测制度，即卫生部和省级医学实验动物质量检测中心，分别负责全国和地方医学实验动物质量检测工作，对医学实验动物和动物实验质量进行质量检测和抽查，省级检测中心接受卫生部检测中心的业务指导和技术监督。

第二节　医院教学管理

终生性教育是现代医学教育的发展趋势。目前，我国医学教育终生模式包括：正规医学院校教育、毕业后教育和继续医学教育 3 个阶段（图 2-1）。这 3 个阶段都与医院关系密切，达到临床教学基地管理要求的医院承担医学院校的临床教学和临床研究生培养任务，住院医师培训和继续医学教育主要是在具有教育培训资质的医院中实施。

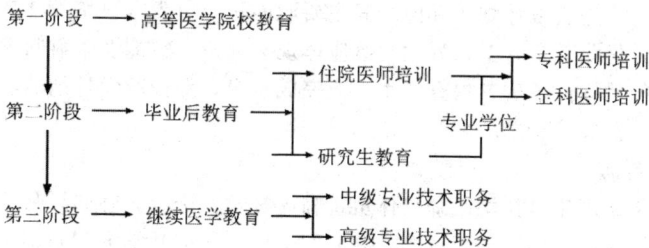

图 2-1　医学教育终生模式

一、医院教学管理概述

教学是现代医院的另一职能。医院教学管理是按照管理原则，合理组织教学过程中的人、财、物、时间和信息等管理要素，建立相对稳定的教学秩序，保证医学教育目标的实现，培养医药卫生专门人才。医院教学管理涉及临床教学基地建设管理、临床教学管理、住院医师培训管理和继续医学教育管理等。

（一）医院教学管理的意义

1. 保证临床教学任务的基础工作

通过有效的教学管理，合理安排医院教学资源，从而保证临床教学工作的顺利进行。

2. 提高医学教育质量的关键环节

医学教育的一个重要目标是实用性人才的培养。临床技能是医学教育的主要方面，它必须通过规范严谨的教学过程获得。医院教学管理是培养合格医学人才的重要环节。

3. 促进医院人才建设的有效途径

在医院教学管理制度的约束下，医学教学人员为提高教学质量，会不断规范、提高基础理论的教学和临床技能的培训。完善的医院教学管理也推动了医院科技人才的培养。

（二）医院教学管理的任务

医院教学管理的任务有：①建立健全教学组织机构和教学管理制度；②建设临床师资队伍，保证临床教学质量；③合理安排教学投入，改善教学条件和环境；④加强医学教学的目标管理，加强教学质量控制；⑤推进临床教学课程体系、教学内容和教学方法改革；⑥开展医学教育研究。

（三）医院教学管理的组织

1. 科教科（处）

临床教学的组织实施主要由医院科教科（处）具体负责，医学院校配合做好实习的安排、协调与后勤工作。科教科（处）的主要职责是：根据医学院校临床医学专业的教学计划及医院的教学条件安排毕业实习；审核各教研室拟订的实习大纲；检查教学计划的执行情况，研究解决教学中存在的问题，保证教学质量；建立教学管理和质量监控网；遴选带教人员或导师，制定聘任条件及责任范围，规范教学活动，监控教学质量；实施教与学的双向评议制度；采用多种方法提高学生学习积极性；抓好实习生的思想政治工作和医德医风教育，负责制定切合实际的政治思想教育计划。

2. 临床科室

临床科室是具体实施实习计划的部门。其主要职能是：负责本科室教学和医德医风教育工作；编写教学大纲，优化教学方案，教学大纲应体现对理论、技能及学科间融合的要求，体现医学技能素质培养的目标；了解、检查学生学业完成情况，保证教学计划的实施；定期召开会议，检查教学状况，开展经验总结和交流。

3. 带教教师和导师

各临床科室应指定高年资住院医师具体负责临床教学。带教教师和导师的职责是：介绍病区的一般情况，包括人员、制度、职责等，并分配工作；根据教学大纲制定具体的教学计划与教学日程，对学生进行辅导，指导诊疗工作、技术操作，检查修改病史等；督促检查医学生的工作，了解他们的服务态度、劳动纪律、学习成绩等，并及时向教研室或科室主任汇报；对学生德、智、体状况作出综合测评。

二、临床教学基地管理

临床教学基地按照与医学院校的关系和所承担的任务可以分为附属医院、教学医院和实习医院3类，这3类医院根据职责和义务承担一定的临床教学任务。1992年11月，原国家教委、卫生部、国家中医药管理局联合下发了《普通高等医学院校临床教学基地管理暂行规定》，对临床教学基地的建设、评定和管理做了明确规定。1998年，卫生部科教司和原国家教委高教司共同颁布了《关于开展普通高等医学院校临床教学基地评审工作的通知》，对临床教学基地的评审管理做了补充。

（一）建设

临床教学基地的建设必须在医院规模、科室设置、师资力量、教学资源等方面达到《普通高等医学院校临床教学基地管理暂行规定》要求的有关条件。主要要求见表2-1。

（二）评审

临床教学基地的评审分为3个阶段。

表 2-1 临床教学基地建设条件

项目	附属医院	教学医院	实习医院
医院等级	本科院校附属医院达到三级甲等水平，专科院校达到二级甲等以上水平	达到三级医院水平	无明确规定，一般应达到二级医院水平
医院规模	综合医院应有500张以上床位，中医医院应有300张以上床位。口腔专科医院应有80张以上床位和100台以上牙科椅	综合医院应有500张以上床位，中医医院应有300张以上床位	无明确规定
科室设置	科室设置齐全	内、外、妇、儿各科设置齐全，并有适应教学需要的医技科室	内、外、妇、儿各科设置齐全，并有适应教学需要的医技科室
师资力量	专科以上学历医师占95%以上，高级职称人员占25%以上	专科以上学历医师占70%以上	有一定数量适应教学需要的技术骨干

续表

项目	附属医院	教学医院	实习医院
教学资源	具有包括教学诊室、教室、示教室、学生值班室、学生宿舍和食堂等在内的必要的教学环境和建筑面积	具有必要的教室、图书室、食宿等教学和生活条件	具有必要的图书资料、食宿等教学和生活条件
教学任务	临床理论教学、临床见习、临床实习、毕业实习	高等医学院校的部分临床理论教学、临床见习、临床实习、毕业实习	高等医学院校的部分临床见习、临床实习、毕业实习

1. 自查自评

高等医学院校和申请临床教学基地的医院自行成立自评领导工作小组开展自查自评。

2. 专家评审和整改

高等医学院校和申请临床教学基地的医院成立专家评审组，一般专家评审组分为教学条件、管理和实施 3 个评审小组。专家评审组对学校和基地自查自评报告进行评阅，按照评审指标体系的要求，对照基地实际建设情况形成评审意见，对未达标的部分提出整改意见，反馈给学校和基地。学校和基地依据专家评审意见，制定整改措施，并在整改后再评审。

3. 审定

高等医学院校附属医院和教学医院由所在省、自治区、直辖市的教育、卫生、中医药主管部门成立的审定工作组审定认可。审定合格后，由评审部门签证发牌。

（三）管理

对临床教学基地的管理应严格按照《普通高等医学院校临床教学基地管理暂行规定》和《全国医院工作条例》的规定执行。

1. 附属医院

附属医院由于隶属关系的不同形成了多种管理体制并存的格局。隶属高等院校的附属医院一般实行系院合一的管理模式，由高等院校管理，临床医学院的系主任担任附属医院的院长。非隶属高等院校的附属医院一般实行独立建制的管理模式，由卫生主管部门或上级政府任免。附属医院应设有专门的教学管理处，并配备足够数量的专职教学管理人员，接受高等院校或上级政府的领导，同时接受卫生行政部门在医疗卫生方面的业务指导。

2. 教学医院与实习医院

被批准为教学医院的各级医院，其隶属关系不变。教学医院开展教学的经费应由高等院校的上级主管部门解决。教学医院用于教学和学生生活的用房只能为教学专用。教学医院在教学工作上接受高等医学院校的管理、指导、监督和检查。被批准的教学医院张挂教学医院院牌，可在国内外交流中使用此称号。教学医院应有一名院领导负责教学工作，并设立专门的教学管理机构，配备专职或兼职管理人员。教学医院应把教学工作列入医院人员考核的范畴，医院收入的一定比例应用于教学及教学管理人员的教学补贴。教学医院享有国家有关政策的优惠，有关教学人员享受规定的待遇和权利。实习医院的管理与教学医院基本相同。

三、本科生临床教学管理

（一）教学计划实施

1. 医院教学管理部门是教学计划实施的组织者

各类临床教学基地（医院）的科教科（处）依据医学院校的临床教学任务制定符合医院实际的临床教学计划。医院临床教学计划应反映临床医学生培养目标，在临床教学进度、基础理论和实习时数的分配与安排上有个总体安排和部署，并应明确教学计划具体实施的临床教研（科）室的职责和任务。

2. 临床教研（科）室是教学计划的具体实施者

临床教研（科）室的主要任务有：个人备课和集体备课相结合开展理论教学、专题讲座、病例讨论等；以临床服务为中心开展的临床示教；开展经常性的教学研讨，改进教学手段和形式；检查考核学生的临床知识和技能。临床教研（科）室一般包括：教研（科）室主任、教学秘书、专职教师、兼职教师和带教教师（或导师）。临床教研室在教学管理中，应将临床教学计划责任到人，各责任人依据职责规定的要求和内容开展临床教学工作。

3. 带教教师和导师是教学计划的具体执行者

带教老师和导师应身先垂范，正确示教，悉心指导，严格要求，教育学生养成规范的临床工作思维和习惯，及时纠正学生的错误。同时应将学生的思想道德和职业道德教育贯穿于临床教学过程的始终。

（二）学生日常管理

承担临床教学任务的各类教学基地（医院）应制定切实有效的学生管理制度和措施，配备专职或兼职的教学管理人员，开展医疗安全教育，负责学生日常生活的管理，保证学生临床见习、实习任务的顺利完成。

（三）临床教学档案管理

各类教学基地（医院）应建立教师教学业务档案，记录带教教师和导师的教学活动，并将教学业务档案作为年终考核和职务晋升的参考。同时，应建立教学活动档案，包括学生业务学习档案，记录教学活动开展情况和学生考核成绩，作为科室和学生考评的依据。

（四）临床教学效果评价

医学生学业的评价指的是对其知识和能力掌握程度的评定，包括考试、考察和考核。其中，对学业成绩的考核是医学生评价的核心。学生成绩的考核，常用的有考试法、观察法、调查法、自陈法等。在临床教学中，最常用的是考试法与观察法相结合，特别强调基础理论知识和临床技能的考察。

（五）临床教学水平评估

教学评估是强化医院教学工作的基本环节，对于医院教学管理系统的高效科学运作具有重要的反馈作用。通过教学评估，衡量医院整体或各临床教研（科）室的教学建设水平，掌握教学资源配置情况和教学管理运转状况。通过优劣评定，明确优势和不足，促进医院或科室加强相关建设，增强教学积极性，提高教学质量。医院教学工作的评估可以由医学院校或上级主管部门组织，也可以由医院内部组织自评。对于教学评估正作，指标体系的建立是重要的环节。医院教学评估的考核指标一般包括教学条件、教学管理、教学状态和教学改革4个方面（表2-2）。

表 2-2　医院教学工作评估指标体系

一级指标	二级指标
教学条件	医院等级
	科室设置
	教学床位数
	师资队伍
	教学设施
教学管理	教学管理机构、人员设置
	教学计划安排
	教学计划执行
	教学规章制度
	教学档案管理
教学状态	带教情况
	教学查房
	病例讨论、讲座
	医疗文件修改
	医疗技术操作指导
	医德医风教育
	出科考试
教学改革	教学改革研究工作
	教学论文

四、临床研究生教学管理

临床研究生的培养由临床研究生招生资格的医学院校和师资力量达到要求的教学基地（医院）共同参与，临床专业学位研究生的教学主要是在医院进行。

（一）教学目标

临床研究生以培养临床高级专业技术人员为目标，侧重临床实践技能的研究和训练。临床硕士研究生应达到高年资住院医师水平，具有独立处理本专业常见病、多发病的知识体系和实践技能，并具有对下级医师进行指导的能力。临床博士研究生还应该达到低年资主治医师水平，能够独立处理本专业疑难杂症。

（二）组织管理

1. 研究生教学领导小组

具备研究生培养资历的医院（教学基地）应建立完善的研究生教学管理和领导体系，成立由主要领导担任组长的研究生教学领导小组，定期召开会议，研究协调研究生培养过程中遇到的困难和问题并及时作出处理。

2. 研究生教学指导小组

我国的研究生培养采用研究生指导小组制，即导师负责和集体指导相结合的培养方式。研究生指导小组一般由导师所在科室或奉学科研究方向其他专家及相关学科专家共同组成，一般由2～3人组成。指导小组应根据各自优势，明确各自在研究生培养过程中的职责和任务，制定培养计划，定期召开小组会议，听取研究生学习和课题研究进展情况，指导研究生的开题、课题实施和学位论文的撰写。

3. 研究生导师

研究生导师是临床研究生教学管理第一责任人，在研究生管理部门或教研室的领导下，负责研究生的学习、课题研究的全面指导。

五、住院医师规范化培训管理

医学院校毕业的临床医学生需到有资质的培训基地参加住院医师培训。经住院医师培训，临床医师可成为全科医师或专科医师。开展住院医师培训是建立专科医师准入和管理制度的前提。

（一）住院医师规范化培训管理

我国卫生部统一领导住院医师规范化培训工作。按照《住院医师规范化培训合格证书颁发管理办法（试行）》，"住院医师规范化培训合格证书"（以下简称"合格证书"）由卫生部科教司或者授权省级卫生行政部门审核和颁发；省级卫生行政部门和高等医学院校根据《住院医师规范化培训大纲》（以下简称《培训大纲》）和《住院医师规范化培训试行办法》的规定，制定地方性制度或实施细则，组织并审核下属医疗机构的培训工作。住院医师按照《培训大纲》要求完成培训任务，达到《住院医师规范化培训试行办法》要求，且考核、考试成绩合格后，可获得"住院医师规范化培训合格证书"。

（二）专科医师培训（试点）管理

专科医师培训是指医学专业毕业生完成医学院校教育之后，在经过认可的培训基地中，以住院医师的身份，接受以提高临床能力为主的系统，规范的培训。分普通专科培训和亚专科培训两个阶段。目前，我国专科医师培养尚在试点阶段，管理运行机制仍在摸索中。现阶段对专科医师培训的管理主要依据卫生部《专科医师培训暂行规定》（征求意见稿）、《专科医师培训基地认定管理办法》（供试点基地用）和《专科医师培养标准总则》（供试点基地用）等进行。

专科医师培训实行全行业属地管理。卫生部和省级卫生行政部门成立的毕业后医学教育委员会是专科医师培训工作的研究、指导、协调和质量监控组织。国家委员会负责审批、监督、检查和评估亚专科医师培训基地；考核亚专科医师培训，颁发"亚专科医师培训合格证书"。省级委员会负责普通专科医师培训基地审批和亚专科医师培训基地初审；考核普通专科医师培训，颁发"普通专科医师培训合格证书"。

各高等学校、医疗机构和培训基地负责培训工作的组织实施，各医疗机构面向社会承担培训任务。培训基地及受训人员所在的医疗机构应建立完善的培训技术档案，在《专科医师培训考核登记手册》中记录培训内容。综合医院和专科医院的临床科室，可依据专科医师培训基地标准由所在医疗机构提出申请成为培训试点基地。培训试点基地实行主任负责制，实行动态管理，一般每五年重审公布一次。专科医师培训经费采取多渠道筹集的方法解决，实行专款专用。

（三）全科医师培训管理

全科医师培训是面向个人、家庭与社区，培养从事社区卫生服务工作的全科卫生技术人才的主要途径。2001年12月卫生都科教可颁布的《全科医师规范化培训试行办法》对全科医师韵培训管理做了明确的规定。

卫生部科教司总体负责全科医师规范化培训工作。省级卫生行政部门依据该办法，制定具体培训及考核实施方案，负责培训基地的认可与撤销，指导检查培训工作，组织评比。培训基地由综合医院相关临床科室和社区卫生服务机构共同组成，由综合医院提出申请，省级毕业后教育委员会审批。培训按《全科医师规范化培训大纲（试行）》要求分为理论学习、医院轮转和社区实践3个阶段；前两个阶段由各培训基地组织考核，第三阶段培训由省级卫生行政部门组织考试、考核。各阶段考试、考核均合格者，经省卫生行政部门审核后，发给卫生部统一印制的"全科医师规范化培训合格证书"。

六、继续医学教育管理

为了规范对继续医学教育的管理，卫生部先后出台《全国继续医学教育委员会章程》《继续医学教育暂行规定（试行）》《国家级继续医学教育项目申报、认可办法》《继续医学教育学分授予办法》《国家级继续医学教育基地认可标准及管理办法》《继续医学教育评估体系与实施办法》等。

（一）组织管理

继续医学教育工作实行全行业管理。全国和省继续医学教育委员会负责对继续医学教育的指导、协调和质量监控工作。继续医学教育委员会的主要职能是：研究、拟订继续医学教育方针、政策、规划和实施计划、细则，全国委员会还负责拟订项目评审标准、申报、认可办法和学分授予办法等；评审继续医学教育项目；组织文字、音像教材和远程课件的编写、出版和发行工作，开展远程教育；对下级继续医学教育委员会工作进行指导、检查和评估；评审继续医学教育基地等。

卫生部和省级卫生行政部门定期认可继续医学教育项目。全国继续医学教育委员会按《国家级继续医学教育项目申报、认可试行办法》评审国家级继续医学教育项目；省级继续医学教育委员会按各省（自治区、直辖市）制定的省级继续医学教育项目申报、认可办法负责评审省级继续医学教育项目。

（二）管理制度

1. 学分制度

项目主办单位授予相应项目类别的学分，学分的授予和登记应严格执行继续医学教育学分授予的有关规定。

2. 登记制度

省级继续医学教育委员会负责继续医学教育登记证的印制和发放，各单位负责继续医学教育建档及学分登记。

3. 评估制度

全国和各省级继续医学教育委员会定期对开展继续医学教育情况进行检查评估。

（三）考核

参加继续医学教育活动的卫生技术人员的考核由主办单位负责，所在单位负责审核。考核、审核的具体办法由各省级卫生行政部门会同人事行政部门共同制定，解放军总后卫生部、卫生部直属单位的考核办法由各单位制定。

（四）经费管理

继续医学教育经费采取国家、集体、个人等多渠道筹集的办法解决；各级卫生行政部门应将继续医学教育经费列入预算；各单位应保证一定的继续医学教育费用，可通过其他途径筹集资金，实行专款专用。

（五）国家级基地管理

国家级继续医学教育基地经全国继续医学教育委员会评审后，由卫生部批准公布。在全国继续医学教育委员会的引导下，在主管部门和所在单位的领导下开展工作。国家级继续医学教育基地举办的国家级继续医学教育项目，实行年度备案，由所在单位报主管部门和全国继续医学教育委员会，并由卫生部统一公布。国家级继续医学教育基地的继续医学教育活动应符合国家级继续医学教育项目标准，按卫生部颁发的《继续医学教育学分授予办法》的规定严格学分和证书管理。此外，国家级继续医学教育基地实行滚动式管理，每三年评估一次，评估不合格者由卫生部予以撤销。

第三章 门急诊护理

第一节 门诊护理常规

一、门诊一般护理

（一）开诊前

（1）整理诊室、开窗通风。

（2）清点急救药品及物品并登记。

（3）做好开诊前的物品准备，如医疗器械、消毒液、消毒器械等。

（4）检查并启动 HIS 系统运行是否正常。

（5）保持室内整洁、安静、安全、舒适、空气流通、室温 18～26 ℃，每日湿扫地面 1 次。

（二）开诊后

（1）维持候诊区秩序，运用 HIS 系统做好分诊工作，根据不同疾病分类安排患者到相应专业门诊就诊。

（2）根据病情测量体温，必要时测量血压，记录在门诊病例本上。

（3）密切观察候诊患者病情，病情变化者提前就诊，危重患者及时抢救并转送至急诊室进一步处理。老弱病残、婴幼儿等可酌情照顾提前就诊。如发现传染病患者应立即送感染性疾病科，防止交叉感染。

（4）实施移动式、迎前式、主动式服务，热情接待患者。

（5）定时巡视诊室，保护患者隐私。保持室内一医一患，必要时一患一陪。男医师为女患者检查肛门、乳房、会阴时应有护士陪同。

（6）严格执行无菌操作规程，严格执行手卫生。

（7）应用多种不同方式对患者实施健康教育，耐心解答患者提出的各种问题。

（三）完诊后

（1）整理用过的器械、物品，做好清点、报废、请领、保管工作。

（2）整理诊室内卫生，消毒检查台、诊桌、诊椅、更换被服等。

（3）如有传染病患者，填写疫情报告卡，登记好，下班前投入疫情报告箱内。

（4）做好医疗废物分类处理。

（5）下班前关闭门、窗、水、电及 HIS 系统。

二、内科门诊护理

（1）按门诊一般护理规。

（2）注意观察患者病情状况，对高热、气喘、年老体弱、残疾及行走不便等特殊情况，安排提前就诊。

（3）维持候诊秩序，根据计算机 HIS 系统安排患者有序就诊。

（4）做好消毒隔离工作，配合医师做好治疗工作。

三、外科门诊护理

（1）按门诊一般护理常规。

（2）备有无菌换药包、手术剪、探针及纱布、绷带、引流条、药品等。

（3）换药前做好解释工作，取得患者的配合；操作时动作轻柔、细致，观察病情。

（4）严格执行无菌操作，清洁伤口与感染伤口应分开处置，隔离特殊感染伤口，防止交叉感染。

（5）使用完毕的器械由供应室统一处理；医疗废物按规定分类处理。

（6）保持治疗室内清洁、通风，每日用紫外线照射消毒 1 次。

四、妇产科门诊护理

（1）按门诊一般护理常规。

（2）备齐妇科、产科检查所需的器械、用物、药物等，放固定位置以便取用。

（3）密切配合医师进行各项检查及治疗，保护患者隐私，尊重患者，陪同异性医师诊治。

（4）指导患者查体前排空膀胱，做妇科 B 超检查者保持膀胱充盈，已婚女性做 B 超前不需憋尿。

（5）对特殊检查者告知注意事项，如宫腔镜者告知米索前列醇的应用；无痛流产者禁饮食；微波治疗者月经干净 7 d 之内就诊治疗等。

（6）做好患者的健康教育，办好孕妇学校，开展优育保胎知识讲座。

五、儿科门诊护理

（1）按门诊一般护理常规。

（2）根据患儿心理特点布置美化候诊、就诊环境，室内有各色科学育儿图片、玩具等，以消除患儿的紧张心理，维持良好候诊秩序。

（3）备齐儿科所需用品、器械，如压舌板、手电筒、体温表等。抢救车内按要求备齐各种用品、药品。

（4）耐心做好患儿的分诊鉴别及各种治疗工作；体温高于 40 ℃者优先就诊。

（5）密切观察患儿病情变化，发现异常情况及时报告医师，做出相应的处理。

（6）对传染病或疑似传染病患儿，需采取相应的隔离措施，减少交叉感染机会。

（7）做好消毒隔离工作。

六、神经科门诊护理

（1）按门诊一般护理常规。

（2）根据不同疾病安排相关专业医师就诊，对年老体弱、行动不便、瘫痪残疾、精神异常者优先就诊。

（3）需做特殊检查的患者，协助患者做好检查前的准备工作。

（4）定时巡视候诊者，观察病情变化，对癫痫发作患者，即刻呼叫医师，做好救治配合。

七、眼科门诊护理

（1）按门诊一般护理常规。

（2）做好诊室、治疗室、暗室、验光室等的整理，备齐诊室所需器械、用品、药品；滴眼药、散瞳药做好标记。

（3）遵医嘱执行各种检查及治疗，交代各种滴眼药的使用方法、不良反应及注意事项。

（4）完成散瞳、测视力、眼压等门诊护理工作。

（5）做好眼底造影的准备、配合工作。

八、耳鼻咽喉门诊护理

（1）按门诊一般护理常规。

（2）开诊前备齐耳鼻咽喉科所需的各种器械、药品。药品需专人保管，普通药、剧毒药、腐蚀药、麻醉药分开放置，且有明显的区别标识，保持药品瓶签清洁醒目，易于鉴别；避光保存药物装入棕色瓶内。

（3）完成雾化吸入、咽鼓管吹张等各种门诊治疗工作。

（4）做好纤维喉镜检查的准备、配合工作。

（5）精密贵重仪器要擦油后保存；有管腔的器械注意清洁管腔内部，预防交叉感染。

（6）准确执行医嘱，观察治疗效果及不良反应；指导患者服药、点药，交代患者治疗后的注意事项，协助医师做好病情解释工作。

九、口腔科门诊护理

按门诊一般护理常规。做好开诊前的各种准备。环境清洁、诊室物品齐全、开启水、气、电等各种仪器且运转维持就诊秩序，安排外伤、牙齿剧痛、拔牙后出血者优先就诊，做好复诊预约。协助医师进行牙体及牙周手术、复杂拔牙、矫正治疗等医疗工作。保证一人一机，一用一灭菌，医护人员戴好口罩、帽子。做好治疗后的处理工作，如擦净面部血迹、观察伤口出血情况、交代注意事项等。

十、特需门诊护理

（1）按一般门诊的护理常规。

（2）对于行动不便的患者及时联系轮椅或平车，对于病情突然发生变化的危重患者及时呼叫医师，配合抢救，遵医嘱用药。联系急症科或病房，护送患者至相应的科室。

（3）对疑似传染病或传染病患者及时上报疫情，协助患者转至感染性疾病科或定点传染病医院诊治。做好消毒隔离工作。

（4）认真做好特需患者的预约，提前到岗帮助特需患者挂号，到相关就诊科室报到，根据特需患者具体病情安排就诊医师，陪同就诊，联系相关的化验检查，帮助特需患者取药并进行用药指导。按时电话回访了解患者病情的动态变化。

（5）认真做好外宾患者的特需服务，根据外宾患者具体病情预约相关专业专家就诊，联系相关的化验检查，帮助特需患者取药并进行用药指导，宣传防病知识及康复指导。

（6）做好企业家协会患者的特需服务工作，根据企业家 VIP 患者具体病情，安排急诊医师到特许保健门诊给予诊治，联系相关的化验检查，帮助 VIP 患者取药并进行用药指导。解答 VIP 患者的相关咨询，按时电话回访。

（7）认真执行医嘱，严格"三查七对"制度，严格按操作规程进行心电图、输液、采血等操作。

（8）开展心理护理工作，为有需求的就诊患者进行心理疏导。

（9）设法满足患者的各种就医需求，提供便捷、高效、温馨的护理服务。

（10）负责特需病房的住院患者登记，为登记患者联系床位，根据病情需要护送患者转入病房，做好病情交接。

（11）保证抢救药品、物品完好备用。

（12）做好安全管理工作、消防管理工作，杜绝安全隐患。

十一、预防保健门诊护理

（一）计划免疫工作管理常规

（1）预防接种证、卡（薄）按照接种者的居住地实行属地化管理，应由其监护人到儿童居住地所在接种单位办理预防接种证。

（2）设立接种门诊接种日，家长持接种证携儿童前来接种。做好接种前的预检工作，卡、证同时填写，凭卡接种。接种完毕以卡登记，然后归档存放，同时将接种信息及时录入金苗系统。

（3）接种单位对适龄儿童在实施预防接种时，应当查验预防接种证，并按规定做好记录。书写工整、文字规范、填写准确、齐全，时间（日期）栏（项）填写均以公历为准。按照预防接种证上的信息将儿童基础资料录入金苗系统。

（4）儿童迁移时，原接种门诊应通过金苗系统将儿童既往预防接种史转入迁入地接种单位；迁入地接种门诊应主动查验儿童预防接种证和金苗系统迁入信息，进行核对；无预防接种证的要及时补建，有漏种疫苗及时补种。

（5）接种门诊至少每 6 个月通过金苗系统对区内建立预防接种证儿童进行 1 次核查和整理，剔除迁出、死亡或失去联系 1 年以上的儿童，另行保存。预防接种人员应及时备份金苗系统数据，以防丢失。

（6）预防接种卡（薄）由接种医院保管，保管期限应在儿童满 7 周岁后再保存不少于15 年；预防接种证有家长长期保管。

（7）预防接种门诊根据托幼机构、学校对儿童入托、入学查验预防接种证的报告，发现未按照国家免疫规划接种的儿童，会同托幼机构、学校督促其监护人在儿童入托、入学后及时到接种单位补种。

（8）年终做好报表统计工作。

（二）冷链系统、疫苗使用管理常规

（1）冷链设备一律专物专用，有固定房间存放，专人负责管理，建账、建卡、统一编号，且账物相符；根据冷链运转周期有计划地实施冷链设备的更新。

（2）预防接种门诊冷链设备主要为普通冰箱、冷藏包、冰排等。低温冰柜温度应保持在－20 ℃左右。普通冰箱冷藏室温度应保持在 2～8 ℃。各种生物制品在运输过程中必须符合温度要求，分类、分批号按其冷藏温度要求合理储存，杜绝因保管不当造成的疫苗失效。低温冰柜、普通冰箱应有温度计和测温记录簿，每天上午、下午各测温 1 次，做好记录。

（3）冰箱应放置平稳，远离热源，干燥通风，避免阳光直射和潮湿，冰箱的上部、后部分别留有 30 cm、10 cm 的空隙，底部设有 20～30 cm 高的垫脚架，并装配专用插座及稳压装置。冷链设备应保持清洁，及时除霜，至少每 6 个月进行 1 次全面保养维护。出现异常故障应及时维修，做好维修、更换零部件的记录。

（4）根据《中华人民共和国药品管理法》《中华人民共和国传染病防治法》及其实施办法和国家卫生和计划生育委员会下发的《生物制品管理规定》《预防用生物制品生产供应管理办法》等有关法律、法规及规章的规定，各预防接种门诊所使用的预防性生物制品实施逐级供应，其他单位和个人不得经营预防性生物制品。

（5）疫苗实施计划管理，各预防接种门诊应于每年 3 月中旬前根据儿童免疫程序、本地人口和出生率、接种方式和接种周期、各种疫苗的损耗系数，制订下年度的疫苗需用计划并逐级上报。建立生物制品领发登记手续，专人负责。

（6）疫苗管理专人负责，建立健全疫苗领发、保管制度，设立疫苗专用账本，做到账物相符。

（7）疫苗要按品名、批号分别存放，并按照效期长短、进库先后，有计划地分发。具备冷链条件的接种点疫苗存储量一般不得超过 1 个月的使用量。

（8）接种现场执行"疫苗不离冰"原则，疫苗从冰箱取出后须放入冷藏包内。使用疫苗时每次从冷藏包取出一支疫苗，并盖好冷藏包盖，冷藏包内冰排未完全溶化前应及时更换新冰排。活疫苗开启超过 0.5 h、灭活疫苗开启超过 1 h 应做废弃处理。

（9）接种剩余疫苗按以下要求处理。①开启安瓿未用完的疫苗，必须废弃。②如冷藏包内的冰排未完全溶化，未打开的疫苗做好标记，放冰箱保存，于有效期内在下次接种时首先使用。③如冷藏包内的冰排已完全溶化，脊灰疫苗应全部废弃。卡介苗、白百破、麻疹、白破二联疫苗做好标记，下次接种时首先使用。

十二、放射门诊护理

（一）增强 CT、血管造影检查

（1）询问过敏史，签署碘造影剂知情同意书、预约登记。

（2）腹部增强 CT 检查前 1 周内禁行钡剂检查、钡剂灌肠。增强 CT、血管造影前禁饮食6 h，以减少造影剂的不良反应及对腹部影像的影响。

（3）符合检查条件者，行碘造影剂试验。按静脉留置针注射操作规范操作，静脉推注碘造影剂 2 mL，观察 20 min。碘试验结果阴性者，安排至相关机房检查。腹部增强患者，按检查部位安排好其检查前饮水时间，盆腔扫描患者嘱其憋尿。

（4）冠状动脉造影患者检查前应测心律、心率，如心律失常，或者心率＞65/min 须通知临床医师。遵医嘱为患者服用美托洛尔等药物，监测患者心率、心律情况，做好检查前心理护理。

（5）增强 CT、血管造影检查过程中观察注射部位有无渗漏、高压注射器压力曲线变化情况，若检查过程中出现明显不适，应做好抢救准备。

（6）检查后嘱患者到护士站观察 30 min 后，无不良反应再拔出留置针。告知患者 48～72 h 多饮水，尽快排出造影剂，离院后如有不适及时到就近医疗机构就诊。

（二）腹部平扫检查

（1）询问患者检查前 1 周内未行钡剂、钡剂灌肠检查，检查前禁饮食 6 h。

（2）泌尿系结石或胆结石患者，检查前饮 500 mL 白开水。

（3）按检查部位患者服用 1％～1.5％的碘造影剂 500 mL，盆腔平扫患者憋尿 2～3 h。

（4）消化道出血、急性胰腺炎、肾衰竭、消化道穿孔、甲状腺功能亢进未治愈等患者根据病情禁服或慎服造影剂。

（三）磁共振（MR）检查

（1）检查前复核 MR 患者安全调查表内容。

（2）检查前协助患者去除身上金属物质，体内有置入性金属物质，如心脏起搏器、冠状动脉内支架等禁做磁共振检查。

（3）轮椅、平车等金属制辅助运载工具。严谨进入磁体间。

（4）MR 增强患者根据检查要求注射钆螯合物对比剂，操作时按照静脉留置针、静脉注射操作规范执行。

（5）注射后嘱患者告知 48～72 h 多饮水，尽快排出造影剂，离院后如有不适及时到就近医疗机构就诊。

（四）静脉肾盂造影

（1）询问过敏史，签署静脉肾盂造影知情同意书，筛除检查禁忌证、预约登记。

（2）检查前 1 周内禁行钡剂检查、钡剂灌肠，并禁饮食 12 h，以减少造影剂的不良反应及对腹部影像的影响。

（3）符合检查条件者，行碘造影剂试验。按静脉留置针注射操作规范操作，静脉推注碘造影剂 2 mL，观察 20 min。碘试验结果阴性者，安排至机房检查。

（4）行腹部 X 线平片后，给予静脉推注碘造影剂，在检查的同时观察患者有无不良反应。

（5）于检查后观察 30 min，无不良反应再拔出留置针。告知患者 48～72 h 多饮水，尽快排出造影剂，离院后如有不适及时到就近医疗机构就诊。

（五）640-CT

（1）检查前。①检查前宣教：详细询问过敏史、交代注意事项。②选择合适的穿刺部位：应选择粗直、弹性好的血管进行穿刺。③药物试验：取对比剂原液 1 mL 做静脉试验。观察 20～30 min 判断试验结果，制订完善的抢救程序，备齐抢救物品。

（2）检查中。①摆位：去除患者扫描部位的金属物品。协助患者平卧。②连接心电监护，电极片粘贴位置正确，导联线避开心影部位。③连接高压注射器：调节好注射对比剂的速度和总量，向患者告知注射造影剂时身体可能出现的反应。④呼吸训练：嘱患者按指令保持吸气、屏气、呼气和护理人员一致，直到掌握要领。⑤密切观察反应：注射过程中，密切观察穿刺部位的情况，严防对比剂外渗。密切观察心电监护，如有不适做好应急处理。

（3）检查后：扫描结束，分离高压注射器连接管与留置针，候诊室观察 10～20 min。如有异常立即采取相应措施，嘱患者多饮水，如有胸痛、皮疹、喉头水肿等变态反应时随时就医，以免迟发反应的发生。

（六）PET/CT

（1）患者需持检查申请单提前预约。

（2）PET/CT 检查前 1～2 d 可以多饮水，禁做剧烈运动。糖尿病患者可以正常服用降血糖药。

（3）如果近期做过钡剂检查或钡剂灌肠，要求肠道钡剂排清才能接受检查。

（4）检查当天禁食 4～6 h，疑腹部病变。则应禁食 12 h。脑部检查至少禁食 6 h（特殊情况请遵医嘱）。

（5）检查当天，测量身高、体重，检测血糖并记录，血糖水平过高会影响组织对药物的吸收。

（6）评估患者一般情况。

（7）注射药物后需安静休息一段时间，50 min 或以上。

（8）显像前需排空膀胱。

（9）嘱患者去除身上一切金属，有活动性义齿应取下。

（10）机器扫描期间一般需仰卧，举双臂过头 30 min，并固定肢体，避免身体移动。

（11）须接受延时显像者，检查结束后请在指定休息区继续等候，得到工作人员明确通知后方可离开，请勿自行离开。

（12）做好报告结果的发放与解释工作。

（13）做好资料的登记，档案的整理和保存工作。

第二节　胃镜检查的护理配合

胃镜检查能直接观察到被检查部位的真实情况，同时通过对可疑病变部位进行病理活检及细胞学检查，可进一步明确诊断，因此是上消化道病变的首选检查方法。随着附属配件的不断发展，胃镜不仅可用于诊断，还可用于内镜下治疗、生理测试和功能检查等，为上消化道疾病的诊断、治疗提供了重要手段。充分的检查前准备，娴熟的操作配合以及完善的术后护理，可有效降低检查的风险，提高检查的安全性。

一、适应证

（1）反复或持续出现上消化道症状和（或）粪便隐血阳性，需做检查以确诊者。

（2）不明原因的上消化道出血者。

（3）X 线钡餐检查发现上消化道有病变，而未能确定其性质者。

（4）咽下困难、吞咽疼痛或胸骨后有烧灼感者。

（5）慢性萎缩性胃炎伴肠上皮不典型化生，必须按时随访者。

（6）药物治疗后随访或观察手术效果者。

（7）治疗性内镜包括食管、胃内异物夹取，切除电凝止血及导入激光治疗贲门和食管恶性肿瘤等。

（8）常规体检。

二、禁忌证

（1）严重的心肺疾病或极度衰竭不能耐受检查者。

（2）上消化道大出血生命体征不平稳者。

（3）精神病或严重智力障碍不能合作者。

（4）咽部急性炎症者。

（5）明显主动脉瘤者。

（6）腐蚀性食管炎急性期。

（7）疑有胃肠穿孔者。

（8）患有烈性传染病者。

三、术前准备

（一）器械准备

1. 检查电子胃镜

检查电子胃镜包括检查插入管表面有无凹陷及凸出；内镜弯曲功能是否正常；光学系统性能是否良好；管道系统是否通畅。确保电子胃镜性能良好。

2. 连接主机和冷光源

根据内镜型号选用相匹配的主机和冷光源。连接主机和冷光源，将胃镜操作部置于内镜台车的挂镜臂上，将胃镜接头部插入冷光源的内镜插座中。

3. 连接内镜电缆

将内镜电缆接头上的白点对准电子接口的白点平行插入，然后顺时针旋转卡紧。

4. 连接注水瓶

将注水瓶装入 2/3 瓶水，旋紧瓶盖，将注水瓶的挂钩挂于冷光源侧面的悬挂板上，再把注水管接头接到胃镜接头部的注水管接口上。

5. 连接吸引装置

将吸引管的末端连接到胃镜接头部上的吸引管接口上。

6. 接电源

将冷光源的电源插头插入电源插座中，开启冷光源的电源开关，如见光从胃镜先端射出，并听到气泵转动的声音，证明光源工作正常。

7. 检查送气/送水功能

将胃镜先端置入水中，塞住送气/送水按钮，气泡连续逸出为正常；将胃镜先端从水中取出，将送气/送水按钮按到底，30 s 后见到水从注水喷口成线状喷出为正常。

8. 检查吸引器功能

将胃镜先端置入盛水的杯中，按下吸引按钮，观察吸引功能是否正常。

9. 检查角度控制旋钮

是否处于自由位，图像是否正常。

10. 平衡系统调节

打开内镜电源开关和灯泡，将内镜插入调节白平衡专用帽中，当视频监视器上显示白色图像时，按住图像处理中心白平衡开关，持续约 1 s，待白平衡指示灯灭后，白平衡调节即完成。

11. 其他物品

（1）活检钳、细胞刷、各种型号的注射器。

（2）牙垫、治疗巾、弯盘。

（3）咽麻祛泡剂、染色剂。

（4）标本瓶、载玻片、细菌培养皿。

（5）生理盐水、蒸馏水。

（二）患者准备

（1）询问病史，阅读有关 X 线片，了解患者的病情及上消化道的大致情况，掌握适应证。

（2）向患者说明检查的目的和大致过程，并交代检查过程中的注意事项，解除患者的焦虑和恐惧心理，取得合作。

（3）检查前签署知情同意书。

（4）患者术前禁食、禁水至少 6 h。吸烟患者检查当天最好禁烟，以减少胃液分泌，便于观察。

（5）有胃潴留者，应先洗胃或做胃肠减压。

（6）如患者已做过钡餐检查，钡剂可能黏附于胃肠黏膜上，特别是溃疡病变的部位，故必须在钡餐检查 3 d 后再做胃镜检查。

（7）如装有活动性义齿，嘱患者于检查前取出，以免检查中误吸或误咽。

（8）询问患者有无青光眼、高血压、心律失常、前列腺肥大，是否装有心脏起搏器等，如有以上情况，应及时与术者取得联系。

（9）精神过度紧张者，术前可肌内注射或静脉缓慢推注地西泮 5～10 mg 或山莨菪碱 10 mg，以利于患者镇静，减少恶心不适感，配合检查。

（10）询问患者的药物过敏史，如对麻醉药物过敏，可不予麻醉。检查前 10 min，让患者口服一支含祛泡剂的麻醉口服液，消除胃黏膜表面的含泡沫黏液，使镜下视野清晰，避免遗漏微小病变。

四、术中护理配合

（一）患者护理

（1）协助患者松开腰带、领带，摘掉眼镜，取左侧卧位，头稍后仰，双腿屈膝。在其背部垫一靠垫，起支撑作用，使患者更舒适，嘱其放松身躯，颈部保持自然放松状态。

（2）指导患者张口咬住牙垫，头下放一治疗巾，防止口水污染诊床及患者衣物。进镜时，护士应让患者头部保持不动，勿向后仰，协助术者插镜，告知患者操作过程中有恶心反应时用鼻子缓慢深呼吸，尽量放松，将牙垫咬紧，切不可吐出牙垫。

（3）检查过程中，注意观察患者的神志、面色、生命体征变化，如有异常，立即停止检查，并做对症处理。

（二）治疗过程中的配合

（1）插镜是检查中的第一步，也是患者最紧张和担心的环节。轻柔、顺利地插入胃镜，对减轻患者不适及加快检查速度具有很重要的作用。操作时，护士位于患者头侧或术者旁，可适当扶住患者头部固定牙垫。注意保持患者头部位置不动，插镜有恶心反应时牙垫不要脱出，嘱患者不要吞咽唾液以免呛咳，让唾液流入盘内或用吸引器将口水吸出。

（2）进镜检查时，护士应适时做好解释工作，使患者尽可能地放松，以更好地配合检查。当镜头通过幽门、进入十二指肠降段、反转镜身观察胃角及胃底时可引起患者较明显的不适及恶心呕吐，此时护士应嘱患者深呼吸、肌肉放松。防止患者憋气，身体僵硬对抗。必要时护士可按压患者虎口穴，减轻患者的恶心反应。

（3）检查过程中如胃内泡沫多、黏液多、有食物残留等影响视野清晰度时，术者可按压胃镜操作部的送气/送水按钮冲洗镜面或护士用 30 mL 或 50 mL 注射器吸水，经钳道管注水冲洗。术中发现胃内有活动性出血或活检后出血较多时，护士需协助术者行内镜下止血，如喷洒去甲肾上腺素生理盐水或孟氏液等。

（4）检查结束退镜时，护士手持纱布将镜身外黏液血渍擦掉，撤下送气/送水按钮，换上清洗专用按钮（A/W槽），在流动水下初步清洗。

（三）取活检时的配合

胃镜检查中对病变组织需钳取活组织送病理检查，配合活检术及标本处理是内镜室护士最基本的操作，必须熟练掌握。

（1）护士将活检钳从活检孔道插入，活检钳送出内镜兜端后，根据术者指令张开或关闭活检钳钳取组织。取活检过程中需注意：①钳取标本时，应均匀适度用力关闭钳子，防止突然用力过猛，易造成钳子里面的牵引钢丝损坏和（或）拉脱钳瓣开口的焊接点。②某些肿瘤组织较硬，钳取时关闭速度要稍缓慢才可取到大块组织。③活检钳前端有一个焊接点连接前、后两部分，该焊接点易折弯折断，在操作时术者及护士均应注意保护该处，防止其受损。

（2）钳取组织后，护士右手往外拔出钳子，左手用纱布贴住活检孔，防止胃液涌出溅至术者。因钳子金属套管很长，在退出活检钳的过程中可将金属套管绕成大圈握在手中，及时擦去钳子上的黏液血渍。

（3）活检钳取出后，张开钳瓣在滤纸上轻轻一夹，钳取的组织便附在滤纸片上，最后将多块组织一起放入盛有10%甲醛溶液的标本瓶中（标本与10%甲醛溶液配制比例为1:20），写上姓名、取样部位并填写病理检查申请单送检。不同部位钳取的活组织分别放入不同的标本中，标本瓶要给予编号，并在申请单上注明不同编号组织的活检部位。

（四）刷取细胞的配合

当疑有肿瘤、真菌感染等病变时，应使用细胞刷采集黏膜和病变表面的细胞和黏液以协助诊断。

1. 刷取细胞

一般放在活检之后或检查结束之前进行。护士右手握住细胞刷的尾部。左手握住细胞刷的头部，配合术者将细胞刷从胃镜活检孔道送入，直到细胞刷头部的毛刷伸出胃镜先端，在胃镜视野中可以见到细胞刷。术者用细胞刷头端的毛刷在病变表面平行反复刷取细胞，护士握住细胞刷的末端转动细胞刷，使毛刷各个部分均能刷取到细胞。然后将刷头退至内镜头端侧（不退入内镜内，以免细胞丢失在管道壁内），随胃镜一起退出体外。有外套管的细胞刷可不用退镜，随时刷取细胞由钳道管内取出。

2. 涂片

保持细胞刷仍留在内镜钳道管中，将细胞刷稍送出内镜先端，护士握住内镜先端部，用毛刷在玻片上旋转做圆圈状涂抹，一般涂 2～4 张，标明玻片编号，涂后立即将玻片放入装有固定液的玻璃缸内，贴上标签，注明患者姓名，填写细胞学检查申请单，新鲜送检。做真菌涂片时标本不需固定，直接新鲜送检。

3. 涂片后处理

先用纱布擦净镜身及细胞刷黏液，再用水将细胞刷洗净，最后将细胞刷从管道拔出。

五、术后护理

（一）患者护理

（1）术后患者因咽喉部麻醉作用尚未消失，应嘱患者不要吞唾液，以免引起呛咳。待30～60 min麻醉作用消失，无麻木感后可先饮水，如无呛咳可进食。

（2）检查后可能会有短暂的咽喉部疼痛，同时咽后壁因局麻关系，可有异物感，嘱患者不要反复用力咳痰，以免损伤咽喉部黏膜，这类症状 30～60 min 后会自行消失。

（3）如患者出现严重呕吐、腹痛、腹胀等不适，需报告医师。患者检查后会出现腹胀，这是因为检查时胃内反复注气引起的，可指导患者坐直哈气或做腹部按摩促进排气。

（4）常规检查 60 min 后可正常进食，如患者取活检、咽喉部疼痛明显，宜于术后 3 h 进食，且宜进食清淡温凉半流质食物一天，勿进食过热的食物，防止粗糙食物或刺激性食物引起活检处出血，晚餐进软食，次日饮食照常。必要时可给予药物辅助治疗。

（5）注意观察有无胃镜检查并发症的发生。

（二）器械及附件处理

检查结束后，护士首先对胃镜进行床侧初步清洁，接着将胃镜及其附件按消毒规范进行处理。

六、并发症及防治

（一）吸入性肺炎

常由于吸入唾液、胃镜头端误入气管、局麻或外伤导致咽部运动功能失调等原因所致。预防的方法是检查时取左侧卧位，尽量使左口角放低，以利于分泌物从口角流出，嘱患者勿吞咽口腔内分泌物；用前视胃镜检查，特别在咽下部时一定要看清食管腔后才能将胃镜向前推进，否则胃镜头端易误入气管。

（二）出血

黏膜损伤撕裂或插镜后的反复剧烈呕吐可致出血，故操作过程中动作要轻柔，勿用暴力，防止擦伤出血。

服用非甾体抗炎药、抗凝血药或有血液系统疾病者，取活检时可导致出血。因此，取活检时应避开血管，避免取组织太深，或撕拉过甚；对于合并动脉硬化的老年患者，在溃疡瘢痕部活检、凝血功能有障碍的患者，取活检时应谨慎操作。

（三）穿孔

食管穿孔是最严重的并发症，较少见，多为进镜时用力过猛，或试图盲目进入食管所致，导致胸痛、纵隔炎、纵隔及皮下气肿、气胸及胸腔积液、食管气道瘘等。

胃穿孔也较少见，多由于操作粗暴损伤胃壁、深凹病变的活检、穿透性病变注气过多等原因导致。患者可出现腹部剧痛、腹胀，且向肩部放射。体检肝浊音界消失，X线透视可见膈下有游离气体，一旦确诊穿孔，应立即手术治疗。

（四）心血管意外

胃镜检查时可出现心率加快、血压升高、心绞痛及心律失常，偶尔发生心搏骤停、心肌梗死。因此对老年患者可采用经鼻胃镜。对有心血管疾病的患者应事先查心电图，测血压，详细了解病情，必要时预防性应用受体阻滞剂，并尽量缩短检查时间，密切观察患者。

（五）药物不良反应

静脉注射地西泮过快，可引起低血压、窒息；阿托品可诱发青光眼发作、排尿困难和尿潴留等。用药前应仔细询问有无过敏史，青光眼及前列腺肥大患者应避免术前注射阿托品。检查室中应备肾上腺素等抗过敏和抗休克药物，以备紧急情况时应用。

（六）假急腹症

注气过多、过快时，大量气体进入小肠，可引起小肠急剧胀气。临床表现为严重腹胀、腹痛、弥漫性腹部压痛，类似穿孔。X线检查可排除穿孔，排气后症状消失。

（七）下颌关节脱臼

患者用力咬住牙垫、张口过大、呕吐时，下颌关节发生异常运动而脱臼。用手法复位即可。

七、注意事项

（1）检查前全面评估，严格掌握适应证与禁忌证，充分与患者沟通，解除其顾虑。

（2）检查前禁食6 h，胃排空延缓者，需禁食更长时间，有幽门梗阻者需先洗胃再检查。钡餐检查的患者，3 d后才能再进行胃镜检查。青光眼患者禁用阿托品。

（3）检查前先检查仪器性能。注意在胃镜各部没接好之前，不要打开光源的开关，防止损伤胃镜或造成术者的身体伤害。

（4）操作时动作轻柔，遇有阻力勿强行通过以免发生意外或损坏器械。

（5）妥善放置标本于10%甲醛溶液内，标贴标本，与医师一起核对标本，及时送病理科。

（6）检查结束，及时清理设备及用物，定期检查设备性能，如有故障及时报告、维修。

（7）检查后一周内应密切观察有无消化道出血、穿孔、感染等征象，患者出现严重不适，应即刻来院就诊。

第三节　急诊常用急救技术

危重患者的急救技术是急救成功的关键，它直接影响到患者的生命安全和生命质量。护理人员必须熟练掌握常用的急救技术，保证急救工作及时、准确、有效地进行。

一、吸氧法

氧气疗法是指通过给氧，增加吸入空气中氧的浓度，提高肺泡内的氧浓度，进而提高动脉血氧分压（PaO_2）和动脉血氧饱和度（SaO_2），增加动脉血氧含量（CaO_2），纠正各种原因造成的缺氧状态，促进组织的新陈代谢，维持机体生命活动的一种治疗方法。其是临床常用的急救技术之一。

（一）缺氧的分类

根据发病原因不同，缺氧可分为四种类型。不同类型的缺氧具有不同的血氧变化特征，氧疗的效果也不尽相同。

1. 低张性缺氧

低张性缺氧是指由于吸入气体中氧分压过低、肺泡通气不足、气体弥散障碍、静脉血分流入动脉而引起的缺氧。主要特点是 CaO_2 降低，SaO_2 降低，组织供氧不足。常见于慢性阻塞性肺部疾病、呼吸中枢抑制、先天性心脏病等。

2. 血液性缺氧

血液性缺氧是指由于血红蛋白数量减少或性质改变使血红蛋白携氧能力降低而引起的缺氧。主要特点是 CaO_2 降低，PaO_2 一般正常。常见于严重贫血、一氧化碳中毒、高铁血红蛋白症、输入大量库存血等。

3. 循环性缺氧

循环性缺氧是指由于动脉血灌注不足、静脉血回流障碍引起的缺氧。主要特点是 PaO_2、SaO_2、CaO_2 均正常，而动-静脉氧压差增加。常见于休克、心力衰竭、大动脉栓塞等。

4. 组织性缺氧

组织性缺氧是指由于组织细胞生物氧化过程障碍，利用氧能力降低而引起的缺氧。主要特点是 PaO_2、SaO_2、CaO_2 均正常，而静脉血氧含量和氧分压较高，动-静脉氧压差小于正常。常见于氰化物中毒、组织损伤、大量放射线照射等。

以上四种类型的缺氧中，氧疗对低张性缺氧的疗效最好，吸氧能提高 PaO_2、SaO_2、CaO_2，使组织供氧增加。氧疗对心功能不全、严重贫血、一氧化碳中毒、休克等患者也有一定的疗效。

（二）缺氧的症状和程度判断及给氧的标准

1. 判断缺氧程度

对缺氧程度的判断，除患者的临床表现外，主要根据血气分析检查结果来判断（表3-1）。

表 3-1 缺氧的症状和程度判断

程度	发绀	呼吸困难	神志	血气分析			
				氧分压（PaO_2）		二氧化碳分压（$PaCO_2$）	
				kPa	mmHg	kPa	mmHg
轻度	轻	不明显	清楚	6.6~9.3	50~70	>6.6	>50
中度	明显	明显	正常或烦躁不安	4.6~6.6	35~50	>9.3	>70
重度	显著	严重，三凹征明显	昏迷或半昏迷	4.6 以下	35 以下	>12.0	>90

注：动脉血气分析正常值：PaO_2 80~100 mmHg，$PaCO_2$ 35~45 mmHg，SaO_2 95%。

2. 给氧指征

（1）轻度缺氧：一般不需要给氧，如果患者有呼吸困难可给予低流量的氧气（1～2 L/min）。

（2）中度缺氧：须给氧。当患者 $PaO_2 < 6.67$ kPa（50 mmHg），均应给氧。对于慢性阻塞性肺疾病并发冠心病患者，其 $PaO_2 < 7.99$ kPa（60 mmHg）时即需要给氧。

（3）重度缺氧：是给氧的绝对适应证。

（三）氧气疗法的种类及适用范围

动脉血二氧化碳分压（$PaCO_2$）是评价通气状态的指标，是决定以何种方式给氧的重要依据。

1. 低浓度氧疗

低浓度氧疗又称控制性氧疗，吸氧浓度低于 40％，用于低氧血症伴二氧化碳潴留的患者。例如，慢性阻塞性肺部疾病和慢性呼吸衰竭的患者，呼吸中枢对二氧化碳增高的反应很弱，呼吸的维持主要依靠缺氧刺激外周化学感受器；如果给予高浓度的氧气吸入，低氧血症迅速解除，同时也解除了缺氧兴奋呼吸中枢的作用，因此可导致呼吸进一步抑制，加重二氧化碳的潴留，甚至发生二氧化碳麻醉。

2. 中等浓度氧疗

中等浓度氧疗吸氧浓度为 40％～60％，主要用于有明显通气/灌注比例失调或显著弥散障碍的患者，特别是血红蛋白浓度很低或心输出量不足者，如肺水肿、心肌梗死、休克等。

3. 高浓度氧疗

高浓度氧疗吸氧浓度在 60％以上，应用于单纯缺氧而无二氧化碳潴留的患者，如心肺复苏后的生命支持阶段、成人型呼吸窘迫综合征等。

（四）供氧装置

供氧装置有氧气筒、氧气压力表和管道氧气装置（中心供氧装置）。

1. 氧气筒

氧气筒为柱形无缝钢筒，筒内可耐高压达 14.7 MPa，容纳氧气约 6000 L。

（1）总开关：在筒的顶部，可控制氧气的放出。使用时，将总开关向逆时针方向旋转 1/4 周，即可放出足够的氧气，不用时可按顺时针方向将总开关旋紧。

（2）氧气筒装置气门：在氧气筒颈部的侧面，有一气门与氧气表相连，是氧气自筒中输出的途径。

2. 氧气表

（1）组成：由以下几部分组成。①压力表：从表上的指针能测知筒内氧气的压力，以 MPa 或 kgf/cm^2（非法定计量单位，$1 ksf/cm^2 \approx 0.1$ MPa）表示。压力越大，则说明氧气储存量越多。②减压器：是一种弹簧自动减压装置，可将来自氧气气筒内的压力降至 0.2～0.3 MPa，使流量平衡，保证安全，便于使用。③流量表：可以测知每分钟氧气的流出量，用 L/min 表示，以浮标上端平面所指刻度读数为标准。④湿化瓶：用于湿润氧气，以免呼吸道黏膜被干燥的气体所刺激。瓶内装入 1/3～1/2 的冷开水，通气管浸入水中，出气管和鼻导管相连。湿化瓶应每日换水一次。⑤安全阀：由于氧气表的种类不同，安全阀有的在湿化瓶上端，有的在流量表下端。当氧气流量过大、压力过高时，安全阀的内部活塞即自行上推，使过多的氧气由四周小孔流出，以保证安全。

（2）装表法。①吹尘：将氧气筒置于架上，取下氧气筒帽，用手将总开关按逆时针方向打开，使少量氧气从气门处流出，随即迅速关好总开关，以达清洁该处的目的，避免灰尘吹入氧气表内。②接氧气表：是将氧气表的旋紧螺帽口与氧气筒气门处的螺丝接头衔接，将表稍向后倾，用手按顺时针方向初步旋紧，然后再用扳手旋紧，使氧气表直立于氧气筒旁。③接湿化瓶：连接通气管和湿化瓶。④接管与检查：连接出气橡胶管于氧气表上，检查流量调节阀关好后，打开氧气筒总开关，再打开流量调节阀，检查氧气流出是否通畅、有无漏气以及全套装置是否适用。最后关上流量调节阀，推至病房待用。

（3）卸表法。①放余气：旋紧氧气筒总开关，打开氧气流量调节阀，放出余气，再关好流量调节阀，卸下湿化瓶和通气管。②卸氧气表：一手持表，一手用扳手将氧气表上的螺帽旋松，然后再用手旋开，将表卸下。

3. 管道氧气装置

管道氧气装置即中心供氧装置。氧气通过中心供氧站提供，中心供氧站通过管道将氧气输送至各病区床单位、门诊、急诊科。中心供氧站通过总开关进行管理，各用氧单位有分开关，并配有氧气表，患者需要时，打开床头流量表开关，调整好氧流量即可使用。

（五）氧气成分、浓度及关于用氧的计算

1. 氧气成分

根据条件和患者的需要，一般常用99%氧气，也可用5%二氧化碳和纯氧混合的气体。

2. 氧气吸入浓度

氧气在空气中占20.93%，二氧化碳为0.03%，其余79.04%为氮气、氢气和微量的惰性气体。掌握吸氧浓度对纠正缺氧起着重要的作用，低于25%的氧浓度则和空气中氧含量相似，无治疗价值；高于70%的浓度，持续时间超过1～2 d，则可能发生氧中毒，表现为恶心、烦躁不安、面色苍白、进行性呼吸困难。故掌握吸氧浓度至关重要。

3. 氧浓度和氧流量的换算方法

吸氧浓度（%）＝21＋4×氧流量（L/min）

4. 氧气筒内的氧气量的计算

氧气筒内的氧气量（L）＝氧气筒容积（L）×压力表指示的压力（kgf/cm^2）÷1 kgf/cm^2

5. 氧气筒内氧气的可供应时间的计算

氧气筒内的氧气可供应的时间（h）＝（压力表压力－5）（kgf/cm^2）×氧气筒容积（L）÷1 kgf/cm^2÷氧流量（L/min）÷60 min

公式中5是指氧气筒内应保留压力值。

（六）鼻导管给氧法

鼻导管给氧法有单侧鼻导管给氧法和双侧鼻导管给氧法两种。①单侧鼻导管给氧法：是将一细鼻导管插入一侧鼻孔，经鼻腔到达鼻咽部，末端连接氧气的供氧方法。此法节省氧气，但可刺激鼻腔黏膜，长时间应用，患者感觉不适。因此目前不常用。②双侧鼻导管给氧法：是将特制双侧鼻导管插入双鼻孔内，末端连接氧气的供氧方法。插入深约1 cm，导管环稳妥固定即可。此法操作简单，对患者刺激性小，适用于长期用氧的患者。其是目前临床上常用的给氧方法之一。

1. 目的

（1）改善各种原因导致的缺氧状况。

（2）提高 PaO_2 和 SaO_2。

（3）促进组织代谢，维持机体生命活动。

2. 评估

（1）患者：了解患者病情，缺氧原因、缺氧程度及缺氧类型，患者呼吸道是否通畅、鼻腔黏膜情况、有无鼻中隔偏曲等。

（2）操作者双手不可接触油剂。

（3）用物氧气筒是否悬挂有"有氧"及"四防"标志。

（4）环境病房有无烟火及易燃品。

3. 计划

（1）用物准备：①治疗盘内备：治疗碗（内放鼻导管、纱布数块）、小药杯（内盛冷开水）、通气管、棉签、乙醇、弯盘、胶布、玻璃接管、湿化瓶（内装 1/3～1/2 湿化液）、安全别针、扳手。②治疗盘外备：氧气筒及氧气压力表装置、吸氧记录单、笔。

（2）患者准备：体位舒适，情绪稳定，理解目的，愿意配合。

（3）环境准备：清洁，安静，光线充足，室温适宜，1 m 之内无热源，5 m 之内无明火，远离易燃易爆品。

4. 评价

（1）患者缺氧症状得到改善，无鼻黏膜损伤，无氧疗不良反应发生。

（2）氧气装置无漏气，护士操作规范，用氧安全。

（3）患者知晓用氧安全注意事项，能主动配合操作。

5. 健康教育

（1）指导患者及其家属认识氧疗的重要性和配合氧疗的方法。

（2）指导患者及探视者用氧时禁止吸烟，保证用氧安全。

（3）告知患者及其家属不要自行摘除鼻导管或者调节氧流量。

（4）告知患者如感到鼻咽部干燥不适或者胸闷憋气，应及时通知医务人员。

6. 其他注意事项

（1）注意用氧安全，切实做好"四防"，即防震、防火、防热、防油。氧气筒内压力很高，在搬运时避免倾倒撞击，防止爆炸；氧气助燃，氧气筒应放阴凉处，在筒的周围严禁烟火和易燃品，至少距明火 5 m，暖气 1 m；氧气表及螺旋口上勿涂油，也不可用带油的手拧螺旋，避免引起燃烧。

（2）氧气筒的氧气不可全部用尽，当压力表上指针降至 0.5 MPa（5 kgf/cm²）时，即不可再用，以防灰尘进入筒内，再次充气时发生爆炸的危险。

（3）对未用和已用完的氧气筒应分别注明"满"或"空"的字样，便于及时储备，以应急需。

（4）保护鼻黏膜防止交叉感染：①用鼻导管持续吸氧者，每日更换鼻导管两次以上，双侧鼻孔交替使用，以减少对鼻黏膜的刺激。②及时清洁鼻腔，防止导管阻塞。③湿化瓶一人一用一消毒，连续吸氧患者应每日更换湿化瓶、湿化液及一次性吸氧管。

（七）鼻塞给氧法

鼻塞给氧法是将鼻塞塞于一侧鼻孔内的给氧方法。鼻塞是用塑料或有机玻璃制成带有管腔的球状物，大小以恰能塞鼻孔为宜。此法可避免鼻导管对鼻黏膜的刺激，两侧鼻孔可交替使用，患者较为舒适，适用于慢性缺氧者长期氧疗时。

（八）面罩给氧法

将面罩置于患者口鼻部供氧，用松紧带固定，氧气自下端输入，呼出的气体从面罩侧孔排出的方法是面罩给氧法。由于口、鼻部都能吸入氧气，效果较好，同时此法对呼吸道黏膜刺激性小，简单易行，患者较为舒适。可用于病情较重，氧分压明显下降者。面罩给氧时必须要足够的氧流量，一般为 6～8 L/min。

（九）氧气袋给氧法

氧气袋为一长方形橡胶袋，袋的一角有橡胶管，上有调节器以调节流量。使用时将氧气袋充满氧气，连接湿化瓶、鼻导管，调节好流量，让患者头部枕于氧气袋上，借助重力使氧气流出。主要用于家庭氧疗、危重患者的急救或转运途中。

（十）头罩给氧法

头罩给氧法适用于新生儿、婴幼儿的给氧，将患儿头部置于头罩里，将氧气接于进气孔上，可以保证罩内一定的氧浓度。此法简便，无刺激，同时透明的头罩也易于观察病情变化。

（十一）氧疗监护

1. 缺氧症状改善

患者由烦躁不安变为安静、心率变慢、血压上升、呼吸平稳、皮肤红润温暖、发绀消失，说明缺氧症状改善。

2. 实验室检查

实验室检查可作为氧疗监护的客观指标。主要观察氧疗后 PaO_2、$PaCO_2$、SaO_2 等指标的变化。

3. 氧气装置

有无漏气，管道是否通畅。

4. 氧疗的不良反应及预防

当氧浓度高于 60%、持续时间超过 24 h，可能出现氧疗的不良反应。

常见的不良反应有以下几种。

（1）氧中毒：长时间高浓度氧气吸入的患者可导致肺实质的改变，如肺泡壁增厚、出血。氧中毒患者常表现为胸骨后不适、疼痛、灼热感，继而出现干咳、恶心呕吐、烦躁不安、进行性呼吸困难，继续增加吸氧浓度患者的 PaO_2 不能保持在理想水平。

预防措施：预防氧中毒的关键是避免长时间、高浓度吸氧；密切观察给氧的效果和不良反应；定时进行血气分析，根据分析结果调节氧流量。

（2）肺不张：呼吸空气时，肺内含有大量不被血液吸收的氮气，构成肺内气体的主要成分。当高浓度氧疗时，肺泡气中氮逐渐被氧所取代，一旦发生支气管阻塞时肺泡内的气体更易被血液吸收而发生肺泡萎缩，从而引起吸收性肺不张。患者表现为烦躁不安，呼吸、心率增快，血压上升，继而出现呼吸困难、发绀，甚至昏迷。

预防措施：控制吸氧浓度；鼓励患者深呼吸、有效咳嗽、经常翻身叩背以促进痰液排出，防止分泌物阻塞。

（3）呼吸道分泌物干燥：如持续吸入未经湿化且浓度较高的氧气，超过 48 h，支气管黏膜因干燥气体的直接刺激而产生损害，使分泌物黏稠、结痂、不易咳出。特别是气管插管或气管切开的患者，因失去了上呼吸道对气体的湿化作用则更易发生。

预防措施：氧气吸入前一定要先湿化，必要时配合做超声波雾化吸入。

（4）眼晶状体后纤维组织增生：仅见于新生儿，尤其是早产儿。当患儿长时间吸入高浓度氧时，可导致患儿视网膜血管收缩，从而发生视网膜纤维化，最后导致不可逆的失明。

预防措施：新生儿吸氧浓度应严格控制在 40% 以下，并控制吸氧的时间。

（5）呼吸抑制：常发生于低氧血症伴二氧化碳潴留的患者吸入高浓度的氧气之后。由于 $PaCO_2$ 长期升高，呼吸中枢失去了对二氧化碳的敏感性，呼吸的调节主要依靠缺氧对外周感受器的刺激来维持，如果吸入高浓度氧，虽然缺氧得到某种程度的改善，但却解除了缺氧对呼吸的刺激作用，使呼吸中枢抑制加重，甚至呼吸停止。

预防措施：低浓度低流量持续给氧，并检测 PaO_2 的变化，维持患者的 PaO_2 在 7.99 kPa（60 mmHg）左右。

二、吸痰法

吸痰法（aspiration of sputum）是指利用机械吸引的方法，经口、鼻腔、人工气道将呼吸道的分泌物吸出，以保持呼吸道通畅的一种治疗方法。临床上主要用于年老体弱、危重、昏迷、麻醉未清醒前、气管切开等不能有效咳嗽、排痰者。

（一）吸痰装置

临床上常用的吸痰装置有电动吸引器和中心负压吸引装置两种，它们利用负压吸引原理，连接导管吸出痰液。

1. 电动吸引器

（1）构造：主要由电动机、偏心轮、气体过滤器、压力表及安全瓶和储液瓶组成。安全瓶和储液瓶是两个容量为 1000 mL 的容器，瓶塞上各有两个玻璃管，并通过橡胶管相互连接。

（2）原理：接通电源后，电动机带动偏心轮，从吸气孔吸出瓶内的空气，并由排气孔排出，这样不断地循环转动，使瓶内产生负压，将痰吸出。

2. 中心负压吸引装置

目前各大医院均设中心负压吸引装置，吸引管道连接到各病房床单位，使用十分方便。

（二）电动吸引器吸痰法

1. 目的

清除呼吸道分泌物，保持呼吸道通畅；预防肺不张、坠积性肺炎、窒息等并发症的发生。

2. 评估

（1）患者：评估患者鼻腔有无分泌物堵塞，有无鼻息肉、鼻中隔偏曲等情况；评估患者的意识及有无将呼吸道分泌物排出的能力，以判断是否具有吸痰的指征，是否需要同时备压舌板或开口器及舌钳。

（2）环境：病房是否安静，温、湿度是否适宜。

（3）用物：吸痰管型号是否合适，吸痰用物是否保持无菌状态；备好不同型号的无菌吸痰管或消毒吸痰管（成人 12～14 号，小儿 8～12 号）；将内盛消毒液的瓶子系于吸引器一侧（内放吸痰后的玻璃接管）；电动吸引器性能是否良好，各管道连接是否正确。

3. 计划

（1）患者准备：体位舒适，情绪稳定，理解目的，愿意配合。

（2）操作者准备：根据患者情况及痰液的黏稠度调节负压（成人 39.9～53.3 kPa，儿童 <39.9 kPa）。

（3）用物准备：①无菌治疗盘内备：无菌持物镊或血管钳、无菌纱布、无菌治疗碗，必要时备压舌板、开口器、舌钳。②治疗盘外备：盖罐 2 个（分别盛 0.9％氯化钠注射液和消毒吸痰管数根，也可用一次性无菌吸痰管）、弯盘、无菌手套。③吸痰装置：电动吸引器 1 台、多头电插板。

4. 评价

（1）患者呼吸道内分泌物及时清除，气道通畅，缺氧症状得到缓解。

（2）护士操作规范，操作中未发现呼吸道黏膜损伤。

5. 健康教育

（1）告诉清醒患者不要紧张并教会患者正确配合吸痰。

（2）告知患者适当饮水，以利痰液排出。

6. 其他注意事项

（1）电动吸引器连续使用不得超过 2 h。

（2）储液瓶内应放少量消毒液，使吸出液不致黏附于瓶底，便于清洗消毒；储液瓶内吸出液应及时倾倒，液面不应超过储液瓶的 2/3 满，以免痰液被吸入电动机而损坏机器。

（3）按照无菌技术操作原则，治疗盘内吸痰用物应每日更换 1～2 次，吸痰管每次更换，储液瓶及连接导管每日清洁消毒，避免交叉感染。

（4）小儿吸痰时，吸痰管要细，吸力要小。

（5）痰液黏稠者，可以配合翻身叩背、雾化吸入等方法，增强吸痰效果。

（6）经鼻气管内吸引时插入导管长度：成人 20 cm、儿童 14～20 cm、婴幼儿 8～14 cm。

（7）颅底骨折患者严禁从鼻腔吸痰，以免引起颅内感染及脑脊液被吸出。

（三）中心负压吸引装置吸痰法

使用中心负压吸引装置吸痰时，只需将吸痰导管和负压吸引管道相连接，开动吸引开关即可抽吸痰液。因中心负压吸引装置无脚踏开关，手控开关打开后即为持续吸引，因此每次插管前均需反折吸痰管，以免负压吸附黏膜，引起损伤。

（四）注射器吸痰法

一般用 50 mL 或 100 mL 注射器连接吸痰管进行抽吸。适用于紧急状态下吸痰。

三、洗胃法

洗胃是将胃管插入患者胃内，反复注入和吸出一定量的溶液，以冲洗并排出胃内容物，减轻或避免吸收毒物的胃灌洗方法。

（一）目的

1. 解毒

清除胃内毒物或刺激物，减少毒物吸收，还可利用不同灌洗液进行中和解毒，用于急性食物或药物中毒。服毒后 6 h 内洗胃效果最有效。

2. 减轻胃黏膜水肿

幽门梗阻患者,饭后常有滞留现象,引起上腹胀闷、恶心呕吐等不适,通过洗胃可将胃内潴留食物洗出,减轻潴留物对胃黏膜的刺激,从而减轻胃黏膜水肿。

3. 为手术或检查做准备

如行胃部、食管下段、十二指肠等手术前,洗胃可减少术中并发症,便于手术操作。

（二）口服催吐法

口服催吐法适用于清醒又能合作的患者。

（1）用物:治疗盘内备量杯（按需要备 10 000～20 000 mL 洗胃溶液,温度为 25～38 ℃）、压舌板、橡胶围裙、盛水桶、水温计。

（2）操作方法:①患者取坐位或半坐卧位,戴好橡胶围裙,盛水桶置患者座位前。②嘱患者在短时间内自饮大量灌洗液,即可引起呕吐,不易吐出时,可用压舌板压其舌根部引起呕吐。如此反复进行,直至吐出的灌洗液澄清无味为止。③协助患者漱口、擦脸,必要时更换衣服,卧床休息。④记录灌洗液名称及量、呕吐物的量、颜色、气味,患者主诉,必要时送检标本。

（三）自动洗胃机洗胃法

自动洗胃机洗胃法是利用电磁泵作为动力源,通过自控电路的控制,使电磁阀自动转换动作,先向胃内注入冲洗药液,随后从胃内吸出内容物的洗胃过程。自动洗胃机台面上装有电子钟、调节药量的开关（顺时针为开,冲洗时压力在 39.2～58.8 kPa,流量约 2.3 L/min）、停机、手吸、手冲、自动清洗键等,洗胃机侧面装有药管、胃管、污水管口等,机内备滤清器（防止食物残渣堵塞管道）,背面装有电源插头。用自动洗胃机洗胃能迅速、彻底地清除胃内毒物。

1. 评估

（1）患者:①评估患者意识及有无配合的能力以方便操作及减轻患者的痛苦。②了解患者中毒情况、既往健康状况以便掌握洗胃禁忌证,增加洗胃的安全性。③患者口腔黏膜情况,有无活动义齿等。

（2）用物:自动洗胃机性能是否良好。

（3）环境:病房是否安静、整洁、宽敞。

2. 计划

（1）环境准备:环境安静、整洁、宽敞,避免人群围观,必要时备屏风以保护患者隐私。

（2）操作者准备:洗手,戴口罩,必要时戴手套。

（3）用物准备。①备洗胃溶液:根据毒物性质准备洗胃溶液,毒物性质不明时可选用温开水或等渗盐水洗胃;一般用量为 10 000～20 000 mL,温度为 25～38 ℃。②备洗胃用物:备无菌洗胃包（内有胃管、纱布、镊子或使用一次性胃管）、止血钳、液状石蜡、棉签、弯盘、治疗巾、橡胶围裙或橡胶单、胶布、检验标本容器或试管、量杯、水温计、压舌板、50 mL 注射器、听诊器、手电筒,必要时备开口器、牙垫、舌钳于治疗碗中;水桶两只（分别盛放洗胃液、污水）。③备洗胃机:接通电源,连接各种管道,将三根橡胶管分别与机器的药水管（进液管）、胃管、污水管（出液管）连接,将已配好的洗胃液倒入洗胃液桶内,药管的一端放入洗胃液桶内;污水管的一端放入空水桶内。调节药量流速,备用。

（4）患者准备:有义齿者取下,体位舒适,清醒者愿意配合。

3. 实施

自动洗胃机洗胃步骤见表 3-2。

表 3-2　自动洗胃机洗胃法

流程	步骤详解	要点与注意事项
1. 备物核对	携用物至床旁，核对并再次解释	◇尊重患者，取得合作，昏迷者取得家属配合
2. 插胃管		
（1）卧位：	协助患者取合适的卧位：清醒或中毒较轻者可取坐位或半坐卧位；中毒较重者取几侧卧位，昏迷患者取去枕仰卧位，头偏向一侧	◇左侧卧位可减慢胃排空，延缓毒物进入十二指肠
（2）保护衣被：	围橡胶单于胸前	
（3）插胃管：	弯盘放于口角处，润滑胃管，由口腔插入，方法同鼻饲法	◇昏迷者使用张口器和牙垫协助打开口腔◇插管时动作要轻柔，切忌损伤食管黏膜或误入气管
（4）验证固定：	确定胃管在胃内，用胶布固定	◇同鼻饲法
3. 连接胃管	洗胃机胃管的一端与已插好的患者的胃管相连	
4. 自动洗胃	（1）按"手吸"按钮，吸出胃内容物。	◇以彻底有效清除胃内毒物
	（2）按"自动"按钮，机器即开始对胃进行自动冲洗，直至洗出液澄清无味为止	◇冲洗时"冲"灯亮，吸引时"吸"灯亮◇提示胃内残留毒物已基本洗净
5. 观察	洗胃过程中，随时注意洗出液的性质、颜色、气味、量及患者的面色、脉搏、呼吸和血压的变化	◇如患者有腹痛、休克、洗出液呈血性，应立即停止洗胃，通知医师采取相应的急救措施
6. 拔管	洗毕，反折胃管，拔出	◇防止管内液体误入气管
7. 整理记录	（1）协助患者漱口、必要时更换衣服，取舒适卧位，整理床单位	◇使患者清洁、舒适
	（2）清理用物，洗手	
	（3）记录灌洗液名称、量，洗出液的颜色、气味、性质、量，患者的反应	◇自动洗胃机三管（进液管、胃管、污水管）同时放入清水中，按"清洗"键清洗各管腔，洗毕将各管同时取出，待机器内水完全排尽后，按"停机"键关机

4. 评价

（1）患者痛苦减轻，毒物或胃内潴留物被有效清除，症状缓解。

（2）护士操作规范，操作中患者未发生并发症。

5. 健康教育

（1）告知患者及其家属洗胃后的注意事项。

（2）对自服毒物者应给予针对性的心理护理。

6. 其他注意事项

（1）急性中毒者，应先迅速采用口服催吐法，必要时进行洗胃，以减少毒物被吸收。

（2）当所服毒物性质不明时，应先抽吸胃内容物送检，以明确毒物性质，同时可选用温开水或 0.9% 氯化钠注射液洗胃，待毒物性质明确后，再采用拮抗剂洗胃。

（3）若服强酸或强碱等腐蚀性毒物，则禁忌洗胃，以免导致胃穿孔。可按医嘱给予药物或物理性对抗剂，如喝牛奶、豆浆、蛋清（用生鸡蛋清调水至 200 mL）、米汤等，以保护胃黏膜。

（4）食管、贲门狭窄或梗阻，主动脉弓瘤，最近曾有上消化道出血，食管静脉曲张，胃癌等患者均禁忌洗胃，昏迷患者洗胃宜谨慎。

（5）每次灌洗液量以 300～500 mL 为宜，如灌洗液量过多可引起急性胃扩张，胃内压增加，加速毒物吸收；也可引起液体反流致呛咳、误吸。并且要注意每次入量和出量应基本平衡，防止胃潴留。

（6）洗胃结束后应立即清洗洗胃机各管腔，以免被污物堵塞或腐蚀。

（四）电动吸引器洗胃法

电动吸引器洗胃法是利用负压吸引原理，吸出胃内容物和毒物的方法。用于急救急性中毒患者。

1. 操作方法

（1）接通电源，检查吸引器功能。

（2）将灌洗液倒入输液瓶，悬挂于输液架上，夹紧输液管。

（3）同自动洗胃机洗胃法插入、固定胃管。

（4）取"Y"形管（三通管），将其主干与输液管相连，两个分支分别连接胃管末端、吸引器的储液瓶引流管。

（5）开动吸引器，吸出胃内容物，留取第一次标本送检。

（6）将吸引器关闭，夹住引流管，开放输液管，使溶液流入胃内 300～500 mL。夹住输液管，开放引流管，开动吸引器，吸出灌入的液体。

（7）如此反复灌洗，直到吸出的液体澄清无味为止。

2. 注意事项

负压应保持在 13.33 kPa（100 mmHg）左右，以防损伤胃黏膜。其余同自动洗胃机洗胃。

（五）漏斗胃管洗胃法

漏斗胃管洗胃法是利用虹吸原理，将洗胃溶液灌入胃内后，再吸引出来的方法。适用于家庭和社区现场急救缺乏仪器的情况下。

1. 操作方法

（1）同自动洗胃机洗胃法插入、固定胃管。

（2）将胃管漏斗部分放置低于胃部，挤压橡胶球，吸出胃内容物。

（3）举漏斗高过头部 30～50 cm，将洗胃液缓慢倒出 300～500 mL 于漏斗内，当漏斗内尚余少量溶液时，迅速将漏斗降至低于胃的位置，倒置于盛水桶内，利用虹吸作用引出胃内灌洗液；流完后，再举漏斗注入溶液。

（4）反复灌洗，直至洗出液澄清为止。

2. 注意事项

若引流不畅，可将胃管中段的皮球挤压吸引，即先将皮球末端胃管反折，然后捏皮球，再放开胃管。其余同自动洗胃机洗胃。

（六）注洗器洗胃法

注洗器洗胃法适用于幽门梗阻、胃手术前准备及术后吻合口水肿、吻合口狭窄者。

1. 用物

治疗盘内放治疗碗、胃管、镊子、50 mL 注洗器、纱布、液状石蜡及棉签，另备橡皮单、治疗巾、弯盘、污水桶、灌洗液及量按需要准备。

2. 操作方法

插入洗胃管方法同前，证实胃管在胃内并固定后，用注洗器吸尽胃内容物，注入洗胃液约200 mL 后抽出弃去，反复冲洗，直到洗净为止。

3. 注意事项

（1）为幽门梗阻患者洗胃，可在饭后 4～6 h 或空腹进行。应记录胃内潴留量，以了解梗阻情况，胃内潴留量＝洗出量－灌入量。

（2）胃手术后吻合口水肿宜用 3% 氯化钠洗胃，每日两次，有消除水肿的作用。

第四章　手术室护理

第一节　手术前患者的护理

从患者确定进行手术治疗，到进入手术室时的一段时间，称手术前期，这一时期对患者的护理称手术前患者的护理。

一、护理评估

（一）健康史

1. 一般情况

注意了解患者的年龄、性别、职业、文化程度和家庭情况等；对手术有无思想准备、有无顾虑和思想负担等。

2. 现病史

评估患者本次疾病发病原因和诱因；入院前后临床表现、诊断及处理过程。重点评估疾病对机体各系统功能的影响。

3. 既往史

（1）了解患者的个人史、宗教史和生活习惯等情况。

（2）详细询问患者有无心脏病、高血压、糖尿病、哮喘、慢性支气管炎、结核、肝炎、肝硬化、肾炎和贫血等病史，以及既往对疾病的治疗和用药等。

（3）注意既往是否有手术史，有无药物过敏史。

（二）身体状况

1. 重要器官功能状况

如心血管功能、肺功能、肾功能、肝功能、血液造血功能、内分泌功能和胃肠道功能状况。

2. 体液平衡状况

手术前，了解脱水性质、程度、类型、电解质代谢和酸碱失衡程度，并加以纠正，可以提高手术的安全性。

3. 营养状况

手术前，若有严重营养不良，术后容易发生切口延迟愈合、术后感染等并发症。应注意患者有无贫血、水肿，可对患者进行身高、体重、血浆蛋白测定、肱三头肌皮褶厚度、氮平衡试验等检测，并综合分析，以判断营养状况。

（三）辅助检查

1. 实验室检查

（1）常规检查：血常规检查应注意有无红细胞、血红蛋白、白细胞和血小板计数异常等现象；尿常规检查应注意尿液颜色、比重，尿中有无红、白细胞；大便常规检查应注意粪便颜色、性状、有无出血及隐血等。

（2）凝血功能检查：包括测定出凝血时间、血小板计数和凝血酶原时间等。

（3）血液生化检查：包括电解质检查、肝功能检查、肾功能检查和血糖检测等。

2. 影像学检查

查看 X 线、CT、MRI、B 超等检查结果，评估病变部位、大小、范围及性质，有助于评估器官状态和手术耐受力。

3. 心电图检查

查看心电图检查结果，了解心功能。

（四）心理—社会状况

术前，应对患者的个人心理和家庭社会心理充分了解，患者大多于手术前会产生不同程度的心理压力，出现焦虑、恐惧、忧郁等反应，表现为烦躁、失眠、多梦、食欲下降和角色依赖等。

二、护理诊断及合作性问题

（一）焦虑和恐惧

与罹患疾病、接受麻醉和手术、担心预后及住院费用等有关。

（二）知识缺乏

如缺乏有关手术治疗、麻醉方法和术前配合等知识。

（三）营养失调、低于机体需要量

与原发疾病造成营养物质摄入不足或消耗过多有关。

（四）睡眠形态紊乱

疾病导致不适、住院环境陌生、担心手术安全性及预后等有关。

（五）潜在并发症

如感染等。

三、护理措施

（一）非急症手术患者的术前护理

1. 心理护理

（1）向患者及其亲属介绍医院环境：主管医师、责任护士情况；病房环境、同室病友和规章制度，帮助患者尽快适应环境。

（2）工作态度：态度和蔼，关心、同情、热心接待患者及其家属，赢得患者的信任，使患者有安全感。

（3）术前宣教：可根据患者的不同情况，给患者讲解有关疾病及手术的知识。对于手术后会有身体形象改变者，应选择合适的方式，将这一情况告知患者，并做好解释工作。

（4）加强沟通：鼓励患者说出心理感受，也可邀请同病房或做过同类手术的患者，介绍他们的经历及体会，以增强心理支持的力度。

（5）必要时，遵医嘱给予适当的镇静药和安眠药，以保证患者充足的睡眠。

2. 饮食护理

（1）饮食：根据治疗需要，按医嘱决定患者的饮食，帮助能进食的患者制订饮食计划包括饮食种类、性状、烹调方法、量和进食次数、时间等。

（2）营养：向患者讲解营养不良对术后组织修复、抗感染方面的影响以及营养过剩、脂肪过多，给手术带来的影响。根据手术需要及患者的营养状况，鼓励和指导患者合理进食。

3. 呼吸道准备

（1）吸烟者：术前需戒烟2周以上，减少呼吸道的分泌物。

（2）有肺部感染者：术前遵医嘱使用抗菌药物治疗肺部感染，痰液黏稠者，给予超声雾化吸入，每天2次，使痰液稀释，易于排出。

（3）指导患者做深呼吸和有效的咳嗽排痰练习。

4. 胃肠道准备

（1）饮食准备：胃肠道手术患者，入院后即给予低渣饮食，术前1～2 d，进流质饮食。其他手术，按医嘱进食。为防止麻醉和手术过程中的呕吐，引起窒息或吸入性肺炎，常规于手术前12 h禁食，禁饮4 h。

（2）留置胃管：消化道手术患者，术前应常规放置胃管，减少手术后胃潴留引起的腹胀。幽门梗阻患者术前3 d每晚以温高渗盐水洗胃，以减轻胃黏膜充血水肿。

（3）灌肠：择期手术患者，术前一天，可用0.1%～0.2%肥皂水灌肠，以防麻醉后肛门括约肌松弛，术中排出粪便，增加感染概率。急症手术不给予灌肠。

（4）其他：结肠或直肠手术患者，手术前3 d，遵医嘱给予口服抗菌药物（如甲硝唑、新霉素等），减少术后感染的概率。

5. 手术区皮肤准备

（1）手术区皮肤准备简称备皮，包括手术区皮肤的清洁、皮肤上毛发的剃除，其目的是防止术后切口感染。①颅脑手术：整个头部及颈部。②颈部手术：由下唇至乳头连线，两侧至斜方肌缘。③乳房及前胸手术：上至锁骨上部，下至脐水平，两侧至腋中线，并包括同侧上臂上1/3和腋窝。④胸部后外侧切口：上至锁骨上及肩上，下至肋缘下，前后胸都超过中线5 cm以上。⑤上腹部手术：上起乳头水平，下至耻骨联合，两侧至腋中线，包括脐部清洁。⑥下腹部手术：上自剑突水平，下至大腿上1/3前、内侧及外阴部，两侧至腋中线，包括脐部清洁。⑦肾区手术：上起乳头水平，下至耻骨联合，前后均过正中线。⑧腹股沟手术：上起脐部水平，下至大腿上1/3内侧，两侧到腋中线，包括会阴部。⑨会阴部和肛门手术：自髂前上棘连线至大腿上1/3前、内和后侧，包括会阴部、臀部、腹股沟部。⑩四肢手术：以切口为中心，上下方20 cm以上，一般多为整个肢体备皮，修剪指（趾）甲（图4-1）。

（2）特殊部位的皮肤准备要求。①颅脑手术：术前3 d剪短毛发，每天洗头，术前3 h再剃头1次，清洗后戴上清洁帽子。②骨科无菌手术：术前3 d开始准备，用肥皂水洗净，并用70%乙醇消毒；用无菌巾包扎；手术前一天剃去毛发，70%乙醇消毒后，无菌巾包扎。手术日早晨重新消毒后，用无菌巾包扎。③面部手术：清洁面部皮肤，尽可能保留眉毛，作为手术标志。④阴囊和阴茎部手术：入院后，每天用温水浸泡，并用肥皂水洗净，术前一天备皮，范围同会阴部手术，剃去阴毛。⑤小儿皮肤准备：一般不剃毛，只做清洁处理。

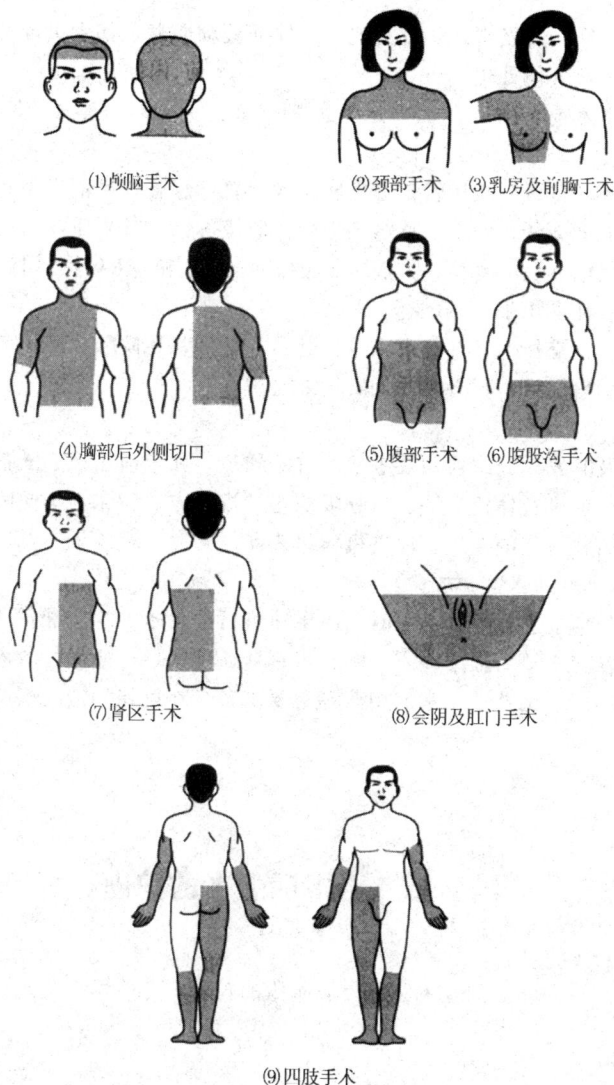

(1)颅脑手术　　　　(2)颈部手术　(3)乳房及前胸手术

(4)胸部后外侧切口　　　　(5)腹部手术　(6)腹股沟手术

(7)肾区手术　　　　(8)会阴及肛门手术

(9)四肢手术

图 4-1　皮肤准备的范围

（3）操作方法：①先向患者讲解皮肤准备的目的和意义，以取得理解和配合。②将患者接到换药室或者处置室，若在病室内备皮，应用屏风遮挡，注意保暖及照明。③铺橡胶单及治疗巾，暴露备皮部位。④用持物钳夹取肥皂液棉球，涂擦备皮区域，一手绷紧皮肤，一手持剃毛刀，分区剃净毛发，注意避免皮肤损伤。⑤清洗该区域皮肤，若脐部用棉签清除污垢。

6. 其他准备

（1）做好药物过敏试验。根据手术大小，必要时备血。

（2）填写手术协议书，让患者及其家属全面了解手术过程、存在的危险性，可能出现的并发症等。

7. 手术日晨护理

（1）测量生命体征：若发现发热或其他生命体征波动明显，如女患者月经来潮，应报告医师是否延期手术或进行其他处理。

（2）逐一检查手术前各项准备工作是否完善，如皮肤准备、禁食、禁饮；特殊准备是否完善。

（3）遵医嘱灌肠，置胃肠减压管，排空膀胱或留置导尿管，术前半小时给予术前药等。

（4）帮助患者取下义牙、发夹、首饰、手表和眼镜等，将其贵重物品及钱物妥善保管。

（5）准备手术室中需要的物品，如病历、X 线片、CT 和 MRI 片、引流瓶、药品等。在用平车护送患者时，一并带至手术室。

（6）与手术室进行交接，必须按照床号、姓名、性别、住院号、手术名称等交接清楚。

（7）做好术后病房的准备，必要时，安排好监护室。

8. 健康指导

应注意向患者及其家属介绍疾病及手术的有关知识，如术前用药、准备、麻醉及术后恢复的相关知识；指导患者进行体位训练、深呼吸练习、排痰方法、床上排便练习，以及床上活动等，有利于减少术后并发症的发生，促进机体尽快恢复。

（二）急症手术患者的术前护理

急诊手术是指病情危急，需在最短时间内迅速进行的手术。术前准备须争分夺秒，争取在短时间内，做好手术前必要的辅助检查。嘱患者禁食、禁饮；迅速做好备皮、备血、药物过敏试验；完成输液、应用抗菌药物、术前用药等必要准备。在可能的情况下，向患者家属简要介绍病情及治疗方案。

第二节　手术后患者的护理

从患者手术结束返回病房到基本康复出院阶段的护理，称手术后护理。

一、护理评估

（一）手术及麻醉情况

了解手术和麻醉的种类和性质、手术时间及过程；查阅麻醉及手术记录，了解术中出血、输血、输液的情况，手术中病情变化和引流管放置情况。

（二）身体状况

1. 生命体征

局部麻醉或小手术术后，可每 4 小时测量并记录 1 次。有影响机体生理功能的疾病、麻醉、手术等因素存在时，应密切观察。每 15～30 分钟测量并记录 1 次，病情平稳后，每 1～2 小时记录1次，或遵医嘱执行。

（1）体温：术后，由于机体对手术后组织损伤的分解产物和渗血、渗液的吸收，可引起低热或中度热，一般在 38 ℃，临床上称外科手术热（吸收热），于术后2～3 d逐渐恢复正常，不需要特殊处理。若体温升高幅度过大、时间超过 3 d 或体温恢复后又再次升高，应注意监测体温，并寻找发热原因。

（2）血压：连续测量血压，若较长时间患者的收缩压＜10.67 kPa（80 mmHg）或患者的血压持续下降 0.67～1.33 kPa（5～10 mmHg）时，表示有异常情况，应通知医师，并分析原因，遵医嘱及时处理。

（3）脉搏：术后脉搏可稍快于正常，一般在90 次/分以内。若脉搏过慢或过快，均不正常，应及时告知医师，协作处理。

（4）呼吸：术后，可能由于舌后坠、痰液黏稠等原因，引起呼吸不畅；也可因麻醉、休克、酸中毒等原因，出现呼吸节律异常。

2. 意识

及时评估患者术后意识情况，并根据患者意识恢复的状况安排体位、陪护和其他护理工作。

3. 记录液体出入量

术后，护士应观察并记录液体出入量，重点估计失血量、尿量和各种引流量，进而推算出入量是否平衡。

4. 切口及引流情况

（1）切口情况：应注意切口有无出血、渗血、渗液、感染、敷料脱落及切口愈合等情况。

（2）引流情况：观察并记录引流液的性状、量和颜色；注意引流管是否通畅，有无扭曲、折叠和脱落等。

5. 营养状况

术后，机体处于高代谢状态，且部分患者又需要禁食，应重点评估患者营养摄入，是否能够满足术后的需要，以便进行适当的营养支持，促进患者尽快痊愈和康复。

（三）心理－社会状况

手术结束、麻醉作用消失，度过危险期后，患者心理上有一定程度焦虑或解脱感。随后又可出现较多的心理反应，如术后不适或并发症的发生，可引起患者焦虑、不安等不良心理反应；若手术导致功能障碍或身体形象的改变，患者可能产生自我形象紊乱的问题；家属的态度及家庭经济情况，也可影响患者的心理。

二、护理诊断及合作性问题

（一）疼痛

与手术切口、创伤有关。

（二）体液不足

与术中出血、失液或术后禁食、呕吐、引流和发热等有关。

（三）营养失调、低于机体需要量

与分解代谢增高、禁食有关。

（四）生活处理能力低下

与手术创伤、术后强迫体位、切口疼痛有关。

（五）知识缺乏

常缺乏有关康复锻炼的知识。

（六）舒适的改变

与术后疼痛、腹胀、便秘和尿潴留等有关。

（七）潜在并发症

如出血、感染、切口裂开和深静脉血栓形成等。

三、护理措施

（一）一般护理

1. 体位

应根据麻醉情况、术式和疾病性质等安置患者体位。①全麻手术：麻醉未清醒者，采取去枕平卧位，头偏向一侧，防止口腔分泌物或呕吐物误吸；麻醉清醒后，可根据情况调整体位。②蛛网膜下隙麻醉术：去枕平卧 6～8 h，防止术后头痛。③硬膜外麻醉术：应平卧 4～6 h。④按手术部位不同安置体位：颅脑手术后，若无休克或昏迷，可取 15°～30°头高足低斜坡卧位；颈、胸部手术后多取高半坐卧位，以利于血液循环，增加肺通气量；腹部手术后，多取低半坐卧位或斜坡卧位，以利于引流，防止发生膈下脓肿，并降低腹壁张力，减轻疼痛；脊柱或臀部手术后，可取俯卧或仰卧位。

2. 饮食

术后饮食应按医嘱执行，开始进食的时间与麻醉方式、手术范围及是否涉及胃肠道有关。能正常饮食的患者进食后，应鼓励患者进食高蛋白、高热量和高维生素饮食；禁食患者暂采取胃肠外营养支持。

（1）非消化道手术：局麻或小手术后，饮食不必严格限制；椎管内麻醉术后，若无恶心、呕吐，4～6 h 给饮水或少量流质，以后酌情给半流或普食；全身麻醉术后可于次日给予流质饮食，以后逐渐给半流质或普通饮食。

（2）消化道手术：一般在术后 2～3 d 内禁食，待肠道功能恢复、肛门排气后开始进流质饮食，应少食多餐，后逐渐给半流质及普通饮食。开始进食时，早期应避免食用牛奶、豆类等产气食物。

3. 切口护理

术后常规换药，一般隔天一次，感染或污染严重的切口应每天一次。若敷料被渗湿、脱落或被大小便污染，应及时更换；若无菌切口出现明显疼痛，且有感染迹象，应及时通知医师，尽早处理。

4. 引流护理

术后有效的引流，是防止术后发生感染的重要措施。应注意：①正确接管、妥善固定，防止松脱。②保持引流通畅，避免引流管扭曲、受压和阻塞。③观察并记录引流液的量、性状和颜色。④更换引流袋或引流瓶时，应注意无菌操作。⑤掌握各类引流管的拔管指征。拔除引流管时间：较浅表部位的乳胶引流片，一般于术后 1～2 d 拔除；单腔或双腔引流管，多用于渗液、脓液较多的患者，多于术后 2～3 d 拔除；胃肠减压管一般在肠道功能恢复、肛门排气后拔除；导尿管可留置 1～2 d。具体拔管时间应遵医嘱执行。

5. 术后活动

指导患者尽可能地进行早期活动。

（1）术后早期活动的意义：①增加肺活量，有利于肺的扩张和分泌物的排出，预防肺部并发症。②促进血液循环，有利于切口愈合，预防压疮和下肢静脉血栓形成。③促进胃肠道蠕动，防止腹胀、便秘和肠粘连。④促进膀胱功能恢复，防止尿潴留。

（2）活动方法：一般手术无禁忌的患者，当天麻醉作用消失后即可鼓励患者在床上活动，包括深呼吸、活动四肢及翻身；术后1～2 d可试行离床活动，先让患者坐于床沿，双腿下垂，然后让其下床站立，稍作走动，以后可根据患者的情况、能力，逐渐增加活动范围和时间；病情危重、体质衰弱的患者，如休克、内出血、剖胸手术后、颅脑手术后，仅协助患者做双上、下肢活动，促进肢体血液循环；限制活动的患者如脊柱手术、疝修补术、四肢关节手术后，活动范围受到限制，协助患者进行局部肢体被动活动。

（3）注意事项：在患者活动时，应注意随时观察患者，不可随便离开患者；活动时，注意保暖；每次活动不能过量；患者活动时，若出现心悸、脉速、出冷汗等，应立即扶助患者平卧休息。

（二）心理护理

患者术后往往有自我形象紊乱、担心预后等心理顾虑，应根据具体情况做好心理护理工作。为患者创造良好的环境，避免各种不良的刺激。

（三）术后常见不适的护理

1. 发热

手术热一般不超过 38.5 ℃，可暂不做处理；若体温升高幅度过大、时间超过 3 d 或体温恢复后又再次升高，应注意监测体温，并寻找原因。若体温超过 39 ℃者，可给予物理降温，如冰袋降温、乙醇擦浴等。必要时，可应用解热镇痛药物。发热期间应注意维护正常体液平衡，及时更换潮湿的床单或衣裤，以防感冒。

2. 切口疼痛

麻醉作用消失后，可出现切口疼痛。一般术后 24 h 内疼痛较为剧烈，2～3 d后逐渐缓解。护士应明确疼痛原因，并对症护理：引流管移动所致的切口牵拉痛，应妥善固定引流管；切口张力增加或震动引起的疼痛，应在患者翻身、深呼吸、咳嗽时，用手保护切口部位；较大创面的换药前，适量应用止痛剂；大手术后 24 h 内的切口疼痛，遵医嘱肌内注射阿片类镇痛剂。必要时，可 4～6 h 重复使用或术后使用镇痛泵。

3. 恶心、呕吐

多为麻醉后的胃肠道功能紊乱的反应，一般于麻醉作用消失后自然消失。腹部手术后频繁呕吐，应考虑急性胃扩张或肠梗阻。护士应观察并记录恶心、呕吐发生的时间及呕吐物的量、颜色和性质；协助其取合适体位，头偏向一侧，防止发生误吸。吐后，给予口腔清洁护理及整理床单。可遵医嘱使用镇吐药物。

4. 腹胀

术后因胃肠道功能未恢复，肠腔内积气过多，可引起腹胀，多于术后2～3 d，胃肠蠕动功能恢复、肛门排气后自行缓解，无须特殊处理。严重腹胀需要及时处理：①遵医嘱禁食、持续性胃肠减压或肛管排气。②鼓励患者早期下床活动。③针刺足三里、气海、天枢等穴位；非胃肠道手术的患者，可口服促进胃肠道蠕动的中药，肠梗阻、低血钾、腹膜炎等原因引起腹胀的患者，应及时遵医嘱给予相应处理。

5. 呃逆

神经中枢或膈肌受刺激时，可出现呃逆，多为暂时性的。术后早期发生暂时性呃逆者，可经压迫眶上缘、短时间吸入二氧化碳、抽吸胃内积气和积液、给予镇静或解痉药物等处理后缓解。若上腹部手术后出现顽固性呃逆，应警惕膈下感染，及时告知医师处理。

6. 尿潴留

多发生在腹部和肛门、会阴部手术后，主要由于麻醉后排尿反射受抑制、膀胱和后尿道括约肌反射性痉挛以及患者不适应床上排尿等引起。若患者术后 $6 \sim 8$ h 尚未排尿或虽有排尿但尿量少，应作耻骨上区叩诊。若叩诊有浊音区，应考虑尿潴留，对尿潴留者应及时采取有效措施，缓解症状。护士应稳定患者的情绪；在无禁忌证的情况下，可协助其坐于床沿或站立排尿；诱导患者建立排尿反射，如听流水声、下腹部热敷、按压；应用镇静或止痛药，解除疼痛或用氯贝胆碱等药物刺激膀胱逼尿肌收缩；若上述措施均无效，可在严格无菌技术下导尿。若导尿量超过 500 mL 或有骶前神经损伤、前列腺增生，应留置导尿。留置导尿期间，应注意导尿管护理及膀胱功能训练。

（四）并发症的观察及处理

1. 出血

（1）病情观察：一般在术后 24 h 内发生。出血量小，仅有切口敷料浸血，或引流管内有少量出血；若出血量大，则术后早期即出现失血性休克。特别是在输给足够液体和血液后，休克征象或实验室指标未得到改善、甚至加重或一度好转后又恶化，都提示有术后活动性出血。

（2）预防及处理：术后出血，应以预防为主，包括手术时，严密止血，切口关闭前严格检查有无出血点；有凝血机制障碍者，应在术前纠正凝血障碍；出血量小（切口内少量出血）的患者，更换切口敷料，加压包扎；遵医嘱应用止血药物止血；出血量大或有活动性出血的患者，应迅速加快输液、输血，以补充血容量，并迅速查明出血原因，及时通知医师，完善术前准备，准备行手术止血。

2. 切口感染

（1）病情观察：指清洁切口和污染切口并发感染，常发生于术后 $3 \sim 4$ d。表现为切口疼痛加重或减轻后又加重，局部常有红、肿、热、痛或触及波动感，甚至出现脓性分泌物，全身表现有体温升高、脉搏加速、血白细胞计数和中性粒细胞比例增高等。

（2）预防及处理：①严格遵守无菌技术原则。②注意手术操作技巧，防止残留无效腔、血肿、切口内余留的线过多、过长等。③加强手术前后处理。术前做好皮肤准备，术后保持切口敷料的清洁、干燥和无污染。④改善患者营养状况，增强抗感染能力。一旦发现切口感染，早期应勤换敷料、局部理疗、遵医嘱使用抗菌药物。若已形成脓肿，应拆除部分缝线，敞开切口，通畅引流，创面清洁后，考虑作二期缝合，以缩短愈合时间。

3. 切口裂开

（1）病情观察：多见于腹部手术后，时间上多在术后 1 周左右。主要原因常有营养不良、缝合技术存在缺点、腹腔内压力突然增高和切口感染等。一种是完全裂开，一种是不完全裂开。完全裂开往往发生在腹内压突然增加时，患者自觉切口剧疼和突然松开，有大量淡红色液体自切口溢出，可有肠管和网膜脱出；不完全性切口裂开，是指除皮肤缝线完整，深层组织裂开，线结处有血性液体渗出。

（2）预防：①手术前纠正营养不良状况。②手术时，避免强行缝合，采用减张缝合，术后适当延缓拆线时间。③手术后切口处用腹带包扎。④咳嗽时，注意保护切口，并积极处理其他原因引起的腹内压增高。⑤预防切口感染。

（3）处理：一旦发现切口裂开，应及时处理。①完全性切口裂开：应立即安慰患者，消除恐惧情绪，让患者平卧，立即用无菌等渗盐水纱布覆盖切口，并用腹带包扎，通知医师，护送患者进手术室重新缝合；若有内脏脱出，切忌在床旁还纳内脏，以免造成腹腔内感染。②切口部分裂开或裂开较小时，可暂不手术，待病情好转后择期行切口疝修补术。

4. 肺不张及肺部感染

（1）病情观察：常发生在胸、腹部大手术后，多见于慢性肺气肿或肺纤维化的患者，长期吸烟更易发生。这些患者因肺弹性减弱，术后呼吸活动受限，分泌物不易咳出，易堵塞支气管，造成肺部感染及肺不张。开始表现为发热、呼吸和心率加快；持续时间长，可出现呼吸困难和呼吸抑制。体检时，肺不张部位叩诊呈浊音或实音，听诊呼吸音减弱、消失或为管样呼吸音。血气分析示 PaO_2 下降和 $PaCO_2$ 升高，继发感染时，血白细胞计数和中性粒细胞比例增加。

（2）预防：①术前做好呼吸锻炼，胸部手术者加强腹式深呼吸训练，腹部手术者加强胸式深呼吸训练。②手术前 2 周停止吸烟。③有呼吸道感染、口腔炎症等情况者，待炎症控制后再手术。④全麻手术拔管前，吸净气管内分泌物。⑤术后鼓励患者深呼吸、有效咳嗽，同时可应用体位引流或给予雾化吸入。

（3）处理：若发生肺不张，做如下处理。①遵医嘱给予有效抗菌药物预防和控制炎症。②应鼓励患者深吸气，有效咳嗽、咳痰。帮助患者翻身拍背，协助痰液排出。③无力咳嗽排痰的患者，用导管插入气管或支气管吸痰，痰液黏稠应用雾化吸入稀释。④有呼吸道梗阻症状、神志不清、呼吸困难者，做气管切开。

5. 尿路感染

（1）病情观察：手术后尿路感染与导尿管的插入和留置密切相关，尿潴留是基本原因。尿路感染分为下尿路和上尿路感染。下尿路感染主要是急性膀胱炎，常伴尿道炎和前列腺炎，主要表现为尿频、尿急、尿痛和排尿困难，一般无全身症状，尿常规检查有较多红细胞和脓细胞；上尿路感染主要是肾盂肾炎，多见于女性，主要表现为畏寒、发热和肾区疼痛，血常规检查白细胞计数增高。中段尿镜检有大量白细胞和脓细胞，做尿液培养可明确菌种，为选择抗菌药物提供依据。

（2）预防与处理：及时处理尿潴留，是预防尿路感染的主要措施。①鼓励患者多饮水，保持每天尿量在1500 mL以上，并保持排尿通畅。②根据细菌培养和药敏实验选择有效抗菌药物治疗。③残余尿在 50 mL 以上者，应留置导尿，放置导尿管时，应严格遵守无菌操作原则。④遵医嘱给患者服用碳酸氢钠，以碱化尿液，减轻膀胱刺激症状。

6. 深静脉血栓形成和血栓性静脉炎

（1）病情观察：多发生于术后长期卧床、活动少或肥胖患者，以下肢多见。患者感觉小腿疼痛；检查肢体肿胀、充血，有时可触及索状物，继之可出现凹陷性水肿；腓肠肌挤压试验或足背屈曲试验阳性；常伴体温升高。

（2）预防与处理：强调早期起床活动。若不能起床活动的患者，指导患者学会做踝关节伸屈活动的方法；或采用电刺激、充气袖带挤压腓肠肌以及被动按压腿部肌肉等方法，加速静脉血回流。术前，可使用小剂量肝素皮下注射，连续使用5～7 d，有效防止血液高凝状态。一旦发生深静脉血栓或血栓性静脉炎，应抬高、制动患肢，严禁局部按压及经患肢输液，同时遵医嘱使用抗凝剂、溶栓剂或复方丹参液滴注。必要时，手术取出血栓。

（五）健康指导

（1）心理保健：某些患者因手术致残，形象改变，从而使心态也发生改变，要指导患者学会自我调节、自我控制，提高心理适应能力和社会活动能力。

（2）康复知识：指导患者进行术后功能锻炼，教会患者自我保护、保健知识，教会患者缓解不适及预防术后并发症的简单方法。

（3）营养与饮食：指导患者建立良好的饮食卫生习惯，合理的营养摄入，促进康复。

（4）合理用药：指导患者按医师开具的出院带药，按时按量服用、讲解服药后的毒副反应及特殊用药的注意事项。

（5）按时随访。

第三节　手术中患者的监测

一、基本监测技术

（一）心电监护

心电监测是临床上应用最为广泛的病情监测参数，是指用心电监护仪对被监护者进行持续不间断的心电功能监测，通过心电监护仪反映心肌电活动的变化。早期，为了连续监测患者的心电，出现了由心电示波、心率计和心电记录器构成的最基本的心电监护仪。随着医学的发展，急危重症患者的监护水平不断提高，加之电子及计算机技术等在医疗仪器设备中的应用，又产生了多导心电、呼吸、温度、血压以及血氧饱和度等多参数的监护仪。目前，心电监测普遍采用了床旁监护仪发送的心电波形和数字形式获取相关信息。床旁监护系统是通过导联线与机体相关部位的电极片连接获取心电信号，再经电模块将其进行放大及有关处理。除心电信号外，床旁监护系统可配备其他模块，获取多种监测信息。

1. 心电导联的连接

心电电极多采用一次性液柱型电极（银－氯化银电极嵌入含浸渍导电糊泡沫塑料的杯型合成树脂），于丙苯酮或乙醚混合液清洁皮肤后，贴于相应位置。目前，基本上采用5个电极，具体放置如下。①右上为红色（RA）：胸骨右缘锁骨中线第1肋间。②右下为黑色（RL）：右锁骨中线剑突水平处。③中间为褐色（C）：胸骨左缘第4肋间。④左上为黄色（LA）：胸骨左缘锁骨中线第1肋间。⑤左下为白色（LL）：左锁骨中线剑突水平处。通过电极放置的位置可模拟心电图导联检查效果，以便对监测结果进行合理分析。如两侧锁骨下与两侧锁骨中线第7肋间可模拟标准导联；两侧锁骨下和胸骨中侧第4肋间可模拟 V_1 导联；两侧锁骨下和左锁骨中线第5肋间可模拟 V_5 导联。此外，临床上可根据不同情况只放置3个电极也可达到监测目的，如只放置 RA、RL、LA 电极。

2. 心电监护指标及目的

心电监测的主要指标包括：心率和心律、QRS波形、有无P波与P波形态、振幅及间期、P-R间期、Q-T间期、R-R间期、T波形态以及有无异常波形出现等。通过对上述指标的监测，要达到及时发现致命性与潜在致命性心律失常、可能影响血流动力学的过缓或心动过速以及心肌缺血的ST段和T波的改变的目的。致命性快速心律失常包括心室颤动、心室扑动、持续性室性心动过速，以及心房颤动且心室率超过220次/分者等，其常见病因包括呼吸疾病并发急性心肌梗死、冠心病心肌缺血急性发作及其他严重心脏病。致命性心律失常包括长时间心脏停顿或心室停顿及高血钾所致的严重缓慢心律失常等，其常见呼吸系统疾病的病因有呼吸衰竭、气道梗阻、肺血栓栓塞，以及其他心脏病患者如急性心肌梗死、心肌炎及心脏压塞等。心肌缺血的监测常需要将心电电极模拟V_5导联位置，而无关电极分别放置于胸骨柄和右腋前线第5肋间。心肌缺血监测的目的为发现无症状性心肌缺血与确诊有症状的心肌缺血发作；监测持续心肌缺血状态发展动向；心肌缺血治疗效果监测等。

3. 监测的原理

心电监护的基本过程是在导联线电极上获取的心电信息经心电模块将其放大及有关处理。心电模块主要包括导联选择、生物放大器、心率计、信号处理等部分组成。心电信号通过导联线上的电极获取。导联选择不同电极间的电位进行测量。而人体体表的心电信号幅度只有1 mV左右，必须将其放大1000倍以上才能通过监视器显示和记录器记录出来，因此，心电放大器是一个高增益、高输入阻抗的放大器。

4. 护理

（1）操作程序：使用心电监护仪必须掌握正确的操作流程，以确保监护仪的正常运转和使用寿命。目前临床上使用的综合心电监护仪的操作程序基本相似。具体要求如下。①准备物品：主要有心电监护仪机器及其配件，如导联线、血氧监测线与探头、电极贴、生理盐水棉球、配套血压测量袖带等。②患者准备：将患者取舒适体位，如平卧或半卧位，解释监护的需要与目的。擦拭清洁导联粘帖部位。③接通心电监护仪：连接电源，打开主机，等待机器自检结束后，调试仪器至功能监测状态并根据需要调试报警范围。④连接电极：贴电极片，连接心电导联线，如电极与导线连接为按扣式，应先将电极与导线连接后贴于相应部位。⑤连接袖带：将袖带绑至肘窝上3～6 cm处，松紧以插入两手指为宜。连接测量血压的导线。⑥监测指标并记录。

（2）注意事项：①心电监测的效果受多种因素的影响，其中最重要的是电极粘贴是否稳妥。为保证监测质量，对胸部皮肤须进行剃毛处理或用细砂纸轻轻摩擦皮肤，再放置电极。一般60～72 h更换电极片。②监测时要注意患者体位改变或活动会对监测结果的影响，心电示波可出现不规则曲线，呈现出伪心率或心律。因此，对监测结果要进行综合分析，必要时，听诊心音进行对比，以确定监测结果的真伪。③使用胸前心电监护导联时，若存在规则的心房活动，则应选择P波显示较好的导联。QRS振幅应>0.5 mV，以便能触发心率计数。如除颤时放置电极板，必须暴露出患者的心前区。心电监护只是为了监测心率、心律变化，若需分析ST段异常或更详细地观察心电图变化，应做常规12导联心电图。

（二）动脉血压监护

1. 基本概念

（1）血压：血管内血液对血管壁的侧压力为血压。测压时是以大气压为准，用血压高于大气压的数值表示血压的高度，通常用 mmHg、kPa 为单位来表示。产生血压的重要因素是心血管系统内有血液充盈和心脏的射血力量。

（2）动脉压：动脉压是器官组织灌注的一个极好的生理和临床指标，适度有效的器官组织灌注对生存必不可少。动脉压取决于心排和血管阻力。其相互间的关系可用公式表达：平均动脉压－中心静脉压＝心排量×外周血管阻力。动脉压在一个心动周期中可能随着心室的收缩与舒张而发生规律性的波动。心室收缩时，动脉压升高，当达到最高值时称为收缩压；心室舒张时，动脉压下降，当降至最低时，为舒张压；收缩压与舒张压的差值称为脉压差；一个心动周期中每一瞬间动脉血压的平均值，被称为平均动脉压。但须注意平均动脉压不是收缩压与舒张压之和的一半，而是更接近于舒张压。

（3）正常值：正常人血压会受多方面因素的影响。WHO 将血压分为"理想血压""正常血压""正常高压"等（表 4-1）。血压的数值可随年龄、性别及其他生理情况而变化。年龄增高，动脉血压逐年增高，收缩压的升高比舒张压的升高明显。男性比女性高，女性在更年期以后有明显的升高。体力劳动或情绪激动时血压可暂时升高。

表 4-1　血压水平的定义和分类（WHO/ISH）

类别	收缩压/mmHg	舒张压/mmHg
理想血压	<120	<80
正常血压	<130	<85
正常高压	130～139	85～99
1 级高血压（"轻度"）	140～159	90～99
亚组：临界高血压	140～149	90～94
2 级高血压（"中度"）	160～179	100～109
3 级高血压（"重度"）	≥180	≥110
单纯收缩性高血压	≥140	<90
亚组：临界收缩期高血压	140～149	<90

注：当收缩压和舒张压分属于不同分级时，以较高的级别作为标准。（1 kPa＝7.5 mmHg）

（4）动脉压波形：正常血压波形可分为二相，即收缩相和舒张相。收缩相是指主动脉瓣开放和快速射血到主动脉时所形成的波形，此动脉波形为急剧上升至顶峰，随后血流经主动脉到周围动脉，压力下降，主动脉瓣关闭，在动脉波下降支斜坡上出现切迹，称为重搏切迹。舒张相是从主动脉瓣关闭直至下一次收缩开始。动脉压波形逐渐下降至基线。舒张相最低点是舒张压。

2. 监测方法与原理

目前，临床常用的监测血压方法有两大类。一类是无创测量法，即指袖带式自动间接动脉血压监测。其原理来自于传统的人工听诊气袖法，所不同的是在判别收缩压和舒张压时是通过检测气带内气压的搏动实现的。另一类是有创测量法，即指在动脉内置管进行动脉血压连续监测的直接动脉血压监测法，其原理是使用一般的弹簧压表，但仅能测出平均动脉压，而使用电子压力换能器监测仪，则可测出动脉收缩压、舒张压，还可测得压力波形，且记录一次心动周期的压力波形的变化。两类监测血压法各有其优点和不足。直接动脉压监测的主要优点是如下。①可连续监测收缩压、舒张压和平均动脉压，并将其数值及波形实时显示在监护仪荧光屏上，及时准确地反映患者血压动态变化。②有助于根据动脉血压的变化判断体内血容量、心肌收缩力、外周阻力以及有无心脏压塞等病情变化。③可以弥补由于袖带监测血压而导致血压测不出或测量不准确的弊端，直接反映动脉血压的实际水平。④可通过动脉置管采集各种动脉血标本，以免除因反复动脉穿刺给患者带来的痛苦。无创血压监测法操作较有创监测法安全、简单、易于操作，可直接避免有创监测时置管所出现的血栓形成或感染等危险。一般来说，在危重症患者的急救过程中多采用有创监测法，但随病情缓解应尽早改为无创监测法，以减少各种并发症的发生。

3. 影响因素

影响动脉血压的因素很多，如每搏输出量、心率、外周阻力、动脉管壁的弹性及循环血量等。这些因素相互关联、相互影响，如心率影响心室充盈和每搏输出量的某些变化，心排出量的改变必伴有血流速度和外周阻力的变化。另外，神经体液因素调节下的心排出量的变化往往会引起外周阻力的变化。临床实际中，遇到具体情况，必须结合患者的血流动力学指标的改变，综合各种因素全面分析和判断。

4. 临床意义

动脉血压是衡量机体生理功能的一项重要指标，无论动脉血压过低或过高都可对机体各脏器功能的相对稳定产生十分不利的影响。通过对动脉血压的监测可推算其他心血管参数，如每搏输出量、心肌收缩力、全身循环阻力等。观察血压波形还可对患者的循环状况进行粗略估计。波形高尖见于高血压、动脉硬化及应用升压药和增强心肌收缩力的药物。波形低钝见于低心排综合征、低血压休克和心律失常以及药物影响等情况。

5. 护理

无创血压监测法的护理较为简单，按常规血压测量法护理要求进行。下面重点对有创血压监测方法的护理加以论述。

(1) 保持测压管通畅，防止血栓形成：①定时监测血压通畅情况，随时注意通路、连接管等各个环节是否折曲、受压，定时冲洗管路。②保持三通管正确的方向，测量时开通三通管，并以肝素盐水持续冲洗测压管。③抽取动脉血后或闭管前必须立即用肝素盐水进行快速正压封管，以防凝血阻管。④管路中如有阻塞，应及时抽出血凝块，切勿将血块推入，以防发生动脉血栓形成。⑤在病情平稳后应及时考虑拔出置管，改为无创血压监测，以防并发症出现。⑥保持各接头连接紧密，防止渗漏。

(2) 防止感染：①严格无菌操作，每天消毒穿刺部位，并至少每 24 h 更换一次透明贴膜。②每次经测压管抽取动脉血标本时，均应以碘酒、乙醇消毒接头处。③各接头及整个管路应保持严格封闭及无菌状态。

(3) 防止空气栓塞：在操作过程中，严格控制空气进入管路，防止空气栓塞。

(4) 预防并发症：常见并发症可有远端肢体缺血、出血、感染和测压管脱出，具体护理如下。①远端肢体缺血：引起远端肢体缺血的主要原因是血栓形成、血管痉挛及局部长时间包扎过紧等。预防办法有：a. 置管前要判断肢端动脉是否有缺血症状。b. 穿刺血管时，动作要轻柔稳准，穿刺针选择要粗细得当，避免反复穿刺损伤血管。c. 固定肢体勿过紧，防止影响血液循环。②局部出血血肿：穿刺后要密切观察局部出血情况，对应用抗凝药或有出血倾向者要增加压迫止血的时间，至少 5 min 以上。穿刺局部应用宽胶布加压覆盖，必要时加沙袋压迫止血。如有血液渗出要及时清除，以免影响对再次出血情况的观察。③感染：动脉置管可发生局部或全身感染。一旦发生全身感染多由血源性感染所致，后果严重。因此，置管期间严密观察体温变化，如出现高热、寒战，应及时查找原因；如发现穿刺部位出现红、肿或有分泌物形成，应加强换药，并取分泌物进行细菌培养，以协助诊断，合理选择抗生素。置管期间一旦发生感染应立即拔管，并将测压管末端无菌封闭送做细菌培养。④测压管脱出：置管期间，穿刺针及管路要固定稳妥，防止翻身等操作时将管拉出。对躁动患者要采取好保护措施，必要时将患者手包紧，防止患者不慎将管拔出，一旦发生管路脱出，切忌将管送回，以防感染。

（三）血氧饱和度监护

血氧饱和度（SaO_2）是指血氧含量与血红蛋白完全氧合的氧容量之比。即 SaO_2＝动脉血实际结合氧/动脉血氧结合饱和时含氧量×100％。临床上常用的 SaO_2 监测仪，是通过无创的红外线探头监测患者指（趾）端小动脉搏动时的氧合血红蛋白的百分数而获得经皮 SaO_2。SaO_2 正常范围为 94％～100％。

1. 测定方法

经皮血氧饱和度的探头有两种。一种是指夹式，探头由夹子式构成，一面发射红光，一面接收。适用于成人及儿童。另一种是粘帖式，由两个薄片构成，可分别粘在患者指或趾两侧，适用于新生儿和早产儿，因儿童的指或趾较小且细嫩，用指夹式探头夹不住，即便夹住也容易压伤指或趾。

2. 测定原理

（1）分光光度测定法：将红外线探头放置于患者指（趾）端等适当的位置，根据血红蛋白和氧合血红蛋白对光吸收特性不同的特点，利用发光二极管发射出红外光和红外线穿过身体适当部位的性质，用可以穿透血液的红光（波长 660 μm）和红外线（940 μm）分别照射组织（指或趾），并以光敏二极管接受照射后的光信号，为了排除动脉血以外其他组织的影响，只取搏动的信号，经计算机采样分析处理氧合血红蛋白占总血红蛋白的百分数，最终显示在监视器上。但如果无脉搏，则不能进行测量。

（2）容积测定法：正常生理情况下，毛细血管和静脉均无搏动，仅有小动脉有搏动。入射光线通过手指时，在心脏收缩期，手指血容量增多，光吸收量最大；反之，在心脏舒张期，光吸收量最小。因此，光吸收量的变化反映了组织血容量的变化。此种方法只测定搏动性血容量，而不受毛细血管和静脉影响，也与肤色和皮肤张力无关。

3. 临床意义

（1）提供低氧血症的监测指标，指导氧疗：监测指尖 SpO_2 方法简单、便捷、安全，通过监测所得的 SpO_2 指标，可以及时发现危重症患者的低氧血症及其程度，指导选择和调节合理氧疗方式，改善低氧血症，避免或减少氧中毒的发生。

（2）提供应用机械通气治疗的依据，指导通气参数的调整：监测能帮助确定危重症患者实施机械通气治疗的时机，并在机械通气过程中，与其他指标相结合，对机械通气选择的通气模式、给氧浓度等参数进行调整，还可为撤机和拔除气管插管提供参考依据。

（3）提供心率监测：有些监护仪在测量血氧饱和度的同时还可以通过其血氧饱和度模块获取心率参数，其原理是通过末梢血管的脉动波计算出心率。此优点保证了心电图受干扰时心率测量的准确性，临床上应用较为方便。

4. 影响因素

血氧饱和度的监测结果会受很多因素影响，如患者脉搏的强弱、血红蛋白的质和量、皮肤和指甲状态、患者血流动力学变化等。患者烦躁不安会导致测量结果不准，在使用时应固定好探头，尽量使患者安静，以免报警及不显示结果。因探头为红线及红外线，所以照蓝光的新生儿应将探头覆盖，避免直接照射，损伤探头。严重低血压、休克、体温过低或使用血管活性药物，以及血红蛋白水平较高时均可影响测量结果，应结合患者病情综合判断指标的准确性，防止影响病情的治疗和诊断。在极高的环境光照情况下也会影响测量结果，使用时，应尽量避免。有研究表明，对于那些存在外周血管痉挛或因外界寒冷刺激诱导的外周低灌流时，采取额贴监测血氧饱和度比指尖的监测更有优势。

5. 护理

（1）血氧饱和度的监测应排除各种干扰因素，尤其应注意人为因素的干扰，如探头放置位置、吸痰后的影响、肢端的温度等。

（2）要对监测探头进行维护和保养和防止导线断折。

（3）监测时，探头红外线射出面应直对手指（趾）甲床侧，指尖放置深度合适，以防检测结果不准确。

（4）发现监测结果持续下降低于 94% 时，应及时查找分析原因，排除非病情变化因素后，仍不缓解，应立即采取措施。不宜在测血压侧指尖监测血氧饱和度，以免影响监测结果。

（5）通过血氧饱和度监测结果可以粗略评估动脉血氧分压水平，以便及时判断病情变化，即当 $SaO_2 > 90\%$ 时，相当于 $PaO_2 > 7.98$ kPa（60 mmHg）；当 SaO_2 为 80%～90% 时，相当于 PaO_2 5.32～7.98 kPa（40～60 mmHg）；当 $SaO_2 < 80\%$ 时，相当于 $PaO_2 < 5.32$ kPa（40 mmHg）。

二、特殊监测技术

（一）中心静脉压监护

中心静脉压（CVP）是指右心房、上下腔静脉近右心房处的压力，主要反映右心的前负荷，正常值为 4～12 cmH_2O。通过对中心静脉压的变化进行监测，有助于判断体内血容量、静脉回心血量、右心室充盈压或心功能状态，对指导临床静脉补液及利尿药的应用有着极其重要的意义，是重危患者的重要监测指标。

1. 测量方法

CVP 测量通常采用开放式测量方法。此法通过颈外静脉、颈内静脉或锁骨下动脉至上腔静脉，或者通过股静脉至下腔静脉，其中上腔静脉较下腔静脉测量准确。测量时，将测压管的一端保持与大气相通的状态。另外，还有一种方法为闭合式测量，即整个测量过程保持闭合状态，不与大气相通，而通过压力传感器与压力监测仪相连接测得。右心漂浮导管也可直接测得中心静脉压。开放式测压的具体要求如下。①物品准备：监护仪、监测 CVP 的测压管件一套、三通管、刻度尺、肝素盐水、延长管以及无菌消毒用物。②患者准备：向患者做好解释，以取得配合；取平卧位，上腔静脉测压时要将上肢外展30°～45°，定位零点为基准点，即平卧时，右心房在腋下的水平投影平面，一般定为平腋中线第 4 肋间处。③监测压力：CVP 监测分连续监测和间断监测。连续测量时需备综合监护仪与中心静脉压测压管一套。间断测量为每次连接测量后取下测压管。CVP 监测有两种方法，一种是间断手动人工测量法，另一种是连续仪器测量方法。具体操作方法如下。

（1）间断手动人工测量方法：①将生理盐水冲入一次性延长管，三通管与接中心静脉置管的输液器相连，排尽管道内气体后备用。②将三通管开向一次性延长管侧，开放一次性延长管远端，保持垂直位，观察延长管内生理盐水下降幅度，当水柱保持不动时，从基点起测量水柱高度，即为中心静脉压测量值。③测量后关闭三通管与延长管的连接，开放输液器端。

（2）连续仪器测量方法：①经锁骨下静脉或颈内静脉将中心静脉导管置入上腔静脉靠近右心房处。②导管末端通过延长管接三通接头，与测压鼓、压力换能器和监护仪相连，三通接头的另一端开口连接输液器。③测压时，使压力换能器与患者的右心房同一水平（平卧位时，平腋中线水平），压力换能器校零。④关闭输液器，使中心静脉导管与压力换能器相通；监护仪上可自动显示压力波形和数值。⑤测压结束时，将压力的换能器端关闭，输液器端与中心静脉导管连通，开始输液。

2. 影响因素与临床意义

中心静脉压力来源于 4 种压力成分：①静脉毛细血管压。②右心房充盈压。③作用静脉外壁的压力，即静脉收缩压和张力。④静脉内壁压，即静脉内血容量。

因此，中心静脉压的高低与血容量、静脉张力和右心功能有关。中心静脉压升高，见于右心及全心衰竭、房颤、肺栓塞、气管痉挛、输血补液过量、纵隔压迫、张力性气胸、各种慢性肺疾病、心脏压塞、血胸、应用血管收缩药物和患者躁动等情况时。中心静脉压下降常见于失血或脱水引起的血容量不足；也可见于周围血管扩张，如应用扩张血管药物及麻醉过深等。机械通气的患者也可影响中心静脉压，但不同的通气模式对 CVP 的影响程度不同。平均气道压越高，对循环的影响越大，两者成正相关。近年来，相关研究已显示 PEEP、PEEP＋PSV、SIMV、IPPV 等通气模式对 CVP 影响较大，尤其是在低血容量时影响更为显著。

3. 护理

（1）防止测压管阻塞：测压通路需持续静脉滴注生理盐水，或测压后用肝素盐水正压封管。如停止生理连续点滴应定时进行常规封管，每天 3 次。发现测压通路内冲入较多血液，应随时进行再次封管，以防有血凝块阻塞。

（2）保持测压准确性：每次测压前均要重新校对测量零点，因患者可能随时发生体位的变动。测压时，应先排尽测压管中的气泡，防止气体进入静脉造成气栓或影响测量的准确性。测压应在患者平静状态下进行，患者咳嗽、腹胀、烦躁或机械通气应用 PEEP 均可影响测量结果的准确性。因此，如有上述症状，可先给予处理，待平静 10～15 min 后再行测压。如应用呼吸机治疗时，当测压管中水柱下降至基本静止状态时，可暂时断开气管插管与呼吸机的连接，观察水柱再次静止时，即为静脉压。但对于无自主呼吸的患者要慎重行事。

（3）排除干扰因素：测压过程中，测压管中的液面波动最初可快速下降，当接近静脉压时，水柱液面可随呼吸上下波动，且越来越微弱，下降速度也会越来越缓慢，直到静止不动即为静脉压高度。但须注意此时应首先排除测压管阻塞或不够通畅因素，原因可能为静脉导管堵塞、受压或尖端顶于血管壁或管道漏液等，应给予及时处理，以排除干扰。测压时，应禁止同时输入药物，特别是血管活性药物，防止药液输入快，发生意外。

（4）严格无菌操作：每天消毒穿刺点、更换透明敷贴，每天更换输液管和测压管。测压或换管时必须严格消毒各个连接部位。一旦发现感染征象或排除其他原因的高热不退，应及时拔出导管，并剪下导管近心端 2～3 cm，行细菌培养。如穿刺部位出现发红等感染情况，应禁止用透明胶布，改用棉质纱布，以透气、干燥创面，并增加换药次数。

（5）按需测量：测量中心静脉压的频次应随病情而定，切忌过于频繁。测量后准确记录，异常改变要随时报告医师给予处理。

（6）确保机械通气状态下测量数值的准确性：在机械通气过程中，为避免气道压力、循环血容量、通气模式及测量过程脱机等因素对 CVP 的影响，可对机械通气时需测量 CVP 的患者应用回归方程进行计算，所测得的值与患者实际 CVP 无显著差异，且方法安全、简便。但对肺顺应性差的患者，在用此回归方程时所得脱机后的 CVP 值比实际脱机所测的 CVP 稍低。其回归方程为：$y=0.98x-1.27$ 和 $y=0.86x-1.33$（y 和 x 分别为脱机前后的 CVP 值），只要将测得的患者上机时的 CVP 代入上述回归方程，即可计算出脱机后的 CVP 值。

（7）妥善固定管道：除静脉穿刺点及管道须用透明胶布固定外，还应在距穿刺点 5 cm 处，加固胶布。固定部位应避免关节及凹陷处。对清醒患者做好解释，取得配合；对躁动患者应给予适当束缚，防止牵拉或误拔导管。在保证测压管道系统密闭及通畅的同时，还应防止管道受压、扭曲，接头松动或脱落。

（二）肺循环血流动力学监护

肺循环指血液由右心室开始，经肺动脉、肺毛细血管、肺静脉，最终到达左心房的循环过程。肺循环血流动力学是研究肺循环的压力、流量、阻力及其他相关问题，是了解肺循环功能的重要方法。许多呼吸系统疾病均可直接导致肺循环的异常，因此，监测肺循环功能的变化对呼吸系统疾病的诊治具有十分重要的意义。目前，肺循环血流动力学的监测方法已广泛应用于临床，尤其是应用于危重患者的救治中。

1. 肺循环压力测定

肺循环压力的测定技术分为创伤性和无创性两类。前者主要为右心漂浮导管检查技术，后者包括超声法、胸部 X 线检查技术、肺阻抗血流图技术、磁共振成像技术、血气分析、心电图技术等。创伤性技术测定结果虽然准确，但对患者具有一定的损伤，检查所需的费用较为昂贵，检查所用的仪器设备较为复杂，在临床应用也较为局限，且不宜于重复随诊检查，患者多难以接受。无创检查方便、无创伤、价格便宜，适用于多次反复检查，但检查的准确性与有创检查相比不够确切。

目前，肺循环压力测定最直接的检查方法为右心漂浮导管检查测压法。此法被认为是评价各种无创检查性测压法准确性的"金标准"。右心漂浮导管检查除了可获取肺动脉压（PAP）、肺毛细血管楔压（PAWP）、右心房压力（CVP）的参数外，还可进行心排出量的测定，并可采取混合静脉血标本以测定混合静脉血血气指标。检查所用的主要设备与仪器包括右心漂浮导管（Swan-Ganz 导管）或血流引导管（flow-dirted catheter）、压力传感器、生理记录仪、穿刺针、扩张套管等其他无菌手术器材与敷料等。检查时需在严格无菌条件下，经肘前静脉、锁骨下静脉、颈静脉或股静脉穿刺插入漂浮导管进行测定。其原理是通过导管腔内的盐水柱将血管或心腔内压力信号传递到压力换能器上，同步连续示波显示压力曲线及测定的数据，并记录下曲线图形。操作者可以通过压力曲线形态判断导管前端所处的具体位置。

测定肺动脉压力时，应注意以下各点以确保测量的准确性：①先调定零点，然后使换能器上与大气相通的三通口与患者心房呈同一水平，再校正监护仪零点。②挤压注水器冲洗肺动脉管腔，确认其通畅。③将换能器与通向肺动脉管腔相通测得肺动脉压力。④记录呼气末肺动脉压值，但需注意肺动脉压力可能受其他因素的影响，如呼吸和应用机械通气的患者。

有自主呼吸时，吸气相胸腔呈负压，肺动脉压会明显高于呼气相的压力。相反，间歇正压机械通气时，吸气相呈正压，此时的肺动脉压会明显低于呼气相时的压力。因此，无论何种状态，肺动脉压均应以呼气末数值为准。肺动脉嵌顿压的测定与测定肺动脉压的方法基本相似，不同的是要在测定肺动脉压基础上，使导管气囊充气，导管漂入肺毛细血管测得的结果同样应以呼气末时的压力为准。

测量各种压力时，应确保导管气囊嵌顿的满意效果。具体方法为：先用 0.01% 肝素生理盐水冲洗肺动脉管腔，以排除因血块阻塞造成的假性肺动脉楔压，缓慢充气 1～1.5 mL 至肺动脉波形变化为相当于或低于肺动脉舒张压的细小波形，放气后出现典型的肺动脉波形，即为导管气囊嵌顿满意，也是导管的满意位置。如有测不到肺动脉楔压的情况，应考虑可能为导管退出肺动脉或气囊破裂。如需拔出右心漂浮导管时，应先核实气囊确实已放气，再缓慢地将漂浮导管拔出，扩张导管外管后应压迫止血至穿刺部位不再渗血为止。右心漂浮导管持续应用时间过长可出现多种并发症，需要密切观察相关的症状和体征。常见并发症有心律失常、感染、肺栓塞及肺动脉破裂、导管气囊破裂、血栓形成与栓塞、导管在心房或心室内扭曲或打结等，更严重时，可以出现导管折于静脉内，甚至于心搏骤停。

2. 心排出量测定

心排出量又称心输出量。它反映整个循环状态，受静脉回流量、外周血管阻力、外周组织需氧量、血容量、体位、呼吸、心率和心肌收缩力的影响。目前，临床上常用 Fick 法（包括直接与间接 Fick 法）和热稀释法（亦为间接 Fick 法），其中后者方法较为简单，应用较为普遍。另外，还有一种方法为心阻抗图，是 20 世纪 60 年代起出现的应用生物电阻抗原理以测定心排出量的技术。此种技术具有无创伤、价廉、检查迅速等优点，已为学术界所重视。

（1）Fick 法测定：心排出量（L/min）＝ 耗氧率（mL/min）/ ［动脉－混合血静脉血氧含量差(mL/dL) ×10］。其中氧耗量可直接测得。动静脉血管含量差测定可分别抽取动脉血和混合静脉血（经右心管抽取），经血气分析仪直接测得。但是由于此法中混合动脉血采集较为困难，因此其在临床上的应用受到限制。

（2）热稀释法：将 0 ℃的冷生理盐水作为指示剂，经 Swan-Ganz 导管注入右心房，随血液进入肺动脉，由温度传感器连续测定流过指示剂在右心房和肺动脉内的温度变化，并记录温度/时间稀释曲线。经心排出量时计算仪描记曲线的面积，按公式算出心排血量，并显示、记录其值。此法的优点是指示剂无害，可多次测量，无须抽血检验，机器可自动计算出结果，且测量时无须穿刺动脉。

（3）心阻抗图：应用生物电阻抗原理，通过测定心动周期中胸腔生物电阻抗的变化，间接推算心搏量（SV），再乘以心率即得心排出量 CO。其公式为：$SV＝\rho\times(L/Z_0)^2\times B$-$X$ 间期$\times C$。式中：SVE 心搏量（mL）；ρ 为血液电阻率，为常数 135；L 为两电极之间的距离（cm）；Z_0 为胸腔基础阻抗（Ω）；B-X 间期为心阻抗血流图的微力图上由 B 点至 X 点的时间间期（s）；C 为心阻抗血流图的微分图上收缩波的最大波幅（Ω/s）。

影响测定准确性的因素很多。心排出量过低时，心肌等组织与血液间的热交换可使测得值高于实际值。心排出量过高（>10 L/min）时测定结果亦不准确。其他如血液温度在呼吸和循环周期中的波动、呼吸不规则、低温液体在进入心室前温度升高等因素均可影响测量结果。在临床实际中，心排出量测定是通过心排出量测定仪计算，能迅速显示数据。

3. 护理

导管的正确使用及有效的护理对血流动力学监测数值的准确性具有重要意义。

（1）测量准备。①患者准备：操作前要向患者介绍有关检查的重要性和必要性，消除患者紧张情绪，取得患者配合。体位即要适合监测的需要，又保持患者舒适。尤其是枕头的位置非常重要，其摆放一定要使患者满意。②呼吸道准备：术前尽量清除呼吸道痰液，给予及时的翻身、叩背，刺激咳嗽，必要时给予吸痰。手术当日，给予支气管扩张剂扩张支气管，减轻气道反应性，避免术中咳嗽影响检查结果。

（2）掌握操作要点：护士应熟悉导管的放置和测量操作程序，熟悉导管所在部位的压力及正常值，了解并发症及预防措施。置管时要密切观察屏幕上压力波形及心率和心律的变化。放置导管的位置不一，如肘正中静脉、右锁骨下静脉、股静脉、左锁骨下静脉和右颈内静脉。所有这些穿刺点都有优缺点。穿刺部位一般选择右侧颈内静脉，这是漂浮导管操作的最佳途径，导管可以直达右心房，从皮肤到右心房的距离最短，并发症少，容易成功。而经锁骨下静脉穿刺固定稳妥、便于护理。经股静脉插入导管达右心房的距离较远，经导管感染的概率多。置管前，导管的肺 A 腔及右房腔以肝素盐水溶液冲洗，并检查气囊有无漏气。患者取 $10°～20°$ 体位，头转向左侧远离穿刺点，要严格执行无菌操作。密切观察心电监测，注意患者的生命体征变化，认真记录，发现异常及时报告处理。通过监视器上典型压力波形的变化就可知导管在心腔中的位置。

导管放置成功后准确记录导管位于穿刺点的刻度，测量时换能器应置于心脏水平，每次测量前应调整到零点，特别是体位变动后更要注意，否则所测压力值不准。重新校对零点，确定测压部位后再进行测量并记录。

中心静脉导管做输液通路时，不要输入血液制品、清蛋白、脂肪乳液、高渗液体，因其容易堵塞和污染液体。气囊要用气体充气，而不能用液体，因为液体不能压缩，容易对心脏或肺动脉内膜造成损伤。用空气充气时如气囊破裂容易造成空气栓塞。利用漂浮导管进行血流动力学监测是危重症监测室的一个重要监护技术。

（3）避免和及时纠正影响压力测定的因素：检测压力最好选在患者平静呼吸的呼气末，且避免测压时患者产生剧烈咳嗽。如患者接受机械通气治疗，测量肺毛细血管楔压时，必须暂停呼吸机通气，否则测量结果为肺泡内压。测压系统中大气泡未排净，可使测压衰减，压力值偏低。导管检查过程中如有微小的气泡不会引起严重的后果，但进入较多气泡时，则情况较严重，文献报道病死率为 50%。防止气泡进入监测系统，发现气泡要用注射器及时抽出。测压系统中有小气泡，压力值偏高。测量时换能器应置于心脏水平，每次测量前应调整零点，特别是体位变动后，要重新校对零点，因此，测压时，应排除上述原因，才能准确评估血流动力学，估计左心功能。总之，当出现问题时，要观察屏幕正上方的提示。

（4）并发症的预防与护理。①测压管道堵塞：管道堵塞时，压力波形消失或波形低钝，用生理盐水 $500\ mL$ 加入 $3200\ U$ 肝素以 $3\ mL/h$ 的速率泵入测压管内或以 $2～3\ mL/h$（$4～6\ U/mL$）间断推注以防止堵塞。留管时间稍长后会出现压力波形低钝、脉压差变小，但冲洗回抽均通畅，考虑为导管顶端有活瓣样的血栓形成所致。护士要注意肺动脉压力值及波形的变化。一旦管腔堵塞，无回血，不宜勉强向里推注。②气囊破裂、空气栓塞：气囊充气最好用 CO_2 气充，充气速度不宜过快，充气量不超过 $1.5\ mL$，气囊充气时间不可过长，一般为 $10～30$ 个心动周期（$10～20\ s$），获得肺动脉楔压波形后，立即放气。PCWP 不能连续监测，最多不超过 $20\ s$，监测中要高度警惕导管气囊破裂，如发现导管气囊破裂，应立即抽出气体，做好标记并交班，以免引起气栓。气囊充气测肺楔压是将针筒与导管充气口保持锁定状态，放气时针芯自动回弹，容积与先前充气体积相等，否则说明气囊已破裂，勿再充气测肺楔压，并尽早拔管防止气囊碎片脱落。PCWP测定后要放松气囊并退出部分导管，防止肺栓塞和肺破裂。尽量排尽测压管和压力传感器内的气泡。③血栓形成和肺栓塞：导管留置时间过长使血中的纤维蛋白黏附于导管周围，导管尖端位置过深近于嵌入状态时血流减慢，管腔长时间不冲洗以及休克和低血压患者处于高凝状态等情况，均易形成血栓。血栓形成后出现静脉堵塞症状如上肢水肿、颈部疼痛、静脉扩张。④肺动脉破裂和肺出血：肺动脉破裂和肺出血是最严重的并发症，Paulson等统计19例肺动脉破裂患者，11例发生死亡。肺动脉破裂的发生率占0.2%。常见于气囊充气过快或导管长期压迫肺动脉分支。肺出血临床可表现为突发的咳嗽、咯血、呼吸困难，甚至休克，双肺可闻及水泡音。肺小动脉破裂的症状为胸痛、咯血、气急；发生肺动脉破裂时，病情迅速恶化，应使患肺保持低位（一般为右肺），必要时行纤维支气管镜检查或手术治疗。多见于老年患者，肺动脉高压和心脏瓣膜病。⑤导管扭曲、打结、折断：出现导管扭曲应退出和调换。退管困难时注入冷生理盐水10 mL。打结时可在X线透视下，放松气囊后退出。导管在心内打结多发生于右室，由于导管软、管腔较小，插入过快或用力过大，可使导管扭曲打结；测压时可见导管从右房或右室推进15 cm后仍只记录到右室或肺动脉压，X线片即可证实。此时应将导管退出，重新插入。⑥心律失常：严密监侧变化，心律失常以房性和室性期前收缩最常见，也有束支传导阻滞，测压时导管经三尖瓣入右心室及导管顶端触及室壁时极易诱发室性期前收缩。如发现室性期前收缩、阵发性室速要及时报告医师。一般停止前送导管，期前收缩即可消失，或静脉注射利多卡因控制。测压时要熟练掌握操作技术，减少导管对室壁的刺激。严重的室速、室颤立即报告医师，并及时除颤。⑦缩短置管时间预防感染：留置导管一般在3～5 d，不超过7 d为宜，穿刺部位每天消毒后用透明膜覆盖，便于观察有无渗血，保持清洁、干燥，如患者出现高热、寒战等症为感染所致，应立即拔管。感染可发生在局部穿刺点和切口处，也能引起细菌性心内膜炎。怀疑感染的病例应做导管尖端细菌培养，同时应用有效的抗生素。在血流动力学稳定后拔除导管，拔管时须按压穿刺点防止局部出血。

（三）血气监护

血液、气体和酸碱平衡正常是体液内环境稳定、机体赖以健康生存的一个重要方面。

1. 血气分析指标

（1）动脉血氧分压（PaO_2）：PaO_2是血液中物理溶解的氧分子所产生的压力。PaO_2正常范围10.67～13.3 kPa（80～100 mmHg），正常值随年龄增加而下降，PaO_2的年龄预计值＝[13.75 kPa－年龄（岁）×0.057]±0.53 kPa或[13.5 mmHg－年龄（岁）×0.42]±4 mmHg，PaO_2低于同龄人正常范围下限者，称为低氧血症。PaO_2降至8 kPa（60 mmHg）以下时，是诊断呼吸衰竭的标准。

（2）动脉血氧饱和度（SaO_2）：SaO_2指血红蛋白实际结合的氧含量与全部血红蛋白能够结合的氧含量比值的百分率。其计算公式：SaO_2＝氧合血红蛋白/全部血红蛋白×100%，正常范围为95%～98%。动脉血氧分压与SaO_2的关系是氧离曲线。

（3）氧合指数：氧合指数＝PaO_2/FiO_2，正常值为53.13～66.67 kPa（400～500 mmHg）。ALI时存在严重肺内分流，PaO_2降低明显，提示高吸氧浓度并不能提高PaO_2或提高PaO_2不明显，故氧合指数常<40 kPa（300 mmHg）。

（4）肺泡－动脉血氧分压差[P（A－a）O_2]：在正常生理情况下，吸入空气时P（A－a）O_2为1.33 kPa（10 mmHg）左右。吸纯氧时P（A－a）O_2正常不超过8 kPa（60 mmHg），ARDS时P（A－a）O_2增大，吸空气时常可增至6 kPa（50 mmHg）；而吸纯氧时P（A－a）

O_2 常可超过13.3 kPa（100 mmHg）。但该指标为计算值，结果仅供临床参考。

（5）肺内分流量（Qs/Qt）：正常人可存在小量解剖分流，一般不大于3％。ARDS时，由于V/Q严重降低，Qs/Qt可明显增加，达10％以上，严重者可高达20％～30％。以上5个指标常作为临床判断低氧血症的参数。

（6）动脉血二氧化碳分压（$PaCO_2$）：$PaCO_2$ 是动脉血中物理溶解的 CO_2 分子所产生的压力。正常范围4.67～6 kPa（35～45 mmHg）。测定 $PaCO_2$ 是结合 PaO_2 判断呼吸衰竭的类型与程度，是反映酸碱平衡呼吸因素的唯一指标。当 $PaCO_2 > 6$ kPa（45 mmHg）时，应考虑为呼吸性酸中毒或代谢性碱中毒的呼吸代偿，当 $PaCO_2 < 4.67$ kPa（35 mmHg）时，应考虑为呼吸性碱中毒或代谢性酸中毒的呼吸代偿。①$PaO_2 < 8$ kPa（60 mmHg）、$PaCO_2 < 6.67$ kPa（50 mmHg）或在正常范围，为Ⅰ型呼吸衰竭。②$PaO_2 < 8$ kPa（60 mmHg）、$PaCO_2 > 6.67$ kPa（50 mmHg），为Ⅱ型呼吸衰竭。③肺性脑病时，$PaCO_2$ 一般应 > 9.33 kPa（70 mmHg）；当 $PaO_2 < 5.33$ kPa（40 mmHg）时，$PaCO_2$ 在急性病 > 8 kPa（60 mmHg），慢性病例 > 10.67 kPa（80 mmHg），且有明显的临床症状时提示病情严重。④吸氧条件下，计算氧合指数 < 40 kPa（300 mmHg），提示呼吸衰竭。

（7）碳酸氢盐（HCO_3^-）：HCO_3^- 是反映机体酸碱代谢状况的指标。HCO_3^- 包括实际碳酸氢盐（AB）和标准碳酸氢盐（SB）。SB 和 AB 的正常范围均为 22～27 mmol/L，平均24 mmol/L。AB 是指隔离空气的血液标本在实验条件下所测得的血浆 HCO_3^- 值，是反映酸碱平衡代谢因素的指标，当 < 22 mmol/L 时，可见于代谢性酸中毒或呼吸性碱中毒代偿；大于27 mmol/L 时，可见于代谢性碱中毒或呼吸性酸中毒代偿。SB 是指在标准条件下 [即 $PaCO_2$ $= 40$ mmHg（5.33 kPa）、Hb 完全饱和、温度 37 ℃] 测得的 HCO_3^- 值。它是反映酸碱平衡代谢因素的指标。正常情况下，AB＝SB；AB↑＞SB↑见于代谢性碱中毒或呼吸性酸中毒代偿；AB↓＜SB↓见于代谢性酸中毒或呼吸性碱中毒代偿。

（8）pH：pH 是表示体液氢离子浓度的指标或酸碱度，由于细胞内和与细胞直接接触的内环境的 pH 测定技术上的困难，故常由血液 pH 测定来间接了解 $pH = 1/H^+$，它是反映体液总酸度的指标，受呼吸和代谢因素的影响。正常范围：动脉血为 7.35～7.45；混合静脉血比动脉血低0.03～0.05。pH＜7.35 为失代偿的酸中毒 [呼吸性和（或）代谢性]，pH＞7.45 为失代偿的碱中毒 [呼吸性和（或）代谢性]。

（9）缓冲碱（BB）：BB 是血液（全血或血浆）中一切具有缓冲作用的碱（负离子）的总和，包括 HCO_3^-、血红蛋白、血浆蛋白和 HPO_4^{2-}，正常范围 45～55 mmol/L，平均50 mmol/L。仅 BB 一项降低时，应考虑为贫血。

（10）剩余碱（BE）：BE 是在 38 ℃、$PaCO_2$ 5.33 kPa（40 mmHg）、SaO_2 100％条件下，将血液标本滴定至 pH 7.40时所消耗酸或碱的量，表示全血或血浆中碱储备增加或减少的情况。正常范围为 ±3 mmol/L，平均为0。其正值时表示缓冲碱量增加；负值时表示缓冲碱减少或缺失。

（11）总 CO_2 量（TCO_2）：它反映化学结合的 CO_2 量（24 mmol/L）和物理溶解的 O_2 量（1.2 mmol/L）。正常值＝24＋1.2＝25.2 mmol/L。

（12）CO_2-CP：CO_2-CP 是血浆中呈化合状态的 CO_2 量，理论上应与 HCO_3^- 大致相同，但因有 $NaHCO_3$ 等因素干扰，比 HCO_3^- 偏高。

2. 酸碱平衡的调节

人的酸碱平衡是由 3 套完整调节系统进行调节的，即缓冲系统、肺和肾的调节。人体正是由于有了这些完善的酸碱平衡调节机制，才确保了机体处于一个稳定的内环境的平衡状态。机体每天产生固定酸 120～160 mmol（60～80 mEq）和挥发酸15000 mmol（15000 mEq），但体液能允许的 H^+ 浓度变动范围很小，正常时 pH 值在7.35～7.45 内波动，以保证人体组织细胞赖以生存的内环境稳定。这正是由于体内有一系列复杂的酸碱平衡调节。

（1）缓冲系统：人体缓冲系统主要有 4 组缓冲对，即碳酸－碳酸氢盐（H_2CO_3-HCO_3^-）、磷酸二氢钠－磷酸氢二钠系统（$NaH_2PO_4^-$-NaH_2PO_4）、血浆蛋白系统和血红蛋白系统。这 4 组缓冲对构成了人体对酸碱失衡的第一道防线，它能使强酸变成弱酸，强碱变成弱碱，或变成中性盐。但是，由于缓冲系统容量有限，缓冲系统调节酸碱失衡的作用也是有限的。碳酸－碳酸氢盐是人体中缓冲容量最大的缓冲对，在细胞内外液中起重要作用，占全血缓冲能力的 53%，其中血浆占 35%，红细胞占 18%。磷酸二氢钠－磷酸氢二钠在细胞外液中含量不多，缓冲作用小，只占全血缓冲能力的 3%，主要在肾脏排 H^+ 过程中起较大的作用。血浆蛋白系统主要在血液中起缓冲作用，占全血缓冲能力的 7%，血红蛋白系统可分为氧合血红蛋白缓冲对（$HHbO_2$-HbO_2）和还原血红蛋白缓冲对（HHb-Hb^-），占全血缓冲能力的 35%。

（2）肺的调节：肺在酸碱平衡中的作用是通过增加或减少肺泡通气量、控制排出 CO_2 量使血浆中 HCO_3^-/H_2CO_3 比值维持在 20：1 水平。正常情况下，当体内产生酸增加，H^+ 升高，肺代偿性过度通气，CO_2 排出增多，使 pH 维持在正常范围；当体内碱过多时，H^+ 降低，则呼吸浅慢，CO_2 排出减少，使 pH 维持在正常范围。但是当增高＞10.67 kPa（80 mmHg）时，呼吸中枢反而受到抑制，这是由呼吸中枢产生 CO_2 麻醉状态而造成的结果。肺脏调节的特点是作用发生快，但调节的范围小，当机体出现代谢性酸碱失衡时，肺在数分钟内即可代偿性增快或减慢呼吸频率或幅度，以增加或减少 CO_2 排出。

（3）肾脏调节：肾脏在酸碱平衡调节中是通过改变排酸或保碱量来发挥作用的。其主要调节方式是排出 H^+ 和重吸收肾小球滤出液中的 HCO_3^-，以维持血浆中 HCO_3^- 浓度在正常范围内，使血浆中的 pH 保持不变。肾脏排 H^+ 保 HCO_3^- 的途径有 3 条，即 HCO_3^- 重吸收、尿液酸化和远端肾小管泌氨与 NH_4^+ 生成。与肺脏的调节方式相比，肾脏的调节酸碱平衡的特点是功能完善但作用缓慢，常需 72 h 才能完成；其次是肾调节酸的能力大于调节碱的能力。

3. 血气监护

血气监护是利用血气监护仪，即一种将传感器放置在患者血管内或血管外不伴液体损失的仪器，间断或连续监测 pH、PCO_2、PO_2。目前市售的血气监护仪一般包括传感器、显示器、定标器三大部分。血管内与血管外血气监护仪的差别在于血管内血气监护仪的传感器置于动脉导管内的光缆顶端，而血管外血气监护仪的传感器则置于便携式传感器盒内，这标志着血气监护技术的新进展。

总之，无论选择哪种方式进行血气分析或血气监护，护士均需从以下几个方面加强护理。

（1）熟练掌握动脉采血方法或血气监护仪：操作规程（参照生产厂家仪器使用说明）临床上，凡是需要连续观察血气及酸碱变化的患者均可进行血气监护。但要求每天须进行 4～6 次以上者，方可考虑应用血气监护仪进行连续监护。

（2）严格掌握动脉采血或血气监护时机：一般情况下，需在患者平静状态下采集动脉血标本。当患者吸氧或机械通气时，需标明吸入氧浓度、吸氧或机械通气时间、监护仪显示的指尖脉氧值和患者体温。尽量避免在患者剧烈咳嗽、躁动不安，或翻身、叩背、吸痰等强刺激后进行血气分析。

（3）耐心做好解释：动脉采血不同于静脉采血，较为少见，患者易产生恐惧和紧张的心理。操作前护士需向患者详细说明采血意义、方法和注意事项，使患者有充分的心理准备，密切配合，增加一次采血成功率。

（4）避免影响因素：可能影响血气分析结果的常见因素包括：①肝素浓度不当，一般肝素浓度应为1000 U/mL。②采血时肝素湿润注射器管壁未排尽，剩余过量可造成 pH 下降和 PO_2升高。③标本放置过久，可导致 PO_2 和 pH 下降。④未对体温进行校正，pH 与温度成负相关，PCO_2 和 PO_2 与温度成正相关。⑤标本中进入气泡，抽取标本时未排尽标本中的气泡，对低氧血症者影响较大。⑥误抽静脉血，一旦误抽静脉血，须及时发现，正确判断，以免影响医师对检查结果的判定。对上述影响因素，要尽量避免，如选择一次性血气分析专用注射器，标本现抽现送，立即检查。

第五章 内科护理

第一节 风湿性心脏瓣膜病

风湿性心脏病简称风心病。本病多见于 20～40 岁，女性多于男性，约 1/3 的患者无典型风湿热病史。二尖瓣病变最常见，发生率达 95%～98%；主动脉瓣病变次之，发生率为 20%～35%；三尖瓣病变为 5%；肺动脉瓣病变仅为 1%；联合瓣膜病变占 20%～30%。非风湿性心瓣膜病见于老年瓣膜病、二尖瓣脱垂综合征、先天性瓣膜异常、感染性心内膜炎、外伤等。

一、二尖瓣狭窄

（一）病因和发病机制

二尖瓣狭窄（MS）几乎均为风湿性，2/3 为女性，急性风湿热一般 10 年后（至少 2 年）才出现杂音，常于 25～30 岁时出现症状。先天性 MS 罕见，患儿的存活时间一般不超过 2 年。老年性二尖瓣狭窄患者并不罕见。占位性病变，如左心房黏液瘤或血栓形成很少导致 MS。

MS 是一种进行性损害性病变，狭窄程度随年龄增加而逐渐加重。无症状期为 10～20 年。多数患者在风湿热发作后 10 年内无狭窄的临床症状。在随后的 10 年内，多数患者可做出二尖瓣狭窄的诊断，但患者常无症状。正常二尖瓣瓣口面积为 4～6 cm²，当瓣口缩小到 1.5～2.5 cm² 时，才出现明显的血流动力学障碍，患者可感到劳累时心悸气促，此时患者一般在 20～40 岁。再过 10 年，当瓣口缩小到 1.1～1.5 cm² 时，就会出现明显的左心力衰竭症状。当瓣口小于 1.0 cm² 时，肺动脉压明显升高，患者出现右心衰竭的症状和体征，随后因反复发作心力衰竭而死亡。

（二）临床表现

1. 症状

MS 的临床表现主要有呼吸困难、咯血、咳嗽、心悸，少数患者可有胸痛、晕厥。合并快速性心房颤动、肺部感染等，可发生急性左心衰竭。有胸痛者，常提示合并冠心病、严重主动脉瓣病变或肺动脉高压（致右心室缺血）等。出现晕厥者少见，如反复发生晕厥多提示合并主动脉瓣狭窄、左心房球形血栓、并发肺栓塞或左心房黏液瘤等。由于患者左心房扩大和肺动脉扩张而挤压左喉返神经而引起声音嘶哑，压迫食管可引起吞咽困难。肺水肿为重度二尖瓣狭窄的严重并发症，患者突然出现重度呼吸困难，不能平卧，咳粉红色泡沫样痰，双肺布满啰音，如不及时抢救，往往致死。长期的肺淤血可引起肺动脉高压、右心衰竭而使患者出现颈静脉怒张、肝大、直立性水肿和胸腔积液、腹水等；右心衰竭发生后患者的呼吸困难减轻，发生急性肺水肿和大咯血的危险性减少。

MS 常并发心房颤动（发生率为 20％～60％，平均为 50％），主要见于病程晚期；房颤发生后心输出量减少 20％左右，可诱发、加重心功能不全，甚至引起急性肺水肿。房颤发生后平均存活年限为 5 年左右，但也有存活长达 25 年以上者。由于房颤后心房内血流缓慢及淤滞，故易促发心房内血栓形成，血栓脱落后可引起栓塞。其他并发症有感染性心内膜炎（8％）、肺部感染等。

2. 体征

查体可有二尖瓣面容——双颧绀红色，心尖区第一心音（S_1）亢进和开瓣音（如瓣膜钙化僵硬则第一心音减弱、开瓣音消失），心尖区有低调的隆隆样舒张中晚期杂音，常伴舒张期震颤。肺动脉高压时可有肺动瓣第二音（P_2）亢进，也可有肺动脉扩张及三尖瓣关闭不全的杂音。心房颤动特别是伴有较快心室率时，心尖区舒张期杂音可发生改变或暂时消失，心率变慢后杂音又重新出现。所谓"哑型 MS"是指有 MS 存在，但临床上未能闻及心尖区舒张期杂音，这种情况可见于快速性心房颤动、合并重度二尖瓣反流或主动脉瓣病变、心脏重度转位、合并肺气肿、肥胖以及重度心功能不全等。

（三）诊断

1. 辅助检查

（1）X 线：典型表现为二尖瓣型心脏，左心房大、右心室大、主动脉结小，食管下段后移，肺淤血，间质性肺水肿和含铁血黄素沉着等征象。

（2）心电图：可出现二尖瓣型 P 波，$PTFV_1$（＋），心电轴右偏和右心室肥厚。

（3）超声心动图：可确定狭窄瓣口面积及形态，M 型超声可见二尖瓣运动曲线呈典型"城垛样改变"。

2. 诊断要点

查体发现心尖区隆隆样舒张期杂音、心尖区 S_1 亢进和开瓣音、P_2 亢进，可考虑 MS 的诊断。辅助检查可明确诊断。

依瓣口大小，将 MS 分为轻、中、重度；其瓣口面积分别为 1.5～2.0 cm²、1.0～1.5 cm²、小于 1.0 cm²。

3. 鉴别诊断

临床上应与下列情况的心尖区舒张期杂音相鉴别，如功能性 MS、左心房黏液瘤或左心房球形血栓、扩张型或肥厚型心肌病、三尖瓣狭窄、Austin-Flint 杂音、Carey-Coombs 杂音以及甲状腺功能亢进、贫血、二尖瓣关闭不全、室缺等流经二尖瓣口的血流增加时产生的舒张期杂音。

（四）治疗

MS 患者左心室并无压力负荷或容量负荷过重，因此没有任何特殊的内科治疗。内科治疗的重点是针对房颤和防止血栓栓塞合并症。对出现肺淤血或肺水肿的患者，可慎用利尿药和静脉血管扩张药，以减轻心脏前负荷和肺淤血。洋地黄仅适用于控制快速性房颤时的心室率。β受体阻滞药仅适用于心房颤动并快速心室率或有窦性心动过速时。MS 的主要治疗措施是手术。

二、二尖瓣关闭不全

（一）病因和发病机制

二尖瓣关闭（MR）包括急性和慢性 2 种类型。急性二尖瓣关闭不全起病急，病情重。急性 MR 多为腱索断裂或乳头肌断裂引起，此外，感染性心内膜炎所致的瓣膜穿孔、二尖瓣置换术后发生的瓣周漏、MS 的闭式二尖瓣分离术或球囊扩张术的瓣膜撕裂等也可引起。慢性 MR 在我国以风心病为其最常见原因，在西方国家则二尖瓣脱垂为常见原因。其他原因有冠心病、老年瓣膜病、感染性心内膜炎、左心室显著扩大、先天畸形、特发性腱索断裂、系统性红斑狼疮、类风湿关节炎、肥厚型梗阻性心肌病、心内膜心肌纤维化和左心房黏液瘤等。

急性 MR 时，左心房压急速上升，进而导致肺淤血，甚至急性肺水肿，相继出现肺动脉高压及右心衰竭；而左心室的前向排血量明显减少。慢性 MR 时，左心房顺应性增加，左心房扩大。同时扩大的左心房、左心室在较长时间内适应容量负荷增加，使左心房室压不至于明显上升，故肺淤血出现较晚。持续的严重过度负荷，终致左心衰竭，肺淤血、肺动脉高压、右心衰竭相继出现。

（二）临床表现

1. 症状

轻度 MR 患者，如无细菌性心内膜炎等并发症，可无症状。最早症状常为活动后易疲乏，或体力活动后心悸、呼吸困难。当出现左心衰竭时，可表现为活动后呼吸困难或端坐呼吸，但较少发生肺水肿及咯血。一旦出现左心衰竭，多呈进行性加重，病情多难以控制。急性 MR 时，起病急，病情重，肺淤血，甚至急性肺水肿，相继出现肺动脉高压及右心衰竭。

2. 体征

查体于心尖区可闻及全收缩期吹风样高调一贯性杂音，可伴震颤；杂音一般向左腋下和左肩胛下区传导。心尖搏动呈高动力型；瓣叶缩短所致重度关闭不全者，第一心音常减弱。

二尖瓣脱垂者的收缩期非喷射性喀喇音和收缩晚期杂音为本病的特征。凡使左心室舒张末期容积减少的因素，如从平卧位到坐位或直立位、吸入亚硝酸异戊酯等都可以使喀喇音提前和收缩期杂音延长；凡使左心室舒张末期容积增加的因素，如下蹲、握拳、使用普萘洛尔（心得安）等均使喀喇音出现晚和收缩期杂音缩短。严重的二尖瓣脱垂产生全收缩期杂音。

（三）诊断

1. 辅助检查

（1）左心室造影：为本病半定量反流严重程度的"金标准"。

（2）多普勒超声：诊断 MR 敏感性几乎达 100%，一般将左心房内最大反流面积 < 4 cm^2 为轻度反流，4~8 cm^2 为中度反流，> 8 cm^2 为重度反流。

（3）超声心动图：可显示二尖瓣形态特征，并提供心腔大小、心功能及合并症等情况。

2. 诊断要点

MR 的主要诊断依据为心尖区响亮而粗糙的全收缩期杂音，伴左心房、左心室增大。确诊有赖于超声心动图等辅助检查。

3. 鉴别诊断

因非风湿性 MR 占全部 MR 的 55%，加之其他心脏疾患也可在心尖区闻及收缩期杂音，故应注意鉴别。非风湿性 MR 杂音可见于房缺合并 MR、乳头肌功能不全或断裂、室间隔缺损、三尖瓣关闭不全、主动脉瓣狭窄及关闭不全、二尖瓣腱索断裂或瓣叶穿孔、二尖瓣脱垂、二尖瓣环钙化、扩张型心肌病、直背综合征等。

（四）治疗

1. 二尖瓣关闭不全

无症状的慢性 MR、左心室功能正常时，并无公认的内科治疗。如无高血压，也无应用扩血管药或 ACEI 的指征。主要的治疗措施是手术。

2. 二尖瓣脱垂

二尖瓣脱垂不伴有 MR 时，内科治疗主要是预防心内膜炎和防止栓塞。β 受体阻滞药可应用于二尖瓣脱垂患者伴有心悸、心动过速或伴交感神经兴奋增加的症状以及有胸痛、忧虑的患者。

三、主动脉瓣狭窄

(一) 病因和发病机制

主动脉瓣狭窄 (AS) 的主要原因是风湿性、先天性和老年退行性瓣膜病变。风湿性 AS 约占慢性风湿性心脏病的 25%，男性多见，几乎均伴发二尖瓣病变和主动脉瓣关闭不全。

正常瓣口面积为大于或等于 3.0 cm^2。当瓣口面积减少一半时，收缩期无明显跨瓣压差；小于或等于 1.0 cm^2 时，左心室收缩压明显增高，压差显著。左心室对慢性 AS 所致后负荷增加的代偿机制为进行性左心室壁向心性肥厚，顺应性降低，左心室舒张末期压力进行性增高；进而导致左心房代偿性肥厚，最终由于室壁应力增高、心肌缺血和纤维化而致左心衰竭。严重的 AS 致心肌缺血。

(二) 临床表现

1. 症状

AS 可多年无症状，一旦出现症状平均寿命仅 3 年。典型的 AS 三联症是晕厥、心绞痛和劳力性呼吸困难。呼吸困难是最常见的症状，约见于 90% 的患者，先是劳力性呼吸困难，进而发生端坐呼吸、阵发性夜间呼吸困难和急性肺水肿。心绞痛见于 60% 的有症状患者，多发生于劳累或卧床时，3%~5% 的患者可发生猝死。晕厥或晕厥先兆可见于 1/3 的有症状患者，可发生于用力或服用硝酸甘油时，表明 AS 严重。晕厥也可由心室纤颤引起。少部分患者可发生心律失常、感染性心内膜炎、体循环栓塞、胃肠道出血和猝死等。

2. 体征

查体心尖部抬举性搏动十分有力且有滞留感，心尖部向左下方移位。80% 的患者于心底部主动脉瓣区可能触及收缩期震颤，反映跨膜压差 >5.3 kPa (40 mmHg)。典型的 AS 收缩期杂音在 3/6 级以上，为喷射性，呈递增-递减型，菱峰位于收缩中期，在胸骨右缘第 2 肋间及胸骨左缘第 3~4 肋间最清楚。主动脉瓣区第二心音减弱或消失。收缩压显著降低，脉压小，脉搏弱。高度主动脉瓣狭窄时，杂音可不明显，而心尖部可闻及第四心音，提示狭窄严重，跨膜压差在 9.3 kPa (70 mmHg) 以上。

(三) 诊断

1. 辅助检查

(1) 心电图：可表现为左心室肥厚、伴 ST-T 改变和左心房增大。

(2) 超声心动图：有助于确定瓣口狭窄的程度和病因诊断。

(3) 心导管检查：可测出跨瓣压差并据此计算出瓣口面积，>1.0 cm^2 为轻度狭窄，0.75~1.0 cm^2 为中度狭窄，<0.75 cm^2 为重度狭窄。根据压差判断，则平均压差 >6.7 kPa (50 mmHg) 或峰压差 >9.3 kPa (70 mmHg) 为重度狭窄。

2. 诊断和鉴别诊断

根据病史、主动脉瓣区粗糙而响亮的喷射性收缩期杂音和收缩期震颤，诊断多无困难。应鉴别是风湿性、先天性、老年钙化性 AS 或特发性肥厚型主动脉瓣下狭窄（IHSS）。病史、超声心动图等可助鉴别。

（四）治疗

无症状的 AS 患者并无特殊内科治疗。有症状的 AS 则必须手术。有肺淤血的患者，可慎用利尿药。ACEI 具有血管扩张作用，应慎用于瓣膜狭窄的患者，以免前负荷过度降低致心输出量减少，引起低血压、晕厥等。AS 患者亦应避免应用 β 受体阻滞药等负性肌力药物。重度 AS 患者应选用瓣膜置换术。经皮主动脉球囊成形术尚不成熟，仅适用于不能手术患者的姑息治疗。

四、主动脉瓣关闭不全

（一）病因和发病机制

主动脉瓣关闭不全（AR）系由主动脉瓣和主动脉根部病变所引起，分急性与慢性两类。慢性 AR 的病因有风湿性、先天性畸形、主动脉瓣脱垂、老年瓣膜病变、主动脉瓣黏液变性、梅毒性 AR、升主动脉粥样硬化与扩张、马方综合征、强直性脊柱炎、特发性升主动脉扩张、严重高血压和（或）动脉粥样硬化等，其中2/3的 AR 为风心病引起，单纯风湿性 AR 少见。

急性 AR 的原因有：感染性心内膜炎、主动脉根部夹层或动脉瘤、由外伤或其他原因导致的主动脉瓣破裂或急性脱垂、AS 行球囊成形术或瓣膜置换术的并发症。

急性 AR 时，心室舒张期血流从主动脉反流入左心室，左心室同时接受左心房和主动脉反流的血液，左心室急性扩张以适应容量过度负荷的能力有限，故左心室舒张压急剧上升，随之左心房压升高、肺淤血、肺水肿。同时，AR 使心脏前向排血量减少。

慢性 AR 时，常缓慢发展、逐渐加重，故左心室有充足的时间进行代偿；使左心室能够在反流量达心输出量 80% 左右的情况下，多年不出现严重循环障碍的症状；晚期才出现心室收缩功能降低，左心衰竭。

（二）临床表现

1. 症状

急性 AR，轻者可无症状，重者可出现急性左心衰竭和低血压。慢性 AR 可多年（5～10 年）无症状，首发症状可为心悸、胸壁冲撞感、心前区不适、头部强烈搏动感；随着左心功能减退，出现劳累后气急或呼吸困难，左心衰竭逐渐加重后，可随时发生阵发性夜间呼吸困难、肺水肿及端坐呼吸，随后发生右心衰竭。亦可发生心绞痛（较主动脉瓣狭窄少见）和晕厥。在出现左心衰竭后，病情呈进行性恶化，常于 1～2 年内死亡。

2. 体征

查体在胸骨左缘第 3～4 肋间或胸骨右缘第 2 肋间闻及哈气样递减型舒张期杂音。该杂音沿胸骨左缘向下传导，达心尖部及腋前线，取坐位、前倾、深呼气后屏气最清楚。主动脉瓣区第二心音减弱或消失。脉压升高，有水冲脉，周围血管征常见。

（三）诊断

1. 辅助检查

（1）X 线胸片：表现为左心室、左心房大，心胸比率增大，左心室段延长及隆突，心尖向下延伸，心腰凹陷，心脏呈主动脉型，主动脉继发性扩张。

（2）心电图：表现为左心室肥厚伴劳损。

（3）超声心动图：可见主动脉增宽，AR时存在裂隙或瓣膜撕裂、穿孔等，二尖瓣前叶舒张期纤细扑动或震颤（为AR的可靠征象，但敏感性只有43%），左心室扩大，室间隔活动增强并向右移动等。

（4）心脏多普勒超声心动图：可显示血液自主动脉反流入左心室。

（5）主动脉根部造影：是诊断本病的金标准，若注射造影剂后，造影剂反流到左心室，可确定AR的诊断，若左心室造影剂浓度低于主动脉内造影剂浓度，则提示为轻度AR；若两者浓度相近，则提示中度反流；若左心室浓度高于主动脉浓度，则提示重度反流。

2. 诊断要点

如在胸骨左缘或主动脉瓣区有哈气样舒张期杂音，左心室明显增大，并有周围血管征，则AR之诊断不难确立。超声心动图、心脏多普勒超声心动和主动脉根部造影可明确诊断。风湿性AR常与AS并存，同时合并二尖瓣病变。

3. 鉴别诊断

风湿性AR需与老年性和梅毒性AR、马方综合征及瓣膜松弛综合征、先天性主动脉瓣异常、细菌性心内膜炎、高血压和动脉粥样硬化性主动脉瓣病变、主动脉夹层、动脉瘤以及外伤等所致的AR相鉴别。

（四）治疗

有症状的AR患者必须手术治疗，而不是长期内科治疗的对象。血管扩张药（包括ACEI）应用于慢性AR患者，目的是减轻后负荷，增加前向心输出量而减轻反流，但是否能有效降低左心室舒张末容量，增加LVEF尚不肯定。

五、护理措施

注意休息，劳逸结合，避免过重体力活动。但在心功能允许情况下，可进行适量的轻体力活动或轻体力的工作。预防感冒、防止扁桃体炎、牙龈炎等。如果发生感染可选用青霉素治疗。对青霉素过敏者可选用红霉素或林可霉素治疗。心功能不全者应控制水分的摄入，饮食中适量限制钠盐，每天以10g以下为宜，切忌食用盐腌制品。服用利尿剂者应吃些水果，如香蕉、橘子等。房颤的患者不宜做剧烈活动。应定期门诊随访；在适当时期要考虑行外科手术治疗，何时进行，应由医师根据具体情况定。如需拔牙或作其他小手术，术前应采用抗生素预防感染。

第二节　慢性肺源性心脏病

慢性肺源性心脏病（chronic pulmonary heart disease）简称慢性肺心病，是由肺组织、肺血管或胸廓的慢性病变引起的肺组织结构和功能异常，导致肺血管阻力增加、肺动脉压力增加，右心室扩张、肥大，伴或不伴有右心衰竭的心脏病。

肺心病是我国中老年人的常见病、多发病，患病年龄多在40岁以上，随年龄增长患病率增高。我国肺心病的平均患病率约为0.4%，农村高于城市，吸烟者比不吸烟者明显增多。急性呼吸道感染是肺心病急性发作的主要诱因，常导致肺、心功能衰竭。目前重症肺心病的病死率仍然较高。

一、病因及发病机制

按原发病的不同部位，其病因分为三类。

（一）支气管、肺疾病

以慢性阻塞性肺疾病最为多见，约占80%～90%。其次为支气管哮喘、支气管扩张、重症肺结核、尘肺、慢性弥漫性肺间质纤维化、结节病等。

（二）胸廓运动障碍性疾病

胸廓运动障碍性疾病较少见，如脊椎后凸或侧凸、脊椎结核、类风湿关节炎等引起的严重胸廓或脊柱畸形；神经肌肉疾患，如脊髓灰质炎、多发性神经炎等，引起胸廓活动受限、肺受压、支气管扭曲或变形，肺功能受损。

（三）肺血管疾病

肺血管疾病甚少见，如广泛或反复发生的多发性肺小动脉栓塞及肺小动脉炎；以及原因不明的原发性肺动脉高压等。引起右心室肥大的因素很多，但先决条件是肺的结构和功能的不可逆性改变。气道的反复感染、低氧血症和（或）高碳酸血症等一系列体液因子和肺血管的变化，使肺血管阻力增加和肺动脉血管重构、血容量增多和血液黏稠度增加，导致肺动脉高压，而肺动脉高压的形成是肺心病发生的关键因素。

二、临床表现

本病发展缓慢，临床上除原有肺、心疾病的各种症状和体征外，主要是逐步出现的肺、心功能衰竭和其他器官损害的表现。

（一）肺、心功能代偿期

1. 症状

咳嗽、咳痰、气促，活动后有心悸、呼吸困难、乏力和活动耐力下降。急性感染可使上述症状加重。少有胸痛或咯血。

2. 体征

可有不同程度的发绀和肺气肿体征。偶有干、湿性啰音，心音遥远。肺动脉瓣区第二心音亢进，提示有肺动脉高压。三尖瓣区出现收缩期杂音，或剑突下心脏搏动增强，提示有右心室肥厚。部分患者因肺气肿胸膜腔内压升高，阻碍腔静脉回流，可见颈静脉充盈。因膈肌下降，有肝界下移。

（二）肺、心功能失代偿期

1. 呼吸衰竭

（1）症状：呼吸困难加重，夜间为甚，常有头痛、失眠、食欲下降，但白天嗜睡，甚至表现出表情淡漠、神志恍惚、谵妄等肺性脑病的表现。

（2）体征：明显发绀，球结膜充血、水肿，严重时可有视网膜血管扩张、视盘水肿等颅内压升高的表现。腱反射减弱或消失，出现病理反射。因高碳酸血症可出现周围血管扩张的表现，如皮肤潮红、多汗。

2. 右心衰竭

（1）症状：气促更明显，心悸、气急、腹胀、食欲不振、恶心、呕吐等。

（2）体征：发绀更明显，颈静脉怒张，心率增快，可出现心律失常，三尖瓣区可闻及收缩期杂音，甚至出现舒张期杂音。肝大伴压痛、肝颈静脉回流征阳性、下肢水肿，严重者有腹水。少数患者可出现肺水肿及全心衰竭的体征。

（三）并发症

由于低氧血症和高碳酸血症，使多个重要脏器受累，出现严重并发症，如肺性脑病、酸碱失衡及电解质紊乱、心律失常、休克、消化道出血、弥散性血管内凝血等。

三、辅助检查

（一）胸部 X 线检查

除原发病的 X 线征象外，尚有肺动脉高压和右心室肥大的征象。

（二）心电图检查

心电图检查主要为右心室肥大的改变。

（三）血气分析

出现低氧血症、高碳酸血症，当 $PaO_2 < 8.0$ kPa（60 mmHg），$PaCO_2 > 6.6$ kPa（50 mmHg）时，提示呼吸衰竭。

（四）血液检查

红细胞和血红蛋白升高，全血黏度和血浆黏度增加；并发感染时，白细胞总数增高，中性粒细胞增加。部分患者血清学检查有肾功能、肝功能的异常及电解质紊乱。

（五）其他检查

肺功能检查对早期或缓解期肺心病患者有意义。痰细菌学检查对急性加重期肺心病指导抗生素的选用。

四、诊断要点

有慢性支气管、肺、胸疾患的病史，有肺动脉高压、右心室肥大或伴有右心功能不全的表现，结合实验室检查，可做出诊断。但需排除其他心脏病的存在，如冠心病、风心病等。

五、治疗要点

（一）急性加重期

1. 控制感染

社区获得性感染以革兰阳性菌占多数，医院感染则以革兰阴性菌为主。选用两者兼顾的抗生素，如青霉素类、氨基糖苷类、喹诺酮类及头孢菌素类等控制感染。

2. 合理用氧

纠正缺氧和二氧化碳潴留，维持呼吸道通畅，改善呼吸功能。

3. 控制心力衰竭

慢性肺心病患者一般在积极控制感染，改善呼吸功能后，心力衰竭便能得到改善；对治疗无效的重症患者，适当选用利尿、强心或血管扩张药物控制心力衰竭。

（1）利尿药：以缓慢、小量和间歇用药为原则。常用药物有氢氯噻嗪；尿量多时需加用10%的氯化钾，或选用保钾利尿药，如氨苯喋定。重度或需要快速利尿者，肌内注射或口服呋塞米。

（2）强心剂：宜选用速效、排泄快的制剂，剂量宜小。常用药物有毒毛花苷 K 0.125～0.25 mg，或毛花苷丙 0.2～0.4 mg 加入 10％葡萄糖溶液内缓慢静脉推注。

（3）控制心律失常：一般经过治疗肺心病的感染、缺氧后，心律失常自行消失；如果持续存在，根据心律失常的类型选用药物。

（二）缓解期

以中西医结合的综合措施为原则，防治原发病，去除诱发因素，避免或减少急性发作，提高机体免疫功能，延缓病情的发展。

六、常用护理诊断

（一）气体交换受损

气体交换受损与呼吸道阻塞、呼吸面积减少引起通气和换气功能障碍有关。

（二）清理呼吸道无效

清理呼吸道无效与呼吸道感染、痰液过多而黏稠或咳嗽无力有关。

（三）体液过多

体液过多与右心功能不全、静脉回流障碍、静脉压升高有关。

（四）潜在并发症

肺性脑病。

七、护理措施

（一）一般护理

1. 休息与活动

急性发作期，卧床休息，取半卧位，减少机体耗氧量，减轻心脏负担。缓解期，在医护人员指导下根据肺心功能状况适当地进行活动，增强体质，改善心肺功能。

2. 合理氧疗

翻身、拍背排出呼吸道分泌物，使呼吸道保持通畅，是改善通气功能的一项有效措施。在此基础上持续低流量、低浓度给氧，氧流量 1～2 L/min，浓度在 25％～29％，可纠正缺氧，并且防止高浓度吸氧抑制呼吸，加重二氧化碳潴留，导致肺性脑病。

3. 饮食护理

摄取低盐、低热量、清淡、易消化和富含维生素及纤维的饮食。限制钠盐摄入，液体摄入量限制在1～1.5 L/d。根据患者饮食习惯，少量多餐。应用排钾利尿剂的患者注意钾的摄入，鼓励患者多吃含钾高的食物和水果，如香蕉、枣子等，保持大便通畅。

4. 皮肤护理

对久病卧床、水肿明显者应加强皮肤护理。避免腿部和踝部交叉受压；保持衣服宽大、柔软；在受压部位垫气圈或海面垫，有条件者用气垫床；帮助患者抬高下肢，促进静脉回流，定时变换体位，预防压疮。

（二）病情观察

密切观察病情变化，监测生命体征及血气分析。观察呼吸频率、节律、深度及其变化特点。如患者出现点头、提肩等呼吸，或呼吸由深而慢，转为浅而快等不规则呼吸，提示呼吸衰竭。如果患者出现注意力不集中、好言多动、烦躁不安、昼睡夜醒、神志恍惚等，提示肺性脑病的先兆症状，立即报告医师，并协助抢救。

（三）用药护理

1. 利尿剂

尽可能在白天给药，以免因频繁排尿而影响患者夜间睡眠。用药后应观察精神症状、痰液黏稠度、有无腹胀、四肢无力等，准确记录液体出入量。过多应用利尿剂可能导致：①脱水使痰液黏稠不易咳出，加重呼吸衰竭。②低钾、低氯性碱中毒，抑制呼吸中枢，通气量降低，耗氧量增加，加重神经精神症状。③血液浓缩增加循环阻力，且易发生弥散性血管内凝血。

2. 强心剂

遵医嘱给药，注意药效并观察毒性反应。由于肺心病患者长期处于缺氧状态，对洋地黄类药物耐受性很低，故疗效差、易中毒，用药前注意纠正缺氧。

3. 呼吸兴奋剂

遵医嘱使用呼吸兴奋剂。注意保持呼吸道通畅，适当增加吸入氧浓度。用药过程中如出现恶心、呕吐、震颤，甚至惊厥，提示药物过量，及时通知医师。

（四）心理护理

关爱患者，多与患者交谈，给予患者理解与支持，鼓励患者积极配合治疗与护理，树立信心；教会自我护理，避免各种诱发因素，保护肺、心功能；动员患者的家人与亲友多陪护探视，增强患者的支持系统。

（五）健康教育

1. 疾病知识指导

使患者和家属了解疾病发生、发展过程及防止原发病的重要性，减少反复发作的次数。积极防治原发病，避免和防治各种可能导致病情急性加重的诱因。坚持家庭氧疗等。

2. 生活指导

加强饮食营养，以保证机体康复的需要。病情缓解期应根据肺、心功能及体力情况进行适当的体育锻炼和呼吸功能锻炼，如散步、气功、太极拳、腹式呼吸、缩唇呼吸等，改善呼吸功能，提高机体免疫功能。

3. 用药指导

向患者介绍药物的用法和注意事项，观察疗效及不良反应。

4. 自我监测指导

告知患者及家属病情变化的征象，如体温升高、呼吸困难加重、咳嗽剧烈、咳痰不畅、尿量减少、水肿明显或发现患者神志淡漠、嗜睡、躁动、口唇发绀加重等，均提示病情变化或加重，需及时就医诊治。

第三节　反流性食管炎

反流性食管炎（reflux esophagitis，RE）是指胃、十二指肠内容物反流入食管所引起的食管黏膜炎症、糜烂、溃疡和纤维化等病变，甚至引起咽喉、气道等食管以外的组织损害。其发病男性多于女性，男女比例大约为（2～3）∶1，发病率为 1.92%。随着年龄的增长，食管下段括约肌收缩力的下降，胃、十二指肠内容物自发性反流，而使老年人反流性食管炎的发病率有所增加。

一、病因与发病机制

（一）抗反流屏障削弱

食管下括约肌是指食管末端 3～4 cm 长的环形肌束。正常人静息时压力为 1.3～4.0 kPa（10～30 mmHg），为一高压带，防止胃内容物反流入食管。由于年龄的增长，机体老化导致食管下括约肌的收缩力下降引起食物反流。一过性食管下括约肌松弛也是反流性食管炎的主要发病机制。

（二）食管清除作用减弱

正常情况下，一旦发生食物的反流，大部分反流物通过 1～2 次食管自发和继发性的蠕动性收缩将食管内容物排入胃内，即容量清除，剩余的部分则由唾液缓慢地中和。老年人食管蠕动缓慢和唾液产生减少，影响了食管的清除作用。

（三）食管黏膜屏障作用下降

反流物进入食管后，可以凭借食管上皮表面黏液、不移动水层和表面 HCO_3^-、复层鳞状上皮等构成上皮屏障，以及黏膜下丰富的血液供应构成的后上皮屏障，发挥其抗反流物对食管黏膜损伤的作用。随着机体老化，食管黏膜逐渐萎缩，黏膜屏障作用下降。

二、护理评估

（一）健康史

询问患者的饮食结构及习惯、有无长期服用药物史。

（二）身体评估

1. 反流症状

反酸、反食、反胃（指胃内容物在无恶心和不用力的情况下涌入口腔）、嗳气等，多在餐后明显或加重，平卧或躯体前屈时易出现。

2. 反流物引起的刺激症状

胸骨后或剑突下烧灼感、胸痛、吞咽困难等。常由胸骨下段向上伸延，常在餐后 1 h 出现，平卧、弯腰或腹压增高时可加重。反流物刺激食管痉挛导致胸痛，常发生在胸骨后或剑突下。严重时可为剧烈刺痛，可放射到后背、胸部、肩部、颈部、耳后，有的酷似心绞痛的特点。

3. 其他症状

咽部不适，有异物感、棉团感或堵塞感，可能与酸反流引起食管上段括约肌压力升高有关。

4. 并发症

（1）上消化道出血：因食管黏膜炎症、糜烂及溃疡可以导致上消化道出血。

（2）食管狭窄：食管炎反复发作致使纤维组织增生，最终导致瘢痕性狭窄。

（3）Barrett 食管：在食管黏膜的修复过程中，食管—贲门交界处 2 cm 以上的食管鳞状上皮被特殊的柱状上皮取代，称之为 Barrett 食管。Barrett 食管发生溃疡时，又称 Barrett 溃疡。

Barrett食管是食管癌的主要癌前病变，其腺癌的发生率较正常人高30～50倍。

（三）辅助检查

1. 内镜检查

内镜检查是反流性食管炎最准确、最可靠的诊断方法，能判断其严重程度和有无并发症，结合活检可与其他疾病相鉴别。

2. 24 h食管pH监测

应用便携式pH记录仪在生理状态下对患者进行24 h食管pH连续监测，可提供食管是否存在过度酸反流的客观依据。在进行该项检查前3日，应停用抑酸药与促胃肠动力的药物。

3. 食管吞钡X线检查

对不愿意接受或不能耐受内镜检查者行该检查。严重患者可发现阳性X线征。

（四）心理社会状况

反流性食管炎长期持续存在，病情反复、病程迁延，因此患者会出现食欲减退、体重下降，导致患者心情烦躁、焦虑；合并消化道出血时会使患者紧张、恐惧。应注意评估患者的情绪状态及对本病的认知程度。

三、常见护理诊断及问题

（一）疼痛：胸痛

与胃食管黏膜炎性病变有关。

（二）营养失调：低于机体需要量

与害怕进食、消化吸收不良等有关。

（三）有体液不足的危险

与合并消化道出血引起活动性体液丢失、呕吐及液体摄入量不足有关。

（四）焦虑

与病情反复、病程迁延有关。

（五）知识缺乏

对反流性食管炎病因和预防知识的了解。

四、诊断要点与治疗原则

（一）诊断要点

临床上有明显的反流症状，内镜下有反流性食管炎的表现，食管过度酸反流的客观依据即可做出诊断。

（二）治疗原则

以药物治疗为主，对药物治疗无效或发生并发症者可做手术治疗。

1. 药物治疗

目前多主张采用递减法，即开始使用质子泵抑制剂加促胃肠动力药，迅速控制症状，待症状控制后再减量维持。

（1）促胃肠动力药：目前主要常用的药物是西沙必利。常用量为每次5～15 mg，每天3～4次，疗程8～12周。

（2）抑酸药。①H_2 受体拮抗剂（H_2RA）：西咪替丁 400 mg、雷尼替丁 150 mg、法莫替丁 20 mg，每日 2 次，疗程 8～12 周。②质子泵抑制剂（PPI）：奥美拉唑 20 mg、兰索拉唑 30 mg、泮托拉唑 40 mg、雷贝拉唑 10 mg 和埃索美拉唑 20 mg，一日 1 次，疗程 4～8 周。③抗酸药：仅用于症状轻、间歇发作的患者作为临时缓解症状用。反流性食管炎有并发症或停药后很快复发者，需要长期维持治疗。H_2RA、西沙必利、PPI 均可用于维持治疗，其中以 PPI 效果最好。维持治疗的剂量因患者而异，以调整至患者无症状的最低剂量为合适剂量。

2. 手术治疗

手术为不同术式的胃底折叠术。手术指征为：①严格内科治疗无效。②虽经内科治疗有效，但患者不能忍受长期服药。③经反复扩张治疗后仍反复发作的食管狭窄。④确证由反流性食管炎引起的严重呼吸道疾病。

3. 并发症的治疗

（1）食管狭窄：大部分狭窄可行内镜下食管扩张术治疗。扩张后予以长程 PPI 维持治疗可防止狭窄复发。少数严重瘢痕性狭窄需行手术切除。

（2）Barrett 食管：药物治疗是预防 Barrett 食管发生和发展的重要措施，必须使用 PPI 治疗及长期维持。

五、护理措施

（一）一般护理

为减少平卧时及夜间反流可将床头抬高 15～20 cm。避免睡前 2 h 内进食，白天进餐后亦不宜立即卧床。应避免食用使食管下括约肌压力降低的食物和药物，如高脂肪、巧克力、咖啡、浓茶及硝酸甘油、钙拮抗剂等。应戒烟及禁酒。减少一切影响腹压增高的因素，如肥胖、便秘、紧束腰带等。

（二）用药护理

遵医嘱给予药物治疗，注意观察药物的疗效及不良反应。

1. H_2 受体拮抗剂

药物应在餐中或餐后即刻服用，若需同时服用抗酸药，则两药应间隔 1 h 以上。若静脉给药应注意控制速度，过快可引起低血压和心律失常。西咪替丁对雄性激素受体有亲和力，可导致男性乳腺发育、阳痿以及性功能紊乱，应做好解释工作。该药物主要通过肾排泄，用药期间应监测肾功能。

2. 质子泵抑制剂

奥美拉唑可引起头晕，应嘱患者用药期间避免开车或做其他必须高度集中注意力的工作。兰索拉唑的不良反应包括荨麻疹、皮疹、瘙痒、头痛、口苦、肝功能异常等，轻度不良反应不影响继续用药，较严重时应及时停药。泮托拉唑的不良反应较少，偶可引起头痛和腹泻。

3. 抗酸药

该药在饭后 1 h 和睡前服用。服用片剂时应嚼服，乳剂给药前应充分摇匀。

抗酸剂应避免与奶制品、酸性饮料及食物同时服用。

（三）饮食护理

（1）指导患者有规律地定时进餐，饮食不宜过饱，选择营养丰富，易消化的食物。避免摄入过咸、过甜、过辣的刺激性食物。

（2）制定饮食计划：与患者共同制定饮食计划，指导患者及家属改进烹饪技巧，增加食物的色、香、味，刺激患者食欲。

（3）观察并记录患者每天进餐次数、量、种类，以了解其摄入营养素的情况。

六、健康指导

（一）疾病知识的指导

向患者及家属介绍本病的有关病因，避免诱发因素。保持良好的心理状态，平时生活要有规律，合理安排工作和休息时间，注意劳逸结合，积极配合治疗。

（二）饮食指导

指导患者加强饮食卫生和饮食营养，养成有规律的饮食习惯；避免过冷、过热、辛辣等刺激性食物及浓茶、咖啡等饮料；嗜酒者应戒酒。

（三）用药指导

根据病因及病情进行指导，嘱患者长期维持治疗，介绍药物的不良反应，如有异常及时复诊。

第四节　慢性胃炎

慢性胃炎是由不同原因引起的胃黏膜慢性炎症。病变可局限于胃的一部分（常见于胃窦部），也可累及整个胃部。慢性胃炎一般可分为慢性浅表性胃炎、慢性萎缩性胃炎两大类，前者是慢性胃炎中最常见的一种，约占60%～80%，后者则由于易发生癌变而受到人们的关注。慢性胃炎的发病率随年龄增长而增加。

一、护理要点

合理应用药物，及时对症处理；戒除烟酒嗜好，养成良好的饮食习惯；做好健康指导，保持良好心理状态；重视疾病变化，定期检查随访。

二、护理措施

（1）慢性胃炎的患者应立即解除疲劳的工作状态而加强休息，必要时卧床休息。患者应撇开一切烦恼，保持安详、乐观的人生态度。周围环境应保持清洁、卫生和安静。可以听一点轻音乐，将有助于慢性胃炎的康复。

（2）改变不规律进食、过快进食或暴饮暴食等不良习惯，养成定时、定量规律进食的好习惯。进食宜细嚼慢咽，使食物与唾液充分混合，减少对胃黏膜的刺激。

（3）停止进食过冷、过烫、辛辣、高钠、粗糙的食物。患者最好以细纤维素，易消化的面食为主食。

（4）慢性胃炎的患者必须彻底戒除烟酒，最好也不要饮用浓茶。

（5）停止服用水杨酸类药物。对胃酸减少或缺乏者，可适当喝米醋。

三、用药及注意事项

（一）保护胃黏膜

1. 硫糖铝

它能与胃黏膜中的黏蛋白结合，形成一层保护膜，是一种很好的胃黏膜保护药。同时，它还可以促进胃黏膜的新陈代谢。每次 10 g，每日 3 次。

2. 生胃酮

能促使胃黏液分泌增加和胃黏膜上皮细胞寿命延长，从而形成保护黏膜的屏障，增强胃黏膜的抵抗力。每次 50~100 mg，每日 3 次，对高血压患者不宜应用。

3. 胃膜素

胃膜素为猪胃黏膜中提取的抗胃酸多糖质，遇水变为具有附着力的黏浆，附贴于胃黏膜而起保护作用，并有制酸作用。每次 2~3 g，每日 3 次。

4. 麦滋林-S 颗粒

此药具有胃黏膜保护功能，最大的优点是不被肠道吸收入血，故几乎无任何不良反应。每次 0.67 g，每日 3 次。

（二）调整胃运动功能

1. 胃复安

胃复安能抑制延脑的催吐化学感受器，有明显的镇吐作用；同时能调整胃窦功能，增强幽门括约肌的张力，防止和减少碱性反流。每次 5~10 mg，每日 3 次。

2. 吗丁啉

吗丁啉作用较胃复安强而不良反应少，且不透过血脑屏障，不会引起锥体外系反应，是目前较理想的促进胃蠕动的药物。每次 10~20 mg，每日 3 次。

3. 西沙比利（普瑞博斯）

西沙比利作用类似吗丁啉，但不良反应更小，疗效更好。每次 5 mg，每日 3 次。

（三）抗酸或中和胃酸

1. 甲氰咪胍

它能使基础胃酸分泌减少约 80%，使各种刺激引起的胃酸分泌减少约 70%。每次 200 mg，每日 3 次。

2. 泰胃美

作用比较温和，而且能符合胃的生理功能，是比较理想的治疗胃酸增多的慢性浅表性胃炎的药物。每次 400 mg，每日 3 次。

（四）促胃酸分泌

1. 康胃素

能促进胃肠功能，使唾液、胃液、胆液、胰液及肠液等的分泌增加，从而加强消化功能，有利于低酸的恢复。

2. 多酶片

每片内含淀粉酶 0.12 g、胃蛋白酶 0.04 g、胰酶 0.12 g，作用也是加强消化功能。每次 2 片，每日 3 次。

（五）抗感染

1. 庆大霉素

庆大霉素口服每次 4 万 U，每日 3 次；对于治疗诸如上呼吸道炎症、牙龈炎、鼻炎等慢性炎症，有较快较好的疗效。

2. 德诺（De-Nol）

其主要成分是胶体次枸橼酸铋，具有杀灭幽门螺杆菌的作用。每次 240 mg，每日 2 次。服药时间最长不得超过 3 个月，因为久服胶体铋，有引起锥体外系中毒的危险。

3. 三联疗法

即胶体枸橼酸铋＋甲硝唑＋四环素或羟氨苄青霉素，是当前根治幽门螺杆菌的最佳方案，根治率可达 96％。用法为：德诺每次 240 mg，每日 2 次；甲硝唑每次 0.4 g，每日 3 次；四环素每次 500 mg，每日 4 次；羟氨苄青霉素每次 1.0 g，每日 4 次。此方案连服 14 天为 1 个疗程。

四、健康指导

慢性胃炎由于病程较长，治疗进展缓慢，而且可能反复发作，所以患者常有严重焦虑，而焦虑不安、精神紧张，又是慢性胃炎病情加重的重要因素之一。如此恶性循环，必将严重影响慢性胃炎的治疗。因此，对患者进行心理疏导治疗，往往能收到良好的效果。告诫患者生活要有规律，保持乐观情绪；饮食应少食多餐，戒烟酒，以清淡无刺激性易消化为宜；禁用或慎用阿司匹林等可致溃疡的药物；定期复诊，如上腹疼痛节律发生变化或出现呕血、黑便时应立即就医。

第五节　消化性溃疡

消化性溃疡是一种常见的胃肠道疾病，简称溃疡病，通常指发生在胃或十二指肠球部的溃疡，并分别称之为胃溃疡或十二指肠溃疡。事实上，本病可以发生在与酸性胃液相接触的其他胃肠道部位，包括食管下端、胃肠吻合术后的吻合口及其附近的肠襻，以及含有异位胃黏膜的 Meckel 憩室。

消化性溃疡是一组常见病、多发病，人群中患病率高达 5％～10％，严重危害人们的健康。本病可见于任何年龄，以 20～50 岁之间为多，占 80％，10 岁以下或 60 岁以上者较少。胃溃疡（GU）常见于中年和老年人，男性多于女性，二者之比约为 3∶1。十二指肠球部溃疡（DU）多于胃溃疡，患病率是胃溃疡的 5 倍。

一、病因及发病机制

消化性溃疡病因和发病机制尚不十分明确，学说甚多，归纳起来有三个方面：损害因素的作用，即化学性、药物性等因素的直接破坏作用；保护因素的减弱；易感及诱发因素（遗传、性激素、工作负荷等）。目前认为胃溃疡多以保护因素减弱为主，而十二指肠球部溃疡则以损害因素的作用为主。

（一）损害因素作用

1. 胃酸及胃蛋白酶分泌异常

31%～46%的 DU 患者胃酸分泌率高于正常高限（正常男 11.6～60.6 mmol/h，女 8.0～40.1 mmol/h）。因胃蛋白酶原随胃酸分泌，故患者中胃蛋白酶原分泌增加的百分比大致与胃酸分泌增加的百分比相同。

多数 GU 患者酸分泌率正常或低于正常，仅少数患者（如卓－艾综合征）酸分泌率高于正常。虽然如此，并不能排除胃酸及胃蛋白酶是某些 GU 的病因。通常认为在胃酸分泌高的溃疡患者中，胃酸和胃蛋白酶是导致发病的重要因素。

基础胃酸分泌增加可由下列因素所致：①胃泌素分泌增加（卓－艾综合征等）。②乙酰胆碱刺激增加（迷走神经功能亢进）。③组织胺刺激增加（系统性肥大细胞病或嗜碱性粒细胞白血病）。

2. 药物性因素

阿司匹林、糖皮质激素、非甾体抗炎药等可直接破坏胃黏膜屏障，被认为与消化性溃疡的发病有关。

3. 胆汁及胰液反流

胆酸、溶血卵磷脂及胰酶是引起一些消化性溃疡的致病因素，尤其见于某些 GU。这些 GU 患者幽门括约肌功能不全，胆汁和（或）胰酶反流入胃造成胃炎，继发 GU。

胆汁及胰液损伤胃黏膜的机制可能是改变覆盖上皮细胞表面的黏液，损伤胃黏膜屏障，使黏膜更易受胃酸和胃蛋白酶的损害。

（二）保护因素减弱

1. 黏膜防护异常

胃黏膜屏障由黏膜上皮细胞顶端的一层脂蛋白膜所组成，使黏膜免受胃内容损伤或在损伤后迅速地修复。黏液的分泌减少或结构异常均能使凝胶层黏液抵抗力减弱。胃黏膜血流减少导致细胞损伤与溃疡。胃黏膜缺血是严重内、外科疾病患者发生急性胃黏膜损伤的直接原因。胃小弯处易发溃疡可能与其侧枝血管较少有关。黏膜碳酸氢盐和前列腺素分泌减少亦可使黏膜防御功能降低。

2. 胃肠道激素

胃肠道黏膜与胰腺的内分泌细胞分泌多种肽类和胺类胃肠道激素（胰泌素、胆囊收缩素、血管活性肠肽、高血糖素、肠抑胃肽、生长抑素、前列腺素等）。它们具有一定生理作用，主要参与食物消化过程，调节胃酸/胃蛋白酶分泌，并能营养和保护胃肠黏膜，一旦这些激素分泌和调节失衡，即易产生溃疡。

（三）易感及诱发因素

1. 遗传倾向

消化性溃疡有相当高的家族发病率。曾有报告约 20%～50%的患者有家族史，而一般人群的发病率仅为 5%～10%。许多临床调查研究表明，DU 患者的血型以"O"型多见，消化性溃疡伴并发症者也以"O"型多见，这与 50%DU 患者和 40%GU 患者不分泌 ABH 血型物质有关。DU 与 GU 的遗传易感基因不同。提示 GU 与 DU 是两种不同的疾病。GU 患者的子女患 GU 风险为一般人群的 3 倍，而 DU 患者的子女的风险则并不比一般人群高。曾有报道

62%的儿童 DU 患者有家族史。消化性溃疡的遗传因素还直接表现为某些少见的遗传综合征。

2. 性腺激素因素

国内报道消化性溃疡的男女性别比（3.9~8.5）：1，这种差异被认为与性激素作用有关。女性激素对消化道黏膜具有保护作用。生育期妇女罹患消化性溃疡明显少于绝经期后妇女，妊娠期妇女的发病率亦明显低于非妊娠期。现认为女性性腺激素，特别是孕酮，能阻止溃疡病的发生。

3. 心理社会因素

研究认为，消化性溃疡属于心理生理疾患的范畴，特别是 DU 与心理社会因素的关系尤为密切。与溃疡病的发生有关的心理社会因素主要有以下几种。

（1）长期的精神紧张：不良的工作环境和劳动条件，长期的脑力活动造成的精神疲劳，加之睡眠不足，缺乏应有的休息和调节导致精神过度紧张。

（2）强烈的精神刺激：重大的生活事件，生活情景的突然改变，社会环境的变迁，如丧偶、离婚、自然灾害、战争动乱等造成的心理应激。

（3）不良的情绪反应：指不协调的人际关系，工作生活中的挫折，无所依靠而产生的心理上的"失落感"和愤怒、抑郁、忧虑、沮丧等不良情绪。消化系统是情绪反应的敏感器官系统，所以这些心理社会因素就会在其他一些内外致病因素的综合作用下，促使溃疡病的发生。

4. 个性和行为方式

个性特点和行为方式与本病的发生也有一定关系，它既可作为本病的发病基础，又可改变疾病的过程，影响疾病的转归。溃疡病患者的个性和行为方式有以下几个特点。

（1）竞争性强，雄心勃勃。有的人在事业上虽取得了一定成就，但其精神生活往往过于紧张，即使在休息时，也不能取得良好的精神松弛。

（2）独立和依赖之间的矛盾，生活中希望独立，但行动上又不愿吃苦，因循守旧、被动、顺从、缺乏创造性、依赖性强，因而引起心理冲突。

（3）情绪不稳定，遇到刺激，内心情感反应强烈，易产生挫折感。

（4）惯于自我克制。情绪虽易波动，但往往喜怒不形于色，即使在愤怒时，也常常是"怒而不发"，情绪反应被阻抑，导致更为强烈的自主神经系统功能紊乱。

（5）其他，性格内向、孤僻、过分关注自己、不好交往、自负、焦虑、易抑郁、事无巨细、刻求井井有条等。

5. 吸烟

吸烟与溃疡发病是否有关，尚不明确。但流行病学研究发现溃疡患者中吸烟比例较对照组高；吸烟量与溃疡病流行率呈正相关；吸烟者死于溃疡病者比不吸烟者多；吸烟者的 DU 较不吸烟者难愈合；吸烟者的 DU 复发率比不吸烟者高。吸烟与 GU 的发病关系则不清楚。

6. 酒精及咖啡饮料

两者都能刺激胃酸分泌，但缺乏引起胃、十二指肠溃疡的确定依据。

二、症状和体征

（一）疼痛

溃疡疼痛的确切机制尚不明确。较早曾提出胃酸刺激是溃疡疼痛的直接原因。因溃疡疼痛发生于进餐后一段时期，此时胃内胃酸浓度达到最高水平。然而，以酸灌注溃疡病患者却不能诱发疼痛；"酸理论"亦不能解释十二指肠溃疡疼痛。由于溃疡痛与胃内压力的升高同步，故胃壁肌紧张度增高与十二指肠球部痉挛均被认为是溃疡痛的原因。溃疡周围水肿与炎症区域的肌痉挛，或溃疡基底部与胃酸接触可引起持续烧灼样痛。给溃疡病患者服用安慰剂，发现其具有与抗酸剂同样的缓解疼痛疗效，进食在有些患者反而会加重疼痛，因此溃疡疼痛的另一种机制可能与胃、十二指肠运动功能异常有关。

1. 疼痛的性质与强度

溃疡痛常为绞痛、针刺样痛、烧灼样痛和钻痛，也可仅为烧灼样感或类似饥饿性胃收缩感以至难与饥饿感相区别。疼痛的程度因人而异，多数呈钝痛，可忍受，无须立即停止工作。老年人感觉迟钝，疼痛往往较轻。少数则剧痛，需使用止痛剂才可缓解。约 10% 的患者在病程中不觉疼痛，直至出现并发症时才被诊断，故被称之为无痛性溃疡。

2. 疼痛的部位和放射

无并发症的 GU 的疼痛部位常在剑突下或上腹中线偏左；DU 多在剑突下偏右，范围较局限。疼痛常不放射。一旦发生穿透性溃疡或溃疡穿孔，则疼痛向背部、腹部其他部位，甚至肩部放射。有报道在一些吸烟的溃疡病患者，疼痛可向左下胸放射，类似心绞痛，称为胃心综合征。患者戒烟和溃疡治愈后，左下胸痛即消失。

3. 疼痛的节律性

消化性溃疡病中一项最特别的表现是疼痛的出现与消失呈节律性，这与胃的充盈和排空有关。疼痛常与进食有明显关系。GU 疼痛多在餐后 0.5～2 h 出现，至下餐前消失，即有"进食→疼痛→舒适"的规律。DU 疼痛多在餐后 3～4 h 出现，进食后可缓解，即有"进食→舒适→疼痛"的规律。疼痛还可出现在晚间睡前或半夜痛醒，称为夜间痛。

4. 疼痛的周期性

消化性溃疡的疼痛发作可延续数天或数周后自行缓解，称为溃疡痛小周期。每逢深秋至冬春季节交替时疼痛发作，构成溃疡痛的大周期。溃疡病病程的周期性原因不明，可能与机体全身反应，特别是神经系统兴奋性的改变有关，也与气候变化和饮食失调有关。一般饮食不当，情绪波动，气候突变等可加重疼痛；进食、饮牛奶、休息、局部热敷、服制酸药物可缓解疼痛。

（二）胃肠道症状

1. 恶心、呕吐

溃疡病的呕吐为胃性呕吐，属反射性呕吐。呕吐前常有恶心且与进食有关。但恶心与呕吐并非是单纯性胃、十二指肠溃疡的症状。消化性溃疡患者发生呕吐很可能伴有胃潴留或与幽门附近溃疡刺激有关。刺激性呕吐于进食后迅速发生，患者在呕吐大量胃内容物后感觉轻松。幽门梗阻胃潴留所致呕吐很可能发生于清晨，呕吐物中含有隔宿的食物，并带有酸馊气味。

2. 嗳气与胃灼热

（1）嗳气可见于溃疡病患者，此症状无特殊意义。多见于年轻的 DU 患者，可伴有幽门痉挛。

（2）胃灼热（亦称烧心）是位于心窝部或剑突后的发热感，见于 60%～80% 溃疡病患者，患者多有高酸分泌。可在消化性溃疡发病之前多年发生。胃灼热与溃疡痛相似，有在饥饿时与夜间发生的特点，且同样具有节律性与周期性。胃灼热发病机制仍有争论，目前多认为是由于反流的酸性胃内容物刺激下段食管的黏膜引起。

3. 其他消化系统症状

消化性溃疡患者食欲一般无明显改变，少数有食欲亢进。由于疼痛常与进食有关，往往不敢多食。有些患者因长期疼痛或并发慢性胃、十二指肠炎，胃分泌与运动功能减退，导致食欲减退，这较多见于慢性 GU。有些 DU 患者有周期性唾液分泌增多，可能与迷走神经功能亢进有关。

痉挛性便秘是消化性溃疡常见症状之一，但其原因与溃疡病无关，而与迷走神经功能亢进，严重偏食使纤维食物摄取过少以及药物（铝盐、铋盐、钙盐、抗胆碱能药）的不良反应有关。

（三）全身性症状

除胃肠道症状外，患者可有自主神经功能紊乱的症状，如缓脉、多汗等。久病更易出现焦虑、抑郁和失眠等精神症状。疼痛剧烈影响进食者可有消瘦及贫血。

三、并发症

约 1/3 的消化性溃疡患者病程中出现出血、穿孔或梗阻等并发症。

（一）出血

出血是消化性溃疡最常见的并发症，见于 15％～20％的 DU 和 10％～15％GU 患者。它标志着溃疡病变处于高度活动期。发生出血的危险率与病期长短无关，约 1/3～1/4 患者发生出血时无溃疡病史。出血多见于寒冷季节。

出血是溃疡腐蚀血管所致。急性出血最常见现象为黑便和呕血。仅 50～75 mL 的少量出血即可表现为黑便。GU 者大量出血时有呕血伴黑便。DU 则多为黑便，量多时反流入胃亦可表现为呕血。如大量血流快速通过肠肠道，粪色则为暗红或酱色。大量出血导致急性循环血量下降，出现体位性心动过速、血压脉压差减小和直立性低血压，严重者发生休克。

（二）穿孔

溃疡严重，穿破浆膜层可致：十二指肠内容物经过溃疡穿孔进入腹膜腔即游离穿孔；溃疡侵蚀穿透胃、十二指肠壁，但被胰、肝、脾等实质器官所封闭而不形成游离穿孔；溃疡扩展至空腔脏器如胆总管、胰管、胆囊或肠腔形成瘘管。

6％～11％的 DU 和 2％～5％的 GU 患者发生游离穿孔，甚至以游离穿孔为起病方式。老年男性及服用非类固醇抗炎药者较易发生游离穿孔。十二指肠前壁溃疡容易穿孔，偶有十二指肠后壁溃疡穿孔至小网膜囊引起背痛而非弥漫性腹膜炎症。GU 穿孔多位于小弯处。

游离穿孔的特点为突然出现、发展很快，有持续的剧烈疼痛。痛始于上腹部，很快发展为全腹痛，活动可加剧，患者多取仰卧不动的体位。腹部触诊压痛明显，腹肌广泛板样强直。由于体液向腹膜腔内渗出，常有血压降低、心率加快、血液浓缩及白细胞增高，而少有发热。16％患者血清淀粉酶轻度升高。75％患者的直立位胸腹部 X 线可见游离气体。经鼻胃管注入400～500 mL空气或碘造影剂后摄片，更易发现穿孔。

有时，游离穿孔的临床表现可不典型：如穿孔很快闭合，腹腔细菌污染很轻，临床症状可很快自动改善；老年或有神经精神障碍者，腹痛及腹部体征不明显，仅表现为原因不明的休克；体液缓慢渗漏入腹膜腔而集于右结肠旁沟，临床表现似急性阑尾炎。

溃疡穿孔至胰腺者通常有难治性溃疡疼痛。十二指肠后壁穿透者血清淀粉酶及脂酶水平可升高。偶尔，穿孔可引起瘘管，如十二指肠穿孔至胆总管瘘管，胃溃疡穿通至结肠或十二指肠瘘管。

穿孔死亡率约为 5%～15%，而靠近贲门的高位胃溃疡的死亡率更高。

（三）幽门梗阻

约 5%DU 和幽门溃疡患者出现幽门梗阻。梗阻由水肿、平滑肌痉挛、纤维化或诸种因素合并所致，梗阻多为溃疡病后期表现。消化性溃疡并发梗阻的死亡率为 7%～26%。

由于梗阻使胃排空延缓，患者常出现恶心、呕吐、上腹部饱满、胀气、食欲减退、早饱、畏食和体重明显下降。上腹痛经呕吐后可暂时缓解。呕吐多在进食后 1 h 或更长时间后出现，吐出量大，为不含胆汁的未消化食物，此种症状可持续数周至数月。体格检查可见血容量不足征象（低血压、心动过速、皮肤黏膜干燥），上腹部蠕动波及胃部振水音。

实验室检查常有血液浓缩、肾前性氮质血症等血容量不足征象及呕吐引起的低钾低氯代谢性碱中毒。若体重丧失明显，可出现低蛋白血症。

（四）癌变

少数 GU 发生癌变，发生率不详。凡 45 岁以上患者，内科积极治疗无效者以及营养状态差、贫血、粪便隐血试验持续阳性者均应做钡餐、纤维胃镜检查及活组织病理检查，以尽早发现癌变。

四、检查

（一）血清胃泌素含量

放免法检测胃泌素可检出卓-艾综合征及其他高胃酸分泌性消化性溃疡。未服过大剂量的抗酸剂、H_2 受体拮抗剂或质子泵抑制剂等药者，如空腹血清胃泌素水平＞200 pg/mL，应测定胃酸分泌量，以明确是否由于恶性贫血、萎缩性胃炎、胃癌或迷走神经切除等因素胃泌素反馈性增高。血清胃泌素含量及基础酸排量均增加仅见于少数疾病。测定静脉注射胰泌素后的血清胃泌素浓度，有助于确诊诊断不明的卓-艾综合征。

（二）胃酸分泌试验方法

是在透视下将胃管置入胃内，管端位于胃窦，以吸引器吸取胃液，测定每次吸取的胃液量及酸浓度。健康人胃酸分泌量见表 5-1。GU 的酸排量与正常人相似，而 DU 则空腹和夜间均维持较高水平。胃酸分泌幅度在正常人和消化性溃疡患者之间重迭，GU 与 DU 之间亦有重迭，故胃酸分泌检查对溃疡病的定性诊断意义不大。对缺乏胃酸的溃疡病，应疑有癌变；胃酸很高，基础酸排量和最高酸排量明显增高，则提示胃泌素瘤可能。

表 5-1　健康男女性正常胃酸分泌的高限及低限值

	基础（mmol/h）	最高（mmol/h）	最大（mmol/h）	基础/最大（mmol/h）
男性（N＝172）高限值	10.5	60.6	47.7	0.31
男性（N＝172）低限值	0	11.6	9.3	0
女性（N＝76）高限值	5.6	40.1	31.2	0.29
女性（N＝76）低限值	0	8.0	5.6	0

（三）X 线钡餐检查

X 线钡餐检查是确定诊断的有效方法，尤其对临床表现不典型者。消化性溃疡在 X 线征象上出现形态和功能的改变，即直接征象与间接征象。由钡剂充填溃疡形成龛影为直接征象，是最可靠的诊断依据。溃疡病周围组织的炎性病变与局部痉挛产生钡餐检查时的局部压痛或激惹现象及溃疡愈合形成瘢痕收缩使局部变形均属于间接征象。

（四）纤维胃镜检查

胃镜检查对消化性溃疡的诊断和鉴别诊断有很大价值。该检查可以发现 X 线所难以发现的浅小溃疡，确切地判断溃疡的部位、数目、大小、深浅、形态及病期（活动期、愈合期、瘢痕期），对随访溃疡的过程和判定治疗的效果有价值。胃镜检查还可在直视下作胃黏膜活组织检查等，故对溃疡良性、恶性的鉴别价值较大。

（五）粪便隐血试验

溃疡活动期，溃疡面有微量出血，粪隐血试验大都阳性，治疗 1～2 周后多转为阴性。如持续阳性，则疑有癌变。

（六）幽门螺杆菌（HP）感染检查

近来 HP 在消化性溃疡发病中的重要作用备受重视。我国人群中 HP 感染率为 40%～60%。HP 在 GU 和 DU 中的检出率更是分别高达 70%～80% 和 90%～100%。诊断 HP 方法有多种：①直接从活检胃黏膜中细菌培养、组织涂片或切片染色查 HP。②用尿素酶试验、^{14}C 尿素呼吸试验、胃液尿素氮检测等方法测定胃内尿素酶活性。③血清学查抗 HP 抗体。④聚合酶链式反应技术查 HP。

五、护理

（一）护理观察

1. 腹痛

观察腹痛的部位、性质、强度，有无放射痛，与进食、服药的关系，腹痛有无周期性。

2. 呕吐

观察呕吐物性质、气味、量、颜色、呕吐次数及与进食关系，注意有无因呕吐而致脱水和低钾、低钠血症以及低氯性碱中毒。

3. 呕血和黑粪

观察呕血、便血的量、次数和性质。注意出血前有无恶心、呕吐、上腹不适、血中是否混有食物，以便与咯血相区别。半数以上溃疡出血者有 38.5 ℃ 以下的低热，持续时间与出血时间一致，可作为出血活动的一个标志，故应每日多次测体温。

4. 穿孔

由于老年人常有其他慢性病，穿孔时腹痛、腹肌紧张不明显，可无显著压痛和反跳痛，常易误诊，死亡率高，应予密切观察生命体征和腹部情况。

5. 幽门梗阻观察以下情况可了解胃潴留程度

餐后 4 h 后胃液量（正常<300 mL），禁食 12 h 后胃液量（正常<200 mL），空腹胃注入 750 mL 生理盐水 30 min 后胃液量（正常<400 mL）。

6. 其他

注意观察有无影响溃疡愈合的焦虑和忧郁、饮食不节、熬夜、过度劳累、服药不正规，服用阿司匹林和肾上腺皮质激素、吸烟等。

（二）常规护理

1. 休息

消化性溃疡属于典型的心身疾病，心理－社会因素对发病起着重要作用。因此，规律的生活和劳逸结合的工作安排，无论在本病的发作期或缓解期都十分重要。休息是消化性溃疡基本和重要的护理。休息包括精神休息和躯体休息。病情轻者可边工作边治疗，较重者应卧床数天至 2 周，继之休息 1～2 月。平卧休息时胆汁反流明显减少，对胃溃疡患者有利。另外应保证充足的睡眠，服用适量镇静剂。

2. 戒烟、酒及其他嗜好品

吸烟者，消化性溃疡的发病率较不吸烟者多。吸烟可使溃疡恶化或延迟溃疡愈合。吸烟会削弱十二指肠液中和胃酸的能力，还能引起十二指肠液反流入胃。患者戒烟后溃疡症状明显改善。有研究认为就 DU 患者而言，戒烟比服甲氰咪胍更重要。

酒精能损坏胃黏膜屏障引起胃炎而加重症状，延迟愈合。此外，还能减弱胰泌素对胰外分泌腺分泌水和碳酸氢根的作用，降低了胰液中和胃酸的能力。临床观察也显示消化性溃疡患者停止饮酒后症状减轻，故应劝患者戒酒。

咖啡等物质能刺激胃酸与胃蛋白酶分泌，还可使胃黏膜充血，加剧溃疡病症状。故应不饮或少饮咖啡、可口可乐、茶、啤酒等。

3. 饮食

饮食护理是消化性溃疡病治疗的重要组成部分。饮食护理的目的是减轻机械性和化学性刺激、缓解和减轻疼痛。合理营养有利改善营养状况、纠正贫血，促进溃疡愈合，避免发生并发症。

（三）饮食护理原则

1. 宜少量多餐，定时，定量进餐

每日 5～7 餐，每餐量不宜过饱，约为正常量的 2/3。因少量多餐可中和胃酸，减少胃酸对溃疡面的刺激，又可供给足够营养。少量多餐在急性消化性溃疡时更为适宜。

2. 宜选食营养价值高、质软而易于消化的食物

如牛奶、鸡蛋、豆浆、鱼、嫩的瘦猪肉等食物，经加工烹调变得细软易消化，对胃肠无刺激。同时注意补充足够的热量及蛋白质和维生素。

3. 蛋白质、脂肪、碳水化合物的供给要求

蛋白质按每日每千克体重 1～1.5 g 供给；脂肪按每日 70～90 g 供给，选择易消化吸收的乳融状脂肪（如奶油、牛奶、蛋黄、黄油、奶酪等），也可用适量的植物油，碳水化合物按每日 300～350 g 供给。选择易消化的糖类如粥、面条、馄饨等，但蔗糖不宜供给过多，否则可使胃酸增加，且易胀气。

4. 避免化学性和机械性刺激的食物

化学刺激性的食物有咖啡、浓茶、可可、巧克力等这些食物可刺激胃酸分泌增加；机械性刺激的食物有油炸猪排、花生米、粗粮、芹菜、韭菜、黄豆芽等，这些食物可刺激胃黏膜表面血管和溃疡面。总之溃疡病患者不宜吃过咸、过甜、过酸、过鲜、过冷、过热及过硬的食物。

5. 食物烹调必须切碎制烂

可选用蒸、煮、余、烧、烩、焖等的烹调方法。不宜采用爆炒、滑溜、干炸、油炸、生拌、烟熏、腌腊等烹调方法。

6. 必须预防便秘

溃疡病饮食中含粗纤维少，食物细软，易引起便秘，宜经常吃些润肠通便的食物如果子冻、果汁、菜汁等，可预防便秘。

溃疡病急性发作或出血刚停止后，进流质饮食，每天 6～7 餐。无消化道出血且疼痛较轻者宜进厚流质或少渣半流，每天 6 餐。病情稳定、自觉症状明显减轻或基本消失者，每日 6 餐细软半流质。基本愈合者每日 3 餐普食加 2 餐点心，不宜进食油煎、炸和粗纤维多的食物。

出现呕血、幽门梗阻严重或急性穿孔均应禁食。

（四）心理护理

在治疗护理过程中应注重教育，应把防病治病的基本知识介绍给患者，如让患者注意避免精神紧张和不良情绪的刺激，注意精神卫生，注意锻炼身体、增强体质、培养良好的生活习惯，生活有规律，注意劳逸结合，节制烟酒，慎用对胃黏膜有损害的药物等，使患者了解本病的规律性，治疗原则和方法，从而坚定战胜疾病的信心，自觉配合治疗和护理。在心理护理过程中，护士应当了解患者在疾病的不同时期所出现的心理反应，如否认、焦虑、抑郁、孤独感、依赖心理等心理反应，护理上重点要给患者以心理支持，特别帮助他们克服紧张、焦虑、抑郁等常见的心理问题，帮助他们进行认识重建，即认识个人、认识社会，调整和处理好人与人、个人与社会之间的关系，重新找到自己新的起点，减少疾病造成的痛苦和不安。心理护理中，护士应当实施针对性、个性化的心理护理。如对那些具有明显心理素质上弱点的患者，有易暴怒、抑郁、孤僻及多疑倾向者应及早通过心理指导加强其个性的培养，对那些有明显行为问题者，如酗酒、吸烟、多食、缺少运动及 A 型行为等，应用心理学技术指导其进行矫正；对那些工作和生活环境里存在明显应激源的人，应及时帮助其进行适当的调整，减少不必要的心理刺激。

（五）药物治疗护理

1. 制酸剂

胃酸、胃蛋白酶对消化性溃疡的发病有重要作用。制酸药能中和胃酸从而缓解疼痛并降低胃蛋白酶的活性。常用的制酸药分可溶性和不溶性两种。可溶性抗酸药主要为碳酸氢钠，该药止痛效果快，但自肠道吸收迅速，大量及长期应用可引起钠潴留和代谢性碱中毒，且与胃酸相遇可产生 CO_2，引起腹胀和继发胃酸增高，故不宜单独使用，而应小剂量与其他抗酸药混合服用。不溶性抗酸药有氢氧化铝、碳酸铝、氧化铝、三矽酸镁等，作用缓慢而持久，肠道不吸收，可单独或联合用药。各种抗酸剂均有其特点，临床上常联合应用，以提高疗效，减少不良反应。抗酸药对缓解溃疡疼痛十分有效，是否能促进溃疡愈合，尚无肯定结论。

使用抗酸药应注意：①在饭后 1～2 h 服，可延长中和作用时间，而不可在餐前或就餐时服药。睡前加服 1 次，可中和夜间所分泌的大量酸。②片剂嚼碎后服用效果较好，因药物颗粒愈小溶解愈快，中和酸的作用愈大，因此凝胶或溶液的效果最好，粉剂次之，片剂较差。③抗酸药除可引起便秘、腹泻外，尚可引起一些其他不良反应，特别是当患者有肾功能不全或心力衰竭时，如碳酸氢钠可造成钠潴留和碱中毒；碳酸钙剂量过大时，高血钙可刺激 G 细胞分泌大量胃泌素，引起胃酸分泌反跳而加重上腹痛；长期大量服用氢氧化铝后，因铝结合饮食中的磷，使肠道对磷的吸收减少，严重缺磷可引起食欲不振、软弱无力等，甚至导致软骨病或骨质疏松。

2. 抗胆碱能药

这类药物可抑制迷走神经功能，因而具有减少胃酸分泌、解除平滑肌和血管痉挛、改善局部营养和延缓胃排空等作用，后者有利于延长抗酸药和食物对胃酸的中和，达到止痛目的。但其延缓胃排空引起胃窦部潴留，可促使胃酸分泌所以认为不宜用于胃溃疡。抗胆碱能药服后 2 h 出现最大药理作用，故常于餐后 6 h 及睡前服用。抗胆碱能药物最大缺点是不但能抑制胃酸分泌，也抑制乙酰胆碱在全身的生理作用，故有口干、视力模糊、心动过速、汗闭、便秘和尿潴留等不良反应，故溃疡出血、幽门梗阻、反流性食管炎、青光眼、前列腺肥大等患者均不宜使用。常用的药物有：普鲁苯辛、胃疡平、胃复康、山莨菪碱、阿托品等。

3. H_2 受体阻滞剂

组织胺通过两种受体而产生效应，其中与胃酸分泌有关的是 H_2 受体。阻滞 H_2 受体能抑制胃酸的分泌。代表药是西咪替丁，它对胃酸的分泌具有强大抑制作用。口服后很快被小肠所吸收，在 1~2 h 内血液浓度达高峰，可完全抑制由饮食或胃泌素所引起的胃酸分泌达 6~7 h。该药常于进餐时与食物同服。年龄大，伴有肾功能和其他疾病者易发生不良反应。常见的不良反应有头痛、腹泻、嗜睡、疲劳、肌痛、便秘等。其他常用的药物还有雷尼替丁、法莫替丁等。西咪替丁会影响华法林、茶碱或苯妥英的药物代谢，与抗酸剂合用时，间隔时间不小于 2 h。

4. 丙谷胺及其他减少胃酸分泌药

丙谷胺的分子结构与胃泌素的末端相似，能抑制基础酸排量和最大酸排量，竞争性抑制胃泌素受体，并对胃黏膜有保护和促进愈合作用，其抑酸和缓解症状的作用较甲氰咪胍弱。该药常于饭前 15 min 服，无明显不良反应。哌吡氮平，能选择性拮抗乙酰胆碱的促胃分泌效应而不拮抗其他效应，很少有不良反应，宜餐前 90 min 服用。胃复安为胃运动促进剂，能增强胃窦蠕动加速胃排空，减少食糜等对胃窦部的刺激而使胃酸分泌减少，还可减少胆汁反流，减轻胆汁对胃黏膜的损害。一般用药后 60~90 min 可达作用高峰，故宜在餐前 30 min 服用，严重的不良反应为锥体外系反应。

5. 细胞保护剂

临床常用的细胞保护剂有多种。生胃酮能加强胃黏液分泌，强固胃黏膜屏障，促进胃黏膜再生。但具有醛固酮样效应，可引起高血压、水肿、水钠潴留、低血钾等不良反应，故高血压、心脏病、肾脏病和肝脏病患者慎用。服药的最佳时间为餐前 15~30 min 和睡前服。胶态次枸橼酸铋，在酸性胃液中与溃疡坏死组织螯合，形成保护性铋蛋白凝固物，使溃疡面与胃酸、胃蛋白酶隔离。宜在餐前 1 h 和睡前服。严重肾功能不全者忌用，少数人服药后便秘、转氨酶升高。硫糖铝可与胃蛋白酶直接络合或结合，使酶失去活性而发挥作用，宜餐前 30 min 及睡前服，偶见口干、便秘、恶心等不良反应。前列腺素 E_1（喜克溃）抑制胃酸分泌，保护黏膜屏障，主要用于非类固醇抗炎药合用者，最常见不良反应是腹泻和腹痛，孕妇忌用。

6. 质子泵抑制剂

洛赛克（或奥美拉唑）直接抑制质子泵，有强烈的抑酸能力，疗效明显起效快，不良反应少而轻，无严重不良反应。

（六）急性大量出血的护理

1. 急诊处理

首先按医嘱插入鼻胃管，建立静脉通道，输液开始宜快，可选用等渗盐水、林格液、右旋糖酐或其他血浆代用品，一般不用高渗溶液。观察意识、血压、脉搏、体温、面色、鼻胃管引出胃液量和颜色、皮肤（干、湿、温度）、肠鸣、上腹压痛、出入量。

2. 重症监护

急诊处理后，患者应予重症监护。除密切观察生命体征和出血情况外，应抽血查血红蛋白、血球压积（出血 4～6 h 后才开始变化）、血型和交叉反应、凝血酶原时间、部分凝血酶原时间或激活部分凝血酶原时间、血钠（开始代偿性升高，补液后降低）、血钾（大量呕吐后降低。多次输液后可增高）、尿素氮（急性出血后 24～48 h 内升高，一般丢失 1000 mL 血，尿素氮升高为正常值的 2～5 倍）、肌酐（肾灌注不足致肌酐升高）。向患者介绍为了确诊可能需做的钡餐、纤维胃镜、胃液分析等检查的过程，使患者受检时更好地合作。告知患者检查时体位、术前服镇静药可能会产生昏睡感，喉部喷局麻药会引起不适。及时了解胃镜检查结果，如无严重再出血应拔除鼻胃管以减少机械刺激。在恶心反射出现前，仍予禁食。

3. 再出血

首先观察鼻胃管引出血量、颜色、患者生命体征。再次确定鼻胃管位置是否正确、引流瓶处于低位持续吸引、压力为 10.7 kPa（80 mmHg）。如明确再次出血，安慰患者不必紧张，使患者相信医护人员是可以很好地处理再次出血。

4. 胃管灌注

为使血管收缩，减少黏膜血流量，达到一过性止血效果，常经胃管灌注冰生理盐水或冷开水。灌注时抬高头位 30°～45°，关闭吸引管。灌注时应加快滴注速度，观察血压、体温、脉搏、寒战。发生寒战可多盖被，给患者解释不必紧张。注意寒战易诱发心律失常。灌注后注意有无输液过多的症状（呼吸困难）和体征（脉搏快，颈静脉怒张，肺部捻发音）。

（七）急性穿孔的护理

任何消化性溃疡均可发生穿孔，穿孔前常无明显诱因，有些可能由服肾上腺皮质激素、阿司匹林、饮酒和过度劳累诱发。上腹部难以忍受的剧痛及恶心呕吐，常是穿孔引起腹膜炎的症状。患者两腿卷曲，腹肌强直伴反跳痛，甚至出现面色苍白、出冷汗、脉搏细速、血压下降、休克。一般在穿孔后 6 h 内及时治疗，疗效较佳，若不及时抢救可危及生命。一经确诊，患者就应绝对卧床休息，禁食并留置胃管抽吸胃内容物进行胃肠减压。补液、应用抗生素控制腹腔感染。密切观察生命体征，及时发现和纠正休克，迅速做好各种术前准备。

（八）幽门梗阻的护理

功能性或器质性幽门梗阻的早期处理基本相同，包括：①纠正体液和电解质紊乱，严格正确记录每日出入量，抽血测定血清钾、钠、氯及血气分析，了解电解质及酸碱失衡情况，及时补充液体和电解质。②胃肠减压：幽门梗阻者每日清晨和睡前用 3% 盐水或苏打水洗胃，保留 1 h 后排出。必要时行胃肠减压，连续 72 h 吸引胃内容物，可解除胃扩张和恢复胃张力，抽出胃液也可减轻溃疡周围的炎症和水肿。若对梗阻的性质不明，应作上消化道内镜或钡餐检查，同时也可估计治疗效果。病情好转给流质饮食，每晚餐后 4 h 洗胃 1 次，测胃内潴留量，准确记录颜色、气味、性质。临床操作过程中常遇胃管不畅的情况，通常原因是胃管扭曲在口腔或咽部；胃管置入深度不够；胃管置入过深至幽门部或十二指肠内；胃管侧孔紧贴胃壁；食物残渣或凝血块阻塞。有报道胃肠减压过程中发生少见的并发症，如下胃管困难致环杓关节脱位、减压器故障大量气体入胃致腹膜炎、蛔虫堵塞致无效减压、胃管结扎致拔管困难等。③能进流质时，同时服用抗酸剂、甲氰咪胍等药物治疗。禁用抗胆碱能药物。

对并发症观察经处理后病情是否好转，若未见改善，作好手术准备，考虑外科手术。

第六节　肝硬化

肝硬化是长期肝细胞坏死继发广泛纤维化伴结节形成的结果。一种或多种致病因子长期或反复损伤肝实质，致使肝细胞弥漫性变性、坏死和再生，进而引起肝脏结缔组织弥漫性增生和肝细胞再生，最后导致肝小叶结构破坏和重建，肝内血液循环发生障碍。肝功能损害和门脉高压为本病的主要临床表现，晚期常出现严重的并发症。

肝硬化是世界性疾病，所有种族、不论国籍、年龄或性别均可罹患。男性和中年人易罹患。在我国主要为肝炎后肝硬化。血吸虫病性、单纯乙醇性、心源性、胆汁性肝硬化均少见。

一、病因

引起肝硬化的病因很多，以病毒性肝炎最为常见。同一病例可由一种、两种或两种以上病因同时或先后作用引起，有些病例则原因不明。

（一）病毒性肝炎

病毒性肝炎经慢性活动性肝炎阶段逐步演变为肝硬化，称为肝炎后肝硬化。乙型肝炎和丙型肝炎常见，甲型肝炎一般不发展为肝硬化。由急性或亚急性肝坏死演变的肝硬化称为坏死后肝硬化。

（二）寄生虫感染

感染血吸虫病时，大量血吸虫卵进入肝窦前的门脉小血管内，刺激结缔组织增生引起门脉高压。肝细胞的坏死和增生一般不明显，没有肝细胞的结节再生。但如伴发慢性乙型肝炎，其结果多为混合结节型肝硬化。

（三）酒精中毒

主要由酒精的中间代谢产物（乙醛）对肝脏的直接损害引起。酗酒引起长期营养失调，使肝脏对某些毒性物质的抵抗力降低，在发病机制上也起一定作用。

（四）胆汁淤积

肝外胆管阻塞或肝内胆汁淤积持续存在时，高浓度的胆酸和胆红素对肝细胞有损害作用，久之可发展为肝硬化。由于肝外胆管阻塞引起的肝硬化称为继发性胆汁性肝硬化。由原因未明的肝内胆汁淤积引起的肝硬化称为原发性胆汁性肝硬化。

（五）循环障碍

慢性充血性心力衰竭、缩窄性心包炎和各种病因引起肝小静脉阻塞综合征等，导致肝脏淤血、肝细胞缺氧，引起小叶中央区肝细胞坏死及纤维组织增生，最终发展为肝硬化。

（六）药物和化学毒物

长期服用某些药物如双醋酚汀、辛可芬、异烟肼、甲基多巴、PAS 和利福平等或反复接触化学毒物如四氯化碳、磷、砷、氯仿等均可损伤肝脏，引起中毒性肝炎，最后演变为肝硬化。

（七）遗传和代谢性疾病

血友病、肝豆状核变性、半乳糖血症、糖原贮积等遗传代谢性疾病，亦可发展为肝硬化，称之代谢性肝硬化。

（八）慢性肠道感染和营养不良

慢性菌痢、溃疡性结肠炎等常引起消化和吸收障碍，发生营养不良，同时肠内的细菌毒素及蛋白质腐败的分解产物等经门静脉到达肝内，引起肝细胞损害，演变为肝硬化。

（九）隐匿性肝硬化

病因难以肯定的称为隐匿性肝硬化，其中很大部分病例可能与隐匿性无黄疸型肝炎有关。

二、临床表现

肝硬化的病程一般比较缓慢，可能隐伏数年至数十年之久。由于肝脏具有很强的代偿功能，因此，早期临床表现常不明显或缺乏特征性。肝硬化的临床分期为肝功能代偿期和肝功能失代偿期。

（一）肝功能代偿期

一般症状较轻，缺乏特征性。常有乏力、食欲减退、消化不良、恶心、厌油、腹胀、中上腹隐痛或不适及腹泻，部分有踝部水肿、鼻衄、齿龈出血等。上述症状多呈间歇性，常因过度疲劳而发病，经适当休息及治疗可缓解。体征一般不明显，肝脏可轻度肿大，无或有轻度压痛，部分患者可有脾脏肿大。肝功能检查结果多在正常范围内或有轻度异常。

（二）肝功能失代偿期

随着疾病的进展，症状逐渐明显，肝脏常逐渐缩小，质变硬。临床表现主要是肝功能减退和门脉高压。

1. 肝功能减退

（1）营养障碍：表现为消瘦、贫血、乏力、水肿、皮肤干燥而松弛、面色灰暗、黝黑、口角炎、毛发稀疏无光泽等。

（2）消化道症状：早期出现的食欲不振、腹胀、恶心、腹泻等消化道症状逐渐明显，稍进油腻肉食，即引起腹泻。部分患者还可出现轻度黄疸。

（3）出血倾向：轻者有鼻衄、齿龈出血，重者有胃肠道黏膜弥漫性出血及皮肤紫癜。这与肝脏合成凝血因子减少，脾大及脾功能亢进引起血小板减少有关。毛细血管脆性增加是出血倾向的附加因素。

（4）发热：部分患者可有低热，多为病变活动及肝细胞坏死时释出的物质影响体温调节中枢所致。此类发热用抗菌素治疗无效，只有肝病好转时才能消失。如持续发热或高热，则提示合并有感染、血栓性门静脉炎、原发性肝癌等。

（5）黄疸：表现为巩膜浅黄、尿色黄。如巩膜甚至全身皮肤黏膜呈深度金黄色，应考虑有肝硬化伴肝内胆汁瘀积的可能。

（6）内分泌功能失调的表现：肝对雌激素灭活作用减退导致脸、颈、肩、手背及上胸处的蜘蛛痣及（或）毛细血管扩张。肝掌表现为大、小鱼际和指尖斑点状发红，加压后退色。可出现男性乳房发育、睾丸萎缩、性功能减退，女性月经不调、闭经、不孕等。皮肤色素沉着，面色污黑、晦暗，可能由继发性肾上腺皮质功能减退所致，也可能与肝脏不能代谢黑色素有关。

继发性醛固酮、抗利尿激素增加导致水、钠潴留，尿量减少，对浮肿与腹水的形成亦起重要促进作用。

2.门脉高压症

在肝硬化发展过程中，肝细胞的坏死、再生结节的形成、结缔组织增生和肝细胞结构的改建，使门静脉小分支闭塞、扭曲，门静脉血流障碍，导致门脉压力增高。

（1）脾肿大及脾功能亢进：门脉压力增高时，脾脏淤血、纤维结缔组织及网状内皮细胞增生，使脾脏肿大（多为正常的2～3倍，部分可平脐或达脐下）。脾肿大时常伴有脾功能亢进，表现为末梢血中白细胞和血小板减少，红细胞也可减少。胃底静脉破裂出血时脾缩小，输血、补液后渐增大。关于脾功能亢进的原因，可能由于增生的网状内皮细胞对血细胞的吞噬、破坏作用加强；或由于脾脏产生某些体液因素抑制骨髓造血功能或加速血细胞的破坏。

（2）侧支循环的形成：因门静脉回流受阻，门静脉与腔静脉间的吻合支渐次扩张开放，形成侧支循环。胃冠状静脉与食管静脉丛吻合，形成食管下段和胃底静脉曲张。这些静脉位于黏膜下疏松组织中，常由于腹内压突然增高或消化液反流侵蚀及食物的摩擦而破裂出血。脐旁静脉与脐周腹壁静脉沟通，形成脐周腹壁静脉曲张，有时该处可听到连续的静脉杂音。直肠上静脉与直肠中、下静脉吻合扩张形成内痔。门静脉回流受阻时，侧支循环血流方向（图5-1）。

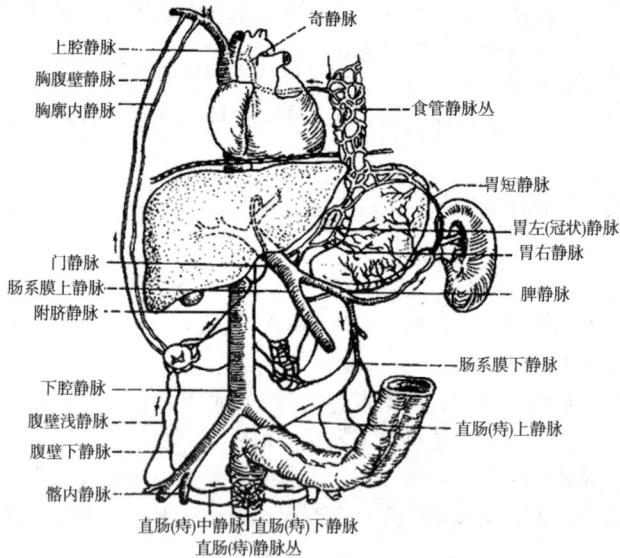

图 5-1　门静脉回流受阻时，侧支循环血流方向

（3）腹水：腹水的产生表明肝硬化病情较重。初起时有腹胀感，体检可发现移动性浊音（腹水量＞500 mL）。大量腹水可使横膈抬高而致呼吸困难和心悸，腹部膨隆，腹壁皮肤紧张发亮，有移动性浊音和水波感。腹内压力明显增高时，脐可突出而形成脐疝。在腹水出现的同时，常可发生肠胀气。部分腹水患者伴有胸水，其中以右侧多见，两侧者较少。胸水系腹水通过横膈淋巴管进入胸腔所致。腹水为草黄色漏出液。腹水形成的主要因素有：清蛋白合成减少、蛋白质摄入和吸收障碍，当血浆清蛋白＜23～30 g/L 时，血浆胶体渗透压降低，促使血浆外渗；门脉压力增高至2.94～5.88 kPa（正常约为0.785～1.18 kPa），腹腔毛细血管的滤过压增高，组织液回吸收减少而漏入腹腔；进入肝静脉血流受阻使肝淋巴液增加与回流障碍，淋巴

管内压增高，造成大量淋巴液从肝包膜及肝门淋巴管溢出；肝脏对醛固酮、抗利尿激素灭活作用减退；腹水形成后循环血容量减少，通过肾小球旁器使肾素分泌增加，产生肾素－血管紧张素－醛固酮系统反应，醛固酮分泌增多，导致肾远曲小管水钠潴留作用加强，腹水进一步加重。

（4）食管和胃底曲张静脉破裂出血：是门脉高压症的主要并发症，死亡率为 $30\%\sim60\%$。当门静脉压力超过下腔静脉压力达 $1.47\sim1.60$ kPa 时，曲张静脉就可发生出血。曲张静脉大者比曲张静脉小者更易破裂出血。最常见的表现是呕血。出血可以是大量的，并迅速发生休克；也可自行停止，以后再发。偶尔仅表现为便血或黑便。

3. 肝肾综合征

肝肾综合征（功能性肾衰）指严重肝病患者出现肾功能不良，并排除其他引起肾功不良的原因。肝肾综合征的发病机制尚未明确。肝肾综合征通常见于严重的肝脏疾病患者。主要表现为少尿、蛋白尿、尿钠低（<10 mmol/L），尿与血浆肌酐比值≥30∶1，尿与血浆渗透压比值>1。这些尿的改变与急性肾小管坏死不同。肾功能损害的发展不一，一些患者于数日内肾功能完全丧失，另一些患者血清肌酐随肝脏功能逐渐恶化而缓慢上升达数周之久。

4. 肝性脑病

肝性脑病指肝脏功能衰竭而导致代谢紊乱、中枢神经系统功能失调的综合征。是晚期肝硬化的最严重表现，也是常见致死原因。临床上以意识障碍和昏迷为主要表现。

肝硬化是肝性脑病的最主要原发病因。常见的诱发因素有：上消化道出血，感染，摄入高蛋白饮食、含氮药物、大量利尿或放腹水、大手术、麻醉、安眠药和饮酒等。肝性脑病的发病机制尚未明了。主要有氨和硫醇中毒学说，假性神经介质学说、γ-氨基丁酸能神经传导功能亢进等学说。

临床上按意识障碍、神经系统表现和脑电图改变分为四期（表5-2）。

表 5-2 肝性脑病分期

分期	精神状况	运动改变
亚临床期	常规检查无变化；完成工作或驾驶能力受损	完成常规精神运动试验或床边实验，如画图或数字连接的能力受损
Ⅰ期（前驱期）	思维紊乱、淡漠、激动、欣快、不安、睡眠紊乱	细震颤，协调动作缓慢，扑翼样震颤
Ⅱ期（昏迷前期）	嗜睡、昏睡、定向障碍、行为失常	扑翼样震颤，发音困难，初级反射出现
Ⅲ期（昏睡期）	思维显著紊乱，言语费解	反射亢进，巴彬斯基征，尿便失禁，肌阵挛，过度换气
Ⅳ期（昏迷期）	昏迷	去大脑体位，短促的眼头反射，疼痛刺激反应早期存在，进展为反应减弱和刺激反应消失

肝性脑病患者呼气中常具有一种类似烂苹果样臭味，这与肝脏不能分解甲硫氨酸中间产物二甲基硫和甲基硫醇有关，肝臭可在昏迷前出现，是一种预后不良的征象。

5. 其他

肝硬化患者常因抵抗力降低，并发各种感染，如支气管炎、肺炎、自发性腹膜炎、结核性腹膜炎、尿路感染等。腹膜炎发生的机制可能是细菌通过血液或淋巴液播散入腹腔，并可穿过肠壁而入腹腔。腹水患者易于发生，死亡率高，早期诊断非常重要。自发性腹膜炎起病较急者常为腹痛和腹胀。起病缓者则多为低热或不规则的发热，伴有腹部隐痛、恶心、呕吐及腹泻。

体检可发现腹膜刺激征，腹水性质由漏出液转为渗出液。

长期低钠盐饮食，利尿及大量放腹水易发生低钠血症和低钾血症。长期使用高渗葡萄糖溶液与肾上腺糖皮质激素、呕吐及腹泻亦可使钾、氯减少，而产生低钾、低氯血症，并致代谢性碱中毒和肝性脑病。

（三）肝脏体征

肝脏大小不一，早期肝脏肿大，质地中等或中等偏硬，晚期缩小、坚硬、表面呈颗粒状或结节状。一般无压痛，但在肝细胞进行性坏死或并发肝炎或肝周围炎时，则可有触痛与叩击痛。肝边缘锐利提示无炎症活动，边缘圆钝表明有炎症、水肿、脂肪浸润或纤维化。肝硬化时右叶下缘不易触及而左叶增大。

三、检查

（一）血常规

白细胞和血小板明显减少。失血、营养障碍、叶酸及维生素 B_{12} 缺乏导致缺铁性或巨幼红细胞性贫血。

（二）肝功能检查

早期蛋白电泳即显示球蛋白增高，而清蛋白到晚期才降低。絮状及浊度试验在肝功能代偿期可正常或轻度异常，而在失代偿期多为异常。失代偿期转氨酶活力可呈轻、中度升高，一般以 SGPT 活力升高较显著，肝细胞有严重坏死时，则 SGOT 活力常高于 SGPT。

静脉注射磺溴酞 5 mg/kg 体重 45 min 后，正常人血内滞留量应低于 5%，肝硬化时多有不同程度的增加。磺溴酞可有变态反应，检查前应作皮内过敏试验。吲哚靛青绿亦是一种染料，一般静脉注射 0.5 mg/kg 体重 15 min 后，正常人血中滞留量＜10%，肝硬化尤其是结节性肝硬化患者的潴留值明显增高，约在 30% 以上。本试验为诊断肝硬化的最好的方法，比溴磺酞试验更敏感，更安全可靠。

肝功能代偿期，血中胆固醇多正常或偏低；失代偿期，血中胆固醇下降，特别是胆固醇酯部分常低于正常水平。凝血酶原时间测定在代偿期可正常，失代偿期则呈不同程度延长，虽注射维生素 K 亦不能纠正。

（三）影像学检查

B 型超声波检查可探查肝、脾大小及有无腹水。可显示脾静脉和门静脉增宽，有助于诊断。食管静脉曲张时，吞钡 X 线检查可见蚯蚓或串珠状充盈缺损，纵行黏膜皱襞增宽。胃底静脉曲张时，可见菊花样充盈缺损。放射性核素肝脾扫描可见肝摄取减少、分布不规则，脾摄取增加，脾脏增大可明显显影。

（四）纤维食管镜

纤维食管镜检查可见食管钡餐检查阴性的食管静脉曲张。

（五）肝穿刺活组织检查

肝活组织检查常可明确诊断，但此为创伤性检查，仅在临床诊断确有困难时才选用。

（六）腹腔镜检查

可直接观察肝脏表面、色泽、边缘及脾脏等改变，并可在直视下进行有目的穿刺活组织检查，对鉴别肝硬化、慢性肝炎和原发性肝癌以及明确肝硬化的病因很有帮助。

四、基本护理

（一）观察要点

一般症状和体征的观察：观察患者全身情况，有无消瘦、贫血、乏力、面色灰暗黝黑、口角炎、毛发稀疏无光泽等营养障碍表现。观察皮肤黏膜、巩膜有无黄染，尿色有无变化。注意蜘蛛痣、杵状指、色素沉着、肝臭、水肿、男性乳房发育等体征。了解有无肝区疼痛、纳差、厌油、恶心、呕吐、排便不规则、腹胀等消化道症状。

（二）并发症的观察

1. 门脉高压症

观察腹水、腹胀和其他压迫症状，腹壁静脉曲张、痔出血、贫血以及鼻衄、齿龈出血、瘀点、瘀斑、呕血、黑便。

2. 腹水

观察尿量、腹围、体重变化和有无水肿。

3. 肝性脑病

注意意识和精神活动，有无嗜睡、昏睡、昏迷、定向障碍、胡言乱语，有无睡眠节律紊乱和扑翼样震颤。

（三）一般护理

1. 合理的休息

研究证明卧位与站立时肝脏血流量有明显差异，前者比后者多 40% 以上。因此合理的休息既可减少体能消耗，又能降低肝脏负荷，增加肝脏血流量，防止肝功能进一步受损和促进肝细胞恢复。肝功能代偿期患者应适当减少活动和工作强度，注意休息，避免劳累。若病情不稳定、肝功能试验异常，则应减少活动，充分休息。有发热、黄疸、腹水等表现的失代偿患者，应以卧床休息为主，并保证充足的睡眠。

2. 正确的饮食

饮食营养是改善肝功能的基本措施之一。正确的进食和合理的营养，能促进肝细胞再生，反之则会加重病情，诱发上消化道出血、肝昏迷、腹泻等。肝硬化患者应以高热量、高蛋白、高维生素且易消化的食物为宜。适当限制动物脂肪的摄入。不食增加肝脏解毒负荷的食物和药物。一般要求每日总热量在10.46～12.55 kJ（2.5～3.0 kcal）。蛋白质每日 100～150 g，蛋白食物宜多样化、易消化、含有丰富的必需氨基酸。脂肪每日 40～50 g。要有足量的维生素 B、维生素 C 等。为防便秘，可给含纤维素多的食物。肝功能显著减退的晚期患者或有肝昏迷先兆者给予低蛋白饮食，限制蛋白每日在 30 g 左右。伴有腹水者按病情给予低盐（每日 3～5 g）和无盐饮食。腹水严重时应限制每日的入水量。黄疸患者补充胆盐。禁忌饮酒、咖啡、烟草和高盐食物。避免有刺激性及粗糙坚硬的食物，进食时应细嚼慢咽，以防引起食管或胃底静脉破裂出血。教育患者和家属认识到正确饮食和合理营养的意义，并且理解饮食疗法必须长期持续，要有耐心和毅力，使患者能正确的掌握、家属能予以监督。

（四）心理护理

肝硬化患者病程漫长，久治不愈，尤其进入失代偿期后，患者心身遭受很大痛苦，承受的心理压力大，心理变化也大，因此在常规治疗护理中更应强调心理护理，须做好以下几方面：①保持病房的整洁、安静、舒适，从视、听、嗅、触等方面消除不良刺激，使患者在生活起居感到满意。②对病情稳定者，要主动指导患者和家属掌握治疗性自我护理方法，包括通过多种形式宣教有关医疗知识，消除他们恐惧悲观感，树立信心；帮助分析并发症发生的诱因，增强患者预防能力；对心理状态稳定型患者可客观地介绍病情及检查化验结果，以取得其配合。③对病情反复发作者，要热情帮助其恢复生活自理能力，增加战胜疾病的信心。对忧郁悲观型患者应予极大的同情心，充分理解他们，帮助他们解决困难。对怀疑类型的患者应明确告知诊断无误，客观介绍病情，并使其冷静面对现实。④根据病情需要适当安排娱乐活动。

（五）药物治疗的护理

严重患者特别是老年患者进食少时。可静脉供给能量，以补充机体所需。研究表明，约80%～100%的肝硬化患者存在程度不同的蛋白质能量营养不足。因此老年人按每日每千克体重摄入1.0 g蛋白质作为基础要量，附加由疾病相关因素造成的额外丢失。补充蛋白质（氨基酸）时，应提供以必需氨基酸为主的氨基酸溶液。若肝功损害严重，则以含丰富支链氨基酸（45%）的溶液作为氨源为佳。目前冰冻血浆的使用越来越广泛，使用过程中应注意掌握正确的融化方法和输注不良反应的观察。一般融化后不再复冻。

使用利尿剂时，应教会患者正确服用利尿药物。通常需向患者讲述常用利尿药的作用及不良反应。指导患者掌握利尿药观察方法，如体重每日减少0.5 kg，尿量每日达2000～2500 mL，腹围逐渐缩小。

第七节　急性胰腺炎

急性胰腺炎是常见的急腹症之一，为胰酶对胰脏本身自身消化所引起的化学性炎症。胰腺病变轻重不等，轻者以水肿为主，临床经过属自限性，一次发作数日后即可完全恢复，少数呈复发性急性胰腺炎；重者胰腺出血坏死，易并发休克、胰假性囊肿和脓肿等，死亡率高达25%～40%。

关于急性胰腺炎的发生率，目前尚无精确统计。国内报告急性胰腺炎患者约占住院患者的0.32%～2.04%。本病患者一般女多于男，患者的平均年龄50～60岁。职业以工人多见。

一、病因及发病机制

胰腺是一个其有内、外分泌功能的实质性器官，胰腺的腺泡分泌胰液（外分泌），对食物的消化起重要作用；而散在地分布在胰腺内的胰岛，其功能细胞主要分泌胰岛素和胰高糖素（内分泌）。正常情况下，当胰液中无活力的胰蛋白酶原等进入十二指肠时，在碱性环境中被胆汁和十二指肠液中的肠激酶激活，成为具有消化能力的胰蛋白酶。在胆总管、胰管、壶腹部炎症、梗阻等病理情况下，多种胰酶在胰腺内被激活，并大量溢出管壁及腺泡壁外，导致胰腺自身消化，引起水肿、出血、坏死等，而产生急性胰腺炎。

引起急性胰腺炎的病因甚多。常见病因为胆道疾病、酗酒。急性胰腺炎的各种致病相关因素（表5-3）。

表 5-3　急性胰腺炎致病相关因素

梗阻因素	①胆管结石。②乏特氏壶腹或胰腺肿瘤。③寄生虫或肿瘤使乳头阻塞。④胰腺分离现象并伴副胰管梗阻。⑤胆总管囊肿。⑥壶腹周围的十二指肠憩室。⑦奥狄氏括约肌压力增高。⑧十二指肠襻梗阻
毒素	①乙醇。②甲醇。③蝎毒。④有机磷杀虫剂
药物	①肯定有关（有重要试验报告）硫唑嘌呤/6-巯基嘌呤、丙戊酸、雌激素、四环素、灭滴灵、呋喃妥因、速尿、磺胺、甲基多巴、阿糖胞苷、甲氰咪呱。②不一定有关（无重要试验报告）噻嗪利尿剂、利尿酸、降糖灵、普鲁卡因酰胺、氯噻酮、L-门冬酰胺酶、醋氨酚
代谢因素	①高甘油三脂血症。②高钙血症
外伤因素	①创伤——腹部钝性伤。②医源性——手术后、内镜下括约肌切开术、奥狄氏括约肌测压术
先天性因素	
感染因素	①寄生虫——蛔虫、华支睾吸虫。②病毒——流行性腮腺炎、甲型肝炎、乙型肝炎、柯萨奇 B 病毒、EB 病毒。③细菌——支原体、空肠弯曲菌
血管因素	①局部缺血——低灌性（如心脏手术）。②动脉粥样硬化性栓子。③血管炎——系统性红斑狼疮、结节性多发性动脉炎、恶性高血压
其他因素	①穿透性消化性溃疡。②十二指肠克隆病。③妊娠有关因素。④儿科有关因素 Reye's 综合征、囊性纤维化特发性

（一）梗阻因素

胆石症常是老年人急性胰腺炎首次发作的原因，老年女性特别常见。一般认为是在胆石一过性阻塞胰管开口处或紧邻此开口处的总胆管时发生。如在胆石性胰腺炎发作后立即仔细收集和检查粪便，常常可以找到胆结石。胆石症引起胰腺炎的机制尚不清楚。可能是乏特氏壶腹被胆石阻塞，引起胆汁反流入胰管，损伤胰腺实质。也有认为是胰管一过性梗阻而无胆汁反流。

有人认为副乳头的先天畸形和狭窄必然引起胰腺炎。奥狄氏括约肌压力增高是急性胰腺炎反复发作的原因之一，据此内镜下括约肌切开术治疗已获得良好效果。胰小管或壶腹周围的小肿瘤也能引起胰腺炎。

（二）毒素和药物因素

乙醇、甲醇、蝎毒和有机磷杀虫剂等均可引起急性胰腺炎。

药物诱发的胰腺炎通常与对药物的超敏有关而与剂量无关。其特点是在接触药物的第一个月内发生，通常病情轻且有自限性。与成人胰腺炎发病有关的药物最常见的是硫唑嘌呤及其类似物 6-巯基嘌呤。应用这类药物的个体中有 3%～5% 发生胰腺炎，引起儿童胰腺炎最常见的药物是丙戊酸。

（三）代谢因素

甘油三酯水平超过 11.3 mmol/L 时，易发中至重度的急性胰腺炎。如其水平降至 5.65 mmol/L 以下，反复发作次数可明显减少。各种原因引起的高钙血症亦易发生急性胰腺炎。

（四）外伤因素

胰腺的创伤或手术都可引起胰腺炎。内窥镜逆行胰胆管造影所致创伤也可引起胰腺炎，发生率为 1%～5%。

（五）先天性因素

胰腺炎的易感性呈常染色体显性遗传。临床特点是儿童或青年期起病，逐渐演变成慢性胰腺炎和胰功能不全。胰腺结石可显著。少数家族还合并有氨基酸尿症。

（六）感染因素

血管功能不全（低容量灌注，动脉粥样硬化）和血管炎可能因减少胰腺血流而引起或加重胰腺炎。

二、临床表现

急性胰腺炎的临床表现和病程，取决于其病因、病理类型和治疗是否及时。水肿型胰腺炎一般 3～5 d 内症状即可消失，但常有反复发作。如症状持续一周以上，应警惕已演变为出血坏死型胰腺炎。出血坏死型胰腺炎亦可在一开始时即发生，呈暴发性经过。

（一）腹痛

为本病最主要表现，约见于 95％急性胰腺炎病例，多数突然发作，常在饱餐和饮酒后发生。轻重不一，轻者上腹钝痛，患者常能忍受，重者呈腹绞痛、钻痛或刀割痛。疼痛常呈持续性伴阵发性加剧。疼痛的部位可因病变的部位不同而异，通常在上中腹部。如炎症以胰头部为主，疼痛常在右上腹及中上腹部；如炎症以胰体、尾部为主，常为中上腹及左上腹疼痛，并向腰背放射。疼痛在弯腰或起坐前倾时可减轻。病情轻者腹痛 3～5 d 缓解；出血坏死型的病情发展较快，腹痛延续较长。由于渗出液扩散至腹腔，腹痛可弥漫至全腹。极少数患者尤其年老体弱者可无腹痛或极轻微痛。

腹肌常紧张，并可有反跳痛。但不象消化道穿孔时表现的肌强硬，如检查者将手紧贴于患者腹部，仍可能按压下去。有时按压腹部反可使腹痛减轻。腹痛发生的原因是胰管扩张；胰腺炎症、水肿；渗出物、出血或胰酶消化产物进入后腹膜腔，刺激腹腔神经丛；化学性腹膜炎；胆管和十二指肠痉挛及梗阻。

（二）恶心、呕吐

84％的患者有频繁恶心和呕吐，常在进食后发生。呕吐物多为胃内容物，重者含胆汁甚至血样物。呕吐是机体对腹痛或胰腺炎症刺激的一种防御性反射。呕吐后，进入十二指肠的胃酸减少，从而减少胰泌素及缩胆素的释放，减少了胰液胰酶的分泌。

（三）发热

大多数患者有中度以上发热，少数可超过 39.0 ℃，一般持续 3～5 d。发热系胰腺炎症或坏死产物进入血循环，作用于中枢神经系统体温调节中枢所致。多数发热患者中找不到感染的证据，但如果高热不退强烈提示合并感染或并发胰腺脓肿。

（四）黄疸

黄疸可于发病后 1～2 d 出现，常为暂时性阻塞性黄疸。黄疸的发生主要由于肿大的胰头部压迫了胆总管所致。合并存在的胆道病变如胆石症和胆道炎症亦是黄疸的常见原因。少数患者后期可因并发肝损害而引起肝细胞性黄疸。

（五）低血压及休克

出血坏死型胰腺炎常发生低血压和休克。患者烦躁不安，皮肤苍白、湿冷、呈花斑状，脉细弱，血压下降，少数可在发病后短期内猝死。发生休克的机制主要有以下几方面。

（1）胰舒血管素原释放，被胰蛋白酶激活后致血浆中缓激肽生成增多。缓激肽可引起血管扩张，毛细血管通透性增加，使血压下降。

（2）血液和血浆渗出到腹腔或后腹膜腔，引起血容量不足，这种体液丧失量可达血容量的 30%。

（3）腹膜炎时大量体液流入腹腔或积聚于麻痹的肠腔内。

（4）呕吐丢失体液和电解质。

（5）坏死的胰腺释放心肌抑制因子使心肌收缩不良。

（6）少数患者并发肺栓塞、胃肠道出血。

（六）肠麻痹

肠麻痹是重型或出血坏死型胰腺炎的主要表现。初期，邻近胰腺的上腹部可见扩张的充气肠袢，后期则整个肠道均发生肠麻痹性梗阻。临床上以高度腹胀、肠鸣音消失为主要表现。肠麻痹可能是肠管对腹膜炎的一种反应。另外，炎症的直接作用，血管和循环的异常、低钠和低钾血症，肠壁神经丛的损害也是肠麻痹发生的重要促发因素。

（七）腹水

胰腺炎时常有少量腹水，由胰腺和腹膜在炎症过程中液体渗出或漏出所致。淋巴管受阻塞或不畅可能也起作用。偶尔出现大量的顽固性腹水，多由于假性囊肿中液体外漏引起。胰性腹水中淀粉酶含量甚高，以此可以与其他原因的腹水区别。

（八）胸膜炎

胸膜炎常见于严重病例，系腹腔内炎性渗出透过横膈微孔进入胸腔所引起的炎性反应。

（九）电解质紊乱

胰腺炎时，机体处于代谢紊乱状态，可以发生电解质平衡失调，血清钠、镁、钾常降低。特别是血钙降低，约见于 25% 的病例，常低于 2.25 mmol/L（9 mg/dL），如低于 1.75 mmol/L（7 mg/dL）提示预后不良。血钙下降的原因是大量钙沉积于脂肪坏死区，同时胰高糖素分泌增加刺激，降钙素分泌，抑制了肾小管对钙的重吸收。

（十）皮下瘀血斑

出血坏死型胰腺炎，因血性渗出物透过腹膜后渗入皮下，可在肋腹部形成蓝绿-棕色血斑，称为 Grey-Turner 征；如在脐周围出现蓝色斑，称为 Cullen 征。此两种征象无早期诊断价值，但有确诊意义。

三、并发症

急性水肿型胰腺炎很少有并发症发生，而急性出血坏死型则常出现多种并发症。

（一）局部并发症

1. 胰脓肿形成

出血坏死型胰腺炎起病 2~3 周以后，如继发细菌感染，于胰腺内及其周围可有脓肿形成。检查局部有包块，全身感染中毒症状。

2. 胰假性囊肿

系由胰液和坏死组织在胰腺本身或其周围被包裹而成。常发生于出血坏死型胰腺炎起病后 3~4 周，多位于胰体尾部。囊肿可累及邻近组织，引起相应的压迫症状，如黄疸、门脉高压、肠梗阻、肾盂积水等。囊肿穿破可造成胰源性腹水。

3. 胰性腹膜炎

含有活性胰酶的渗出物进入腹腔，可引起化学性腹膜炎。腹腔内出现渗出性腹水。如继发感染，则可引起细菌性腹膜炎。

4. 其他

胰局部炎症和纤维素性渗出可累及周围脏器，引起脾周围炎、脾梗阻、脾粘连、结肠粘连（常见为脾曲综合征）、小肠坏死出血及肾周围炎。

（二）全身并发症

1. 败血症

败血症常见于胰腺炎并发胰腺脓肿时，死亡率甚高。病原体大多数为革兰阴性杆菌，如大肠杆菌、产碱杆菌、产气杆菌、铜绿假单胞菌等。患者表现为持续高热，白细胞升高，以及明显的全身毒性症状。

2. 呼吸功能不全

因腹胀、腹痛，患者的膈运动受限，加之磷脂酶 A 和在该酶作用下生成的溶血卵磷脂对肺泡的损害，可发生肺炎、肺淤血、肺水肿、肺不张和肺梗死，患者出现呼吸困难，血氧饱和度降低，严重者发生急性呼吸窘迫综合征。

3. 心律失常和心功能不全

因有效血容量减少和心肌抑制因子的释放，导致心肌缺血和损害，临床上表现为心律失常和急性心衰。

4. 急性肾衰

出血坏死型胰腺炎晚期，可因休克、严重感染、电解质紊乱和播散性血管内凝血而发生急性肾衰。

5. 胰性脑病

出血坏死型胰腺炎时，大量活性蛋白水解酶、磷脂酶 A 进入脑内，损伤脑组织和血管，引起中枢神经系统损害综合征，称为胰性脑病。偶可引起脱髓鞘病变。患者可出现谵妄、意识模糊、昏迷、烦躁不安、抑郁、恐惧、妄想、幻觉、语言障碍、共济失调、震颤、反射亢进或消失及偏瘫等。脑电图可见异常。某些患者昏迷系并发糖尿病所致。

6. 消化道出血

可为上消化道或下消化道出血。上消化道出血主要为胃黏膜炎性糜烂或应激性溃疡，或因脾静脉阻塞引起食道静脉破裂。下消化道出血则由于结肠本身或结肠血管受累所致。近年来发现胰腺炎时可发生胃肠型微动脉瘤，瘤破裂后可引起大出血。

7. 糖尿病

约于 5%～35% 的患者在病程中出现糖尿病，常见于暴发性坏死型胰腺炎患者，系由 B 细胞遭到破坏，胰岛素分泌下降；A 细胞受刺激，胰高糖素分泌增加所致。严重病例可发生糖尿病酮症酸中毒和糖尿病昏迷。

8. 慢性胰腺炎

重症胰腺炎病例可因胰腺泡大量破坏而并发胰外分泌功能不全，演变成慢性胰腺炎。

9. 猝死

猝死见于极少数病例，由胰腺－心脏性反应所致。

四、检查

实验室检查对胰腺炎的诊断具有决定性意义，一般对水肿型胰腺炎，检测血清淀粉酶和尿淀粉酶已足够，对出血坏死型胰腺炎，则需检查更多项目。

（一）淀粉酶测定

血清淀粉酶常于起病后 2～6 h 开始上升，12～24 h 达高峰。一般大于 500 U（somogyi）。轻者 24～72 h 即可恢复正常，最迟不超过 3～5 d。如血清淀粉酶持续增高达 1 周以上，常提示有胰管阻塞或假性囊肿等并发症。病情严重度与淀粉酶升高程度之间并不一致，出血坏死型胰腺炎，因胰腺泡广泛破坏，血清淀粉酶值可正常甚至低于正常。若无肾功能不良，则尿淀粉酶常明显增高，一般在血清淀粉酶增高后 2 h 开始增高，维持时间较长，在血清淀粉酶恢复正常后仍可增高。尿淀粉酶下降缓慢，为时可达 1～2 周，故适用于起病后较晚入院的患者。

胰淀粉酶分子量约 55000 D，易通过肾小球。急性胰腺炎时胰腺释放胰舒血管素，体内产生大量激肽类物质，引起肾小球通透性增加，肾脏对胰淀粉酶清除率增加，而对肌酐清除率无改变。故淀粉酶，肌酐清除率比率（Cam/Ccr）测定可提高急性胰腺炎的诊断特异性。正常人 Cam/Ccr 为 1.5%～5.5%。平均为 3.1±1.1%，急性胰腺炎为 9.8±1.1%，胆总管结石时为 3.2±0.3%。Cam/Ccr＞5.5% 即可诊断急性胰腺炎。

（二）血清胰蛋白酶测定

应用放射免疫法测定，正常人及非胰病患者平均为 400 ng/mL。急性胰腺炎时增高 10～40 倍。因胰蛋白酶仅来自胰腺，故具特异性。

（三）血清脂肪酶测定

血清脂肪酶正常范围为 0.2～1.5 U。急性胰腺炎时脂肪酶血中活性升高，常人于 1.7 U。该酶在病程中升高较晚，且持续时间较长，达 7～10 d。在淀粉酶恢复正常时，脂肪酶仍升高，故对起病后就诊较晚的急性胰腺炎病例有诊断价值。特别有助于与腮腺炎加以鉴别，后者无脂肪酶升高。

（四）血清正铁清蛋白（MHA）测定

腹腔内出血后，红细胞破坏释放的血红蛋白经脂肪酸和弹性蛋门酶作用，转变为正铁血红蛋白。正铁血红蛋白与清蛋白结合形成 MHA。出血坏死型胰腺炎起病 12 h 后血中 MHA 即出现，而水肿型胰腺炎呈阴性，故可作该两型胰腺炎的鉴别。

（五）血清电解质测定

急性胰腺炎时血钙通常不低于 2.12 mmol/L。血钙＜1.75 mmol/L。仅见于重症胰腺炎患者。低钙血症可持续至临床恢复后 4 周。如胰腺炎由高钙血症引起，则出现血钙升高。对任何胰腺炎发作期血钙正常的患者，在恢复期均应检查有无高钙血症存在。

（六）其他

测定 α_2-巨球蛋白、α_1-抗胰蛋白酶、磷脂酶 A_2、C-反应蛋白、胰蛋白酶原激活肽及粒细胞弹性蛋白酶等均有助于鉴别轻、重型急性胰腺炎，并能帮助病情判断。

五、护理

（一）休息

发作期绝对卧床休息，或取屈膝侧卧位等舒适体位，避免衣服过紧、剧痛而辗转不安者要防止坠床，保证睡眠，保持安静。

（二）输液

急性出血坏死型胰腺炎的抗休克和纠正酸碱平衡紊乱自入院始贯穿于整个病程中，护理上需经常、准确记录 24 h 出入量，依据病情灵活调节补液速度，保证液体在规定的时间内输完，每日尿量应＞500 mL。必要时建立两条静脉通道。

（三）饮食

饮食治疗是综合治疗中的重要环节。近来临床中发现，少数胰腺炎患者往往在有效的治疗后，因饮食不当而加重病情，甚至危及生命。采用分期饮食新法则取得较满意效果。胰腺炎的分期饮食分为禁食、胰腺炎Ⅰ号、胰腺炎Ⅱ号、胰腺炎Ⅲ号、低脂饮食五期。

1. 禁食

绝对禁食可使胰腺安静休息，胰腺分泌减少至最低限度。患者需限制饮水，口渴者可含漱或湿润口唇。此期患者需静脉补充足够液体及电解质。禁食适用于胰腺炎的急性期，一般患者 2～3 d，重症患者 5～7 d。

2. 胰腺炎Ⅰ号饮食

该饮食内不含脂肪和蛋白质。主要食物有米汤、果子水、藕粉、每日 6 餐，每次约 100 mL，每日热量约为 1.4 kJ（334 卡），用于病情好转初期的试餐阶段。此期仍需给患者补充足够液体及电解质。Ⅰ号饮食适用于急性胰腺炎患者的康复初期，一般在病后 5～7 d。

3. 胰腺炎Ⅱ号饮食

该饮食内含少量蛋白质，但不含脂肪。主要食物有小豆汤、果子水、藕粉、龙须面和少量鸡蛋清，每日 6 餐，每次约 200 mL，每日热量约为 1.84 kJ。此期可给患者补充少量液体及电解质。Ⅱ号饮食适用于急性胰腺炎患者的康复中期（病后 8～10 d）及慢性胰腺炎患者。

4. 胰腺炎Ⅲ号饮食

该饮食内含有蛋白质和极少量脂类。主要食物有米粥、小豆汤、龙须面、菜末、鸡蛋清和豆油（5～10 g/d），每日 5 餐，每次约 400 mL，总热量约为 4.5 kJ。Ⅲ号饮食适用于急、慢性胰腺炎患者康复后期，一般在病后 15 d 左右。

5. 低脂饮食

该饮食内含有蛋白质和少量脂肪（约 30 g），每日 4～5 餐，用于基本痊愈患者。

（四）营养

急性胰腺炎时，机体处于高分解代谢状态，代谢率可高于正常水平的 20％～25％，同时由于感染使大量血浆渗出。因此如无合理的营养支持，必将使患者的营养状况进一步恶化，降低机体抵抗力、延缓康复。

1. 全胃肠外营养（TPN）支持的护理

急性胰腺炎特别是急性出血坏死型胰腺炎患者的营养任务主要由 TPN 来承担。TPN 具有使消化道休息、减少胰腺分泌、减轻疼痛、补充体内营养不良、刺激免疫机制、促进胰外漏自发愈合等优点。近来更有代谢调理学说认为通过营养支持供给机体所需的能源和氮源，同时使用药物或生物制剂调理体内代谢反应，可降低分解代谢，共同达到减少机体蛋白质的分解，保存器官结构和功能的目的。应用 TPN 时需严密监护，最初数日每 6 小时检查血糖、尿糖，每 1～2 天检测血钾、钠、氯、钙、磷；定期检测肝、肾功能；准确记录 24 h 出入量；经常巡视，保持输液速度恒定，不突然更换无糖溶液；每日或隔日检查导管、消毒插管处皮肤，更换无菌敷料，防止发生感染。一旦发生感染要立即拔管，尖端部分常规送细菌培养。TPN 支持一般经过 2 周左右的时间，逐渐过渡到肠道营养（EN）支持。

2.EN 支持的护理

EN 即从空肠造口管中滴入要素饮食，混合奶、鱼汤、菜汤、果汁等多种营养。EN 护理上要求如下。

（1）应用不能过早，一定待胃肠功能恢复、肛门排气后使用。

（2）EN 开始前 3 d，每 6 小时监测尿糖 1 次，每日监测血糖、电解质、酸碱度、血红蛋白、肝功能，病情稳定后改为每周 2 次。

（3）营养液浓度从 5％开始渐增加到 25％，多以 20％以下的浓度为宜。现配现用，4 ℃下保存。

（4）营养液滴速由慢到快，从 40 mL/h（15～20 滴/min）逐渐增加到 100～120 mL/h。由于小肠有规律性蠕动，当蠕动波近造瘘管时可使局部压力增高，甚至发生滴入液体逆流，因此在滴入过程中要随时调节滴速。

（5）滴入空肠的溶液温度要恒定在 40 ℃左右，因肠管对温度非常敏感，故需将滴入管用温水槽或热水袋加温，如果应用不当很容易发生腹胀、恶心、呕吐、腹痛、腹泻等症状。

（6）灌注时取半卧位，滴注时床头升高 45°，注意电解质补充，不足的部分可用温盐水代替。

3.口服饮食的护理

经过 3～4 周的 EN 支持，此时患者进入恢复阶段，食欲增加，护理上要指导患者订好食谱，少吃多餐，食物要多样化，告诫患者切不可暴饮暴食增加胰腺负担，防止再次诱发急性胰腺炎。

（五）胃肠减压

抽吸胃内容和胃内气体可减少胰腺分泌，防止呕吐。虽本疗法对轻－中度急性胰腺炎无明显疗效，但对并发麻痹性肠梗阻的严重病例，胃肠减压是不可缺少的治疗措施。减压同时可向胃管内间歇注入氢氧化铝凝胶等碱性药物中和胃酸，间接抑制胰腺分泌。腹痛基本缓解后即可停止胃肠减压。

（六）药物治疗的护理

1.镇痛解痉

予阿托品、654-2、普鲁苯辛、可待因、水杨酸、异丙嗪、度冷丁等及时对症处理减轻患者痛苦。据报道静脉滴注硫酸镁有一定镇痛效果。禁单用吗啡止痛，因其可引起奥狄括约肌痉挛加重疼痛。抗胆碱能药亦不宜长期使用。

2.预防感染

轻症急性水肿型胰腺炎通常无须使用抗生素。出血坏死型易并发感染，应使用足量有效抗生素。处理时应按医嘱正确使用抗生素，合理安排输注顺序，保证体内有效浓度，保持患者体表清洁，尤其应注意口腔及会阴部清洁，出汗多时应尽快擦干并及时更换衣、裤等。

3.抑制胰腺分泌

抗胆碱能药物、制酸剂、H$_2$ 受体拮抗剂、胰岛素与胰高糖素联合应用、生长抑素、降钙素、缩胆囊素受体拮抗剂（丙谷胺）等均有抑制胰腺分泌作用。使用时注意抗胆碱能药不能用于有肠麻痹者及老年人，H$_2$ 受体拮抗剂可有皮肤过敏。

4. 抗胰酶药物

早期应用抗胰酶药物可防止向重型转化和缩短病程。常用药有 FOY（Gabexate Meslate）、Micaclid、胞二磷胆碱、6-氨基己酸等。使用前二者时应控制速度，药液不可溢出血管外，注意测血压，观察有无皮疹发生。对有精神障碍者慎用胞二磷胆碱。

5. 胰酶替代治疗

慢性胰功能不全者需长期用胰浸膏。每餐前服用效佳。注意观察少数患者可出现过敏和叶酸水平下降。

（七）心理护理

对急性发作患者应予以充分的安慰，帮助患者减轻或去除疼痛加重的因素。由于疼痛持续时间长，患者常有不安和郁闷而主诉增多，护理时应以耐心的态度对待患者的痛苦和不安情绪，耐心听取其诉说，尽量理解其心理状态。采用松弛疗法，皮肤刺激疗法等方法减轻疼痛。对禁食等各项治疗处理方法及重要意义向患者充分解释，关心、支持和照顾患者，使其情绪稳定、配合治疗，促进病情好转。

第八节　慢性胰腺炎

慢性胰腺炎是一种伴有胰实质进行性毁损的慢性炎症，我国以胆石症为常见原因，国外则以慢性酒精中毒为主要病因。慢性胰腺炎可伴急性发作，称为慢性复发性胰腺炎。由于本病临床表现缺乏特异性，可为腹痛、腹泻、消瘦、黄疸、腹部肿块、糖尿病等，易被误诊为消化性溃疡、慢性胃炎、胆管疾病、肠炎、消化不良、胃肠神经官能症等。本病虽发病率不高，但近年来有逐步增高的趋势。

一、病因

慢性胰腺炎的发病因素与急性胰腺炎相似，主要有胆管系统疾病、酒精、腹部外伤、代谢和内分泌障碍、营养不良、高钙血症、高脂血症、血管病变、血色病、先天性遗传性疾病、肝脏疾病及免疫功能异常等。

二、临床表现

慢性胰腺炎的症状繁多且无特异性。典型病例可出现五联症，即上腹疼痛、胰腺钙化、胰腺假性囊肿、糖尿病及脂肪泻。但是同时具备上述五联症的患者较少，临床上常以某一或某些症状为主要特征。

（一）腹痛

腹痛为最常见症状，见于 $60\%\sim100\%$ 的病例，疼痛常剧烈，并持续较长时间。一般呈钻痛或钝痛，绞痛少见。多局限于上腹部，放射至季肋下，半数以上病例放射至背部。疼痛发作的频度和持续时间不一，一般随着病变的进展，疼痛期逐渐延长，间歇期逐渐变短，最后整天腹痛。在无痛期，常有轻度上腹部持续隐痛或不适。

痛时患者取坐位，膝屈曲，压迫腹部可使疼痛部分缓解，躺下或进食则加重（这种体位称为胰体位）。

（二）体重减轻

是慢性胰腺炎常见的表现，约见于 3/4 以上病例。主要由于患者担心进食后疼痛而减少进食所致。少数患者因胰功能不全、消化吸收不良或糖尿病而有严重消瘦，经过补充营养及助消化剂后，体重减轻往往可暂时好转。

（三）食欲减退

常有食欲欠佳，特别是厌油类或肉食。有时食后腹胀、恶心和呕吐。

（四）吸收不良

吸收不良表现疾病后期，胰脏丧失 90％ 以上的分泌能力，可引起脂肪泻。患者有腹泻，大便量多、带油滴、恶臭。由于脂肪吸收不良，临床上也可出现脂溶性维生素缺乏症状。碳水化合物的消化吸收一般不受影响。

（五）黄疸

少数病例可出现明显黄疸（血清胆红素高达 20 mg/dL），由胰腺纤维化压迫胆总管所致，但更常见假性囊肿或肿瘤的压迫所致。

（六）糖尿病症状

约 2/3 的慢性胰腺炎病例有葡萄糖耐量减低，半数有显性糖尿病，常出现于反复发作腹痛持续几年以后。当糖尿病出现时，一般均有某种程度的吸收不良存在。糖尿病症状一般较轻，易用胰岛素控制。偶可发生低血糖、糖尿病酸中毒、微血管病变和肾病变。

（七）其他

少数病例腹部可扪及包块，易误诊为胰腺肿瘤。个别患者呈抑郁状态或有幻觉、定向力障碍等。

三、并发症

慢性胰腺炎的并发症甚多，一些与胰腺炎有直接关系，另一些则可能是病因（如酒精）作用的后果。

（一）假性囊肿

见于 9％～48％ 的慢性胰腺炎患者。多数为单个囊肿。囊肿大小不一，表现多样。假性囊肿内胰液泄漏至腹腔，可引起胰性无痛性腹水，呈隐匿起病，腹水量甚大，内含高活性淀粉酶。

巨大假性囊肿，压迫胃肠道，可引起幽门或十二指肠近端狭窄，甚至压迫十二指肠空肠交接处和横结肠，引起不全性或完全性梗阻。假性囊肿破入邻近脏器可引起内瘘。囊肿内胰酶腐蚀囊肿壁内小血管可引起囊肿内出血，如腐蚀邻近大血管，可引起消化道出血或腹腔内出血。

（二）胆管梗阻

约 8％～55％ 的慢性胰腺炎患者发生胆总管的胰内段梗阻，临床上有无黄疸不定。有黄疸者中罕有需手术治疗者。

（三）其他

酒精性慢性胰腺炎可合并存在酒精性肝硬化。慢性胰腺炎患者好发口腔、咽、肺、胃和结肠癌肿。

四、实验室检查

（一）血清和尿淀粉酶测定

慢性胰腺炎急性发作时血尿淀粉酶浓度和 Cam/Ccr 比值可一过性地增高。随着病变的进展和较多的胰实质毁损，在急性炎症发作时可不合并淀粉酶升高。测定血清胰型淀粉酶同工酶（Pam）可作为反映慢性胰腺炎时胰功能不全的试验。

（二）葡萄糖耐量试验

可出现糖尿病曲线。有报告慢性胰腺炎患者中 78.7% 试验阳性。

（三）胰腺外分泌功能试验

在慢性胰腺炎时约有 80%～90% 病例胰外分泌功能异常。

（四）吸收功能试验

最简便的是做粪便脂肪和肌纤维检查。

（五）血清转铁蛋白放射免疫测定

慢性胰腺炎血清转铁蛋白明显增高，特别对酒精性钙化性胰腺炎有特异价值。

五、护理

（一）体位

协助患者卧床休息，选择舒适的卧位。有腹膜炎者宜取半卧位，利于引流和使炎症局限。

（二）饮食

脂肪对胰腺分泌具有强烈的刺激作用并可使腹痛加剧。因此，一般以适量的优质蛋白、丰富的维生素、低脂无刺激性半流质或软饭为宜，如米粥、藕粉、脱脂奶粉、新鲜蔬菜及水果等。每日脂肪供给量应控制在 20～30 g，避免粗糙、干硬、胀气及刺激性食物或调味品。少食多餐、禁止饮酒。对伴糖尿病患者，应按糖尿病饮食进餐。

（三）疼痛护理

绝对禁酒、避免进食大量肉类饮食、服用大剂量胰酶制剂等均可使胰液与胰酶的分泌减少，缓解疼痛。护理中应注意观察疼痛的性质、部位、程度及持续时间，有无腹膜刺激征。协助取舒适卧位以减轻疼痛。适当应用非麻醉性镇痛剂，如阿司匹林、消炎痛、布洛芬、扑热息痛等非团体抗炎药。对腹痛严重，确实影响生活质量者，可酌情使用麻醉性镇痛剂，但应避免长期使用，以免导致患者对药物产生依赖性。给药 20～30 分钟后须评估并记录镇痛药物的效果及不良反应。

（四）维持营养需要量

蛋白-热量营养不良在慢性胰腺炎患者是非常普遍的。进餐前 30 分钟为患者镇痛，以防止餐后腹痛加剧，使患者惧怕进食。进餐时胰酶制剂同食物一起服用，可以保证酶和食物适当混合，取得满意效果。同时，根据医嘱及时给予静脉补液，保证热量供给，维持水、电解质、酸碱平衡。严重的慢性胰腺炎患者和中至重度营养不良者，在准备手术阶段应考虑提供肠外或肠内营养支持。护理上需加强肠内、外营养液的输注护理，防止并发症。

（五）心理护理

因病程迁延，反复疼痛、腹泻等症状，患者常有消极悲观的情绪反应，对手术及预后的担心常引起焦虑和恐惧。护理上应关心患者，采用同情、安慰、鼓励法与患者沟通，稳定患者情绪，讲解疾病知识，帮助患者树立战胜疾病的信心。

第九节　溃疡性结肠炎

溃疡性结肠炎是一种病因尚不十分明确的直肠和结肠慢性非特异性炎症性疾病。病变主要限于大肠黏膜与黏膜下层。临床表现为腹泻、黏液脓血便、腹痛。病情轻重不等，多呈反复发作的慢性病程。本病可发生在任何年龄，多见于 20～40 岁，亦可见于儿童或老年。男女发病率无明显差别。

一、症状

（一）腹泻

腹泻为最主要的症状，黏液脓血便是本病活动期的重要表现。大便次数及便血的程度可反映病情轻重，轻者每日排便 2～4 次，便血轻或无；重者每日 10 次以上，脓血显见，甚至大量便血。

（二）腹痛

轻型患者可无腹痛或仅有腹部不适。一般诉有轻度至中度腹痛，多为左下腹或下腹的阵痛，亦可涉及全腹。有疼痛－便意－便后缓解的规律，常有里急后重。

（三）其他症状

可有腹胀，严重病例有食欲不振、发热、恶心、呕吐等。

二、体征

患者呈慢性病容，精神状态差，重者呈消瘦、贫血貌。轻者仅有左下腹轻压痛，有时可触及痉挛的降结肠或乙状结肠。重型和暴发型患者常有明显压痛和鼓肠。若有腹肌紧张、反跳痛、肠鸣音减弱应注意中毒性巨结肠、肠穿孔等并发症。

三、评估要点

（一）一般情况

患者呈慢性病容，精神状态差，重者呈消瘦、贫血等不同程度的全身症状。

（二）专科情况

（1）腹痛的特点：是否间歇性疼痛，有无腹部绞痛，疼痛有无规律、有无关节痛。

（2）评估排便次数、颜色、量、性质是否正常。

（3）评估患者的出入量是否平衡，水、电解质是否平衡。

（三）实验室及其他检查

1. 血液检查

可有红细胞和血红蛋白减少。活动期白细胞计数增高，血沉增快和 C 反应蛋白增高是活动期的标志。

2. 粪便检查

肉眼检查常见血、脓和黏液，显微镜检查见多量红细胞、白细胞或脓细胞。

3. 结肠镜检查

结肠镜检查是本病诊断的最重要的手段之一，可直接观察病变肠黏膜并取活检。

4. X 线钡剂灌肠检查

X 线钡剂灌肠检查可见黏膜粗乱或有细颗粒改变。

四、护理措施

（1）休息与活动：在急性发作期或病情严重时均应卧床休息，缓解期也应适当休息，注意劳逸结合。

（2）病情观察：严密观察腹痛的性质、部位以及生命体征的变化，以了解病情的进展情况。

（3）用药护理：遵医嘱给予柳氮磺吡啶（SASP）和（或）糖皮质激素，以减轻炎症，使腹痛缓解。注意药物的疗效及不良反应，嘱患者餐后服药，服药期间定期复查血象；应用糖皮质激素者，要注意激素的不良反应，不可随意停药，防止反跳现象。

（4）给患者安排舒适、安静的环境，同时注意观察大便的量、性状、次数并做好记录，保持肛周皮肤的清洁和干燥。

（5）由于本病为慢性反复发作性的过程，患者会产生各种不良情绪，护士应做好心理疏导。指导患者及家属正确对待疾病，让患者保持情绪稳定，树立战胜疾病的信心。

第十节　原发性肝癌

原发性肝癌（primary carcinoma of the liver）是指由肝细胞或肝内胆管上皮细胞发生的恶性肿瘤，是我国常见的恶性肿瘤之一，死亡率较高，在恶性肿瘤死亡排位中占第二位。近年来发病率有上升趋势，肝癌的五年生存率很低，预后凶险。原发性肝癌的发病率有较高的地区分布性，本病多见于中年男性，男女性别之比在肝癌高发区中约 3∶1～4∶1，低发区则为1∶1～2∶1。高发区的发病年龄高峰约为40～49 岁。

一、病因及发病机制

病因及发病机制尚不清楚，根据高发区的流行病学调查结果表明，下列因素与肝癌的发病关系密切。

（一）病毒性肝炎

在我国，乙型肝炎是原发性肝癌发生的最重要病因，原发性肝癌患者中 1/3 曾有慢性肝炎病史。肝癌患者血清中乙型肝炎标志物高达 90％以上，近年来丙型肝炎与肝癌关系也逐渐引起关注。

（二）肝硬化

原发性肝癌合并肝硬化者占 50％～90％，乙肝病毒持续感染与肝细胞癌有密切关系。其过程可能是乙型肝炎病毒引起肝细胞损害继而发生增生或不典型增生，从而对致癌物质敏感。在多病因参与的发病过程中可能有多种基因发生改变，最后导致癌变。

（三）黄曲霉毒素

在肝癌高发区，尤其南方以玉米为主粮的地方调查提示，肝癌流行可能与黄曲霉毒素对粮食的污染有关，其代谢产物黄曲霉毒素 B_1 有强烈致癌作用。

（四）饮水污染

江苏启东的流行病学调查结果发现，饮用池塘水者与饮用井水者的肝癌发病率和死亡率有明显差异，可能与池塘水的蓝绿藻产生的微囊藻毒素污染饮用水源有关。

（五）遗传因素

在高发区肝癌有时出现家族聚集现象，尤以共同生活并有血缘关系者的肝癌罹患率高。可能与肝炎病毒垂直传播有关。

（六）其他

饮酒、亚硝胺、农药、某些微量元素含量异常如铜、锌、钼等、肝吸虫等因素也被认为与肝癌有关。吸烟和肝癌的关系还待进一步明确。

二、临床表现

（一）症状

肝癌起病隐匿，早期缺乏典型症状，多在肝病随访中或体检普查中，应用血清甲胎蛋白（AFP）及 B 超检查偶然发现肝癌，此时患者既无症状，体格检查亦缺乏肿瘤本身的体征，此期称之为亚临床肝癌。一旦出现症状而来就诊者其病程大多已进入中晚期。不同阶段的肝癌，其临床表现有明显差异。

1. 肝区疼痛

最常见，半数以上患者呈间歇性或持续性的钝痛或胀痛，是由于肿块生长迅速、使肝包膜绷紧牵拉所致。当肿瘤侵犯膈肌时，疼痛可向右肩或右背部放射。向右后生长的肿瘤可致右腰疼痛。突然出现剧烈腹痛和腹膜刺激征提示癌结节包膜下出血或向腹腔破溃。

2. 消化道症状

食欲不振、恶心、呕吐、腹泻、消化不良等，缺乏特异性。

3. 全身症状

低热，发热与癌肿坏死物质吸收有关。此外还有乏力、消瘦、贫血、全身衰弱等，少数患者晚期呈恶病质。这是由于癌症所致的能量消耗和代谢障碍所致。

4. 转移灶症状

如肺转移可出现咳嗽、咯血；胸膜转移可引起胸痛和血性胸水；癌栓栓塞肺动脉，引起肺梗死，可突然出现严重呼吸困难和胸痛；癌栓栓塞下肢静脉，可出现下肢严重水肿；骨转移和脊柱转移，可引起局部压痛或神经受压症状；颅内转移可出现相应的神经定位症状和体征。

5. 伴癌综合征

癌肿本身代谢异常，癌组织对机体发生影响而引起的内分泌或代谢异常的一组症候群称之为伴癌综合征。如自发性低血糖症、红细胞增多症，其他罕见的有高脂血症、高钙血症、类癌综合征等。

（二）体征

1. 肝肿大

进行性肝肿大是常见的特征性体征之一。肝质地坚硬，表面及边缘不光滑，有大小不等结节，伴不同程度的压痛。如癌肿突出于右肋弓下或剑突下，上腹可出现局部隆起或饱满。

2. 脾肿大

多见于合并肝硬化门静脉高压患者。因门静脉或脾静脉有癌栓或癌肿压迫门静脉引起。

3. 腹水

因合并肝硬化门静脉高压、门静脉或肝静脉癌栓所致。当癌肿表面破溃时可引起血性腹水。

4. 黄疸

当癌肿浸润、破坏肝细胞时，可引起肝细胞性黄疸；当癌肿侵犯肝内胆管或压迫胆管时，可出现阻塞性黄疸。

5. 转移灶相应体征

锁骨上淋巴结肿大、胸腔积液的体征，截瘫、偏瘫等。

（三）并发症

肝性脑病；上消化道出血；肝癌结节破裂出血；血性胸腹水；继发感染。上述并发症可由肝癌本身或并存的肝硬化引起，常为致死的原因。

三、辅助检查

（一）血清甲胎蛋白（AFP）测定

AFP 是目前诊断肝细胞肝癌最特异性的标志物，是体检普查的项目之一。肝癌患者 AFP 阳性率 70%～90%，诊断标准为：①AFP 大于 500 $\mu g/L$ 持续 4 周。②AFP 在大于 200 $\mu g/L$ 的中等水平持续8周。③AFP 由低浓度升高后不下降。

（二）影像学检查

（1）超声显像是目前肝癌筛查的首选检查之一，有助于了解占位性病变的血供。

（2）CT 在反映肝癌的大小、形态、部位、数目等方面有突出的优点，被认为是补充超声显像检查的非侵入性诊断的首选方法。

（3）肝动脉造影是肝癌诊断的重要补充方法，对直径 2 cm 以下的小肝癌的诊断较有价值。

（4）MRI 优点是除显示如 CT 那样的横断面外，还能显示矢状位、冠状位以及任意切面。

（三）肝组织活检或细胞学检查

在超声或 CT 引导下活检或细针穿刺行组织学或细胞学检查，是目前确诊直径 2 cm 以下小肝癌的有效方法。缺点是易引起近边缘的肝癌破裂，有促进转移的危险。在非侵入性操作未能确诊时考虑使用。

四、诊断要点

有慢性肝炎病史，原因不明的肝区不适或疼痛，或原有肝病症状加重伴有全身不适、明显的食欲不振和消瘦、乏力、发热；肝进行性肿大、压痛、质地坚硬、表面和边缘不光滑。对高危人群血清 AFP 的检测及影像学检查。对既无症状也无体征的亚临床肝癌的诊断主要靠血清

AFP 的检测联合影像学检查。

五、治疗要点

早期治疗是改善肝癌预后的最主要的因素，而治疗方案的选择取决于肝癌的临床分期及患者的体质。

（一）手术治疗

首选的治疗方法，是影响肝癌预后的最主要因素，是提高生存率的关键。

（二）局部治疗

1. 肝动脉化疗栓塞治疗（TACE）

TACE 为原发性肝癌非手术的首选方案，效果较好，应反复多次治疗。机制为：先栓塞肿瘤远端血供，再栓塞肿瘤近端肝动脉，使肿瘤难以建立侧支循环，最终引起病灶缺血性坏死，并在动脉内灌注化疗药物。常用栓塞剂有明胶海绵和碘化油。

2. 无水酒精注射疗法（PEI）

PEI 是肿瘤直径小于 3 cm，结节数在 3 个以内，伴肝硬化不能手术患者的首选治疗方法。在 B 超引导下经皮肝穿刺入肿瘤内注入无水酒精，促使肿瘤细胞脱水变性、凝固坏死。

3. 物理疗法

局部高温疗法，如微波组织凝固技术、射频消融、高功率聚焦超声治疗、激光等。

（三）其他治疗方法

1. 放射治疗

在肝癌治疗中仍有一定地位。适用于肿瘤较局限，但不能手术者，常与其他治疗方法组成综合治疗。

2. 化学治疗

化学治疗常用阿霉素（ADM）及其衍生物、顺铂（CDDP）、5-氟尿嘧啶（5-Fu）、丝裂霉素（MMC）和甲氨蝶呤（MTX）等。主张联合用药，单一用药疗效较差。

3. 生物治疗

生物治疗常用干扰素、白介素、LAK 细胞、TIL 细胞等，作为辅助治疗之一。

4. 中医中药治疗

用于晚期肝癌患者和肝功能严重失代偿无法耐受其他治疗者，可作为辅助治疗之一。

5. 综合治疗

根据患者的具体情况，选择一种或多种治疗方法联合使用，为中晚期患者的主要治疗方法。

六、常用护理诊断

（一）疼痛——肝区痛

与肿瘤迅速增大、牵拉肝包膜有关。

（二）预感性悲哀

与获知疾病预后有关。

（三）营养失调——低于机体需要量

与肝功能严重损害、摄入量不足有关。

七、护理措施

（一）一般护理

1. 休息与体位

给患者创造安静舒适的休息环境，减少各种不良刺激。协助并指导患者取舒适卧位。为患者创造安静、舒适环境，提高患者对疼痛的耐受性。

2. 饮食护理

鼓励进食，给予高蛋白、适量热量、高维生素、易消化饮食，如出现肝性昏迷，禁食蛋白质。伴腹水患者，限制水钠摄入。如出现恶心、呕吐现象，做好口腔护理。在化疗过程中患者往往胃肠道反应明显，可根据其口味适当调整饮食。

3. 皮肤护理

晚期肝癌患者极度消瘦，严重营养不良，因为疼痛影响，常拒绝体位变动。因此要加强翻身，皮肤按摩，如出现压疮，做好相应处理。

（二）病情观察

监测生命体征，观察有无肝区疼痛、发热、腹水、黄疸、呕血、便血、24 h 尿量等，以及实验室各项血液生化和免疫学指标。观察有无转移征象。

（三）疼痛护理

晚期癌症患者大部分有中度至重度的疼痛，多为顽固性的剧痛，严重影响生存质量。通过询问病史、观察或运用评估工具来判断疼痛的部位、性质、程度。

1. 三阶梯疗法

目前临床普遍推行 WTO 推荐的三阶梯疗法，其原则为：①按阶梯给药，依药效的强弱顺序递增使用。②无创性给药，可选择口服给药，直肠栓剂或透皮贴剂给药等方式。③按时给药，而不是按需给药。④剂量个体化。按此疗法多数患者能满意止痛。

（1）第一阶梯：轻度癌痛，可用非阿片类镇痛药，如阿司匹林等。

（2）第二阶梯：中度癌痛及第一阶梯治疗效果不理想时，可选用弱阿片类药，如可卡因。

（3）第三阶梯：重度癌痛及第二阶梯治疗效果不理想者，选用强阿片类药，如吗啡。多采用口服缓释或控释剂型。

癌痛的治疗中提倡联合用药的方法，加用一些辅助药以协同主药的疗效，减少其用量与不良反应，常用辅助药物有：①弱安定药，如地西泮和艾司唑仑等。②强安定药，如氯丙嗪和氟哌利多等。③抗抑郁药，如阿米替林。

向患者说明接受治疗的效果及帮助患者正确用药，对于已掌握的规律性疼痛，在疼痛发生前使用镇痛剂。疼痛减轻或停止时应及时停药。观察止痛疗效及不良反应。

2. 其他方法

（1）放松止痛法：通过全身松弛可以阻断或减轻疼痛反应。

（2）心理暗示疗法：可结合各种癌症的治疗方法，暗示患者进行自身调节，告诉患者配合治疗就一定能战胜疾病。

（3）物理止痛法：可通过刺激疼痛周围皮肤或相对应的健侧达到止痛目的。

（4）转移止痛法：让患者取舒适体位，通过回忆、冥想、听音乐、看书报等方法转移注意力，减轻疼痛反应。

（四）肝动脉栓塞化疗护理

肝动脉栓塞化疗护理是肝癌非手术治疗的首选方法，已在临床上广泛应用，是一种创伤性的非手术治疗。

1. 术前护理

（1）向患者和家属解释治疗的必要性、方法、效果。

（2）评估患者的身体状况，必要时先给予支持治疗。

（3）做好各种检查，如血常规、出凝血时间、肝肾功能、心电图、影像学检查等；检查股动脉和足背动脉搏动的强度。

（4）做好碘过敏试验和普鲁卡因过敏试验，如碘过敏试验阳性可用非离子型造影剂。

（5）术前 6 h 禁食禁饮。

（6）术前 0.5 h 可给予镇静剂，并测量血压。

2. 术中护理

（1）准备好各种抢救用品和药物。

（2）护士应尽量陪伴在患者的身边，安慰及观察患者。

（3）注射造影剂时，应严格控制注射速度，注射完毕后应密切观察患者有无恶心、心悸、胸闷、皮疹等过敏症状，观察血压的变化。

（4）注射化疗药物后应观察患者有无恶心、呕吐，一旦出现应帮助患者头偏向一侧，备污物盘，指导患者做深呼吸，如使用的化疗药物胃肠道反应很明显，可在注入化疗药物前给予止吐药。

（5）观察患者有无腹痛，如出现轻微腹痛，可向患者解释腹痛的原因，安慰患者，转移注意力；如疼痛较剧，患者不能耐受，可给予止痛药。

3. 术后护理

（1）预防穿刺部位出血：拔管后应压迫股动脉穿刺点 15 min，绷带包扎后，用砂袋（1~2 kg）压迫6~8 h；保持穿刺侧肢体平伸 24 h；术后 8 h 内，应每隔 1 小时观察穿刺部位有无出血和渗血，保持敷料的清洁干燥；一旦发现出血，应立即压迫止血，重新包扎，砂袋压迫；如为穿刺点大血肿，可用无菌注射器抽吸，24 h 后可热敷，促进其吸收。

（2）观察有无血栓形成：应检查两侧足背动脉的搏动是否对称，患者有无肢体麻木、胀痛、皮肤温度降低等，出现上述症状与体征，应立即报告医师及时采取溶栓措施。

（3）观察有无栓塞后综合征：发热、恶心、呕吐、腹痛。如体温超过 39 ℃，可物理降温，必要时用退热药。术中或术后用止吐药，可有效地预防和减轻恶心、呕吐的症状，鼓励患者进食，尽可能满足患者对食物的要求。腹痛是因肿瘤组织坏死、局部组织水肿而引起的，可逐渐缓解，如疼痛剧烈，可使用药物止痛。

（4）密切观察化疗后反应，及时检查肝、肾功能和血常规，及时治疗和抢救。补充足够的液体，鼓励患者多饮水、多排尿，必要时应用利尿剂。

（五）心理护理

肝癌患者的五个阶段的心理反应往往比其他癌症患者更为明显。要充分认识患者的心理反应，对部分出现过激行为，如绝望甚至自杀的患者，要给予正确的心理疏导；同时建立良好的护患关系，减轻患者恐惧。对于晚期患者，特别要维护其尊严，并做好临终护理。

（六）健康教育

1. 疾病知识指导

原发性肝癌应以预防为主。临床证明，肝炎—肝硬化—肝癌的关系密切。因此，患病毒性肝炎的患者应及时正确治疗，防止转变为肝硬化，非乙型肝炎病毒携带者应注射乙型肝炎疫苗。加强锻炼，增强体质，注意保暖。

2. 生活指导

禁食含有黄曲霉素的霉变食物，特别是发霉的花生和玉米，禁饮酒。肝癌伴有肝硬化者，特别是伴食管—胃底静脉曲张的患者，应避免粗糙饮食。

3. 用药指导

在化疗过程中，应向患者做好解释工作，消除紧张心理，并介绍药物性质、毒副反应，使患者心中有数。①药物反应较重者，宜安排在睡前或饭后用药，以免影响进食。呕吐严重者应少食多餐，辅以针刺足三里、合谷、曲池等穴，对减轻胃肠道反应有一定作用。②注意防止皮肤破损，观察皮肤有无淤斑、出血点，有无牙龈出血、鼻出血、血尿及便血等症状。③鼓励患者多饮水或强迫排尿，使尿液稀释。遵医嘱适量地服用碳酸氢钠以碱化尿液。④常选用1∶5000高锰酸钾溶液坐浴，预防会阴部感染。

4. 自我监测指导

出现右上腹不适、疼痛或包块者应尽早到医院检查。肝癌的疗效取决于早发现、早治疗，一旦确诊应尽早治疗，以手术为主的综合治疗可明显延长患者生命。观察肿瘤有无并发症和有无远处转移的表现，应警惕肝癌结节破裂、肝性脑病、消化道出血和感染等。手术后的癌肿患者应观察有无复发，定期复诊。化疗患者应定期检查肝肾功能、心电图、血象、血浆药物浓度等，及时了解脏器功能和有无药物蓄积。

第十一节 胃　癌

胃癌（gastric cancer）是源自胃黏膜上皮细胞的恶性肿瘤，是常见的消化道癌肿之一。临床有进行性上腹疼痛、体重下降，伴恶心呕吐、呕血、黑便、贫血等表现。胃癌是人类常见的恶性肿瘤，占全部恶性肿瘤20％左右，居全球肿瘤发病和癌症死亡率的第二位。其发病率和死亡率与国家、种族及地区有很大的关系。日本、中国、智利、俄罗斯和冰岛为高发国家，我国西北地区发病率最高。胃癌可发生任何年龄，高发年龄40～60岁，男女之比2∶1～3∶1。发病率和死亡率随年龄增长而上升。全国平均年死亡率为16/10万。近年来，发病有下降趋势，与诊断手段提高、其他消化道癌症增加和环境改变有关。早诊断、早治疗为本病的关键，手术治疗为首选措施。若治疗护理得当，可延长患者的生命和提高患者的生活质量。

一、病因及发病机制

胃癌的病因尚未明确，一般认为与下列因素有关。

（一）饮食与环境因素

食物品种和饮食习惯是影响胃癌发生的重要因素，流行病学研究表明，长期食用霉变食品、咸菜、高盐食物、烟熏及腌制品均可增加发生胃癌的危险性。腌制食品中含有高浓度的硝酸盐，能在胃内被细菌还原酶转变成亚硝酸盐，与胺结合成为致癌的亚硝酸胺，长期作用可致胃黏膜发生癌变。环境因素也起到重要的作用，近期研究发现本病高发区与火山来源的土壤有关。

（二）幽门螺杆菌感染

大量研究表明，幽门螺杆菌是胃癌发病的危险因素。幽门螺杆菌所分泌的毒素能使胃黏膜病变，从而发生癌变。

（三）癌前病变

所谓癌前病变是指易恶变的全身性或局部疾病或状态。胃癌的癌前病变有：①慢性萎缩性胃炎伴有肠上皮化生和重度不典型增生者。②腺瘤型或绒毛型胃息肉，息肉＞2 cm，癌变率约为15％～40％。③残胃炎，毕氏Ⅱ式术后残胃癌较多见，其发生率为5％～16％。④恶性贫血胃体黏膜有严重萎缩者，其发生率是正常人群的5～10倍。⑤胃溃疡患者约占5％。

（四）遗传因素

胃癌的发病具有家族聚集倾向，可发生于同卵同胞，胃癌发病率较无家族史人群高2～3倍。据报道，致癌物质对遗传易感者作用更大。

胃癌好发于胃窦部，其次为胃贲门与胃体，早期癌细胞浸润范围局限黏膜层，无局部淋巴转移，进展期癌细胞浸润黏膜下层及肌层；晚期癌细胞浸润浆膜层或其以外。胃癌的转移有直接扩散、淋巴转移、血行播散和种植性转移。

二、临床表现

（一）症状

1. 早期胃癌

多无症状，有时出现上腹隐痛不适、嗳气、反酸、食欲减退等非特异性上消化道症状，容易被忽视。

2. 进展期胃癌

最早出现的症状为上腹痛，伴纳差、厌食、体重下降，贫血等。开始仅为上腹饱胀不适，继之呈现持续性隐痛，进食后加重，解痉及抗酸剂无效。胃壁受累可有易饱感；胃窦部癌，因幽门梗阻而发生严重的恶心、呕吐；贲门癌和高位小弯癌累及食管下端，出现进食梗阻感、吞咽困难；溃疡型胃癌，因癌肿侵蚀血管，造成上消化道出血，常见呕血及黑便；癌肿破溃致胃黏膜急性穿孔，常见有剧烈腹痛。

3. 并发症及转移症状

癌肿侵润胃血管壁可有消化道出血，幽门梗阻时出现呕吐，贲门癌累及食管下段可出现吞咽困难，癌肿溃疡可导致胃穿孔。此外，当癌转移至肝出现腹水、肝肿大、黄疸，转移至骨骼可出现全身骨骼剧痛。

（二）体征

早期胃癌无明显体征。患者进展期可有消瘦、精神状态差。晚期出现上腹部肿块和其他转移表现：呈恶病质，上腹部可触及坚实、可移动结节状肿块，有压痛；发生肝转移时有肝肿大，并触及坚硬结节，常伴黄疸；发生腹膜转移时有腹水，表现为移动性浊音；远处淋巴结转移时在左锁骨上内侧触到质硬、固定的淋巴结等。

三、辅助检查

（一）X 线钡餐检查

早期呈局限性表浅的充盈缺损，边缘不规则的龛影，或黏膜有灶性积钡，胃小区模糊不清等；进展期为较大而不规则的充盈缺损，溃疡型为龛影位于胃轮廓内，边缘不整齐，周围黏膜有中断的皱襞，浸润型为胃壁僵硬、蠕动消失、胃腔狭窄。

（二）胃镜检查

观察病变部位、性质，取活组织检查。其准确率达 95%～99%，是诊断早期胃癌的最佳方法。

（三）实验室检查

长期失血或营养缺乏患者的红细胞数减少，血红蛋白下降；粪便隐血实验对持续阳性，药物治疗不转阴，有诊断意义。

（四）CT 检查

了解胃肿瘤侵犯情况，与周围脏器关系，有无切除可能。

四、诊断要点

有癌前病变患者，应定期做 X 线钡餐检查、胃镜检查及活组织病理检查，能够早期发现。

五、治疗要点

胃癌治疗效果取决于病期分类和病理组织分型。

（一）手术治疗

手术治疗为首选治疗方法。只要患者心、肝、肾功能容许，无远处转移，应力求手术根治，残留的癌组织越少越好。

（二）化学治疗

多种抗癌药物联合应用，如 5-氟尿嘧啶（5-Fu）、呋喃氟尿嘧啶、亚叶酸钙（CF）丝裂霉素或阿霉素等，可增加抗癌的效果。抗癌药物多有骨髓抑制、消化道反应、肝肾功能损害、静脉炎、脱发和皮肤表现等不良反应。

（三）胃镜下治疗

对不宜行手术治疗者，可在胃镜直视下用激光、微波、及注射无水酒精等达到根治效果。

（四）支持治疗

补充足够的营养，以提高机体体质，有利于耐受手术和化疗。应用免疫增强剂，如干扰素、白介素、LAK 细胞、TIL 细胞等可调节机体免疫力。

六、常用护理诊断

（一）营养失调

低于机体需要量，与疾病消耗、吞咽困难和手术化疗有关。

（二）疼痛

与肿瘤细胞浸润有关。

（三）活动无耐力

与食欲不振、疾病消耗、疼痛有关。

（四）有感染的危险

与化疗致机体免疫功能低下及营养不良有关。

七、护理措施

（一）一般护理

1. 饮食护理

鼓励能进食的患者进食易消化、营养丰富的流质或半流质饮食；不能进食或进食不足者，如吞咽困难者或中、晚期患者，遵医嘱静脉输注高营养物质；幽门梗阻时，行胃肠减压，遵医嘱静脉补充液体，必要时输清蛋白、全血或血浆等。提高患者对手术的耐受力，择期手术患者采取少量多餐的饮食原则。

2. 预防感染

患者因抵抗力低，易发生感染，每天给患者温水擦浴，保持皮肤清洁、干燥；长期卧床患者，定时更换卧位；床铺保持清洁、干燥、平整，避免潮湿、摩擦以及排泄物的刺激，防止患者发生压疮；鼓励和帮助患者做床上肢体运动，防止血栓性静脉炎；做好口腔护理，餐后及晚睡前或呕吐后，立即做口腔清洗。保持良好舒适的环境，适宜的温度、湿度，让患者在安静的环境下休养。

（二）病情观察

注意观察腹痛的部位、性质、持续时间，进食是否缓解；对呕血和黑便，突发性腹部剧痛，应注意有无消化道出血和穿孔的发生；对出现咳嗽、咯血、胸痛、腰酸、血尿、头痛、头晕、智力障碍、皮肤破溃、结节、黄疸、腹水等表现，提示有癌肿转移。

（三）健康教育

1. 疾病知识指导

向患者介绍疾病知识，使其了解疾病发生的原因及诱发因素；指导患者保持情绪稳定，学会放松、宣泄及缓解压力的技巧，以乐观态度面对人生。

2. 生活指导

养成良好的饮食习惯，多食营养丰富、富含维生素 C 和维生素 A 等食物；少进咸菜、高盐食物、烟熏及腌制品；避免生、冷、硬、辛辣等刺激性食物；合理科学的贮存粮食；遵循少量多餐的饮食原则，烹调方式忌煎、炸。合理安排休息时间，尽可能做一些运动量较低的活动，如外出散步，做广播体操，以不感到疲劳为度。鼓励患者坚持做好个人卫生，保持室内空气流通，注意季节变化，外出加防护措施，尽量减少到人群集中的地方。

3. 用药指导

嘱患者按医嘱用药，保证疗程，学习观察药物疗效和不良反应，学会减轻不良反应的办法，不要随意停药，避免影响疗效。

4. 自我监测指导

大力推广普及防癌知识，提高防癌意识，监测易感人群，如 40 岁以上成人，近期发生上腹部不适，或有溃疡病史者，近期出现疼痛规律变化、大便潜血试验持续阳性等，及时到医院进行相关检查；癌前病变者，如胃溃疡、萎缩性胃炎、胃息肉等，定期检查，做到早期发现、早期诊断、早期根治。坚持定期复诊，发现异常及时治疗。

第十二节　胰腺癌

一、概述

胰腺癌（cancer of the pancreas）是一种较常见的恶性肿瘤。在我国胰腺癌的发病率也有逐年增多的趋势。40岁以上好发，男性比女性多见。胰腺癌包括胰头癌和胰体尾部癌，前者在临床常与壶腹部癌和胆总管下段癌难以区别，过去统称壶腹部周围癌。胰腺癌70%～80%发生于头部，体尾部约占25%，全胰腺癌少见，约占5%。胰腺癌多由胰管和腺泡发生，以导管细胞癌最多，其次为腺泡细胞癌、鳞状上皮细胞癌、黏液癌、囊腺癌等。胰腺癌的转移途径主要为淋巴转移和直接浸润，其次为血行转移和沿神经束蔓延。胰腺癌早期诊断困难，手术切除率低，预后很差。

二、诊断

（一）症状

1. 上腹痛和上腹饱胀、不适

此为最常见的首发症状，易与胃肠、肝胆疾病相混淆。腹痛为隐痛、胀痛或钝痛，后期可呈持续性疼痛并且加重，向腰背部放射，夜间疼痛明显。

2. 黄疸

梗阻性黄疸是胰腺癌最突出、最主要的症状。大部分患者出现黄疸时已属中晚期，黄疸呈进行性加重，伴皮肤瘙痒、大便呈白陶土色。

3. 消瘦、乏力

消瘦、乏力是胰腺癌的常见症状。

4. 消化道症状

食欲下降、腹胀、消化不良、腹泻或便秘，部分患者可有恶心、呕吐，晚期癌肿侵及十二指肠可出现上消化道梗阻或消化道出血。

5. 其他

部分患者早期表现为轻度糖尿病，故对中老年人突发糖尿病应提高警惕，有患胰腺癌可能。少数为胆管感染表现。

（二）体征

1. 一般情况

可有消瘦、贫血或营养不良、巩膜及皮肤黄染，晚期还可有锁骨上淋巴结肿大、肛门指检触及直肠外转移灶。

2. 腹部体检

可有肝肿大、胆囊肿大，腹内肿块，移动性浊音阳性。

（三）检查

1. 实验室检查

半乳糖转移同工酶-Ⅱ（GT-Ⅱ）是恶性肿瘤的酶标记物，对胰腺癌的敏感性为67.2%，特异度为98.2%。黄疸患者其血清胆红素常超过256.5 μmol/L（15 mg/dL），用于诊断胰腺癌的肿瘤标记有 CA 19-9、POA、PCAA、CEA、CA50、Span-1、DU-PAN-2 等，其中 CA 19-9是特异度和敏感性较高的一种。

2. B超检查

B超检查可提示肝内外胆管有无扩张、肝外胆管梗阻的部位、胰头或胆总管下端有无肿块，能发现直径<2 cm 的小胰癌，超声内镜可发现直径更小的肿瘤。

3. CT检查

CT检查能清晰显示胰腺形态、肿瘤位置及肿瘤与邻近血管、器官的关系，是胰腺疾病具有高度可靠性的检查方法，可发现直径1 cm 的肿瘤。

4. ERCP

ERCP可观察十二指肠乳头改变，造影显示胆管狭窄和扩张，胰管扩张、中断，管壁僵硬，造影剂排空延迟。可收集胰液进行细胞学、生化、酶学和分子生物学检查。

5. PTC

PTC可显示肝内、外胆管扩张、狭窄、充盈缺损、中断、移位、管壁僵硬改变。

6. 磁共振胰胆管成像（MRCP）

MRCP是一新发展的无创性胰胆管检查方法，与 PTC 和 ERCP 相比，更能反映胰胆管系统的全貌，对胆管梗阻的存在及其水平、范围和病因的诊断准确率达90%～100%，在胰管扩张、狭窄、充盈缺损方面与 ERCP 的一致率达 80%～100%。

（四）诊断要点

（1）不明原因的上腹痛或上腹饱胀、不适，进行性黄疸伴尿黄、大便白陶土色。通常无寒战、高热。

（2）食欲下降、腹胀、消化不良、腹泻或便秘、消瘦、乏力等症状。

（3）CA19-9、CEA 等血清肿瘤标记物增高。

（4）B超、CT、ERCP、MRCP 等影像学检查发现胰腺占位和胆管扩张。

（五）鉴别诊断

1. 急、慢性胆管疾病

胆管炎、胆总管结石可引起发作性右上腹和上腹部绞痛、畏寒发热和黄疸，腹部体征方面有不同程度的腹膜刺激征，血白细胞增高，B超检查有助确诊。

2. 慢性胰腺炎

慢性胰腺炎常有胆管疾病或酗酒史，腹痛、体重下降、糖尿病和脂肪样泻为其四联症，血清 CA 19-9及 CT、ERCP等影像学检查和 K-ras 基因突变检测有助诊断。

3. 胆总管下段肿瘤

CT显示肝内胆管及肿瘤梗阻以上肝外胆管扩张，胰腺无占位性病变；ERCP可显示胆总管肿瘤。

三、治疗

（一）手术治疗

1. 胰十二指肠切除术

胰十二指肠切除术适用于胰腺头部癌。切除范围包括胰腺头部、胃远端、十二指肠全部、空肠上段 10 cm 和胆总管远端以及区域淋巴结。

手术指征：①患者全身情况较好，无肝转移和腹水者。②术中检查癌肿未波及周围重要组织和器官，如门静脉、下腔静脉、肠系膜上动静脉。③术中检查幽门上、下无淋巴结转移者可行保留幽门的胰十二指肠切除术。

2. 区域性胰十二指肠切除术

区域性胰十二指肠切除术适用于胰腺头部癌侵犯门静脉系统而没有远处转移者。术中探查确有门静脉侵犯者，可行受累血管切除和重建。

3. 胰腺体尾部及脾切除术

胰腺体尾部及脾切除术适用于胰体尾部癌无转移者。

4. 全胰切除术

切除范围除胰十二指肠切除术范围外，还要切除余下的胰腺与清除脾脏、胰周围淋巴结、腹主动脉旁及肠系膜血管周围淋巴结。

手术指征：①胰头及体尾部多发癌无远处转移者。②胰头癌及体尾部有坏死者。③胰腺癌伴有慢性胰腺炎者。

5. 姑息性手术

胰腺癌晚期不能行根治性手术者，行姑息性手术以改善全身情况，缓解胆总管和十二指肠梗阻症状，消除黄疸，延长生命。应用于胰腺癌已侵及肠系膜上动静脉、门静脉、肝转移或胰周围淋巴结广泛转移者。

（1）内引流减黄术：胆总管空肠 Roux-en-Y 手术；胆囊－空肠吻合术；胆总管－十二指肠吻合术。

（2）外引流减黄术：胆总管 T 形管引流术，胆囊造瘘术，术中经肝穿刺胆管引流术。

（3）胃－空肠吻合：解除十二指肠梗阻。

（4）胰管－空肠吻合：进行胰管减压，缓解背部疼痛等。

（5）化学性内脏神经切除术：50%～70%乙醇溶液 20～40 mL 或 5%石炭酸杏仁油 40 mL 进行内脏神经阻滞。

（二）化疗

对于胰腺癌尤其是手术不能切除的胰腺癌是不可缺少的辅助治疗方法，但是目前临床疗效尚难令人满意。氟尿嘧啶是胰腺癌化疗中应用最广泛的药物，其他药物包括丝裂霉素 C（MMC）、阿霉素（ADM）、链脲霉素等，近年用于临床的吉西他滨可抑制胰腺癌的发展而延长生存期。

（三）放疗

放疗适用于术后辅助治疗和无法切除肿瘤的治疗，单纯放疗对不能切除的胰腺癌可改善其预后，有姑息治疗的作用；术后联合化疗能够明显提高胰腺癌患者的生存期及肿瘤的局部控制率。目前术后放疗已成为胰腺癌患者提高肿瘤局部控制率、改善患者生活质量、延长患者生存期的重要方法之一。

四、护理措施

（1）消除恐惧心理：评估患者恐惧的表现，协助患者寻找恐惧的原因。建立良好的护患关系，尽量解答患者提出的问题和提供有益的信息，缩短患者期待诊断的焦虑期。

（2）遵医嘱给予营养支持：静脉高营养（胃肠外营养）、要素饮食（胃肠道营养）以增强机体防御功能和组织修复能力。

（3）观察、记录腹部疼痛的部位、性质、程度、时间及伴随症状。指导患者使用松弛术减轻患者对疼痛的感受性。遵医嘱给予镇痛药。遵循用药原则，严格掌握用药时间和剂量，并详细观察、记录用药后的效果。

（4）预防感染：加强皮肤护理，记录黄疸程度，保持床铺清洁、干燥，每2小时协助患者翻身1次，以预防皮肤破损而诱发感染。

（5）让患者了解胰腺癌的治疗方法、疗效、预后、不良反应等。化疗中应详细观察并记录患者所表现的各种不良反应并遵医嘱对症处理。

（6）观察和记录电解质失衡和脱水的症状、体征，遵医嘱给予静脉补水、电解质等，严格记录每日出入量。

五、应急措施

（1）出现出血征象时，密切观察生命体征变化，监测血常规各项指标。

（2）建立液路，遵医嘱静脉滴注止血药，输入新鲜血液。

（3）避免摔伤，禁食过硬、带渣食物，限制脂肪饮食。

（4）密切观察生命体征，准确记录出血量。

六、健康教育

（1）不饮烈性酒，禁止吸烟。

（2）保持生活规律，全面摄取营养，鼓励进高热量、高蛋白、低脂肪富含维生素饮食。

（3）指导患者了解疾病的治疗方法、药物的不良反应及处理方法。

（4）指导患者参加适宜的体育锻炼，增强机体抵抗力。

（5）指导患者正确使用止痛药物，了解三阶梯止痛知识。

（6）告知患者定期复查的时间。

第十三节　急性肾小球肾炎

急性肾小球肾炎（acute glomerulonephritis，AGN）简称急性肾炎，是以急性肾炎综合征为主要表现的一组疾病。其特点为起病急，患者出现血尿、蛋白尿、水肿和高血压，可伴有一过性氮质血症。本病好发于儿童，男性居多。常有前驱感染，多见于链球菌感染后，其他细菌、病毒和寄生虫感染后也可引起。本部分主要介绍链球菌感染后的急性肾炎。

一、病因及发病机制

急性肾小球肾炎常发生于 β-溶血性链球菌"致肾炎菌株"引起的上呼吸道感染（多为扁桃体炎）或皮肤感染（多为脓疱疮）后，感染导致机体产生免疫反应而引起双侧肾脏弥漫性的炎症反应。目前多认为，链球菌的主要致病抗原是胞质或分泌蛋白的某些成分，抗原刺激机体产生相应抗体，形成免疫复合物沉积于肾小球而致病。同时，肾小球内的免疫复合物可激活补体，引起肾小球内皮细胞及系膜细胞增生，并吸引中性粒细胞及单核细胞浸润，导致肾脏病变。

二、临床表现

（一）症状与体征

1. 尿异常

几乎所有患者均有肾小球源性血尿，约 30％出现肉眼血尿，且常为首发症状或患者就诊的原因。可伴有轻、中度蛋白尿，少数（＜20％）患者可呈大量蛋白尿。

2. 水肿

80％以上患者可出现水肿，常为起病的初发表现，表现为晨起眼睑水肿，呈"肾炎面容"，可伴有下肢轻度凹陷性水肿，少数严重者可波及全身。

3. 高血压

约 80％患者患病初期水钠潴留时，出现一过性轻、中度高血压，经利尿后血压恢复正常。少数患者可出现高血压脑病、急性左心衰竭等。

4. 肾功能异常

大部分患者起病时尿量减少（40～700 mL/d），少数为少尿（＜400 mL/d），可出现一过性轻度氮质血症。一般于 1～2 周后尿量增加，肾功能于利尿后数日恢复正常，极少数出现急性肾衰竭。

（二）并发症

前驱感染后常有 1～3 周（平均 10 天左右）的潜伏期。呼吸道感染的潜伏期较皮肤感染短。本病起病较急，病情轻重不一，轻者仅尿常规及血清补体 C_3 异常，重者可出现急性肾衰竭。大多预后良好，常在数月内临床自愈。

三、辅助检查

（1）尿液检查：均有镜下血尿，呈多形性红细胞。尿蛋白多为（＋）～（＋＋）。尿沉渣中可有红细胞管型、颗粒管型等。早期尿中白细胞、上皮细胞稍增多。

（2）血清 C_3 及总补体：发病初期下降，于 8 周内恢复正常，对本病诊断意义很大。血清抗链球菌溶血素"O"滴度可增高，部分患者循环免疫复合物（circulating immune complex, CIC）阳性。

（3）肾功能检查：内生肌酐清除率（endogenous creatinine clearance rate, CC）降低，血尿素氮（blood urea nitrogen, BUN）、血肌酐（creatinine, Cr）升高。

四、诊断要点

（1）链球菌感染后 1～3 周出现血尿、蛋白尿、水肿、高血压，甚至少尿及氮质血症。

（2）血清补体 C_3 降低（8 周内恢复正常），即可临床诊断为急性肾小球肾炎。

（3）若肾小球滤过率进行性下降或病情 1～2 个月尚未完全好转的应及时做肾活检，以明确诊断。

五、治疗要点

治疗原则：以休息、对症处理为主，缩短病程，促进痊愈。本病为自限性疾病，不宜用肾上腺糖皮质激素及细胞毒药物。急性肾衰竭患者应予透析。

（一）对症治疗

利尿治疗可消除水肿，降低血压。利尿后高血压控制不满意时，可加用其他降压药物。

（二）控制感染灶

以往主张使用青霉素或其他抗生素 10～14 天，现其必要性存在争议。对于反复发作的慢性扁桃体炎，待肾炎病情稳定后，可做扁桃体摘除术，手术前后 2 周应注射青霉素。

（三）透析治疗

对于少数发生急性肾衰竭者，应予血液透析或腹膜透析治疗，帮助患者度过急性期，一般不需长期维持透析。

六、护理评估

（1）健康史：询问发病前 2 个月有无上呼吸道和皮肤感染史、起病急缓、就诊原因等，既往呼吸道感染史。

（2）身体状况：评估水肿的部位、程度、特点，血压增高程度，有无局部感染灶存在。

（3）心理及社会因素：因患者多为儿童，对疾病的后果常不能理解，因而不重视疾病，不按医嘱注意休息，家属则往往较急，过分约束患者，年龄较大的患者因休学、长期休息而产生焦虑、悲观情绪。评估患者及家属对疾病的认识、目前的心理状态等。

（4）辅助检查：周围血象有无异常，淋巴细胞是否升高。

七、护理目标

（1）能自觉控制水、盐的摄入，水肿明显消退。

（2）患者能逐步达到正常活动量。

（3）无并发症发生，或能早期发现并发症并积极配合抢救。

八、护理措施

（一）一般护理

急性期患者应绝对卧床休息，以增加肾血流量和减少肾脏负担。应卧床休息 6 周～2 个月，尿液检查只有蛋白尿和镜下血尿时，方可离床活动。病情稳定后逐渐增加运动量，避免劳累和剧烈活动，坚持 1～2 年，待完全康复后才能恢复正常的体力劳动。存在水肿、高血压或心力衰竭时，应严格限制盐的摄入，一般进盐应低于 3 g/d，特别严重的病例应完全禁盐。在急性期，为减少蛋白质的分解代谢，限制蛋白质的摄取量为 $0.5 \sim 0.8$ g/（kg·d）。当血压下降，水肿消退，尿蛋白减少后，即可逐渐增加食盐和蛋白质的量。除限制钠盐外，也应限制液体摄入量，进水量的控制本着宁少勿多的原则。每日进水量应为不显性失水量（约 500 mL）加上 24 h 尿量，此进水量包括饮食、饮水、服药、输液等所含水分的总量。另外，饮食应注意热量充足、易于消化和吸收。

（二）病情观察

注意观察水肿的范围、程度，有无胸水、腹水，有无呼吸困难、肺部湿啰音等急性左心衰的征象；监测高血压动态变化，监测有无头痛、呕吐、颈项强直等高血压脑病的表现；观察尿的变化及肾功能的变化，及早发现有无肾衰竭的可能。

（三）用药护理

在使用降压药的过程中，要注意一定要定时、定量服用，随时监测血压的变化，还要嘱患者服药后在床边坐几分钟，然后缓慢站起，防止眩晕及直立性低血压。

（四）心理护理

患者尤其是儿童对长期的卧床会产生忧郁、烦躁等心理反应，加上担心血尿、蛋白尿是否会恶化，会进一步加重精神负担。故应尽量多关心、巡视患者，随时注意患者的情绪变化和精神需要，按照患者的要求予以尽快解决。关于卧床休息需要持续的时间和病情的变化等，应适当予以说明，并要组织一些有趣的活动活跃患者的精神生活，使患者能以愉快、乐观的态度安心接受治疗。

九、护理评价

（1）能否接受限制钠、水的治疗和护理，尿量已恢复正常，水肿有减轻甚至消失。

（2）能正确面对患病现实，说出心理感受，保持乐观情绪。

（3）无并发症发生。

十、健康指导

（1）预防指导：平时注意加强锻炼，增强体质。注意个人卫生，防止化脓性皮肤感染。有上呼吸道或皮肤感染时，应及时治疗。注意休息和保暖，限制活动量。

（2）生活指导：急性期严格卧床休息，按照病情进展调整作息制度。掌握饮食护理的意义及原则，切实遵循饮食计划。指导患者及其家属掌握本病的基本知识和观察护理方法，消除各种不利因素，防止疾病进一步加重。

（3）用药指导：遵医嘱正确使用抗生素、利尿药及降压药等，掌握不同药物的名称、剂量、给药方法，观察各种药物的疗效和不良反应。

（4）心理指导：增强战胜疾病的信心，保持良好的心境，积极配合诊疗计划。

第十四节　肾病综合征

肾病综合征（nephrotic syndrome，NS）是肾小球疾病中最常见的一组临床综合证候群。

肾病综合征传统上分为原发性和继发性两类。原发性是指原发于肾小球疾病并除外继发于全身性疾病引起的肾小球病变，如系统性红斑狼疮、糖尿病、多发性骨髓瘤、药物、毒物、过敏性紫癜和淀粉样变等。在肾病综合征中，约75％是由原发性肾小球疾病引起，约25％为继发性肾小球疾病引起，因此它不是一个独立性的疾病。NS临床诊断并不困难，但不同病理改变引起者治疗效果不一，某些病理类型易发展为肾功能不全，但即使预后较好的病理类型，也可因其引起的严重全身水肿（胸腹水、心包积液等）影响到各脏器功能并易出现各种严重并发症如威胁生命的感染和肺动脉栓塞等，因此强调早期病因和病理类型诊断与整体治疗的重要性。本节仅讨论原发性肾病综合征。

一、病理

原发性肾病综合征病理类型在国内以肾小球系膜增殖最为常见，占1/4～1/3；其次为膜性肾病，占1/5～1/4，以成人较为多见，微小病变成人约占1/5；再次为膜增殖，约为15％，局灶性、节段性肾小球硬化占10％～15％。局灶性、节段性系膜增殖较少发生肾病综合征。各病理类型中均可伴有肾间质不同程度炎症改变和（或）纤维化，其中以炎症较为明显的类型如系膜增殖、膜增殖和少部分局灶节段性肾小球硬化常伴有肾间质炎症或纤维化改变；膜性引起者亦不罕见，肾间质炎症程度和纤维化范围对肾小球滤过功能减退有较大影响。

原发性肾病综合征病理类型不同，与临床表现（除均可有肾病综合征外）有一定关联，如微小病变和膜性肾病引起者多表现为单纯性肾病综合征，早期少见血尿、高血压和肾功能损害，但肾病综合征临床表现多较严重、突出，经尿丢失蛋白质多，可高达 20 g/d；而系膜增殖和膜增殖等炎症明显类型尚常伴有血尿、高血压和不同程度肾功能损害，且肾功能损害发生相对较早。局灶、节段性肾小球硬化，常有明显高血压和肾功能损害，出现镜下血尿亦较多见。少数情况病理类型改变与临床表现相关性可不完全一致。

二、临床表现及发病机制

（一）大量蛋白尿

大量蛋白尿是肾病综合征最主要的诊断依据。大量蛋白尿是指每日从尿液中丢失蛋白质多达3.0～3.5 g，儿童为 50 mg/kg；因此，体重为 60 kg 的成人尿液丢失 3 g/d，即可认为大量蛋白尿。大量蛋白尿的产生是由于肾小球滤过膜通透性异常所致。正常肾小球滤过膜对血浆蛋白有选择性滤过作用，能有效阻止绝大部分血浆蛋白从肾小球滤过，只有极小量的血浆蛋白进入肾小球滤液。肾小球病变引起滤过膜对大中分子量蛋白质选择性滤过屏障作用损伤，导致大分子蛋白和中分子量清蛋白等大量漏出。其次，肾小球疾病时，肾小球基底膜组织结构功能异常，涎酸成分明显减少，使带负电荷的清蛋白滤过基底膜增多，出现蛋白尿。此外，肾小球血流动力学改变也能影响肾小球滤过膜的通透性，血压增高，尿蛋白增多，血压降低，蛋白尿减轻。肾内血管紧张素Ⅱ增加使出球小动脉收缩，肾小球内毛细血管压力增加，亦可增加蛋白质漏出。使用血管紧张素转换酶抑制剂或血管紧张素Ⅱ受体阻滞剂可因降低出球小动脉阻力而降低肾小球毛细血管压力，从而减轻蛋白尿。

临床上对肾病综合征患者不仅要定期进行准确的 24 h 尿液蛋白定量测定，以了解蛋白尿程度和判断治疗效果，从而调整治疗方案，而且要进行尿液系列蛋白检查，以了解丢失蛋白的成分，从而判断蛋白丢失部位是在肾小球或肾小管间质。尿液蛋白量多寡有时不能说明肾脏病变的广泛程度和严重程度，但蛋白尿成分的测定则可反映肾小球病变的程度，如尿液中出现大量 IgG 成分，说明大分子量蛋白从尿液中丢失，提示肾小球滤过膜体积屏障结构破坏严重；若尿液中蛋白几乎均为中分子量的清蛋白或转铁蛋白，一般提示病变在肾小球或肾小管间质，此时参考丢失蛋白质多寡甚为重要，一般说来，肾小管性尿蛋白丢失较少超过 3 g/d，个别超过 3 g/d，后者多数对治疗反应相对较佳；若尿液出现较多小分子量蛋白，则应进一步检查以明确是否轻链蛋白引起大量蛋白尿，故尿蛋白成分检查有时尚有助于病因诊断。

（二）低清蛋白血症

低清蛋白血症见于绝大部分肾病综合征患者，即血浆清蛋白水平在 30 g/L 以下。其主要原因是尿中丢失清蛋白，但二者可不完全平行，因为血浆清蛋白值是清蛋白合成与分解代谢平衡的结果，它主要受以下几种因素影响：①肝脏合成清蛋白增加。在低蛋白血症和清蛋白池体积减小时，清蛋白分解速度是正常的，甚至下降。肝脏代偿性合成清蛋白量增加，如果饮食中能给予足够的蛋白质及热量，正常人肝脏每日可合成清蛋白达 20g 以上。体质健壮和摄入高蛋白饮食的患者可不出现低蛋白血症。有人认为，血浆胶体渗透压在调节肝脏合成清蛋白方面可能有重要的作用。②肾小管分解清蛋白的量增加。正常人肝脏合成的清蛋白 10％在肾小管内代谢。在肾病综合征时，由于近端小管摄取和分解滤过蛋白明显增加，肾内代谢可增加至 16％～30％。③严重水肿时胃肠道吸收能力下降，肾病综合征患者常呈负氮平衡状态。年龄、病程、慢性肝病、营养不良均可影响血浆清蛋白水平。

由于低清蛋白血症，药物与清蛋白的结合会有所减少，因而血中游离药物的水平升高（如激素约 90％与血浆蛋白结合而具有生物活性的部分仅占 10％左右），此时，即使常规剂量也可产生毒性或不良反应。低蛋白血症时，花生四烯酸和血浆蛋白结合减少，促使血小板聚集和血栓素（TXA_2）增加，后者可加重蛋白尿和肾损害。

（三）水肿

多较明显，与体位有关，严重者常见头枕部凹陷性水肿、全身水肿、两肋部皮下水肿、胸腔和腹腔积液，甚至出现心包积液以及阴囊或会阴部高度水肿，此种情况多见于微小病变或部分膜性肾病患者。一般认为，水肿的出现及其严重程度与低蛋白血症的程度呈正相关，然而也有例外的情况。机体自身具有抗水肿形成能力，其调节机制为：①当血浆清蛋白浓度降低，血浆胶体渗透压下降的同时，从淋巴回流组织液大大增加，从而带走组织液内的蛋白质，使组织液的胶体渗透压同时下降，两者的梯度差值仍保持正常范围；②组织液水分增多，则其静水压上升，可使毛细血管前的小血管收缩，从而使血流灌注下降，减少了毛细血管床的面积，使毛细血管内静水压下降，从而抑制体液从血管内向组织间逸出；③水分逸出血管外，使组织液蛋白浓度下降，而血浆内蛋白浓度上升。鉴于淋巴管引流组织液蛋白质的能力有限，上述体液分布自身平衡能力有一定的限度，当血浆胶体渗透压进一步下降时，组织液的胶体渗透压无法调节至相应的水平，两者间的梯度差值不能维持正常水平，而产生水肿。大多数肾病综合征水肿患者血容量正常，甚至增多，并不一定都减少，血浆肾素正常或处于低水平，提示肾病综合征的钠潴留是由于肾脏调节钠平衡的障碍，而与低血容量激活肾素－血管紧张素－醛固酮系统无关。肾病综合征水肿的发生不能仅以一个机制来解释。血容量的变化，仅在某些患者身上可能是造成水、钠潴留，加重水肿的因素，可能尚与肾内某些调节机制的障碍有关。此外，水肿严重程度虽与病变严重性并无相关，但严重水肿本身如伴有大量胸腔积液、心包积液或肺间质水肿，则会引起呼吸困难和心肺功能不全；若患者长期低钠饮食和大量应用利尿剂，尚可造成有效血容量减少性低血压甚至低血容量性休克。

（四）高脂血症

肾病综合征时脂代谢异常的特点为血浆中几乎各种脂蛋白成分均增加，如血浆总胆固醇（Ch）和低密度脂蛋白胆固醇（LD-C）明显升高，甘油三酯（TG）和极低密度脂蛋白胆固醇（VLDL-C）升高。高密度脂蛋白胆固醇（HDL-C）浓度可以升高、正常或降低；HDL亚型的分布异常，即 HDL_3 增加而 HDL_2 减少，表明 HDL_3 的成熟障碍。在疾病过程中各脂质成分的增加出现在不同的时间，一般以 Ch 升高出现最早，其次才为磷脂及 TG。除浓度发生改变外，各脂质的比例也发生改变，各种脂蛋白中胆固醇/磷脂及胆固醇/甘油三酯的比例均升高。载脂蛋白也常有异常，如 ApoB 明显升高，ApoC 和 ApoE 轻度升高。脂质异常的持续时间及严重程度与病程及复发频率明显相关。

肾病综合征时脂质代谢异常的发生机制为：①肝脏合成 Ch、TG 及脂蛋白增加；②脂质调节酶活性改变及 LDL 受体活性或数目改变导致脂质的清除障碍；③尿中丢失 HDL 增加。在肾病综合征时，HDL 的 ApoA I 可以有 $50\%\sim100\%$ 从尿中丢失，而且患者血浆 HDL_3 增加而 HDL_2 减少，说明 HDL_3 在转变为较大的 HDL_2 颗粒之前即在尿中丢失。

肾病综合征患者的高脂血症对心血管疾病发生率的影响主要取决于高脂血症出现时间的长短、LDL 与 HDL 的比例、高血压史及吸烟等因素。长期的高脂血症，尤其是 LDL 上升而 HDL 下降，可加速冠状动脉粥样硬化的发生，增加患者发生急性心肌梗死的危险性。脂质引起肾小球硬化的作用已在内源性高脂血症等的研究中得到证实。脂代谢紊乱所致肾小球损伤的发病机制及影响因素较为复杂，可能与下述因素有关：肾小球内脂蛋白沉积、肾小管间质脂蛋白沉积、LDL 氧化、单核细胞浸润、脂蛋白导致的细胞毒性致内皮细胞损伤、脂类介质的作用和脂质增加基质合成。

（五）血中其他蛋白浓度改变

肾病综合征时多种血浆蛋白浓度可发生变化。如血清蛋白电泳显示 α_2 和 β 球蛋白水平升高，而 α_2 球蛋白水平可正常或降低，IgG 水平可显著下降，而 IgA、IgM 和 IgE 水平多正常或升高，但免疫球蛋白的变化同原发病有关。补体激活旁路 B 因子的缺乏可损害机体对细菌的调理作用，这是肾病综合征患者易发生感染的原因之一。纤维蛋白原和凝血因子 V、Ⅶ、Ⅹ 可升高；血小板也可轻度升高；抗凝血酶Ⅲ可从尿中丢失而导致严重减少；C 蛋白和 S 蛋白浓度多正常或升高，但其活性降低；血小板凝集力增加和 β 血栓球蛋白的升高，后者可能是潜在的自发性血栓形成的一个征象。

三、肾病综合征的常见并发症

（一）感染

感染是最常见且严重的并发症。NS 患者对感染抵抗力下降最主要的原因是：①免疫抑制剂的长期使用引起机体免疫损害。②尿中丢失大量 IgG。③B 因子（补体的替代途径成分）的缺乏导致机体对细菌免疫调理作用缺陷。④营养不良时，机体非特异性免疫应答能力减弱，造成机体免疫功能受损。⑤转铁蛋白和锌大量从尿中丢失。转铁蛋白为维持正常淋巴细胞功能所必需，锌离子浓度与胸腺素合成有关。⑥局部因素。胸腔积液、腹腔积液、皮肤高度水肿引起的皮肤破裂和严重水肿使局部体液因子稀释、防御功能减弱，均为肾病综合征患者的易感因素。细菌感染是肾病综合征患者的主要死因之一，严重的感染主要发生在有感染高危因素的患者，如高龄、全身营养状态较差、长期使用激素和（或）免疫抑制剂及严重低蛋白血症者。临床上常见的感染有原发性腹膜炎、蜂窝织炎、呼吸道感染和泌尿道感染等。一旦感染诊断成立，应立即予以相应治疗，并根据感染严重程度，减量或停用激素和免疫抑制剂。

（二）静脉血栓形成

肾病综合征患者存在高凝状态，主要是由于血中凝血因子的改变。包括Ⅸ、Ⅺ因子下降，Ⅴ、Ⅷ、Ⅹ因子、纤维蛋白原、β血栓球蛋白和血小板水平增加；血小板的黏附和凝集力增强；抗凝血酶Ⅲ和抗纤溶酶活力降低。因此，促凝集和促凝血因子的增高，抗凝集和抗凝血因子的下降及纤维蛋白溶解机制的损害，是肾病综合征患者产生高凝状态的原因和静脉血栓形成的基础。激素和利尿剂的应用为静脉血栓形成的加重因素，激素经凝血蛋白发挥作用，而利尿剂则使血液浓缩、血液黏滞度增加，高脂血症亦是引起血浆黏滞度增加的因素。

肾病综合征时，当血浆清蛋白低于 20 g/L 时，肾静脉血栓形成的危险性增加。肾静脉血栓在膜性肾病患者中的发生率可高达 50%，在其他病理类型中，其发生率为 5%～16%。肾静脉血栓形成的急性型患者可表现为突然发作的腰痛、血尿、尿蛋白增加和肾功能减退。慢性型患者则无任何症状，但血栓形成后的肾淤血常使蛋白尿加重，出现血尿或对治疗反应差，有时易误认为激素剂量不足或激素拮抗等而增加激素用量。明确诊断需进行肾静脉造影，Doppler 血管超声、CT、MRI 等无创伤性检查也有助于诊断。血浆 β血栓蛋白增高提示潜在的血栓形成，血中仅 α_2 抗纤维蛋白溶酶增加也被认为是肾静脉血栓形成的标志。外周深静脉血栓形成率约为 6%，常见于小腿深静脉，仅 12% 有临床症状，25% 可由 Doppler 超声发现。肺栓塞的发生率为 7%，仍有 12% 无临床症状。其他静脉累及罕见。

（三）急性肾损伤

急性肾损伤为肾病综合征最严重的并发症。急性肾损伤系指患者在 48 h 内血清肌酐绝对值升高26.5 μmol/L（0.3 mg/dL），或较原先值升高 50%，或每小时尿量少于 0.5 mg/kg，且持续 6 h 以上。常见的病因如下。①血流动力学改变：肾病综合征常有低蛋白血症及血管病变，特别是老年患者多伴肾小动脉硬化，对血容量变化及血压下降非常敏感，故当呕吐、腹泻所致体液丢失、腹水、大量利尿及使用抗高血压药物后，都能使血压进一步下降，导致肾灌注骤然减少，进而使肾小球滤过率降低，并因急性缺血后小管上皮细胞肿胀、变性及坏死，导致急性肾损伤。②肾间质水肿：低蛋白血症可引起周围组织水肿，同样也会导致肾间质水肿，肾间质水肿压迫肾小管，使近端小管鲍曼囊静水压增高，GFR 下降。③药物引起的急性间质性肾炎。④双侧肾静脉血栓形成。⑤蛋白管型堵塞远端肾小管，可能是肾病综合征患者发生急性肾衰竭的机制之一。⑥急进性肾小球肾炎。⑦肾炎活动。⑧心源性因素，特别是老年患者常因感染诱发心力衰竭。一般认为，心排出量减少 1 L/min，即可使肾小球滤过率降低 24 mL/min，故原发性 NS 患者若心衰前血肌酐为177 μmol/L（2 mg/dL），则轻度心衰后血肌酐浓度可能成倍上升，严重者导致少尿。

（四）肾小管功能减退

肾病综合征患者的肾小管功能减退，以儿童多见。其机制被认为是肾小管对滤过蛋白的大量重吸收，使小管上皮细胞受到损害。常表现为糖尿、氨基酸尿、高磷酸盐尿、肾小管性失钾和高氯性酸中毒，凡出现多种肾小管功能缺陷者常提示预后不良。但肾小球疾病减少肾小管血供和肾小球疾病合并乙肝病毒感染导致肾小管损伤亦是肾小管功能减退的常见原因。

（五）骨和钙代谢异常

肾病综合征时血液循环中的维生素 D 结合蛋白（分子量 65 kD）和维生素 D 复合物从尿中丢失，使血中 1，25-$(OH)_2D_3$ 水平下降，致使肠道钙吸收不良和骨质对 PTH 耐受，因而肾病综合征患者常表现有低钙血症。此外，体内部分钙与清蛋白结合，大量蛋白尿使钙丢失，亦是造成低钙血症的常见原因。

（六）内分泌及代谢异常

肾病综合征患者经尿丢失甲状腺结合蛋白（TBG）和皮质激素结合蛋白（CBG）。临床上甲状腺功能可正常，但血清 TBG 和 T_3 常下降，游离 T_3 和 T_4、TSH 水平正常。由于血中 CBG 和 17 羟皮质醇都减低，游离和结合皮质醇比值可改变，组织对药理剂量的皮质醇反应也不同于正常。由于铜蓝蛋白（分子量 151 kD）、转铁蛋白（分子量 80 kD）和清蛋白从尿中丢失，肾病综合征常有血清铜、血清铁和血清锌浓度下降。锌缺乏可引起阳痿、味觉障碍、伤口难愈及细胞介导免疫受损等。持续转铁蛋白减少可引起临床上对铁剂治疗有抵抗性的小细胞低色素性贫血。此外，严重低蛋白血症可导致持续性的代谢性碱中毒，因血浆蛋白减少 10 g/L，则血浆重碳酸盐会相应增加 3 mmol/L。

四、诊断与鉴别诊断

临床上根据大量蛋白尿（3～3.5g/d）、低清蛋白血症（＜30 g/L）、水肿和高脂血症四个特点，即可作出肾病综合征诊断；若仅有大量蛋白尿和低清蛋白血症，而无水肿和高脂血症者也可考虑诊断，因可能为病程早期所致。确定肾病综合征后，应鉴别是原发性或继发性；两者病因各异，治疗方法不一，一般需先排除继发性因素才能考虑原发性；故对常见继发性病因应逐一排除。继发性肾病综合征者常伴有全身症状（如皮疹、关节痛、各脏器病变等）、血沉增快、血 IgG 增高、血清蛋白电泳 γ 球蛋白增多、血清补体下降等征象，而原发性则罕见。肾组织检查对病理类型诊断十分重要，对指导治疗十分有帮助，多数情况下也可作出病因诊断，但有时相同病理改变如膜性肾病，可由各种病因引起，故临床上必须结合病史、体征、实验室检查和病理形态、免疫荧光及电镜等检查作出综合诊断与鉴别诊断。

五、治疗

（一）引起肾病综合征的原发疾病治疗

1. 糖皮质激素

一般认为，糖皮质激素只有对微小病变性肾病的疗效最为肯定，故首选治疗原发性 NS 中的原发性肾小球肾病（微小病变）。一般对微小病变首治剂量为泼尼松 0.8～1 mg/（kg·d），治疗 8 周，有效者应逐渐减量，一般每 1～2 周减原剂量的 10%～20%，剂量越少递减的量越少，减量速度越慢。激素的维持量和维持时间因病例不同而异，以不出现临床症状而采用的最小剂量为度，以低于 15 mg/d 为宜。成人首次治疗的完全缓解率可达 80% 或 80% 以上。在维持阶段有体重变化、感染、手术和妊娠等情况时应调整激素用量。经 8 周以上正规治疗无效病例，需排除影响疗效的因素，如感染、水肿所致的体重增加和肾静脉血栓形成等，应尽可能及时诊断与处理。若无以上情况存在，常规治疗 8 周无效不能认为是对激素抵抗，激素使用到 12 周才奏效的患者不在少数。

除微小病变外，激素尚适用于膜性肾病，部分局灶、节段性肾小球硬化，对增生明显的病理类型亦有一定的疗效，对伴有肾间质各种炎症细胞浸润也有抑制作用。此外，临床上对病理上有明显的肾间质炎症病变，小球弥漫性增生，细胞性新月体形成和血管纤维素样坏死以及有渗出性病变等活动性改变的患者，特别是伴有近期血肌酐升高者，应予以甲基泼尼松龙静脉滴注治疗，剂量为 120～240 mg/d，疗程 3～5 天，以后酌情减为 40～80 mg/d 并尽早改为小剂量，这样可减少感染等不良反应。此外，NS 伴严重水肿患者，其胃肠道黏膜亦有明显肿胀，影响口服药物吸收，此时亦应改为静脉用药。

长期应用激素可产生很多不良反应，有时相当严重。激素导致的蛋白质高分解状态可加重氮质血症，促使血尿酸增高，诱发痛风，加剧肾功能减退。大剂量应用有时可加剧高血压，促发心衰。长期使用激素时的感染症状有时可不明显，特别容易延误诊断，使感染扩散。激素长期应用可加重肾病综合征的骨病，甚至产生无菌性股骨颈缺血性坏死和白内障等。因此，临床上强调适时、适量用药和密切观察，对难治性 NS 患者要时时权衡治疗效果与治疗风险。

2. 细胞毒药物

对激素治疗无效，或激素依赖型，或反复发作型，或因不能耐受激素不良反应且全身情况尚可而无禁忌证的肾病综合征可以试用细胞毒药物治疗。由于此类药物多系非选择性杀伤各型细胞，可降低人体抵抗力，存在诱发肿瘤的危险，因此，它仅作为二线治疗药物，在用药指征及疗程上应慎重掌握。对严重肾病综合征特别是高度水肿、血清蛋白在 20 g/L 或以下，笔者不选择环磷酰胺（CTX）治疗。目前临床上常用的为 CTX、硫唑嘌呤和苯丁酸氮芥（CB-1348），三者选一，首选 CTX。CTX 作用于 G_2 期即 DNA 合成后期、有丝分裂前期，起到抑制细胞 DNA 合成、干扰细胞增殖并降低 B 淋巴细胞功能、抑制抗体形成的作用。约 30% 活性 CTX 经肾脏排泄，故肾功能减退者慎用。CTX 的参考用量为 1.5～2.5 mg/（kg·d），起始宜从小剂量开始，疗程 8 周，以静脉注射或滴注为主。对微小病变、膜性肾炎引起的肾病综合征，有主张选用 CTX 间歇静脉滴注治疗，参考剂量为 8～10 mg/（kg·次），每 3～4 周 1 次，连用 5～6 次，以后按患者的耐受情况延长用药间隙期，总用药剂量可达 6～12g。间歇静脉治疗目的为减少激素用量，降低感染并发症并提高疗效，但应根据肝、肾功能和血白细胞数选择剂量或忌用。应用细胞毒药物应定期测定血常规和血小板计数、肝功能和尿常规，注意造血功能抑制、病毒和细菌感染及出血性膀胱炎等。

硫唑嘌呤每日剂量为 50～100 mg；苯丁酸氮芥 0.1 mg/（kg·d），分 3 次口服，疗程 8 周，累积总量达 7～8 mg/kg 则易发生毒性不良反应。对用药后缓解、停药又复发者多不主张进行第二次用药，以免产生毒性反应。目前这两者已较少应用。

3. 环孢素（CsA）

CsA 能可逆性抑制 T 淋巴细胞增殖，降低 Th 细胞功能，减少 IL-2 和其他淋巴细胞因子的生成和释放。新剂型新山地明吸收快。目前临床上以微小病变、膜性肾炎和膜增生性肾炎疗效较好。与激素和细胞毒药物相比，应用 CsA 最大优点是减少蛋白尿及改善低蛋白血症疗效可靠，不影响生长发育或抑制造血细胞功能。但此药亦有多种不良反应，最严重的不良反应为肾肝毒性。其肾损害发生率在 20%～40%，长期应用可导致间质纤维化，个别病例在停药后易复发，故不宜长期用此药治疗肾病综合征，更不宜轻易将此药作为首选药物。CsA 治疗起始剂量为 3.5～4.0 mg/（kg·d），分 2 次给药，使血药浓度的谷值在 75～200 μg/mL（全血，HPLC 法），可同时加用硫氮唑酮 30 mg 每日 3 次以提高血药浓度、减少环孢素剂量。一般在用药后 2～8 周起效，但个体差异很大，个别患者则需更长的时间才显效，见效后应逐渐减量。

用药过程中出现血肌酐升高应警惕 CsA 致肾损害的可能。血肌酐在 221 μmol/L（2.5 mg/dL）不宜使用 CsA。疗程一般为 3～6 个月，复发者再用仍可有效。

4. 麦考酚吗乙酯

选择性地抑制 T 淋巴细胞增生和 B 淋巴细胞增生，对肾小球系膜细胞增生亦有抑制作用，此外尚抑制血管黏附分子，对血管炎症亦有较好的抑制作用，故近几年来已广泛用于治疗小血管炎和狼疮性肾炎，并试用于治疗原发性肾小球疾患特别是膜性肾炎、系膜增生性肾炎和 IgA 肾病，参考剂量为 1.5～2.0 g/d，维持量为 0.5～1.0 g/d，疗程为 3～6 个月，由于目前费用昂贵尚不能列为首选药物，不良反应为腹泻、恶心、呕吐和疱疹病毒感染等。

（二）对症治疗

1. 休息

NS 患者应绝对休息，直到尿蛋白消失或减至微量 3 个月后再考虑部分复课或半日工作。

2. 低清蛋白血症治疗

（1）饮食疗法：肾病综合征患者通常存在负氮平衡，如能摄入高蛋白饮食，则有可能改善氮平衡。但肾病综合征患者摄入过多蛋白会导致尿蛋白增加，加重肾小球损害。因此，建议每日蛋白摄入量为 1 g/kg，每摄入 1 g 蛋白质，必须同时摄入非蛋白热量 138 kJ（33 kcal）。供给的蛋白质应为优质蛋白，如牛奶、鸡蛋和鱼、肉类。

（2）静脉注射或滴注清蛋白：使用人血清蛋白应严格掌握适应证：①血清蛋白浓度低于 25 g/L 伴全身水肿，或胸腔积液、心包腔积液；②使用呋塞米利尿后，出现血浆容量不足的临床表现；③因肾间质水肿引起急性肾衰竭。

3. 水肿的治疗

（1）限钠饮食：肾功能正常者每日摄入钠盐均可由尿液等量排出，但肾病综合征患者常因水肿、激素、中药治疗、伴有高血压等，应酌情适量限制食盐摄入。但又由于患者多同时使用襻利尿剂，加之长期限钠后患者食欲不振，影响了蛋白质和热量的摄入，可导致体内缺钠，甚至出现低钠性休克，应引起注意。建议饮食的食盐含量为 3～5g/d，应根据水肿程度、有无高血压、血钠浓度、激素剂量等调整钠摄入量，必要时测定尿钠排出量，作为摄钠量参考。

（2）利尿剂：襻利尿剂，如呋塞米（速尿）和布美他尼（丁尿胺）。一般呋塞米剂量为 20～40 mg/d，布美他尼 1～3 mg/d。严重水肿者应以静脉用药为妥，若使用静脉滴注者应以生理盐水 50～100 mL 稀释滴注。噻嗪类利尿剂对肾病综合征严重水肿效果较差，现已被襻利尿剂替代。排钠潴钾利尿剂螺内酯（安体舒通）常用剂量为 60～120 mg/d，单独使用此类药物效果较差，故常与排钾利尿剂合用。渗透性利尿剂可经肾小球自由滤过而不被肾小管重吸收，从而增加肾小管的渗透浓度，阻止近端小管和远端小管对水、钠的重吸收，而达到利尿效果。对无明显肾功能损害的高度水肿患者可间歇、短程使用甘露醇125～250 mL/d，但肾功能损害者慎用。对用利尿剂无效的全身高度水肿患者可根据肾功能情况分别选用单纯超滤或连续性血液滤过，每日超滤量一般不超过 2 L 为宜。

4. 高凝状态治疗

肾病综合征患者特别是重症患者均有不同程度血液高凝状态，尤其当血浆清蛋白低于 20～25 g/L 时，即有静脉血栓形成可能。因此，抗凝治疗应列为本综合征患者常规预防性治疗措施。目前临床常用的抗凝药物如下。

（1）肝素：主要通过激活抗凝血酶Ⅲ（ATⅢ）活性而发挥作用。常用剂量 50～75 mg/d

静脉滴注，使 ATⅢ活力单位在90％以上。肝素与清蛋白均为负电荷物质，两者电荷相斥，故尚可减少肾病综合征的尿蛋白排出。目前尚有小分子量肝素5000 U 皮下注射，每日1次，但价格昂贵，不列为首选抗凝药物。

（2）尿激酶（UK）：直接激活纤溶酶原，致使纤维蛋白溶解导致纤溶。常用剂量为2万～8万 U/d，使用时从小剂量开始，并可与肝素同时静脉滴注。

（3）华法林：抑制肝细胞内维生素 K 依赖因子Ⅱ、Ⅶ、Ⅸ、Ⅹ 的合成，常用剂量2.5 mg/d，口服，监测凝血酶原时间，使其在正常人的50％～70％。

有静脉血栓形成者：①手术移去血栓；②溶栓：经介入导管在肾动脉端一次性注入 UK24万 U 以溶解肾静脉血栓，此方法可重复应用；③全身静脉抗凝，即肝素加尿激酶，尿激酶4万～8万 U/d，可递增至12万 U/d，疗程2～8周。

抗凝和溶栓治疗均有潜在出血可能，在治疗过程中应加强观察和监测。有出血倾向者，低分子肝素相对安全；对尿激酶治疗剂量偏大者，应测定优球蛋白溶解时间，以维持在90～120 min 之间为宜；长期口服抗凝剂者应监测凝血酶原时间，叮嘱患者勿超量服用抗凝剂。

5. 高脂血症治疗

肾病综合征患者，高脂血症与低蛋白血症密切相关，提高血清蛋白浓度可降低高脂血症程度，但对肾病综合征多次复发、病程较长者，其高脂血症持续时间亦久，部分患者即使肾病综合征缓解后，高脂血症仍持续存在。近年来认识到高脂血症对肾脏疾病进展的影响，而一些治疗肾病综合征的药物如肾上腺皮质激素及利尿药，均可加重高脂血症，故目前多主张对肾病综合征的高脂血症使用降脂药物。可选用的降脂药物有：①纤维酸类药物：非诺贝特每日3次，每次100 mg，吉非贝齐每日2次，每次600 mg，其降血甘油三酯作用强于降胆固醇。此药偶引起胃肠道不适和血清转氨酶升高。②HMG-CoA 还原酶抑制剂：适用于降低血胆固醇浓度，普伐他汀10～20 mg/d 或氟伐他汀20～40 mg/d，此类药物主要使细胞内 Ch 下降，降低血浆 LDL-C 浓度，减少肝细胞产生 VLDL 及 LDL。阿托伐他汀20 mg，每日1次，既可降低血胆固醇，亦可控制甘油三酯。③血管紧张素转换酶抑制剂（ACEI）：主要作用有降低血浆中 Ch 及 TG 浓度，使血浆中 HDL 升高，而且其主要的载脂蛋白 ApoAⅠ和 ApoAⅡ也升高，可以加速清除周围组织中的 Ch，减少 LDL 对动脉内膜的浸润，保护动脉管壁。此外，ACEI 尚可有不同程度降低蛋白尿的作用。

6. 急性肾损伤治疗

肾病综合征合并急性肾损伤时因病因不同而治疗方法各异。对于由血流动力学因素所致者，主要治疗原则包括合理使用利尿剂、肾上腺皮质激素，纠正低血容量和透析疗法。血液透析不仅控制氮质血症、维持电解质酸碱平衡，且可较快清除体内水分潴留。因肾间质水肿所致的急性肾衰竭经上述处理后，肾功能恢复较快。使用利尿剂时需注意：①适时使用利尿剂：肾病综合征伴急性肾衰竭有严重低蛋白血症者，在未补充血浆蛋白就使用大剂量利尿剂时，会加重低蛋白血症和低血容量，肾衰竭更趋恶化。故应在补充血浆清蛋白后（每日静脉用10～50 g 人体清蛋白）再予以利尿剂。一次过量补充血浆清蛋白又未及时用利尿剂时，又可能导致肺水肿。②适量使用利尿剂：由于肾病综合征患者有相对血容量不足和低血压倾向，此时用利尿剂应以每日尿量2 L 左右或体重每日下降在1 kg 左右为宜。③伴血浆肾素水平增高的患者，使用利尿剂血容量下降后使血浆肾素水平更高，利尿治疗不但无效反而加重病情。此类患者只有纠正低蛋白血症和低血容量后再用利尿剂才有利于肾功能恢复。对肾间质活动病变应加用甲基泼尼松龙。

肾病综合征合并急性肾损伤一般均为可逆性，大多数患者在治疗后，随着尿量增加，肾功能逐渐恢复。少数患者在病程中多次发生急性肾衰竭也均可恢复。预后与急性肾衰竭的病因有关，一般来说急进性肾小球肾炎、肾静脉血栓形成的患者预后较差，而单纯与肾病综合征相关者预后较好。

六、肾病综合征的护理

（一）护理诊断

（1）体液过多：与低蛋白血症致血浆胶体渗透压下降有关。

（2）有感染的危险：与皮肤水肿、大量蛋白尿致机体营养不良，免疫抑制剂和细胞毒性药物的应用致机体免疫功能低下有关。

（3）营养失调：低于机体需要量与蛋白丢失、食欲下降及饮食限制有关。

（4）焦虑：与本病的病程长，易反复发作有关。

（5）潜在并发症：电解质紊乱、血栓形成、急性肾衰竭、心脑血管并发症、皮肤完整性受损。

（二）护理措施

1. 休息与活动

（1）有全身严重水肿、血压高、尿量减少，应绝对卧床休息，最好取半坐卧位，以利于减轻心肺负担。

（2）水肿减轻，血压、尿量正常可逐步进行简单室内活动。

（3）恢复期患者应在其体能范围适当活动。整个治疗过程中患者应避免剧烈运动和劳累。

（4）协助患者在床上做四肢运动，防止肢体血栓形成。

2. 摄入适当饮食

（1）蛋白质：选择优质蛋白（动物性蛋白）1.0 g/（kg·d）。当肾功能不全时，应根据肌酐清除率调整蛋白质的摄入量。

（2）热量：不少于147 kJ/（kg·d），多食植物油、鱼油、麦片及豆类。

（3）水肿时给予低盐饮食，勿食腌制食品。

3. 监测生命体征

监测生命体征、体重、腹围、出入量变化。

4. 观察用药后反应

在应用激素、细胞毒药物、利尿剂、抗凝药和中药时应观察用药后反应，出现不良情况时应及时给予处理。

5. 关注患者心理

及时调整患者负面情绪，根据评估资料，调动患者的社会支持系统，为患者提供最大限度的物质和精神支持。

（三）应急措施

（1）出现左心衰竭时，应立即协助患者取端坐位或半坐卧位，双腿下垂。

（2）迅速建立静脉通路，遵医嘱静脉给予强心利尿剂。

（3）吸氧或20%～30%酒精湿化吸氧。

（4）必要时行血液透析。

七、健康教育

（1）讲解积极预防感染的重要性，讲究个人卫生，注意休息。

（2）给予饮食指导，严格掌握、限制盐和蛋白质的摄入。

（3）坚持遵守医嘱用药，切勿自行减量或停用激素，了解激素及细胞毒药物的常见不良反应。

（4）及时疏导患者心理问题，多交流、多沟通，及时反馈各种检查结果。

（5）出院后要定期门诊随访。

第十五节　尿路感染

尿路感染可分为上尿路感染（主要是肾盂肾炎）和下尿路感染（主要是膀胱炎）。本病主要是细菌（肠道革兰阴性杆菌）引起，以女性居多，尤其是生育年龄的已婚女性，其发病率未婚女性为 2%，已婚女性增加至 5%。老年男女尿路感染的发病率高达 10%，但多为无症状细菌尿。

一、急性肾盂肾炎

（一）临床表现

（1）全身表现：如寒战、发热、恶心、呕吐等，一般无高血压及氮质血症。

（2）泌尿系统症状：尿频、尿急、尿痛、腰痛、肋脊角压痛或（和）叩痛。

（3）发病一般较迅速。

（二）实验室及其他检查

（1）血常规有白细胞计数升高，中性升高。

（2）尿常规可有白细胞数增加，如见白细胞管型有助于诊断，尿蛋白常为阴性或微量。

（3）尿涂片染色镜下平均每个视野≥1 个细菌，即为有意义的细菌尿。

（4）尿细菌定量培养常≥10^5/mL。有典型的临床表现及真性细菌尿者诊断不难。

（三）尿感的定位诊断

患者感染症状明显，发热＞38 ℃，有明显肋脊角疼痛和压痛，血白细胞增加可诊断肾盂肾炎，如致病菌为变形杆菌、绿脓杆菌等可见致病菌和复杂性尿感应多考虑为肾盂肾炎。外表健康的妇女，以下尿路症状为主诉，可先给 3 天抗生素，如能治愈常为膀胱炎，如复发多为肾盂肾炎。

（四）鉴别诊断

1. 急性膀胱炎

（1）临床表现：尿频、尿急、尿痛，耻骨上不适感，一般无明显的全身感染症状。

（2）实验室及其他检查：①血白细胞计数多不升高。②尿检常有白细胞，约 30% 有血尿，甚至肉眼血尿。③细菌培养多为大肠杆菌，占75％以上，已婚妇女则可为凝固酶阴性葡萄球菌，约占15％。当难以与肾盂肾炎相鉴别时，可结合临床进行诊断：先给3天抗菌疗法，一周后如症状消除，清洁中段尿培养阴性，常为膀胱炎，否则多为肾盂肾炎。

2. 无症状性菌尿

无症状性菌尿指有真性细菌尿而无任何尿路感染症状，其发病率随年龄增长而增加，超过60岁妇女可达10％菌尿来自膀胱或肾，其致病菌多为大肠杆菌，细菌尿本身不会影响老人寿命。孕妇患者7％，如不治疗，有20％以后会发生急性肾盂肾炎，故产前检查应包括尿细菌定量培养。

3. 急性肾盂肾炎

急性肾盂肾炎一般是指急性细菌性肾盂肾炎，可描述为急性感染性肾小管间质性肾炎。是肾实质的一种化脓性局灶性炎症。

（五）治疗

症状轻者可门诊观察治疗，症状较重者常需住院治疗。

1. 急性膀胱炎

（1）初诊用药。①单剂疗法：服用一次较大剂量的抗菌药物，如复方磺胺甲恶唑6片顿服；甲氧氨嘧啶0.4 g或氧氟沙星0.6 g顿服。本法易复发，故目前多用3天疗法。②3天疗法：为用药3天，给予复方磺胺甲恶唑2片，1日2次，或氧氟沙星0.2 g，1日2次，疗程完毕后1周复查尿细菌定量培养，以明确细菌尿是否已被肃清。但应指出，男性患者、孕妇、复杂性尿感或拟为肾盂肾炎者均不宜用上述两种疗法。

（2）复诊处理：停服抗菌药物7天后复诊时患者可能表现为下述几种情况。①症状消除，清洁中段尿培养阴性，表示原先患的是细菌性膀胱炎，且已治愈。②症状消除，但清洁中段尿培养阳性，且为同一种致病菌，可诊为隐匿性肾盂肾炎。③仍有症状，且仍有细菌尿和白细胞尿，可诊为症状性肾盂肾炎。④仍有症状，而无细菌尿，但仍有白细胞尿，可拟诊为感染性尿道综合征。⑤有尿频和排尿不适，无细菌尿和白细胞尿，可拟诊为非感染性尿道综合征。

2. 无症状性菌尿

（1）非妊娠妇女一般不治疗，妊娠妇女必须治疗。

（2）学龄前儿童要治疗。

（3）老人不需治疗。

（4）尿路有复杂情况，一般不宜治疗。

3. 轻型急性肾盂肾炎

经单剂或3天疗法治疗失败的尿路感染或有轻度发热和（或）肋脊角叩痛的肾盂肾炎，宜口服有效抗菌药物，14天疗程，常用的抗菌药物如3天疗法所述（见急性膀胱炎）。

4. 较严重的肾盂肾炎

发热超过38.5 ℃，血白细胞升高等全身感染中毒症状较明显者，常为耐药革兰阴性杆菌感染，宜静脉或肌肉注射抗菌药。可先用庆大霉素或妥布霉素1.5 mg/kg，每8小时1次。头孢唑啉钠0.5 g，每8小时1次。获药敏结果后可酌情选用肾毒性较小的抗菌药。至患者退热72 h后改用有效抗菌药口服，完成2周疗程。

5. 重症肾盂肾炎

有寒战、高热、血白细胞显著增高、核左移等严重的全身感染中毒症状，甚或出现低血压、呼吸性碱中毒，疑为革兰阴性细菌败血症者，可先选用下述抗菌药联合治疗。

（1）半合成广谱青霉素：如哌拉西林 3 g 静脉滴注，每 6 小时 1 次。

（2）氨基糖苷类抗生素：如妥布霉素或庆大霉素，剂量均为 1.7 mg/kg 静脉滴注，每 8 小时 1 次。

（3）第三代头孢菌素类：如头孢曲松钠 1 g 静脉滴注，每 12 小时 1 次，或头孢哌酮钠 2 g 静脉滴注，每 8 小时 1 次。通常用一种氨基糖苷类再加一种半合成广谱青霉素或第三代头孢菌素类。获药敏结果且再酌情改用肾毒性小的药物。在病情允许时，应尽快排除尿路梗阻因素。

6. 再发尿路感染的处理

如对于每年发作超过 2 次即常复发，予短程抗菌药物疗法，疗程完毕后 7 天复查。

（1）如症状消失，细菌转阴无白细胞尿则认为治疗成功，则此次尿感为重新感染。也表明尿路防御能力差，应予长疗程低剂量抑菌疗法作预防性治疗，即每晚睡前排尿后服一次，如复方磺胺甲噁唑半片或 1 片 TMP 50 mg、呋喃妥因 50 mg 或氧氟沙星 100 mg，疗程半年。如停药后仍频发，则此疗程应 1~2 年或更长。

（2）短疗程失败后，应查一查所使用抗生素是否敏感，如不敏感应予新做药敏试验，如换药成功，按重新感染处理同上；换药失败，则为复发且为肾盂肾炎，按药敏试验先用药，在允许范围内，用最大量 6 周，仍不成功延长疗程或改用注射用药。

7. 妊娠时尿感

积极治疗，应选用毒性小的药，如呋喃妥因、阿莫西林和头孢菌素类。

8. 男性尿感

50 岁以后因前列腺增生易发生尿路感染，治疗方法与复杂性尿感相同。50 岁以前则尿感少见，常伴有慢性细菌性前列腺炎，可用复方磺胺甲噁唑 12~18 周治疗，或环丙沙星 0.25 g，2 次/天。如再发则每次再予上述同样治疗或选用长疗程低剂量抑菌方法。

9. 留置导管的尿感

如已用应尽快拔除，插导尿管要严格无菌操作，必要时使用无菌密封引流系统，发生尿感则使用强有力抗生素，并及时更换导尿管，如无症状仅为无症状菌尿可暂不治疗，直至导管拔除后再治疗。

二、慢性肾盂肾炎

（一）病因

慢性肾盂肾炎是一种慢性感染性肾小管间质性肾炎，肾盂肾盏慢性炎症，纤维化及变形，肾实质瘢痕形成，且在病史或细菌学上有尿路感染的证据。可分为三个类型。

（1）伴有反流的慢性肾盂肾炎（反流性肾病）。

（2）伴有尿管梗阻的慢性肾盂肾炎。

（3）特发性（少数）。

（二）临床表现

1. 尿路感染

（1）间歇发生症状性肾盂肾炎：为经常反复发作膀胱刺激症状，伴有菌尿。常有低热和中等热度，腰酸腰痛，肾区钝痛，诊断多无困难。

（2）间歇性无症状细菌尿：无全身症状及尿路刺激症状，而尿中常有多量细菌，少量白细胞，偶见管型。此型多见于妊娠妇女及小孩。

（3）间歇性低热：无膀胱刺激症状，仅有低热、头昏、乏力、体重减轻及食欲减退等一般症状，易误诊为神经性低热、结核病或其他感染性疾病。

（4）间歇性尿急尿频等下尿感症状：慢性肾盂肾炎也是肾性高血压的重要原因。

2. 慢性间质性肾炎

慢性间质性肾炎表现为多尿、夜尿，低钠、低钾或高钾，肾小管酸中毒等。

（三）实验室及其他检查

（1）尿沉渣计数：清洁中段尿沉渣中白细胞数＞5 个/HP，尿路感染可能性大。非清洁中段尿沉渣中白细胞＞10 个/HP，可认为白细胞尿（亦称脓尿），有诊断意义。

（2）尿涂片细菌检查：中段尿培养菌落计数常＞10^5/mL，其阳性率可达 92.1%，可作为筛选之用。

（3）抗体包裹细菌试验：阳性率 85%～96%，但该试验有一定的假阳性，现已少用。

（4）尿酶检查：β_2 微球蛋白升高，溶菌酶、乳酸脱氢酶亦升高。

（5）Tamm-Horsfall 蛋白抗体测定：在肾盂肾炎时可升高，膀胱炎不升高。

（6）X 线静脉肾盂造影：可见局灶的粗糙的皮质瘢痕，肾乳头萎缩，肾盏扩张、变钝。

（7）本病病程经过隐蔽，必须指出，以往认为病程超过半年或一年称慢性肾盂肾炎，是不对的；现认为肾盂肾炎有瘢痕形成、变形、积水、肾外形不光滑或两肾大小不等才称为慢性肾盂肾炎。

（四）治疗

（1）寻找并去除诱发因素：如尿路梗阻、结石，肾和尿路畸形，膀胱、输尿管反流等，必要时应行手术治疗。另外，应提高机体免疫功能，多饮水，勤排尿。这些是治疗本病的关键。

（2）抗菌药物治疗：反复发作应通过尿细菌培养确定菌型，明确是复发还是重新感染。复发是指治疗后尿菌转阴，但停药后 6 周内再发病菌与先前相同，如梗阻因素难以解除，予敏感抗生素使用 6 周。如抗生素选用不当、剂量不足或疗程不够，应按药敏重新选用抗生素，疗程 4 周，一年内尿感发作 3 次或 3 次以上，可采用低剂量长期抑菌治疗。用复方磺胺甲恶唑、呋喃妥因、头孢立新、氟哌酸等任何一种药剂量每晚一粒，排尿入眠前服用，疗程 12 个月或更长。男性宜同时治疗慢性前列腺炎，如选用脂溶性抗生素如环丙沙星 0.5 g，2 次/天，利福平 0.45～0.6 g 顿服，疗程达 3 个月，必要时手术。如两个疗程仍尿菌阳性，可用长程低剂量疗法，重新感染按首次发作处理。

（3）如疗效不佳或频频再发，必须寻找并去除易感因素。

（4）急性发作期用药同急性肾盂肾炎。

三、尿道炎

（一）病因

尿道炎是指尿道黏膜的炎症，可分为急性和慢性。

（二）鉴别诊断

1. 急性尿道炎

（1）临床表现：常有淋病双球菌感染的病史，有尿频、尿急、尿道疼痛，有脓尿及血尿，压迫尿道有脓性分泌物流出；体检可见尿道压痛，尿道硬结，黏膜水肿、充血、萎缩，尿道分泌物，尿道息肉，三角区颗粒状增生，尿道处女膜融合等。

（2）实验室及其他检查：尿三杯试验，第一杯内有脓细胞及红细胞，第二、三杯基本正常；致病生物因子 DNA-PCR 检测可辅助诊断；尿道分泌物涂片革兰染色及细菌培养可发现病原体。

2. 慢性尿道炎

（1）临床表现：有急性尿道炎的病史，持续性或反复发作性尿频、尿急及排尿困难，尿道分泌物可多可少，平时难于发现。体征同急性尿道炎。

（2）特殊检查：尿道镜检查可见尿道黏膜充血、水肿或有肉芽增生及纤维性病变。

（三）治疗

1. 药物治疗

（1）尽早应用敏感的抗生素。

（2）用解痉药，如 654-2 10 mg，3 次/天，减轻疼痛。

（3）雌激素用于雌激素低下者，主张全身用药或阴道用药。

（4）氟羟强的松局部注射，可阻止胶原纤维形成瘢痕。

2. 外科治疗

尿道扩张术在尿道扩张前，应行热水坐浴及短期内口服 GMZ＋TMP。还可用尿道松解术、尿道冰冻术等。

3. 心理治疗及生物反馈治疗

医师要花大量时间对患者进行耐心解释，使他们正确认识本病并积极配合治疗。行为治疗中，让患者主动参与治疗，控制排尿，逐渐延长排尿间隔时间，重建正常排尿功能。

4. 其他

多饮水，增加尿量，以达到冲洗及引流的作用。

四、尿路感染的护理

（一）护理措施

（1）鼓励多饮水及排尿，饮水量每天至少 2000 mL 以上，充分的液体摄入是解除排尿烧灼感的最快途径。保持每天尿量至少 1500 mL，白天排尿 1 次/1～2 小时，夜晚则 1～2 次，可将细菌、废物冲洗出泌尿道。

（2）急性期应卧床休息，体温在 38.5 ℃ 以上者可用物理或药物降温。给予膀胱区热敷及服用碳酸氢钠碱化尿液，以减轻尿路刺激症状。

（3）体温高热持续不退，且腰痛加剧，血尿，有坏死组织从尿中排出，可考虑是否出现肾周脓肿、肾乳头坏死等并发症。

（4）做尿细菌定量培养时，向患者解释检查的意义和方法。留取尿液前先充分清洁外阴、包皮、消毒尿道口，最好用清晨第 1 次的清洁、新鲜中段尿液，在 1 h 内送检。

（二）应急措施

全身感染中毒症状明显者，给予静脉输入抗生素。高热患者采用冰敷、酒精擦浴等物理降温的措施。

（三）健康教育

（1）对有感染而无症状者，指导患者做尿液追踪检查 1～2 年。

（2）保持尿液酸化，进食肉类、蛋类、乳酸、梅子及谷类。禁食碳酸饮料或苏打类食品。

（3）预防复发：①多饮水、勤排尿是最简便而有效的预防方法，每日摄入水量至少3000 mL，2～3 h排尿1次，夜晚排尿1～2次。②保持会阴及肛门部位清洁，特别是女性患者月经期、妊娠期、产褥期，排便后及时清洁会阴部，使用卫生纸时由前向后擦拭，最好采用淋浴。③性交前多喝水，性交后立即排尿，并按常用量服一次抗生素。④女性患者晚上最后一次排尿和清晨第一次排尿后，在尿道口周围涂以消炎软膏，以减少复发的机会。

（4）指导患者遵医嘱服药，夜晚服药前先排空膀胱，可增加药物浓度。

第十六节　糖尿病

糖尿病是一常见的代谢内分泌疾病，可分为原发性和继发性两类。原发者简称糖尿病。其基本病理生理改变为胰岛素分泌绝对或相对不足，从而引起糖、脂肪和蛋白质代谢紊乱。临床以血糖升高、糖耐量降低和糖尿以及多尿、多饮、多食和消瘦为特点。长期血糖控制不良可并发血管、神经、眼和肾脏等慢性并发症。急性并发症中以酮症酸中毒和高渗非酮性昏迷最多见和最严重。糖尿病的患病率在国内为2%～3.6%。继发性糖尿病又称症状性糖尿病，大多继发于拮抗胰岛素的内分泌疾病。

一、病因

本病病因至今未明，目前认为与下列因素有关。

（一）遗传因素

遗传因素在糖尿病发病中的重要作用较为肯定，但遗传方式不清。糖尿病患者，尤其成年发病的糖尿病患者有明显的遗传因素已在家系调查中得到证实。同卵孪生子，一个发现糖尿病，另一个发病的机会就很大。

（二）病毒感染

尤以柯萨奇病毒B、巨细胞病毒、心肌炎、脑膜炎病毒感染后，导致胰岛β细胞破坏致糖尿病。幼年型发病的糖尿病患者与病毒感染致胰岛功能减退关系更为密切。

（三）自身免疫紊乱

糖尿病患者常发现同时并发其他自身免疫性疾病，如甲亢、慢性淋巴细胞性甲状腺炎等。此外，在部分糖尿病患者血清中可发现抗胰岛细胞的抗体。

（四）胰高糖素过多

胰岛细胞分泌胰岛糖素，其分泌受胰岛素和生长激素抑制因子的抑制。糖尿病患者常发现胰高糖素水平增高，故认为糖尿病除有胰岛素相对或绝对不足外，还有胰高糖素的分泌增多。

（五）其他因素

现公认的现代生活方式、摄入的热卡过高而体力活动减少导致肥胖、紧张的生活工作节奏、社会、精神等应激增加都与糖尿病的发病有密切的关系。

二、糖尿病的分类

(一) Ⅰ型糖尿病

其特征为起病较急，三多一少症状典型，有酮症倾向，体内胰岛素绝对缺乏，故必须用胰岛素治疗，多为幼年发病。多伴特异性免疫或自身免疫反应，血中抗胰岛细胞抗体阳性。

(二) Ⅱ型糖尿病

多为成年起病，症状不典型，病情进展缓慢。对口服降糖药反应好，但后期可因胰岛β细胞功能衰竭而需胰岛素治疗。本型中有部分糖尿病患者幼年起病、肥胖、有明显遗传倾向，无须胰岛素治疗，称为幼年起病的成年型糖尿病（MODY）。Ⅱ型糖尿病中体重超过理想体重的20%为肥胖型，余为非肥胖型。

(三) 与营养失调有关的糖尿病（MROM，Ⅲ型）

近年来在热带、亚热带地区发现一些糖尿病患者表现为营养不良、消瘦；需要但不完全依赖胰岛素，对胰岛素的需要量大，且不敏感，但不易发生酮症。发病年龄在 10～35 岁，有些病例常伴有胰腺炎，提示糖尿病为胰源性，已发现长期食用一种高碳水化合物、低蛋白的木薯与Ⅲ型糖尿病有关。该型中至少存在两种典型情况。

1. 纤维结石性胰性糖尿病（FCPD）

小儿期有反复腹痛发作史，病理可见胰腺弥漫性纤维化及胰管的钙化。我国已有该型病例报道。

2. 蛋白缺乏性胰性糖尿病（PDPD）

该型无反复腹痛既往史，有胰岛素抵抗性但无胰管内钙化或胰管扩张。

(四) 其他类型（继发性糖尿病）

（1）因胰腺损伤、胰腺炎、肿瘤、外伤、手术等损伤了胰岛，引起糖尿病。

（2）内分泌疾病引起的糖尿病：如继发于库欣综合征、肢端肥大症、嗜铬细胞瘤、甲状腺功能亢进症等，升糖激素分泌过多。

（3）药物或化学物质损伤了胰岛β细胞引起糖尿病。

（4）胰岛素受体异常。

（5）某些遗传性综合征伴发的糖尿病。

（6）葡萄糖耐量异常：一般无自觉症状，多见于肥胖者。葡萄糖耐量显示血糖水平高于正常人，但低于糖尿病的诊断标准。有报道，对这部分人跟踪观察，其中50%最终转化为糖尿病。部分经控制饮食减轻体重，可使糖耐量恢复正常。

（7）妊娠期糖尿病（GDM）：指妊娠期发生的糖尿病或糖耐量异常。多数患者分娩后，糖耐量可恢复正常，约1/3患者以后可转化为真性糖尿病。

三、临床表现

(一) 代谢紊乱综合征

1. Ⅰ型糖尿病

Ⅰ型糖尿病以青少年多见，起病急，症状有口渴、多饮、多尿、多食、善饥、乏力，组织修复力和抵抗力降低，生长发育障碍等，易发生酮症酸中毒。

2. Ⅱ型糖尿病

40 岁以上，体型肥胖的患者多发。症状较轻，有些患者空腹血糖正常，仅进食后出现高血糖，尿糖阳性。部分患者饭后胰岛素分泌持续增加，3～5 h 后甚至引起低血糖。在急性应激情况下，患者亦可能发生酮症酸中毒。

(二) 糖尿病慢性病变

1. 心血管病变

大、中动脉硬化主要侵犯主动脉、冠状动脉、大脑动脉、肾动脉和肢体外周动脉，引起冠心病（心肌梗死）、脑血栓形成、肾动脉硬化、肢体动脉硬化等。患病年龄较轻，病情进展也较快。冠心病和脑血管意外的患病率较非糖尿病者高 2～3 倍，是近代糖尿病的主要死因。肢体外周动脉硬化常以下肢动脉病变为主，表现为下肢疼痛、感觉异常和间歇性跛行等症状，严重者可导致肢端坏疽，糖尿病者肢端坏疽的发生率约为正常人的 70 倍，我国少见。心脏微血管病变及心肌代谢紊乱，可导致心肌广泛损害，称为糖尿病性心肌病。其主要表现为心律失常、心力衰竭、猝死。

2. 糖尿病性肾病变

糖尿病史超过 10 年者合并肾脏病变较常见，主要表现在糖尿病性微血管病变，毛细血管间肾小球硬化症，肾动脉硬化和慢性肾盂肾炎。毛细血管间肾小球硬化症表现为蛋白尿、水肿、高血压，Ⅰ型糖尿病患者约 40% 死于肾衰竭。

3. 眼部病变

糖尿病患者眼部表现较多，血糖增高可使晶体和眼液（房水和玻璃体）中葡萄糖浓度也相应增高，临床表现为视觉模糊、调节功能减低、近视、玻璃体混浊和白内障。最常见的是糖尿病视网膜病变。糖尿病病史超过 10～15 年，半数以上患者出现这些并发症，并可有小静脉扩张、水肿、渗出、微血管病变，严重者可导致失明。

4. 神经病变

最常见的是周围神经病变，病程在 10 年以上者 90% 以上均出现。临床表现为对称性长袜形感觉异常，轻者为对称性麻木、触觉过敏、蚁行感。典型症状是针刺样或烧灼样疼痛，卧床休息时明显，活动时可稍减轻，以致患者不能安宁，触觉和疼觉在晚期减退是患者肢端易受创伤的原因。亦可有运动神经受累，肌张力低下、肌力减弱、肌萎缩等晚期运动神经损害的表现。自主神经损害表现为体位性低血压、瞳孔小而不规则、光反射消失、泌汗异常、心动过速、胃肠功能失调、胃张力降低、胃内容物滞留、便秘与腹泻交替、排尿异常、尿潴留、尿失禁、性功能减退、阳痿等。

5. 皮肤及其他病变

皮肤感染极为常见，如疖、痈、毛囊炎。真菌感染多见于足部感染，阴道炎、肛门周围脓肿。

四、实验室检查

(1) 空腹尿糖、餐后 2 h 尿糖阳性。

(2) 空腹血糖 >7 mmol/L，餐后 2 h 血糖 >11.1 mmol/L。

(3) 血糖、尿糖检查不能确定糖尿病诊断时，可作口服葡萄糖耐量试验，如糖耐量减低，又能排除非糖尿病所致的糖耐量降低的因素，则有助于糖尿病的诊断。

（4）血浆胰岛素水平：胰岛素依赖型者，空腹胰岛素水平低于正常值。

五、护理观察要点

（一）病情判断

糖尿病患者入院后首先要明确患者是属于哪一型的，是Ⅰ型还是Ⅱ型。病情的轻重、有无并发症，包括急性和慢性并发症。对于合并急性并发症如糖尿病酮症酸中毒，高渗非酮性昏迷等应迅速抢救，做好给氧、输液、定时检测血糖、血气分析、血电解质及尿糖、尿酮体等检查准备。

（二）胰岛素相对或绝对不足所致代谢紊乱症群观察

（1）葡萄糖利用障碍：由于肝糖原合成降低，分解加速，糖异生增加，临床出现明显高血糖和尿糖，口渴、多饮、多尿，善饥多食症状加剧。

（2）蛋白质分解代谢加速，导致负氮平衡，患者表现为体重下降、乏力，组织修复和抵抗力降低，儿童则出现发育障碍、延迟。

（3）脂肪动用增加，血游离脂肪酸浓度增高，酮体的生成超过组织排泄速度，可发展为酮症及酮症酸中毒。脂肪代谢紊乱可导致动脉粥样硬化，影响眼底动脉、脑动脉、冠状动脉、肾动脉及下肢动脉，发生相应的病变如心肌梗死、脑血栓形成、肾动脉硬化、肢端坏死等。

（三）其他糖尿病慢性病变观察

神经系统症状、视力障碍、皮肤变化，有无创伤、感染等。

（四）生化检验

尿糖、血糖、糖化血红蛋白、血脂、肝功能、肾功能、血电解质、血气分析等。

（五）糖尿病酮症酸中毒观察

1. 诱因

常见的是感染、胰岛素中断或减量过多、饮食不当、外伤、手术、分娩、情绪压力、过度疲劳等，对胰岛素的需要量增加。

2. 症状

烦渴、多尿、消瘦、软弱加重，逐渐出现恶心、呕吐、脱水，甚至少尿、肌肉疼痛、痉挛。亦可有不明原因的腹部疼痛，中枢神经系统有头痛、嗜睡，甚至昏迷。

3. 体征

（1）有脱水征：皮肤干燥，缺乏弹性、眼球下陷。

（2）Kussmaul呼吸：呼吸深快和节律不整，呼气有酮味（烂苹果味）。

（3）循环衰竭表现：脉细速、四肢厥冷、血压下降甚至休克。

（4）各种反射迟钝、消失，嗜睡甚至昏迷。

4. 实验室改变

血糖显著升高＞16.7 mmol/L，血酮增高，二氧化碳结合力降低、尿糖及尿酮体呈强阳性反应，血白细胞增高。酸中毒失代偿期血 pH＜7.35，动脉 HCO_3^- 低于 15 mmol/L，剩余碱负值增大，血 K^+、Na^+、Cl^- 降低。

（六）低血糖观察

1. 常见原因

糖尿患者过多使用胰岛素，口服降糖药物，进食减少，或活动量增加而未增加食物的

摄入。

2. 症状

头晕、眼花、饥饿感、软弱无力、颤抖、出冷汗、心悸、脉快、严重者出现精神、神经症状甚至昏迷。

3. 体征

面色苍白、四肢湿冷、心率加快、初期血压上升后期下降，共济失调，定向障碍甚至昏迷。

4. 实验室改变

血糖<2.78 mmol/L。

（七）高渗非酮性糖尿病昏迷的观察

1. 诱因

最常见于老年糖尿病患者，常突然发作。感染、急性胃肠炎、胰腺炎、脑血管意外、严重肾脏疾患、血液透析治疗、手术及服用加重糖尿病的某些药物：如可的松、免疫抑制剂、噻嗪类利尿剂，在病程早期因误诊而输入葡萄糖液，口服大量糖水、牛奶，诱发或促使病情发展恶化，出现高渗非酮性糖尿病昏迷。

2. 症状

多尿、多饮、发热、食欲减退、恶心、失水、嗜睡、幻觉、上肢震颤、最后陷入昏迷。

3. 体征

失水及休克体征。

4. 实验室改变

高血糖>33.0 mmol/L，高血浆渗透压>330 mmol/L，高钠血症>155 mmol/L和氮质血症，血酮、尿酮阴性或轻度增高。

六、检查护理

（一）血糖

关于血糖的监测目前国内大多地区一直用静脉抽取血浆（或离心取血清）测血糖，这对于病情轻，血糖控制满意者，只需数周观察一次血糖者仍是目前常用方法。但这种方法不可能自我监测。近年来袖珍式快速毛细血管血糖计的应用日渐趋普遍，用这种方法就可能由患者自己操作，进行监测。这种测定仪器体积较小，可随身携带，取手指血或耳垂血，只需一滴血，滴在血糖试纸条的有试剂部分，袖珍血糖计的种类很多，从操作来说大致可分二类，一类是要抹去血液的，另一类则不必抹去血液。约 1 min 左右即可得到血糖结果。血糖监测的频度应该根据病情而定。袖珍血糖计只要操作正确，即可反映血糖水平，但操作不符合要求，如对于要抹去血液的血糖计，如血液抹得不干净、血量不足、计时不准确等可造成误差。国外医院内设有专门的 DM 教员，由高级护师担任，指导患者正确的使用方法、如何校正血糖计、更换电池等。

1. 空腹血糖

一般指过夜空腹 8 h 以上，于晨 6~8 时采血测得的血糖。反映了无糖负荷时体内的基础血糖水平。测定结果可受到前 1 d 晚餐进食量及成分、夜间睡眠情况、情绪变化等因素的影响。故于测试前晚应避免进食量或含油脂过高的食物，在保证睡眠及情绪稳定时检测。一般从肘静脉取血，止血带压迫时间不宜过长，应在几秒内抽出血液，以免血糖数值不准确。采血后立即送检。正常人空腹血糖为3.8～6.1 mmol/L，如空腹血糖大于 7 mmol/L，提示胰岛分泌能力减少 3/4。

2. 餐后 2 h 血糖

指进餐后 2 h 所采取的血糖。有标准餐或随意餐 2 种进餐方式。标准餐是指按统一规定的碳水化合物含量所进的饮食，如 100 g 或 75 g 葡萄糖或馒头 100 g 等；随意餐多指患者平时常规早餐，包括早餐前、后常规服用的药物，为平常治疗效果的 1 个观察指标。均反映了定量糖负荷后机体的耐受情况。正常人餐后 2 h 血糖应小于 7 mmol/L。

3. 即刻血糖

根据病情观察需要所选择的时间采血测定血糖，反映了所要观察时的血糖水平。

4. 口服葡萄糖耐量试验（OGTT）

观察空腹及葡萄糖负荷后各时点血糖的动态变化，了解机体对葡萄糖的利用和耐受情况，是诊断糖尿病和糖耐量低减的重要检查。①方法：空腹过夜 8 h 以上，于晨 6～8 时抽血测定空腹血糖，抽血后即饮用含 75 g 葡萄糖的溶液（75 g 葡萄糖溶于 250～300 mL，20～30 ℃的温开水中，3～5 min 内饮完），于饮葡萄糖水后 1 h、2 h 分别采血测定血糖。②判断标准：成人服 75 g 葡萄糖后 2 h 血糖≥11.1 mmol/L 可诊断为糖尿病。血糖在 7～11.1 mmol/L 之间为葡萄糖耐量低减（IGT）。

要熟知本试验方法，并注意以下影响因素。①饮食因素：试验前 3 d 要求饮食中含糖量每日不少于 150 g。②剧烈体力活动：在服糖前剧烈体力活动可使血糖升高，服糖后剧烈活动可致低血糖反应。③精神因素：情绪剧烈变化可使血糖升高。④药物因素影响：如避孕药、心得安等应在试验前 3 d 停药。此外，采血时间要准确，要及时观察患者的反应。

5. 馒头餐试验

原理同 OGTT。本试验主要是对已明确诊断的糖尿病患者，须了解其对定量糖负荷后的耐受程度时选用。也可适用于不适应口服葡萄糖液的患者。准备 100 g 的馒头一个，其中含碳化合物的量约等于 75 g 葡萄糖；抽取空腹血后食用，10 min 内吃完，从吃第 1 口开始计算时间，分别是于食后 1 h、2 h 采血测定血糖。结果判断同 OGTT。

（二）尿糖

检查尿糖是诊断糖尿病最简单的方法，正常人每天仅有极少量葡萄糖从尿中排出（小于100 mg/d），一般检测方法不能测出。如果每日尿中排糖量大于 150 mg，则可测出。但除葡萄糖外，果糖、乳糖或尿中一些还原性物质（如吗啡、水杨酸类、水合氯醛、氨基比林、尿酸等）都可发生尿糖阳性。尿糖含量的多少除反映血糖水平外，还受到肾糖阈的影响，故对尿糖结果的判定要综合分析。下面是临床常用的尿糖测定的方法。

1. 定性测定

定性测定为较粗糙的尿糖测定方法，依尿糖含量的高低，分为 5 个等级（表5-4）。因检测方便，易于为患者接受。常用班氏试剂检测法：试管内滴班氏试剂 20 滴加尿液 2 滴煮沸冷却，观察尿液的颜色以判断结果。近年来尿糖试纸亦广泛应用，为患者提供了方便。根据临床需要，常用以下几种测定形式。

2. 随机尿糖测定

随机尿糖测定常做为粗筛检查。随机留取尿液测定尿糖，其结果反映测定前末次排尿后至测定时这一段时间所排尿中的含糖量。

表 5-4　尿糖定性结果

颜色	定性	定量（g/dL）
蓝色	0	0
绿色	+<	0.5
黄色	++	0.5～1
橘红	+++	1～2
砖红	++++	>2

3. 次尿糖测定

次尿糖测定也称即刻尿糖测定。方法是准备测定前先将膀胱内原有尿液排尽，适量（200 mL）饮水，30 min 后再留尿测定尿糖，此结果反映了测定当时尿中含糖量，常作为了解餐前血糖水平的间接指标，常用于新入院或首次使用胰岛素的患者。糖尿病酮症酸中毒患者抢救时，可根据三餐前及睡前四次尿糖定性结果，推测患者即时血糖水平，以利随时调整胰岛素的用量。

4. 分段尿糖测定

分段尿糖测定将 1 d（24 h）按 3 餐进食，睡眠分为 4 个阶段，测定每个阶段尿中的排糖情况及尿量，间接了解机体在 3 餐进餐后及夜间空腹状态下的血糖变化情况，作为调整饮食及治疗药物用量的观察指标。方法为按四段时间分别收集各阶段时间内的全部尿液，测量各段尿量并记录，分别留取四段尿标本 10 mL 测定尿糖。第 1 段，早餐后至午餐前（上午 7～11 时）；第 2 段，午餐后至晚餐前（上午 11 时～下午 5 时）；第 3 段，晚餐后至睡前（下午 5 时～晚上 10 时）；第 4 段，入睡后至次日早餐前（晚上 10 时～次日上午 7 时）。

5. 尿糖定量测定

指单位时间内排出尿糖的定量测定。通常计算 24 h 尿的排糖量。此项检查是对糖尿患者病情及治疗效果观察的一个重要指标。方法如下：留取 24 h 全部尿液收集于一个储尿器内，测量总量并记录，留取 10 mL 送检，余尿弃之。或从已留取的四段尿标本中用滴管依各段尿量按比例（50 mL 取 1 滴）吸取尿液，混匀送检即可。经葡萄糖氧化酶法测定每 100 mL 尿液中含糖量，结果乘以全天尿量（mL 数），再除以 100，即为检查日 24 h 排糖总量。

七、饮食治疗护理

饮食治疗是糖尿病治疗中最基本的措施。通过饮食控制，减轻胰岛 β 细胞负担，以求恢复或部分恢复胰岛的分泌功能，对于年老肥胖者饮食治疗常常是主要或单一的治疗方法。

（一）饮食细算法

1. 计算出患者的理想体重

身高（cm）－105＝体重（kg）。

2. 饮食总热卡的估计

根据理想体重和工作性质，估计每日所需总热量。

儿童、孕妇、乳母、营养不良及消瘦者、伴有消耗性疾病者应酌情增加；肥胖者酌减，使患者体重逐渐下降到正常体重±5％左右。

3. 食物中糖、蛋白质、脂肪的分配比例

蛋白质按成人每日每千克体重（1～1.5）×10⁻³ kg 计算，脂肪约每日每千克体重（0.6～1）×10⁻³ kg，从总热量中减去蛋白质和脂肪所供热量，余则为糖所提供的热量。总括来说：糖类约占饮食总热量的50%～60%，蛋白质约占12%～15%，脂肪约占30%。但近来有实验证明，在总热卡不变的情况下，增加糖供热卡的比例，即糖类占热卡的60%～65%，对糖尿病的控制有利。此外，在糖类食物中，以高纤维碳水化合物更为有利。

4. 热卡分布

三餐热量分布约 1/5、2/5、2/5 或 1/3、1/3、1/3，亦可按饮食习惯和病情予以调整，如可以分为四餐等。

（二）饮食粗算法

（1）肥胖患者，每日主食 4～6 两（200～300 g），副食中蛋白质约 30～60 g，脂肪 25 g。

（2）体重在正常范围者：轻体力劳动每日主食 250～400 g，重体力劳动，每日主食 400～500 g。

（三）注意事项

（1）首先向患者阐明饮食治疗的目的和要求，使患者自觉遵守医嘱按规定进食。

（2）应严格定时进食，对于使用胰岛素治疗的患者，尤应注意。如因故不能进食，餐前应暂停注射胰岛素，注射胰岛素后，要定时进食。

（3）除三餐主食外，糖尿患者不宜食用糖和糕点甜食。水果含糖量多，病情控制不好时应禁止食用；病情控制较好，可少量食用。医护人员应劝说患者亲友不送其他食物，并要检查每次进餐情况，核对数量是否符合要求，患者是否按量进食。

（4）患者需甜食时，一般食用糖精或木糖醇或其他代糖品。

（5）控制饮食的关键在于控制总热量。在治疗开始，患者会因饮食控制而出现易饥的感觉，此时可增加蔬菜，豆制品等副食。在蔬菜中碳水化合物含量少于 5% 的有南瓜、青蒜、小白菜、油菜、菠菜、西红柿、冬瓜、黄瓜、芹菜、大白菜、茄子、卷心菜、茭白、韭菜、丝瓜、倭瓜等。豆制品含碳水化合物为 1%～3% 的有豆浆、豆腐，含 4%～6% 的有豆腐干等均可食用。

（6）在总热量不变的原则下，凡增加一种食物应同时相应减去其他食物，以保证平衡。指导患者熟悉并灵活掌握食品热量交换表。

（7）定期测量体重，一般每周 1 次。定期监测血糖、尿糖变化，观察饮食控制效果。

（8）当患者腹泻或饮食锐减时，要警惕腹泻诱发的糖尿病急性并发症，同时也应注意有无电解质失衡，必要时给予输液以免过度脱水。

八、运动疗法护理

（一）运动的目的

运动能促进血液循环中的葡萄糖与游离脂肪酸的利用，降低血糖、甘油三酯，增加人体对胰岛素的敏感性，使胰岛素与受体的结合率增加。尤其对肥胖的糖尿病患者，运动既可减轻体重，降低血压，又能改善机体的异常代谢状况，改善血液循环与肌肉张力，增强体力，同时还能减轻患者的压力和紧张性。

（二）运动方式

最好做有氧运动，如散步、跑步、骑自行车、做广播操、游泳、爬山、打太极拳、打羽毛球、滑冰、划船等。其中步行安全简便，容易坚持，可作为首选的锻炼方式。如步行 30 min 约消耗能量0.4 J，如每天坚持步行 30 分钟，1 年内可减轻体重 4 kg。骑自行车每小时消耗 1.2 J，游泳每小时消耗 1.2 J，跳舞每小时消耗 1.21 J，球类活动每小时消耗 1.6～2.0 J。

（三）运动时间的选择

Ⅱ型患者运动时肌肉利用葡萄糖增多、血糖明显下降，但不易出现低血糖。因此，Ⅱ型患者什么时候进行运动无严格限制。Ⅰ型患者在餐后 0.5～1.5 h 运动较为合适，可使血糖下降。

（四）注意事项

（1）在运动前，首先请医师评估糖尿病的控制情况，有无增殖性视网膜病变、肾病和心血管病变。有微血管病变的糖尿病患者，在运动时最大心率应限制在同年龄正常人最大心率的80％～85％，血压升高不要超过 26.6/13.8 kPa，晚期病变者，应限于快步走路或轻体力活动。

（2）采用适中的运动量，逐渐增加，循序渐进。

（3）不在胰岛素作用高峰时间运动，以免发生低血糖。

（4）运动肢体注射胰岛素，可使胰岛素吸收加快，应予注意。

（5）注意运动诱发的迟发性低血糖，可在运动停止后数小时发生。

（6）制定运动计划，持之以恒，不要随便中断，但要避免过度运动，反而使病情加重。

九、口服降糖药物治疗护理

口服降糖药主要有磺脲类和双胍类，是治疗大多数Ⅱ型的有效药物。

（一）磺脲类

包括 D860、优降糖、达美康、美吡哒、克糖利、糖适平等。

1. 作用机制

主要是刺激胰岛 β 细胞释放胰岛素，还可以减少肝糖原输出，增加周围组织对糖的利用。

2. 适应证与禁忌证

只适用于胰岛 β 细胞有分泌胰岛素功能者。①Ⅱ型的轻、中度患者。②单纯饮食治疗无效的Ⅱ型。③Ⅰ型和重度糖尿病、有酮症史或出现严重的并发症以及肝、肾疾患和对磺脲类药物过敏者均不宜使用。

3. 服药观察事项

（1）磺脲类药物，尤其是优降糖，用药剂量过大时，可发生低血糖反应，甚至低血糖昏迷，如果患者伴有肝、肾功能不全或同时服用一些可以延长磺脲类药物作用时间的药物，如心得安、苯妥英钠、水杨酸制剂等都可能促进低血糖反应出现。

（2）胃肠道反应，如恶心、厌食、腹泻等。出现这些不良反应时，服用制酸剂可以使症状减轻。

（3）出现较少的不良反应如变态反应，表现为皮肤红斑、荨麻疹。

（4）发生粒细胞减少，血小板减少、全血细胞减少和溶血性贫血。这些症状常出现在用药 6～8 周后，出现这些症状或不良反应时，应及时停药和予以相应处理。

（二）双胍类

常用药物有降糖片（二甲双胍）。降糖灵现已少用。

1. 作用机制

双胍类降糖药可增加外周组织对葡萄糖的利用，减少糖原异生，使肝糖原输出下降，也可通过抑制肠道吸收葡萄糖、氨基酸、脂肪、胆固醇来发挥作用。

2. 适应证

（1）主要用于治疗Ⅱ型中经饮食控制失败者。

（2）肥胖需减重但又难控制饮食者。

（3）Ⅰ型用胰岛素后血糖不稳定者可加服降糖片。

（4）已试用磺脲类药物或已加用运动治疗失效时。

3. 禁忌证

（1）凡肝肾功能不好、低血容量等用此药物易引发乳酸性酸中毒。

（2）Ⅰ型糖尿病者不能单用此药。

（3）有严重糖尿病并发症。

4. 服药观察事项

服用本药易发生胃肠道反应，因有效剂量与发生不良反应剂量很接近，常见胃肠症状有厌食、恶心、呕吐、腹胀、腹泻等；多发生在用药 1～2 d 内，易致体重下降，故消瘦者慎用。双胍类药物可抑制维生素 B_{12} 吸收，导致维生素 B_{12} 缺乏，可引起乳酸性酸中毒，长期服用可致嗜睡、头昏、倦怠、乏力。

十、胰岛素治疗护理

胰岛素能加速糖利用，抑制糖原异生以降低血糖，并改善脂肪和蛋白质代谢，目前使用的胰岛素制剂是从家畜（牛、猪）或鱼的胰腺制取，现已有人工基因重组合成的人胰岛素也常用，如诺和灵、优泌林等。因胰岛素是一种蛋白质，口服后易被消化酶破坏而失效，故需用注射法给药。

（一）适应证

Ⅰ型患者；重型消瘦型；糖尿病急性并发症或有严重心、肾、眼并发症的糖尿病；饮食控制或口服降糖药不能控制病情时；外科大手术前后；妊娠期、分娩期。

（二）制剂类型

可分为速（短）效、中效和长效三种。三种均可经皮下或肌内注射，而仅短效胰岛素可作静脉注射用。

（三）注意事项

（1）胰岛素的保存：长效及中效胰岛素在 5 ℃可放置 3 年效价不变，而普通胰岛素（RI）在 5 ℃放置 3 个月后效价稍减。一般而言，中效及长效胰岛素比 RI 稳定。胰岛素在使用时放在室温中 1 个月效价不会改变。胰岛素不能冰冻，温度太低可使胰岛素变性。在使用前应注意观察，如发现有异样或结成小粒的情况应弃之不用。

（2）注射胰岛素剂量需准确，用 1 mL 注射器抽吸。要注意剂量换算，有的胰岛素 1 mL 内含 40 U，也有含 80、100 U 的，必须分清，注意不要把 U 误认为 mL。

（3）使用时注意胰岛素的有效期，一般各种胰岛素出厂后有效期多为 1～2 年，过期胰岛素影响效价。

（4）用具和消毒：1 mL 玻璃注射器及针头用高压蒸气消毒最理想，在家庭中可采用 75%

乙醇浸泡法，每周用水煮沸 15 min。现多采用一次性注射器、笔式胰岛素注射器等。

（5）混合胰岛素的抽吸：普通胰岛素（RI）和鱼精蛋白锌胰岛素（PZI）同时注射时要先抽 RI 后抽 PZI 并充分混匀，因为 RI 是酸性，其溶液不含酸碱缓冲液，而 PZI 则含缓冲液，若先抽 PZI 则可能使 RI 因 pH 改变而变性，反之，如果把小量 RI 混至 PZI 中，因 PZI 有缓冲液，对 pH 的影响不大。另外 RI 与 PZI 混合后，在混合液中 RI 的含量减少，而 PZI 含量增加，这是因为 PZI 里面所含鱼精蛋白锌只有一部分和胰岛素结合，一部分没有结合，当 RI 与其混合后，没有结合的一部分能和加入的 RI 结合，使其变成 PZI。大约 1U 可结合 0.5U，也有人认为可以结合 1U。

（6）注射部位的选择与轮替：胰岛素采用皮下注射法，宜选择皮肤疏松部位，如上臂三角肌、臀大肌、股部、腹部等，若患者自己注射以股部和腹部最方便。注射部位要有计划地轮替进行（左肩→右肩→左股→右股→左臀→右臀→腹部→左肩），针眼之间应间隔 1.5～2 cm，1 周内不要在同一部位注射 2 次。以免形成局部硬结，影响药物的吸收及疗效。

（7）经常运动的部位会造成胰岛素吸收太快，应避免注射。吸收速度依注射部位而定，如普通胰岛素（RI）注射于三角肌后吸收速度快于大腿前侧，大腿、腹部注射又快于臀部。

（8）餐前 15～30 min 注射胰岛素，严格要求患者按时就餐，注射时间与进餐时间要密切配合好，防止低血糖反应的发生。

（9）各种原因引起的食欲减退、进食量少或因胃肠道疾病呕吐、腹泻、而未及时减少胰岛素用量，都可引起低血糖，因此注射前要注意患者的病情变化，询问进食情况，如有异常，及时报告医师做相应处理。

（10）如从动物胰岛素改换成人胰岛素，则应减少剂量，大约减少 1/4 剂量。

（四）不良反应观察

1. 低血糖反应

这是最常见的不良反应，其反应有饥饿、头晕、软弱、心悸、出汗、脉速等，重者晕厥、昏迷、癫痫等，轻者进食饼干、糖水，重者静脉注射 50% 的葡萄糖 20～40 mL。

2. 变态反应

极少数人有，如荨麻疹、血管神经性水肿、紫癜等。可用抗组织胺类药物，重者需调换胰岛素剂型，或采用脱敏疗法。

3. 胰岛素性水肿

多发生在糖尿病控制不良、糖代谢显著失调经胰岛素治疗迅速得到控制时出现。表现为下肢轻度水肿直至全身性水肿，可自然消退。处理方法主要给患者低盐饮食、限制水的摄入，必要时给予利尿剂。

4. 局部反应

注射部位红肿、发痒、硬结、皮下脂肪萎缩等，多见于小儿与青年。预防可采用高纯度胰岛素制剂、注射部位轮替、胰岛素深部注射法。

十一、慢性并发症的护理

（一）感染的预防护理

糖尿病患者因三大代谢紊乱，机体抵抗力下降，易发生各种感染，因此，需采取以下护理措施。

（1）加强皮肤护理：因高血糖及维生素 B 代谢紊乱，可致皮肤干燥、发痒；在酮症酸中毒时酮体自汗腺排出可刺激皮肤而致瘙痒。故须勤沐浴，以减轻刺痒，避免因皮肤抓伤而引起感染，皮肤干燥者可涂擦羊毛脂保护。

（2）女患者因尿糖刺激，外阴常瘙痒，必须每晚用温水清洗，尿后可用 4％硼酸液冲洗。

（3）对皮肤感觉障碍者，应避免任何刺激。避免用热水袋保暖，防止烫伤。

（4）每晚用温水泡脚，水温不宜过热，防止烫伤。穿宽松柔软鞋袜，修剪趾甲勿损伤皮肤，以免发生感染，形成糖尿病足。

（5）保持口腔卫生，坚持早晚刷牙，饭后漱口，酮症酸中毒患者口腔有烂苹果味，必须加强口腔护理。

（6）嘱患者预防呼吸系统感染，及时增减衣服，注意保暖，已有感染时，应及时治疗，预防并发肺炎。

（7）根据细菌感染的病变部位，进行针对性观察护理。如泌尿道感染时，要注意有无排尿困难、尿少、尿频、尿痛等症状，注意尿标本的收集，保持外阴部清洁；皮肤化脓感染时进行清洁换药。

（二）糖尿病肾脏病变护理

除积极控制高血糖外，主要是限制患者活动，给予低盐高蛋白饮食，对应用激素的患者，注意观察用药效果和不良反应。一旦出现肾衰，则需限制蛋白。由于肾衰竭，胰岛素灭活减弱，一些应用胰岛素治疗的患者，常因胰岛素未能及时调整而产生低血糖反应，甚至低血糖昏迷。

（三）神经病变的护理

（1）密切观察病情，及早控制高血糖，以减轻或预防神经病变。

（2）对于因周围神经损害而剧烈疼痛者除用止痛剂及大量维生素 B_1 外，要进行局部按摩和理疗，以改善血液循环。对于那些痛觉异常过敏，不能接触皮肤，甚至接触被服亦难忍受者，要注意室内保暖，用支撑架支撑被褥，以避免接触引起的剧痛，并注意安慰患者，解除其烦恼。教会患者每天检查足部，预防糖尿病足的发生。

（3）如出现五更泻或膀胱收缩无力等自主神经症状，要注意勤换内裤、被褥，做好肛周清洁护理，防止损伤肛周皮肤。

（4）对膀胱收缩无力者，鼓励患者定时自行解小便和按压下腹部尽量排出残余尿。并要训练患者白天每 2～3 小时排尿一次，以弥补排尿感缺乏造成的不足。尿潴留明显须导尿时应严格无菌技术操作，采用闭式引流，每日用 1：5000 呋喃西林液冲洗膀胱，病情允许时尽早拔尿管。

（5）颅神经损害者，依不同病变部位采取不同的措施，如面神经损害影响眼睛不能闭合时，应注意保护眼睛，定期涂眼膏、戴眼罩。第Ⅸ、Ⅹ对颅神经损害进食困难者，应鼻饲流质饮食、维持营养，并防止吸入性肺炎、口腔炎及化脓性腮腺炎的发生。

（四）糖尿病足的护理

1. 原因

因糖尿病引起神经功能缺损及循环障碍，引起下肢及足部缺血、疼痛、麻木、感觉异常。40 岁以上糖尿病患者或糖尿病病史 10 年以上者，糖尿病足的发病率明显增高。

2. 糖尿病足的危险信号

（1）吸烟者，因为吸烟可使循环障碍加重。

（2）末梢神经感觉丧失及末梢动脉搏动减弱或消失者。

（3）足的畸形如高足弓爪形趾者。

（4）有足部溃疡或截肢史者。

3. 护理措施

（1）每日查足部是否有水泡、裂口、擦伤以及其他异常改变。如发现有皮肤发红、肿胀或脓肿等感染征象时，应立即到医院治疗。

（2）每日晚上用温水（低于 40 ℃）及软皂洗足，用柔软而吸水性强的毛巾，轻柔地将脚擦干。然后用羊毛脂或植物油涂抹并按摩足部皮肤，以保护皮肤的柔软性，防止干燥。

（3）如为汗脚者，可放少许滑石粉于趾间、鞋里及袜中。

（4）勿赤足行走，以免足部受伤。

（5）严禁用强烈的消毒药物如碘酒等，避免使用侵蚀性药物抹擦鸡眼和胼胝。

（6）为防止烫伤足，禁用热水袋、电热毯及其他热源温暖足部。可通过多穿袜子、穿护脚套等保暖。但不要有松紧带，以免妨碍血液循环。

（7）足部变形者应选择质地柔软、透气性好，鞋头宽大的运动鞋或软底布鞋。

（8）每日做小腿和足部运动，以改善血液循环。

（9）若趾甲干脆，可用 1% 的硼砂温水浸泡半小时，以软化趾甲。

（10）指导患者每天检查并按摩双脚，注意足部皮肤颜色、完整性、表面温度及感染征象等。

十二、急性并发症抢救护理

（一）酮症酸中毒的护理

（1）按糖尿病及昏迷护理常规。

（2）密切观察 T、P、R、BP、神志以及全身症状，尤其要注意呼吸的气味，深度和频度的改变。

（3）留好标本提供诊治依据：尽快留取好血糖、钾、钠、氯、CO_2 结合力、肾功能、动脉血气分析、尿酮体等标本，及时送检。切勿在输液肢体抽取血标本，以免影响化验结果。

（4）患者入院后立即建立两条静脉通道，一条通道用以输入胰岛素，另一条通道主要用于大量补液及输入抗生素和碱性液体、电解质，以维持水电解质及酸碱平衡。

（5）采用小剂量胰岛素疗法，按胰岛素 4～10 U/h，如 24 U 胰岛素加入 1000 mL 生理盐水中静脉滴注，调整好输液速度 250 mL/h，70 滴/分左右，最好使用输液泵调节。

（6）禁食，待神志清醒后改为糖尿病半流或普食。

（7）做好基础护理，预防皮肤、口腔、肺部及泌尿系感染等并发症。

（二）低血糖的护理

（1）首先了解胰岛素治疗情况，根据低血糖临床表现做出正确判断（与低血糖昏迷鉴别）。

（2）立即测定血糖浓度。

（3）休息与补糖：低血糖发作时卧床休息，轻者食用少量馒头、饼干等食物，重者（血糖低于 2.7 mmol/L）立即口服或静脉注射 50% 葡萄糖 40～60 mL。

（4）心理护理：对神志清楚者，给予精神安慰，嘱其勿紧张，主动配合治疗。

（三）高渗非酮性昏迷的护理

（1）按糖尿病及昏迷护理常规。

（2）严密观察患者神志、精神、体温、脉搏、呼吸、血压、瞳孔等变化。

（3）入院后立即采集血糖、乳酸、CO_2 结合力、血 pH、K^+、Na^+、Cl^- 及血、尿渗透压标本送检，并注意观察其结果，及时提供诊断治疗依据。

（4）立即建立静脉通道，做好补液护理，补液内容应依据所测得的血生化指标参数，正确选择输液种类。无血压下降者遵医嘱静脉滴注低渗盐水（0.45%～0.6%），输入时速度宜慢，慎防发生静脉内溶血及血压下降，注意观察血压、血钠、血糖情况。小剂量应用胰岛素，在血糖稳步下降的同时，严密观察患者有无低血糖的症状，一旦发现及时与医师联系进行处理。补钾时，注意液体勿渗出血管外，以免血管周围组织坏死。

（5）按昏迷护理常规，做好基础护理。

第十七节　高脂血症

高脂血症是指脂质代谢或运转异常而使血浆中一种或几种脂质高于正常的一类疾病。由于血脂在血液中是以脂蛋白的形式进行运转的，因此高脂血症实际上也可认为是高脂蛋白血症。老年人高脂血症的发病率明显高于年轻人。LDL、TC、HDL 与临床心血管病事件发生密切相关。

一、护理评估

（一）健康史

（1）询问患者病史，主要是引起高脂血症的相关疾病，如有无糖尿病、甲状腺功能减退症、肾病综合征、透析、肾移植、胆道阻塞等。

（2）询问患者有无高脂饮食、嗜好油炸食物、酗酒、运动少等不良生活和饮食习惯。

（二）临床表现

患者血脂中一项或多项脂质检测指标超过正常值范围。此外，部分患者的临床特征是眼睑黄斑瘤、肌腱黄色瘤及皮下结节状黄色瘤（好发于肘、膝、臀部）。易伴发动脉粥样硬化、肥胖或糖尿病。少数患者有肝、脾大。此外，患者常有眩晕、心悸、胸闷、健忘、肢体麻木等自觉症状。但部分患者虽血脂高而无任何自觉症状。

（三）实验室及其他检查

1. 血脂

常规检查血浆 TC 和 TG 的水平。我国血清 TC 的理想范围是低于 5.20 mmol/L，5.23～5.69 mmol/L 为边缘升高，高于 5.72 mmol/L 为升高。TG 的合适范围是低于 1.70 mmol/L，高于 1.70 mmol/L 为升高。

2. 脂蛋白

正常值 LDL<3.12 mmol/L，3.15～3.61 mmol/L 为边缘升高，>3.64 mmol/L 为升高；正常 HDL≥1.04 mmol/L，<0.91 mmol/L 为减低。

（四）心理－社会状况

了解老年患者对高脂血症的认识和患病的态度，有无治疗的意愿。

二、主要护理诊断

（一）活动无耐力

与肥胖导致体力下降有关。

（二）知识缺乏

缺乏高脂血症的有关知识。

（三）个人应对无效

与不良饮食习惯有关。

三、护理目标

（1）患者体重接近或恢复正常。

（2）患者血脂指标恢复正常或趋于正常。

（3）患者自觉饮食习惯得到纠正。

四、主要护理措施

（一）建立良好的生活习惯，纠正不良的生活方式

1. 饮食

由于降血脂药物的不良反应及考虑治疗费用，并且大部分人经过饮食控制可以使血脂水平有所下降，故提倡首先采用饮食治疗。饮食控制应长期自觉地进行。膳食宜清淡、低脂肪，烹调用植物油，每日低于 25 g。少吃动物脂肪、内脏、甜食、油炸食品及含热量较高的食品，宜多吃新鲜蔬菜和水果，少饮酒、不吸烟。设计饮食治疗方案时应仔细斟酌膳食，尽可能与患者的生活习惯相吻合。以便使患者可接受而又不影响营养需要的最低程度。主食每天不要超过 300 g，可适当饮绿茶，以利降低血脂。

2. 休息

生活要有规律，注意劳逸结合，保证充足睡眠。

3. 运动

鼓励老年人进行适当的体育锻炼，如散步、慢跑、太极拳、门球等，不仅能增加脂肪的消耗、减轻体重，而且可减轻高脂血症。活动量应根据患者的心脑功能、生活习惯和身体状况而定，提倡循序渐进，不宜剧烈运动。若经过饮食和调节生活方式达半年以上，血脂仍未降至正常水平，则可考虑使用药物治疗。

（二）用药护理

对饮食治疗无效，或有冠心病、动脉粥样硬化等危险因素的患者应考虑药物治疗。治疗前应向患者进行药物治疗目的、药物的作用与不良反应等方面的详细指导，以利长期合作。向患者详述服药的剂量和时间，并定期随诊，监测血脂水平。常用的调节血脂药有以下几种。

1. 羟甲基戊二酰辅酶 A（hydroxy-methyl-glutaryl coenzyme A，HMG-CoA）

主要能抑制胆固醇的生物合成。

2. 贝特类

此类药不良反应较轻微，主要有恶心、呕吐、腹泻等胃肠道症状。肝肾功能不全者忌用。

3. 胆酸螯合树脂质

此类药阻止胆酸或胆固醇从肠道吸收，使其随粪便排出。不良反应有胀气、恶心、呕吐、便秘，并干扰叶酸、地高辛、甲状腺素及脂溶性维生素的吸收。

4. 烟酸

有明显的调脂作用。主要不良反应有面部潮红、瘙痒、胃肠道症状。

（三）心理护理

主动关心患者，耐心解答其各种问题，使患者明了本病经过合理的药物和非药物治疗病情可控制，解除患者思想顾虑，使其保持乐观情绪，树立战胜疾病的信心，并长期坚持治疗，以利控制病情。

五、健康教育

（1）向患者及其家属讲解老年高脂血症的有关知识，使其明了糖尿病、肾病综合征和甲减等可引起高脂血症，积极治疗原发病。

（2）引导患者及其家属建立健康的生活方式，坚持低脂肪、低胆固醇、低糖、清淡的饮食原则，控制体重；生活规律，坚持运动，劳逸结合；戒烟、戒酒。

（3）交代患者严格遵医嘱服药，定期监测血脂、肾功能等。

第六章　神经外科护理

第一节　颅脑损伤

一、颅骨骨折

(一) 颅骨骨折的分类

颅骨骨折按骨折形态分为线形骨折、凹陷性骨折及穿透性骨折；按骨折是否与外界相通通可分为闭合性和开放性骨折；按骨折部位分为颅盖骨折和颅底骨折。颅底骨折绝大多数是线形骨折，极少为凹陷性骨折，拨其发生部位分为颅前窝、颅中窝、颅后窝骨折。

(二) 临床表现

颅骨骨折不一定都含有严重的脑损伤；没有颅骨骨折的伤者，也可能存在严重的脑损伤。不过，颅骨骨折的存在提示伤者受暴力较重，因而合并脑损伤的慨率较高。

1. 颅盖骨折

颅盖部的线形骨折即穿隆部骨折，发生率最高，发生在受力点附近，以顶骨和额骨最多，其次为枕骨和颞骨，多伴有局部的头皮挫裂伤和头皮血肿。

凹陷性骨折见于颅盖部，多发生在额骨和顶骨，可在骨折局部扪及凹陷，头皮的皮下血肿位于致密的皮下组织层之间，血肿体积小，不易扩散，加之周围组织肿胀增厚，因而血肿中心也可扪及凹陷感，血肿部位疼痛明显，易于凹陷性骨折混淆，影像学检查可加以鉴别。儿童，特别是婴幼儿，颅骨的弹性较好，钝性的致伤物可引起颅类似乒乓球样凹陷，而头皮完好无损，也无明显骨折线，多无神经功能的缺陷。成人的凹陷性骨折常为强大的打击力或高空坠落物所致，往往伴有头皮、颅骨和硬脑膜的损伤。构成开放性颅脑损伤。临床常见的开放性凹陷性骨折有洞形骨折和粉碎凹陷性骨折两种。

2. 颅底骨折

颅底部的线形骨折多为颅盖骨折延伸到颅底，也可由间接暴力所致。根据发生部位可分为颅前窝骨折、颅中窝骨折、颅后窝骨折，三处颅底骨折各有其特点。

(1) 颅前窝骨折：累及眶顶和筛骨，可有鼻出血、眶周瘀斑（熊猫眼征）以及广泛球结膜下瘀血等表现。若脑膜、骨膜均破裂，则合并脑脊液鼻漏，多由于筛板骨折、额窦后壁骨折引起，少数由于蝶窦骨折引起。偶有岩骨骨折，鼓膜未破，脑脊液经咽鼓管流入鼻腔。脑脊液经额窦或筛窦由鼻孔流出。若筛板或视神经管骨折，可合并嗅神经或视神绎损伤。

(2) 颅中窝骨折：若累及蝶骨，可有鼻出血或合并脑脊液鼻漏，脑脊液经蝶窦由鼻孔流出。若累及颞骨岩部，脑膜、骨膜及鼓膜均破裂时，则合并脑脊液耳漏，脑脊液经中耳由外耳道流出；若鼓膜完整，脑脊液则经咽鼓管流往鼻咽部，可误认为鼻漏；颞骨岩部骨折常合并第Ⅶ、Ⅷ对脑神经损伤，临床上常见外耳道流血、流液的患者出现同侧的周围性面瘫和听力下降。若累及蝶骨和颞骨的内侧部，可能损伤垂体或第Ⅱ、Ⅲ、Ⅳ、Ⅴ、Ⅵ对脑神经。若骨折伤及颈动脉海绵窦段，可因动静脉瘘的形成而出现搏动性突眼及颅内杂音；破裂孔或颈内动脉管处的破裂，可发生致命性的鼻出血或耳出血。

（3）颅后窝骨折：累及颞骨岩部后外侧时，多在伤后 1～2 d 出现乳突部皮下瘀斑（Battle征）；若累及枕骨基底部，可在伤后数小时出现枕下部肿胀及皮下瘀斑；枕骨大孔或岩尖后缘附近的骨折，可合并后组脑神经（第Ⅸ～Ⅻ对脑神经）损伤，临床上少见。

（三）颅骨骨折的诊断

一般情况下，根据头外伤史、临床体检及影像学检查（主要为颅脑 CT 扫描）不难做出诊断。对于颅底骨折，因其有典型的临床征象，在没有特殊检查的情况下，也可依临床征象做出诊断。需注意的是，出现脑脊液漏或颅内积气的颅骨骨折，属于开放性骨折

颅骨骨折的影像学检查包括颅脑 X 线片和 CT 扫描。颅脑 X 线片可以确定有无骨折和其类型，一般应摄前后位和侧位片，必要时可以加摄一些特殊体位，如汤氏位、视神经孔位、柯氏位、颏顶位。X 线片对颅盖骨折的确诊率可达 95％～100％，但对颅底骨折的诊断率仅有50％。随着 CT 的普及，颅脑 X 线片在临床上已较少应用。

颅脑 CT 扫描有利于发现颅骨 X 线片所不能发现的骨折，尤其是颅底骨折。CT 扫描可示骨折缝隙的大小、走行方向，同时可显示与骨折相关的血肿、受累肿胀的肌肉，定位进入脑内的骨片，有利于手术治疗。CT 扫描有时能显示脑脊液漏出部位，据报道平扫定位率达 50％，如做三维重建，可明显提高发现率。

（四）颅骨骨折的治疗

1. 线性骨折

单纯的闭合性颅盖线形骨折无须特别处理，但需警惕局部硬膜外血肿的发生，特别是跨经脑膜动脉沟和大静脉窦的线形骨折，需严密观察或 CT 复查。开放性线形骨折，如骨折线宽且有异物，可钻孔后清除污物，咬除污染的颅骨以防术后感染，如有颅内血肿按血肿处理。

2. 颅底骨折

颅底骨折本身也无须特别治疗，着重于观察有无颅脑损伤及处理脑脊液漏、脑神经损伤等合并症。合并脑脊液漏时，须预防颅内感染，不可堵塞或冲洗，取平卧位休息，避免用力咳嗽、打喷嚏和擤鼻涕，给予抗生素，必要时可行腰大池持续引流，绝大多数漏口会在伤后 1～2 周内自行愈合。如超过 1 个月仍未停止漏液，可考虑手术修补硬脑膜，以封闭漏口，但术前必须对漏口有比较确切的评估。

骨折线通过气窦者可导致颅内积气，要注意预防颅内感染。

3. 凹陷性骨折

（1）手术适应证：凹陷性骨折多为全层凹陷，少数仅有内板凹陷。其手术适应证为：①合并脑损伤，CT 示中线结构移位明显，有脑疝可能者，应行去骨瓣减压术。②大面积的骨折片陷入颅腔，导致颅内压增高，应行骨折片复位术，如术前已有脑疝表现，应行去骨瓣减压术。③因骨折片压迫脑功能区，引起神经功能障碍，如偏瘫、癫痫，应行骨折片复位或去除术。④非功能部位的小面积凹陷，无颅内压增高，深度超过 1 cm（儿童为 0.5 cm），为相对适应

证，可考虑择期手术。⑤位于大静脉窦处的凹陷性骨折，如未引起神经功能障碍或颅内压增高，即使陷入较深，也不宜手术；必须手术时，应做好处理大出血的准备。⑥开放性凹陷性骨折的碎骨片易致感染，应在清创时取出，硬脑膜的破损应同时修补。

（2）闭合性凹陷性骨折的手术方法：可根据骨折的部位、大小、有无伴发血肿，选用不同的方法。对范围较少且远离静脉窦的凹陷性骨折，选用直切口或弧形切口，显露骨折区域，在骨折凹陷裂纹旁钻一孔，用骨撬将陷入的骨片掀起；也可沿凹陷周缘取下骨折片，沿骨窗缘悬吊硬脑膜，将骨折片整复后复位并固定。对于骨折压陷范围较大，或伴有颅内血肿者，可取下骨折片，一期清除血肿并骨折整复固定；如在术中发现有明显的脑挫伤血肿，可考虑行去骨瓣减压，对于小儿的颅骨凹陷性骨折，为避免影响脑的发育，应积极手术复位。对新生儿的颅骨骨折，应尽可能采用非手术复位方法，最简单适用的方法是应用胎头吸引复位，只有当吸引复位失败，有颅内血肿或头皮下有脑脊液潴留时，才考虑手术复位。

（3）开放性凹陷性骨折的手术方法：必须彻底清创，用生理盐水反复冲洗伤口，清除血块与异物，切除无活力的头皮、骨片、脑膜与脑组织等，必要时可延长切口显露骨折处。在摘除碎骨片时，操作须轻柔，对难以取出的骨片，切不可暴力扭转拉出，与骨膜相连的骨片应尽量保留。骨折片陷入超过 2 cm 者，多有硬脑膜破裂，此时可根据颅内有无血肿及脑组织挫伤的程度，决定是否扩大骨窗，清除血肿及破碎的脑组织，最后缝合修补硬脑膜。硬脑膜未破裂者，除非有硬膜下出血，一般不可轻易切开，以免导致颅内感染。

（五）颅骨骨折的并发症

颅骨骨折的并发症主要包括脑脊液鼻漏及耳漏、脑神经损伤、外伤性颈内动脉海绵窦瘘、外伤性鼻出血和外伤性气颅等。

1. 常见的脑神经损伤

颅底骨折可致脑神经损伤，绝大多数损伤发生在穿颅底孔道出颅的部位，骨折可直接造成神经断裂，牵拉、挫伤或神经血液供应障碍也可导致损伤。

（1）嗅神经损伤：3%～10%的颅脑损伤患者伴有嗅神经损伤。半数以上的嗅神经损伤是额部直接暴力所致，嗅丝在穿过筛板处被撕脱，往往同时伴有鼻旁窦骨折，约有 1/3 的患者系由枕部受力所引起的对冲性额叶底部挫裂伤所致。伤后随即出现一侧或双侧嗅觉减退或丧失，常伴有脑脊液鼻漏。若为部分嗅觉障碍，日后可有不同程度的好转，于恢复之前常出现异常嗅觉。若双侧嗅觉完全丧失，持续 2 个月以上，则常难恢复。

（2）视神经损伤：闭合性颅脑损伤伴视神经损伤的发生率为 0.5%～4%，大多为单侧受损，常因额部或额颞部的暴力，尤其是眶外上缘的直接暴力所致，多同时伴有颅前窝和（或）颅中窝骨折。患者可表现为伤后即刻发生失明、视力下降、瞳孔直接对光反射消失等。视神经损伤的部位，可以在眶内或视神经管段，亦可在颅内段或视交叉部。对于视神经管骨折引起的视神经损伤，应争取在伤后 12 h 内行视神经探查减压术，但对外伤后即刻失明的患者多无效。不完全性视神经损伤，视力可于伤后数日或数周内改得，如果 1 个月以上仍无进步，则往往留有永久性失明或弱视。

（3）动眼神经损伤：原发性动眼神经损伤常为颅前窝骨折累及碟骨小翼所致，亦可因颅中窝骨折穿过海绵窦而引起，偶尔寄发于颈内动脉-海绵窦瘘，动脉瘘或海绵窦血栓。动眼神经完全麻痹时，患者伤后出现上睑下垂、瞳孔散大、患侧直接和间接对光反射消失，眼球偏向外侧稍下方，且向上、向下、向内的运动及辐辏功能丧失，如系不完全麻痹，则上睑下垂和瞳孔散大程度较轻，但患者常有复视，特别是向健侧凝视时尤为明显，向患侧注视时复视可减轻或消失，若系脑干损伤累及动眼神经核，或因颅内继发血肿引起颞叶钩回疝，亦可出现动眼神经麻痹的症状，应甚加鉴别，前者常累及双眼，后者有进行性颅内压增高和脑受压表观。动眼神经损伤通常为不完全性损伤，约73%的患者在伤后2~3个月明显好转，但如持续6个月以上仍无改善，则难有希望恢复。目前对外伤性动眼神经损伤尚无特殊治疗方法，主要靠神经营养药物和血管扩张剂。

(4) 面神经损伤：颅脑损伤伴面神经损伤的发生率约3%，伤后有外耳道流血、流液的患者中，约1/5可出现同侧周围性面瘫。面神经损伤的常见原因是颅中窝岩骨及乳突部的骨折。伤后即刻出现症状的为早发型，多因挫伤所致；伤后5~7 d出现症状的为迟发型，多因出血、缺血、水肿或压迫所致，预后较好。如在伤后数日至3周内出现电生理的恢复，一般恢复良好；如果6~8周仍没有恢复迹象，则预后较差。约有75%的面神经损伤可以完全恢复，约15%部分恢复，仅10%留有永久面瘫。面神经损伤的治疗，早期以神经营养和改善神经血供为主，保守治疗毫无效果的患者才考虑替代修复手术治疗，但效果并不确切。

(5) 位听神经损伤：约0.8%的颅脑外伤患者并发有听神经损伤，均为岩骨骨折累及中耳腔所致。颅脑外伤患者伤后立即失聪的原因有：①最常见的是中耳腔积血所致的传导性耳聋，积血吸收听力即有改善或完全恢复。②其次为内耳结构直接损伤，听神经受牵拉、撕裂或挫伤，导致神经性耳聋，听力往往完全丧失，预后差。③偶有听骨链受损所致的传导性耳聋，恢复较差，常遗留不同程度的听力障碍。听神经损伤后除了听力下降外，部分患者表现为耳鸣和眩晕。耳鸣与耳蜗神经受激惹或供血动脉被波及有关，多为持续的禅鸣或嗡嗡声，严重影响患者生话；眩晕侧与前庭神经受累波及迷路有关，也可由脑干损伤引起。位听神经的损伤，目前尚无治疗良策，以神经营养和改善血供为主，在急性期可适量应用激素和脱水剂，对经久不愈的耳鸣和眩晕，可用镇静剂对症处理。

(6) 后组脑神经损伤：后组脑神经位于颅后窝，受损的机会相对较少，多因骨折线波及颈静脉孔及舌下神经孔所致，舌咽神经受损后患者出现吞咽困难，患侧咽反射消失或减退，舌后1/3味觉丧失；迷走神经受损表现为伤侧软腭运动障碍、声带麻痹而声嘶；副神经受损失可见患侧胸锁乳突肌及斜方肌瘫痪，患者出现垂肩；舌下神经损伤侧伴侧舌肌萎缩、伸舌偏向患侧。治疗以神经营养和改善血供为主。对吞咽困难的患者，应予胃管留置和鼻饲饮食；对呼吸困难者，必要时行气管切开。

2. 外伤性颈内动脉海绵窦瘘

外伤性颈内动脉海绵窦瘘为颅底骨折伤及颈内动脉海绵窦段，致高压的颈内动脉血流进入海绵窦，逆行进入眼静脉。症状可在伤后立即出现，也可在几周后出现。临床表现为：①患侧球结膜充血水肿、眼球突出，下睑结膜常因水肿而外翻。②颅内与心跳一致的轰鸣样杂音，按压患侧颈总动脉，杂音减低或消失。③患侧眼球搏动，与心跳一致。④患侧眼球运动障碍，因穿经海绵窦的第Ⅲ、Ⅳ、Ⅵ对脑神经麻痹所致。⑤患侧角膜感觉减退，因三叉神经眼支麻痹所致，伴有额部感觉减退。⑥眼底征象：视乳头水肿，视网膜血管扩张，病程长者出现视神经萎缩。眶内肿瘤、鞍内肿瘤、海绵窦动脉瘤可出现与颈内动脉海绵窦瘘（CCF）类似的症状，应加以鉴别。全脑DSA检查可见颈内动脉与海绵窦之间产生回路，颈内动脉床突上段、大脑中动脉、大脑前动脉不易充盈，而海绵窦、蝶顶窦和眼静脉在动脉期即显影并扩张，压迫健侧颈内动脉，可发现瘘口。CCF的治疗目的在于保护视力、消除颅内杂音、防止脑梗死和鼻出血。

首选神经介入，用可脱球囊或弹簧圈封闭瘘口，颈内动脉的通畅性得以保留，这是最理想的结果。但在某些情况下，颈内动脉不得不闭塞：①海绵窦内骨折片刺破球囊，使其无法充盈。②瘘口巨大或颈内动脉已断裂。③多次封闭瘘口治疗后仍复发蝶鞍部假性动脉瘤形成或伴发严重鼻出血，海绵窦静脉曲张。④球囊或弹簧圈脱入内动脉腔内，致其进行性狭窄。⑤术后静脉引流发生改变，形成危险的静脉回流通路。如向前回流到眼上静脉的血流增加，有继发眶内出血的危险；回流到蝶顶窦和皮质的血流增加，可能造成颅内血肿。在闭塞颈内动脉前，应进行暂时性球囊闭塞试验（BOT），检验侧支循环是否充分。闭塞颈内动脉时要完全封闭瘘口，最好在瘘口内用球囊闭塞颈内动脉，单纯在瘘口近端闭塞颈内动脉不可取，因为通过 Willis 环和眼动脉的侧支循环仍可造成盗流现象，如瘘口巨大或颈内动脉已断裂，在瘘口处无法闭塞颈内动脉则只能行瘘口孤立，对于 HOT 试验失败的患者，应选择不需要闭塞颈内动脉的其他入路，或在闭塞前建立血管旁路吻合。

3. 外伤性鼻出血

颅面部外伤后可当即出现鼻出血，颈外动脉及其分支血管损伤是外伤性鼻出血的主要原因，其中以颌内动脉破裂出血最常见，有报道约 72.5%。鼻出血也可在外伤后数日、数周或更长时间发生，出血多源于颅底骨折累及颈内动脉海绵窦段后形成的假性动脉瘤。蝶窦骨折可直接损伤与之紧帖的颈内动脉，形成假性动脉瘤，与蝶窦直接相通；颅底骨折也可损伤颈内动脉海绵窦段，形成 CCF，同时蝶窦骨折损伤海绵窦前内侧壁，使颈内动脉以海绵窦与蝶窦间接相通而形成假性动脉瘤。

假性动脉瘤一旦破裂，可造成致命性鼻腔大出血，每次出血量可多至数百或千余毫升，出现血压下降，甚至休克，并可反复出血，不易控制，对伤后出现致命性大量鼻出血患者，应压迫伤侧颈总动脉以减少出血，并立即行气管插管，排除气道内积血，确保呼吸通畅，随即行后鼻腔填塞，并迅速输液、输血纠正休克。

常规鼻部检查通常不能发现鼻出血原因，确诊依靠 DSA 检查。由于出血可来源于颈内及颈外动脉系统，因此主张做全脑血管造影，全面了解双侧颅内、外动脉的供血情况。对于颈外动脉系统的出血，有时一侧颈外动脉分支供血栓塞后，仍有少量鼻出血，要考虑对侧血管供血情况，若有侧支循环建立及参与供血，应同时予以栓塞，方可取得显著疗效。颈内动脉海绵窦假性动脉瘤的出血参见 tCCF 处理。

4. 外伤性颅内积气

发生率约 9.7%，几乎均因颅底骨折累及副鼻窦或乳突气房所致，故常合并脑脊液漏。积气可位于硬膜外、硬膜下、蛛网膜下腔、脑内或脑室内，单侧为多。最常见的部位是筛骨折所致的额部硬膜下积气以及局部脑内气肿。通常为少量积气，无特殊症状；如引起气颅的裂孔形成单向活瓣，可因咳嗽、打喷嚏等使颅内积气不断增多形成张力性气颅，出现颅内高压症状。气颅诊断主要靠影像学证据，大量积气常以额部为著，双额部的大量硬膜下积气在 CT 图像上似山崎状，称"富士山征"。少量积气只需应用抗生素预防感染，别无特殊处理；对于大量张力性气颅，应尽早钻孔排气。

（六）护理措施

1. 密切观察病情变化

颅骨骨折时可伴有脑组织、脑膜和血管的损伤，引起脑水肿、颅内血肿等，较大的颅内血肿还可引起脑疝而危及患者的生命。有脑脊液漏的患者虽然可以推迟颅高压症状的出现，一旦出现颅高压，抢救将更加困难，因此在护理中，应密切观察患者意识状态、瞳孔、生命体征、头痛、呕吐及肢体活动的变化。

2. 脑脊液漏患者的护理

（1）指导患者取半坐卧位，预防脑脊液倒流入颅内，并借助重力作用使脑组织移向颅底，封闭硬脑膜漏口。

（2）保持口腔鼻腔或外耳道的清洁，加强局部护理。

（3）禁忌堵塞、冲洗以上部位，禁忌挖耳、抠鼻、冲洗鼻腔和耳道，禁忌向耳道和鼻腔注药。

（4）密切观察脑脊液漏出量、有无颅内感染征象

（5）遵医嘱预防性使用抗生素和破伤风抗毒素。

二、脑挫裂伤

脑挫裂伤是指外力作用于头部，造成脑组织器质性损伤。是一种常见的原发性脑损伤。

（一）致伤机制及病理

脑挫裂伤是脑挫伤和脑裂伤的统称，脑挫裂伤可发生在受暴力直接作用的相应部位，但更常见于受暴力打击的对冲部位，并且往往较为严重，脑挫裂伤的严重程度与受暴力的作用部位、作用方向和颅内的解剖特点密切相关。加速性损伤（指静止的头颅突然受到外力作用，瞬间从静态转为动态时所造成的脑损伤）时，暴力打击处颅骨变形或发生骨折，造成相应部位及其附近脑挫裂伤，减速性损伤（指运动着的头颅突然撞到静止物体，瞬间由动态转为静态时所造成的脑损伤）时，暴力作用的对冲部位，常造成广泛的脑挫裂伤。因前颅底和蝶骨嵴表面粗糙不平，当枕顶部受力时，使对侧额极、额底和颞极撞击于这些骨性结构并产生相对摩擦，引起广泛的脑挫裂伤，此种损伤方式最为常见。而枕叶因周围结构光滑平坦，对冲性损伤则很少见。脑实质内的挫裂伤是因为脑组织的变形和剪应力所造成，见于不同结构脑组织之间，以挫伤和点状出血为主。

脑挫裂伤的病理改变，轻者见脑表面瘀血水肿，有点片状出血灶，血性脑脊液重者脑实质挫碎、破裂，局部出血、水肿，甚至形成血肿，受损脑组织缺血坏死。早期显微镜下可见，神经元胞质空泡形成、尼氏体消失、核固缩碎裂溶解，轴突肿大断裂，脑皮质层次结构消失，灰白质界限不清。胶质细胞肿胀，毛细血管充血、水肿明显等。4～5 d 后坏死组织开始液化，血液分解，周围组织出现含铁血黄素染色。1～3 周坏死、液化的区域逐渐被吸收、囊变，周围胶质细胞增生修复最终形成瘢痕块。

（二）临床表现

脑挫裂伤的临床表现因致伤因素和损伤部位不同而有很大差别。轻者可无原发性意识障碍，重者可致深度昏迷，严重功能损伤，直至死亡。

（1）意识障碍：意识障碍的程度是脑挫裂伤轻重的客观指标。脑挫裂伤患者意识障碍一般较严重，多伤后立即昏迷，昏迷时间可由半小时至数小时、数日、数月乃至持续昏迷或植物生存至死亡。长期昏迷者多有广泛脑皮质损害或脑干损伤存在。

（2）挫裂伤灶症状：因损伤部位和程度不同而各异，损伤位于皮质功能区可出现偏瘫、失语、感觉障碍及癫痫发作，如仅伤及额颞叶前端的非重要功能区时可无神经系统定位症状表现。若在观察过程中出现新的神经系统阳性体征时，应及时进行 CT 检查以排除新出现的损伤。

（3）生命体征改变：生命体征多有明显改变，早期有面色苍白、冷汗、血压下降、脉神缓慢、呼吸深慢等迷走神经兴奋症状，以后出现血压升高、脉搏加速、呼吸加快等交感神经兴奋症状。如持续低血压，常提示脑干损伤严重或有其他合并损伤。当血压心率恢复正常后出现血压升高，脉搏慢而有力，呼吸深慢，则应警惕颅内血肿、脑水肿、脑肿胀。脑挫裂伤患者体温可轻度升高，若持续高热则多伴有下丘脑损伤。

（4）其他症状：患者清醒后常有头痛、头晕、恶心、呕吐等。头痛多为钝痛、胀痛、跳痛，呈持续性或间歇性，可因震动、噪声等因素刺激而加重。早期的恶心、呕吐可因第四脑室底部呕吐中枢受脑脊液冲击，蛛网膜下腔出血刺激脑膜，前庭系统受刺激或咽下的血性液刺激胃黏膜引起。呕吐一般随颅内压的下降及血性脑脊液的吸收而逐渐减轻或消失。

（5）脑膜刺激征：脑挫裂伤后由于蛛网膜下腔出血，患者常出现脑膜刺激征，闭目畏光，颈项抵抗，Kerning 征、Brudzinski 征阳性。持续 1 周左右脑膜刺激征渐减轻或消失，如持续不好转，应注意是否合并有颅颈交界处损伤或颅内继发感染。

（三）诊断与鉴别诊断

1. 诊断

根据外伤史和临床表现及 CT 扫描，一般病例能明确诊断。①CT 扫描脑挫裂伤典型表现：在低密度脑水肿区中出现多发、散在、斑点状高密度出血灶，也可融合。病变广泛则有占位表现，出血吸收后则变成低密度区。②MRI 检查脑挫裂伤特征表现：急性非出血性挫伤和撕裂伤呈等 T_1 或长 T_1 与长 T_2 信号。出血性损伤其信号随时间而变化在含铁血红蛋白期呈等 T_1 与等 T_2 信号；脱氧血红蛋白期呈等 T_1 信号，短 T_2 信号；正铁血红蛋白期呈短 T_1 与长 T_2 信号；含铁血黄素期呈长 T_1 与短 T_2 信号。

2. 鉴别诊断

（1）与脑震荡鉴别：脑挫裂伤昏迷时间较长，常有神经系统阳性体征，脑脊液呈血性，而脑震荡昏迷时间短，一般不超过半小时，有逆行性遗忘，无神经系统阳性体征，CT 扫描可以明确诊断。

（2）与原发性脑干损伤鉴别：脑挫裂伤患者昏迷程度深浅各异，血压多偏高，呼吸正常或稍快，瞳孔多无改变，锥体束征可有可无，多有颈项强直，无去大脑强直，腰穿脑脊液压力可升高，而原发性脑干损伤患者昏迷较深，持续时间更长，血压正常或偏低，可见病理性呼吸，瞳孔多变，后组脑神经损伤多见，出现单侧或双侧锥体束征，早期出现去脑强直，腰穿脑脊液压力多不增高。

（3）与颅内血肿鉴别：脑挫裂伤发生后即昏迷，症状及体征在伤后立即出现，一般比较稳定并且可逐渐好转；颅内血肿属继发性损害，症状及体征在伤后一段时间逐渐出现并呈进行性加重，多有中间意识好转期。CT 扫描呈高密度影。

（四）治疗

创伤性脑损伤约占创伤总数的 10%，死亡率却位居所有创伤之首。因此，采取及时合理的治疗对患者的预后很重要。脑挫裂伤的治疗包括非手术治疗和手术治疗。对多数脑挫裂伤者以非手术治疗为主，目的是尽可能减少脑损伤后的一系列病理生理改变，维持机体平衡，严密观察，预防颅内血肿及各种并发症。手术治疗是出现继发性颅内血肿或难以控制的颅内高压，为挽救生命而采取的救治措施。

1. 非手术治疗

（1）严密观察病情：脑挫裂伤患者多有程度不等的意识障碍，在积极治疗的同时要密切注意临床表现的演变及生命体征的变化。对伤情严重、昏迷程度深者，要入住 ICU 病房，持续动态监测生命体征并随时观察意识、瞳孔及肢体活动的变化。要及时清除呼吸道呕吐物、分泌物等以保持呼吸道通畅。对估计昏迷时间长，伴有严重颌面伤及胸部伤或伤后有误吸者，为确保呼吸道通畅，应尽早气管切开，必要时予呼吸机维持正常呼吸。早期出现休克者要紧急输血或用血液代用品，同时要查明引起休克的其他严重的合并伤并给予相应处理。

（2）脑水肿的防治：脑挫裂伤时常发生脑水肿，尤其在严重脑挫裂伤时，应及时降颅压。首先，应卧床，在无明显低血压时头部抬高 15°～30°，有利于减轻头部水肿。输液量每日 1500～2500 mL，保持出入量基本平衡。如有频繁呕吐或合并尿崩症等情况，可酌情增加入量，以免过分脱水致不良后果。其次，予脱水利尿治疗，目前最常用药物有渗透性脱水药和利尿药两类。渗透性脱水药有甘露醇、甘油制剂、浓缩血浆及人体血清白蛋白等。利尿药有利尿酸钠、呋塞米等。甘露醇应用时间点不宜过早，剂量不宜过大，时间不宜过长，颅脑损伤患者在无紧急病情时，一般伤后 12 h 内不应用脱水剂。可根据颅压升高程度选择剂量和间隔时间，成人每次 0.25～1g/kg，间隔 4～12 h，快速注入，给药后 15～30 min 见效，可维持 90 min～6 h。甘油果糖 230～500 mL 每 8～12 小时一次。人体血清白蛋白 10g 每日 2 次，既可脱水又能补充蛋白质。但最近有研究发现白蛋白增加重型颅脑创伤患者死亡率。利尿酸钠和呋塞米均为强有力的利尿剂，利尿酸钠成人剂量 25～50 mg，呋塞米 20～40 mg，肌内注射或用 10% 葡萄糖水 20 mL 溶解后由静脉缓缓注入。重型颅脑伤后进行颅内压动态监护，根据颅内压变化应用脱水药，可避免脱水剂滥用所致的并发症。

（3）肾上腺皮质激素：常用药物有地塞米松和甲泼尼龙，早期认为该药能抑制脂质过氧化，稳定细胞膜，改善血—脑屏障，保护脑细胞，减轻脑水肿，帮助脑功能恢复伤后用药越早越好。地塞米松 5～10 mg，每日 2～4 次，甲泼尼龙 40 mg，每日 1～4 次，静脉注射。依病情数日后减量。现在多数研究认为激素使用无效，且可增加感染率。

（4）亚低温治疗：目前亚低温治疗方法已比较规范，在严重脑挫裂伤治疗方面已取得良好效果。亚低温不仅能减轻脑损伤后病理损害程度，并且能促进神经功能的恢复。亚低温治疗最好在伤后 12 h 以内开始，且越早越好，温度控制在 32～35 ℃最佳。

（5）对症治疗：控制癫痫发作，可根据发作类型选用抗癫痫药物给予口服或注射，如大发作和局限性发作，选用药物次序为苯妥英钠、苯巴比妥、卡马西平、丙戊酸钠；小发作时常用丙戊酸钠、乙琥胺、地西泮；精神运动发作首选卡马西平，其次为苯妥英钠、苯巴比妥、丙戊酸钠；肌阵挛发作宜选用地西泮、硝基地西泮或氯硝地西泮。制止躁动，可用地西泮或冬眠药物。出现精神症状时可用奥氮平、奋乃静等。防治肺部、泌尿系统感染及消化道溃疡，加强营养及功能锻炼等。

（6）其他药物治疗：三磷酸腺苷、辅酶 A、胞二磷胆碱、纳洛酮、神经节苷脂、脑复康及尼莫地平等，以兴奋中枢神经功能，提高脑血流量，增加能量代谢，促进脑细胞代谢功能的恢复。

（7）腰椎穿刺：蛛网膜下腔出血较严重者，可反复腰椎穿刺，引流血性脑脊液，改善脑脊液循环，减轻症状。

2. 手术治疗

原发性脑挫裂伤一般不需要手术治疗，但有继发性损害引起颅内高压甚至有脑疝形成时，为挽救生命积极手术治疗是必要的。

（1）手术指征：关于脑挫裂伤手术指征的确定，目前国内有较统一的观点。①脑实质损伤的患者，如有进行性神经功能损害，药物控制高颅压无效，CT 显示占位效应明显。②GCS 评分 6～8 分的额颞顶叶挫裂伤，体积＞20 mL，中线移位＞5 mm，或伴随基底池受压。③急性脑实质损伤灶占位＞50 mL。④急性脑实质损伤患者，通过脱水等药物治疗后颅内压（ICP）≥3.3 kPa（25 mmHg），脑灌注压（CPP）≤8.7 kPa（65 mmHg）。符合上述条件的应手术治疗。对于急性脑实质损伤后无意识改变和神经功能损害表现，药物能有效控制高颅压，CT 无明显占位，可在严密观察意识和瞳孔等病情变化下，继续药物治疗。另外，有些学者认为，对于双额叶和（或）外侧裂区的脑挫裂伤，手术指征应适当放宽，尽早手术对改善预后，减少死亡率和重残率很有意义。因为这些部位有其特殊性。前额底骨质粗糙不平，损伤常较广泛，其后邻下丘脑、脑干等重要结构，而侧裂区大血管集中，损伤后易影响血循环，造成脑肿胀的恶性循环，病情进展快，死亡率高。

（2）手术方法：手术主要术式为标准外伤大骨瓣开颅术，在治疗严重广泛脑挫裂伤、恶性颅内高压方面已取得良好效果，得到普遍认可。有时以双额叶为主的脑挫裂伤也可行双额去骨瓣减压术。

标准大骨瓣减压术：手术操作要点如下。①体位：仰卧，头偏对侧约 45°，手术侧肩下垫高 20°。②切口：起自颧弓上耳屏前 1.5 cm，于耳郭上方向后上方绕顶结节后至矢状线中点沿中线向前，至前额部发际下，形成大 "?" 形皮瓣。③骨窗：向前平皮缘，向下平颧弓上缘，向上距正中线 2 cm，其余部分紧邻皮缘下开窗，范围相当于侧幕上颅骨的 2/3 以上，面积平均为 12 cm×15 cm，④硬膜 "十" 字或放射状剪开大小接近骨窗，并有利于硬膜减张缝合；⑤颅内操作：仔细检查，彻底清除血肿及挫裂、坏死组织，止血确实；⑥减张缝合硬膜，恢复颅腔的生理密闭性。术后逐层缝合颞肌、筋膜、帽状腱膜及皮肤。手术区放置引流管。

双额大骨瓣开颅减压术：手术操作要点如下。①体位：平仰卧位，头正中位，垫高 15°～30°。②切口：沿冠状缝画线，两侧经翼点至颧弓。③骨窗：向下至眉弓上缘，向上邻近皮缘，两侧至翼点，整块取下骨瓣。④前端 "十" 字过矢状窦切开硬膜并结扎矢状窦和剪开大脑镰，硬膜切开范围接近骨窗，并有利于硬膜减张缝合。⑤颅内操作：仔细检查，彻底清除血肿及挫裂、坏死组织，止血确实。⑥减张缝合硬膜，恢复颅腔的生理密闭性。术后逐层缝合颞肌、筋膜、帽状腱膜及皮肤。手术区放置引流管。

以上介绍为标准去骨瓣减压术式，临床上要根据每个患者的情况制定不同的个体化去骨瓣减压方案，如脑挫裂伤较轻的可缩小骨窗，双额骨瓣减压如病变较轻，颅内压增高不是非常严重，也可中央保留骨桥，不结扎上矢状窦。

（3）术后处理。①体位：取上半身抬高 15°～30°为宜，保持呼吸道通畅。②密切观察意识、瞳孔、生命体征、言语反应及肢体活动等，每 1～2 小时观察一次。③昏迷者，术后禁食 1～2 d 后可酌情予鼻饲，由于脑水肿，术后前 3 d 每日补液量不超过 2000 mL（有尿崩者除外），第 3 d 后补液除用葡萄糖液外，每日可用生理盐水（或葡萄糖溶液）500 mL，尿量增多，可补充氯化钾，并注意电解质变化。④应用脱水剂降颅内压，最好在颅内压监护下应用。⑤应用广谱抗生素预防感染，及止血药物、抗癫痫药物等应用。⑥切口如有出血或脑脊液流出，应立即给予相应处理。引流物一般术后 48～72 h 拔出，如颅内压高，而引流管又有引流物流出也可延至 7 d 拔出，以便引流出血性脑脊液，降低颅内压。拆线时间幕上切口术后 7～9 d，幕下切口术后 10～11 d，营养不良者应推迟拆线。

（五）护理

1. 心理护理

患者及家属因无心理准备而出现焦虑、恐惧不安等情绪。护士应引导患者及家属说出所担忧的事，并给予满意的解释。对需要手术者如实向患者及家属介绍手术的必要性及可能出现的问题，多与患者及家属沟通，关心体贴患者，及时发现情绪变化进行安慰和开导，并给予鼓励和支持，帮助患者树立信心。

2. 饮食

急性期及需手术者禁食、禁水，神志清楚无呕吐，吞咽功能良好者可予流质，并逐渐过渡到普食。昏迷2～3 d未清醒者应尽早给予鼻饲流质，提倡早期肠内营养支持。胃肠内营养不能满足机体需要时，应静脉补充营养，如脂肪乳剂、氨基酸等。

3. 体位

（1）颅内压增高时取头高位，以利于颅内静脉回流，降低颅内压。

（2）脑脊液漏时，取平卧位或头高位，以减轻脑脊液漏并促使漏口粘连闭合。

（3）昏迷患者取平卧且头偏向一侧或侧卧、俯卧位，以利口腔及呼吸道分泌物引流保持呼吸道通畅。

（4）休克时取平卧或头低仰卧位，以保证脑部血氧供给，但时间不宜过长，以免增加颅内瘀血。

4. 症状护理

（1）颅内高压。①严密观察并记录患者的意识、瞳孔、生命体征及头痛、呕吐情况。②抬高床头15°～30°，以利颅内静脉回流，减轻脑水肿；吸氧以改善脑缺氧，降低脑血流量。③控制液体摄入量，成人每日补液量不超过2000 mL，液体应在24 h内均匀输入，不可在短时间内过快或大量输入，以免加重脑水肿。④避免一切引起颅内压增高的因素，如呼吸道梗阻、高热、剧烈咳嗽、剧痛、便秘、癫痫发作及情绪波动等。⑤遵医嘱适当应用镇静、镇痛剂，但禁用吗啡、哌替啶，以免抑制呼吸中枢。⑥使用甘露醇时应观察尿量及肾功能，以防发生急性肾衰竭。静脉输注甘露醇时应保证快速滴注，一般250 mL应在3 min内输完，避免药物外渗引起组织坏死，一旦发生液体外渗应立即更换静脉穿刺部位，局部外涂达氢锌霜或0.5%普鲁卡因局部封闭。

（2）躁动。①分析引起躁动的原因，包括颅内高压状态，呼吸道不畅导致的缺氧，尿潴留引起的膀胱过度充盈，大便干结引起的强烈排便反射，呕吐物或大小便浸透衣服，瘫痪肢体受压以及冷、热、痛、饥饿等因素。②当患者突然由安静转为躁动，或由躁动转为安静嗜睡状态时，都应提高警惕，观察是否有病情恶化，特别应考虑是否存在颅内高压或呼吸道梗阻。③勿轻率给予镇静剂，以防混淆病情观察，对确诊为额叶挫裂伤所致躁动，可给予适量镇静剂。④对于躁动患者不能强加约束，捆绑四肢，以免造成患者过度挣扎使颅内压进一步增高及加重能量消耗。⑤防止意外受伤，可加床栏防止坠床，必要时由专人守护。⑥注射时需有人相助以防断针，勤剪指甲以防抓伤，保持床单位平整以防皮肤擦伤。

（3）癫痫。①遵医嘱立即给予抗癫痫药或镇静剂，如地西泮10 mg肌内注射或静脉注射，或苯巴比妥钠0.1g肌内注射。②立即松解患者衣扣和裤带，头偏向一侧，清理呼吸道分泌物，保持呼吸道通畅，并予氧气吸入。③用纱布包裹的压舌板垫在患者上下牙齿之间，防止咬伤舌及颊部，同时避免舌后坠影响呼吸，发生窒息。④注意保护患者，避免过度用力按压患者，以防患者碰伤、肌肉撕裂、骨折或关节脱位。⑤注意观察意识、瞳孔及生命体征的变化并准确记录。

（4）呕吐。①观察并记录呕吐的次数、性质及伴随症状，呕吐物的性状、量、色，为治疗提供依据。②协助患者侧卧，头偏向一侧，及时清理呕吐物，保持呼吸道通畅，防止窒息。③及时更换受污染的床单被服，清洁口腔及周围皮肤，使患者舒适。④呕吐不止者，需暂停进食，呕吐缓解后，应及时补充水分和营养。⑤准确记录 24 h 出入液量，定时检测血电解质，为补液提供依据，维持水电解质平衡。

（5）头痛、头昏。①卧床休息，注意卧位的合理调整，避免过度劳累和精神紧张。②去除诱发或加重头痛的因素，例如创造安静舒适的环境，保持大小便通畅，减少或避免咳嗽、大幅度转头，突然的体位改变等。③重视患者主诉，严密观察意识、瞳孔、生命体征的变化。④适时向患者解释头痛的原因，理解、同情患者的痛苦，关心、安慰患者。⑤针对原因进行处理。

（6）意识障碍。①保持呼吸道通畅，预防肺部并发症。②加强泌尿系统的护理，防止尿路感染。③加强营养支持护理，防治胃肠系统并发症。④定时翻身、按摩，便后及时处理，保持皮肤清洁干燥，预防压疮及皮肤破损。加强五官护理、口腔护理，眼睑闭合不全者予金霉素眼膏外涂，防止口腔炎，角膜炎等并发症。

三、外伤性颅内血肿

颅脑外伤导致颅内出血，血液凝块在颅腔内聚积达到一定体积称为颅内血肿。颅内血肿占闭合性颅脑伤的 8%～10%，占重型颅脑伤的 40%～50%。在死亡的颅脑伤患者中约有 50% 存在颅内血肿，因此及早诊治颅内血肿是提高颅脑伤者治疗效果的关键。

根据血肿在颅腔内解剖部位分类如下。①硬脑膜外血肿：血肿位于颅内硬脑膜外腔出血来源通常为脑膜中动脉和静脉、板障血管，静脉窦及蛛网膜颗粒等。②硬脑膜下血肿：血肿位于硬脑膜下隙。出血来源通常为挫裂伤皮质动静脉、大脑凸面桥静脉等。③脑内血肿：血肿位于脑内。出血来源为挫裂伤脑组织内血管破裂所致。④颅后窝血肿：包括颅后窝硬脑膜外、硬脑膜下及小脑内血肿等。出血来源通常为窦汇、横窦、乙状窦、脑膜后动脉、板障血管及小脑挫裂伤导致的血管破裂等。⑤多发性颅内血肿：在颅内同一部位或不同部位形成两个以上的血肿。

根据外伤后颅内血肿形成时间分类。①特急性颅内血肿：伤后 3 h 内发生。②急性颅内血肿：伤后 3 h～3 d。③亚急性颅内血肿：伤后 3 日至 3 周。④慢性颅内血肿：伤后 3 周以上。另外，伤后首次 CT 扫描未见血肿，再次复查 CT 扫描发现的颅内血肿称为迟发性外伤性颅内血肿（DTIH）。这是一种单纯从 CT 扫描角度的特殊分类方法。

（一）急性颅内血肿

伤后 3 h～3 d 内出现的颅内血肿称为急性颅内血肿。伤后 3 h 内出现的颅内血肿则称为特急性颅内血肿。临床患者幕上血肿量＞20 mL、幕下血肿量＞10 mL 可导致急性脑受压症状。颅内血肿是否引起脑受压症状取决于血肿量、血肿部位、血肿形成速度以及是否合并脑挫裂伤和脑水肿程度等。

1. 病因

外界暴力作用于头部的方式有两种：一种是暴力直接作用于头部而致伤，称为直接损伤；

另一种是暴力直接作用于身体的其他部位，经传导至头部而造成损伤，称为间接损伤。直接损伤包括加速性损伤，减速性损伤和挤压伤；间接损伤包括传递性损伤、挥鞭样损伤和创伤性窒息。各种类型的直接暴力和间接暴力作用于头部会导致颅骨变形骨折和脑组织在颅腔内产生运动，继而造成颅骨板障出血和脑血管损伤破裂出血，形成颅内血肿。

2. 临床表现

急性颅内血肿患者的临床表现主要取决于血肿量，血肿部位，血肿形成速度以及是否合并脑干伤或脑挫裂伤等。

（1）意识障碍：头部受伤后会立即出现短暂性意识障碍，即原发性昏迷，随后意识恢复。随着颅内血肿的增大，颅内压增高，患者会再次出现昏迷。两次昏迷之间称为"中间清醒期"。这种典型的意识障碍过程多见于急性硬脑膜外血肿的患者，亦可见于急性硬脑膜下血肿的患者，少见于急性脑内血肿患者，当发生较重的原发性脑干伤或广泛脑挫裂伤时，患者伤后呈持续昏迷状态。值得注意的是颞叶脑内血肿，尤其是颞底部脑内血肿患者会在缺乏典型意识障碍的前提下，突发颞叶钩回疝出现一侧或双侧瞳孔散大。幕下颅内血肿患者通常可无明显意识障碍，突发枕骨大孔疝，继而出现心搏呼吸骤停。

（2）颅内高压：症状意识清醒患者常自诉头痛剧烈，伴恶心呕吐。昏迷患者则出现频繁呕吐。

（3）生命体征：改变较大的颅内血种引起的急性颅内高压早期患者表现的典型体征为"二慢一高"，即呼吸慢、脉搏慢和血压升高。

（4）局限性定位症状：不同部位颅内血肿表现为不同临床定位体征。局限性定位症状主要见于相应脑功能区的脑挫裂伤并发的硬脑膜下和脑内血肿。

（5）额部血肿：①中枢性瘫痪；②癫痫；③失写症；④运动性失语；⑤精神症状等。运动区血肿常导致对侧肌肉瘫痪；也会引起局灶性癫痫。若抽搐按大脑皮质运动区的排列顺序进行扩展，甚至扩展至全身抽搐伴意识丧失，临床上称为Jackson癫痫发作。运动前区血肿可产生对侧上肢精神运动障碍、痉挛性张力增高、强握－摸索反射和运动性失用。若优势半球运动前区受损可产生双侧上肢运动性失用。额叶运动区血肿会产生双眼凝视障碍。血肿累及皮质额桥束皮质区时可出现对侧肢体共济失调，但无眼球震颤。优势半球额下回后部Broca区血肿会出现运动性或表达性失语。额前区血肿可表现为精神障碍，双侧血肿时症状更为明显。额叶内侧面旁中央小叶血肿会产生对侧下肢瘫痪，以足部为重。膝关节以上肌力多不受影响，癫痫发作多从足趾抽搐开始。临床还会出现大小便失禁。额叶底面血肿可出现窒息。血压升高或降低、瞳孔散大、多饮多尿、高热、多汗等自主神经功能紊乱；还可出现行为改变、易怒不安、强迫性哭笑、近事遗忘、情绪欣快、缄默不动、木僵状态、精神异常改变。

（6）顶部血肿：①皮质性感觉障碍；②失用症；③失读症；④计算力障碍；⑤形象障碍等。中央后回血肿会产生对侧相应肢体皮肤感觉减退或缺失，以触觉受累最为明显。顶上回血肿时常出现感觉冲动的分析－综合能力障碍。顶下回血肿可产生肢体运用、对外界信号和空间的认识障碍。临床通常表现为失语、失用、失读、失算、体象障碍等。顶叶内侧面旁中央小叶血肿会产生对侧下肢感觉障碍，以深感觉障碍为重。

（7）颞部血肿：①感觉性失语；②耳鸣和耳聋；③命名性失语；④记忆障碍；⑤颞叶癫痫等。血肿累及两侧颞横回与邻近的一部分颞上回41区会影响听力，血肿累及左侧颞叶皮质42、43区会导致感觉性失语。血肿累及41区之前的额上回会引起眩晕。由钩回、内嗅区和岛阈的皮质组成第 1 嗅区。杏仁核背内侧部分的皮质内侧核群与钩回皮质相连接，也接受感觉传入；血肿累及该部分会引起经典的"钩回发作"。颞上回后缘皮质和颞叶底面，均存在一定视区，接受枕叶皮质的传入；当血肿累及上述视区时，基本视觉不减退，但学习视觉辨别能力降低。颞叶外侧面的后端与躯体活动有关；当血肿累及该区时，可产生复杂的听错觉、听幻觉、视错觉、梦样状态、错语和重复言语等颞叶癫痫症状。颞叶新皮质与记忆有关；当血肿累及该部位会引起记忆障碍。

（8）枕部血肿：①视野缺损；②视物变形；③幻视等。当血肿累及单侧视区会产生相应的视野缺损，如同向偏盲或象限盲；累及两侧视区则出现全盲、水平型上半或下半盲。皮质性偏盲不累及中央黄斑区，故对光反射不消失。表浅的局灶视区损伤可产生色觉偏盲，但对物体形状仍能感知。纹状体区周围皮质及其联络纤维受损会产生精神性视觉障碍，临床会出现视物变形症和视觉失认症。

（9）颅后窝血肿：①共济失调；②肌张力减退；③精细运动调节功能丧失等。小脑的内部为白质，在白质中央存在 1 对灰质核团，由中央向两侧依次为顶核、球状、柱状核和齿状核。

顶核：主要接受前庭神经核和绒球小结叶来的纤维，发出纤维终于前庭神经核和脑干网状结构。其功能为维持躯体平衡。当血肿累及该部分会引起共济失调。

球状核和柱状核：这两对核团主要接受旧小脑皮质来的纤维，并发出纤维经小脑上脚到达红核。其功能与调节肌张力有关。当血肿累及该部分会引起肌张力减退。

齿状核：它接受新旧小脑皮质的纤维，并发出纤维经小脑上脚到达中脑红核和丘脑，与协调随意运动有关。当血肿累及该部分会引起精细运动调节功能丧失。

3. 脑疝症状和体征

（1）颞叶钩回疝：同侧瞳孔散大，光反射消失，对侧偏瘫和病理征阳性，提示同侧小脑幕切迹疝（颞叶钩回疝）。但颞叶钩回疝患者亦可出现对侧瞳孔散大，光反射消失和同侧偏瘫、病理征阳性，临床较少见，脑疝晚期则出现双侧瞳孔散大固定，光反射消失，去大脑强直等。

（2）枕骨大孔疝：可突然出现病理性呼吸困难，心率变慢，血压下降，直至心搏呼吸停止等。

4. 诊断

急性外伤性颅内血肿的诊断主要依据有明确外伤史、临床表现和神经系统检查，头颅 CT 扫描等。

（1）神经系统检查：由于颅内血肿患者抢救时间性强，所以神经系统检查时应着重检查以下三方面。

意识状态：国内外通常使用 GCS 评分法。①睁眼反应：自动睁眼 1 分、呼之睁眼 3 分、刺痛睁眼 2 分、不睁眼 1 分。②言语反应：答话切题 5 分、语句不清 4 分、吐词不清 3 分、发音含糊 2 分、不发音 1 分。③运动反应：按吩咐动作 6 分、定位动作 5 分、肢体回缩 4 分、屈曲状态 3 分、伸直状态 2 分、不动 1 分。将睁眼反应、言语反应和运动反应几方面结果，取其每一项的得分合计，总分最高为 15 分，最低为 3 分，总分越低，意识障碍越重。

瞳孔和锥体束征：颅内血肿达到一定体积会导致同侧瞳孔散大、光反射消失、对侧偏瘫和病理征阳性，说明颅内血肿导致颞叶钩回疝的发生，但颅内血肿所致的颞叶钩回疝患者亦可出现对侧瞳孔散大，光反射消失和同侧偏瘫、病理征阳性，临床较少见。脑癌晚期则出现双侧瞳孔散大固定、光反射消失、去大脑强直等，临床上尤其要重视鉴别脑疝引起的瞳孔散大或动眼神经损伤所致的瞳孔散大。脑疝引起的瞳孔散大患者有严重的意识障碍和锥体束征阳性，而动眼神经损伤所致的瞳孔散大患者则无意识改变、锥体束征呈阴性。

（2）头颅 X 线平片：在病情允许条件下，常规行颅骨正侧位片。枕部着力应该加拍额枕位（汤氏位）。通过颅骨骨折部位和类型能有助于判断有无颅内血肿。

（3）颅脑 CT 扫描诊断：急性颅内血肿的定性、定位的首选辅诊措施。急性硬脑膜外血肿表现为颅骨下方凸镜样高密度影；急性硬脑膜下血肿表现为颅骨下方新月状高密度影；急性脑内血肿表现为脑内高密度影；血肿周围常伴有低密度水肿区。CT 扫描不但能准确地诊断颅内血肿，还能清晰地显示脑组织受压情况、中线结构移位程度脑室和脑池形态和位置等。

（4）颅内血肿记数位表：对于无 CT 设备医院和野战条件下诊断颅内血肿有较大帮助。颅内血肿诊断正确率达 90％。

（5）颅骨钻孔探查：对于高度怀疑颅内血肿患者，又无 CT 等特殊仪器设备时，颅骨钻孔探查术既是一种简单有效的诊断方法，也是一种治疗的措施。一般情况下临床钻孔探查顺序为：①加速性损伤首先在着力部位和骨折线附近钻孔。②枕部着地减速性损伤首先在对冲额颞部钻孔，再于着力部位钻孔。③对于受伤机制不清，又无定位体征者，钻孔顺序为：颞部→额部→额顶部→顶部→颞后部→颅后窝，必要时行双侧钻孔探查，以免遗漏颅内血肿。

5. 手术治疗

（1）手术治疗指征：①有临床症状体征或症状体征进行性加重的颅内血肿。②无临床症状的硬脑膜外血肿、血肿厚度≥1 cm。③CT 扫描：幕上血肿量＞30 mL、颞部血肿量＞20 mL、幕下血肿量＞10 mL，并且有急性颅内高压征和占位效应者。

（2）手术原则：符合手术指征的急性颅内血肿原则上都应行开颅血肿清除术。开颅手术切口依据血肿部位而定。①单纯急性硬脑膜外血肿清除术后必须将颅骨复位，逐层缝合头皮。②单纯急性硬脑膜下血肿清除术后原则上也应完整缝合硬脑膜，骨瓣复位逐层缝合头皮。③急性硬脑膜下或脑内血肿合并脑挫裂伤、颅内高压患者，应根据血肿清除术后脑张力和搏动情况决定是否缝合硬脑膜。但多数情况下不应缝合硬脑膜并去除骨瓣减压。④对于双侧颅内血肿患者，应首先清除占位效应明显侧血肿。⑤对于血肿清除后术中出现脑膨出者，应行对侧血肿探查或术后立即行 CT 复查，以及早诊治其他部位血肿或迟发性颅内血肿形成。

（3）手术治疗目的：外科手术治疗急性颅内血肿的目的为清除颅内血肿、控制颅内出血、降低颅内压、防止脑移位和脑疝形成以及预防迟发性颅内高压等。1940 年以前，由于当时医疗设备条件限制和对颅脑伤认识不够，神经外科医师担心给急性颅脑伤颅内血肿患者施行开颅术会加重脑肿胀，无法控制颅内出血等，故一律采用双侧颞下减压术，当时重型颅脑伤患者的死亡率高达 80％～90％。直至 1948 年，Whaley 首先对急性颅脑伤患者实施开颅血肿清除术。1951 年，Chambers 也开始采用开颅术。随后，有关急性颅脑伤患者开颅血肿清除术逐渐被推广应用。开颅血肿清除术的广泛采用使得重度颅脑伤患者的死亡率从 20 世纪 40 年代的80％～90％降至目前的 25％。

6. 手术治疗方法

符合手术指征的急性颅内血肿原则上都应行开颅血肿清除术。开颅手术切口依据血肿部位而定，Becke 等主张采用标准外伤大骨瓣开颅术治疗单侧急性幕上颅内血肿和脑挫裂伤。因为能达到下列要求：①清除额颞顶硬脑膜外、硬脑膜下以及脑内血肿。②清除额叶、颞前以及眶回等挫裂伤区坏死脑组织。③控制矢状窦、桥静脉、横窦以及岩窦撕裂出血。④控制颅前窝、颅中窝颅底出血。修补撕裂硬脑膜；防止脑脊液漏等。临床证明能清除约 95％ 单侧幕上颅内血肿，另外 5％ 幕上顶后叶、枕叶和颅后窝血肿则需行其他相应部位骨瓣开颅术。例如顶后和枕部颅内血肿应采用顶骨瓣，颅后窝血肿则需要行颅后窝直切口或倒钩切口，双额部颅内血肿应采用冠状瓣切口等，鉴于临床医师对冠状瓣、颞顶瓣、顶枕瓣、颅后窝直切口或倒钩切口比较熟悉，下面着重介绍标准外伤大骨瓣开颅手术方法。

（1）手术切口：手术切口开始于颧弓上耳屏前 1 cm，于耳郭上方向后上方延伸至顶骨正中线，然后沿正中线向前至前额部发际下。若颅脑伤患者术前病情急剧恶化，出现脑疝症状时，应首先采取紧急颞下减压术。在颞部耳郭上方迅速切开头皮，分离颞肌，颅骨钻孔，用咬骨钳扩大骨窗，放出部分硬脑膜外血肿。若为硬脑膜下血肿则应迅速切开硬脑膜，放出吸除部分血肿。紧急颞下减压术能暂时有效地降低颅内高压，缓解病情。然后应继续行标准外伤大骨瓣开颅术。

（2）骨瓣：采用游离骨，或带颞肌骨瓣，顶部骨瓣必须旁开正中线矢状窦 2～3 cm。

（3）清除硬脑膜外血肿：硬脑膜外血肿清除术后，仔细寻找出血来源。对于血管破裂性出血，通常采用双极电凝止血；对于颅底出血或棘孔处脑膜中动脉出血，宜采用骨蜡或骨蜡加药棉拌匀后堵于出血处止血。彻底止血后应该常规切开硬脑膜 2 cm，检查冲洗有无血性脑脊液。若检查结果阴性，缝合硬脑膜后，骨瓣中央钻孔穿线缝合固定于硬脑膜，以防止颅骨骨瓣与硬脑膜之间存在死腔，术后积血形成血肿。

（4）切开硬脑膜：对于已采取紧急颞下减压术的患者，从原来颞部硬脑膜切开处开始做"T"字弧形切开硬脑膜。若未曾采取紧急颞下减压术的患者，应从颞前部开始切开硬脑膜，再做"T"字弧形切开硬脑膜。硬脑膜切开后可以暴露额叶、颞叶，顶叶、颅前窝和颅中窝。

（5）清除硬脑膜下血肿、脑内血肿：硬脑膜切开后，采用冲洗、吸引和杯状钳等轻柔去除硬脑膜下血肿。血肿清除后，仔细寻找出血来源。对于脑表面动静脉破裂出血者采用双极电凝止血；对于矢状窦静脉出血，当双极电凝止血无效时，宜采用明胶海绵止血或肌片填塞止血。脑挫裂伤通常发生在额叶前部、额叶底部和颞叶。对于肉眼所见的挫裂伤坏死脑组织应彻底吸除；对于颞上回后部、中央沟附近、顶叶或枕叶等重要功能区挫裂伤组织应慎重处理。若这些功能区挫裂伤组织确实坏死，则应吸除。脑内血肿最常见的部位是额叶和颞叶。脑内血肿可发生于脑浅表组织同脑挫裂伤并存，也可单独发生于脑深部组织。对于直径＞1 cm 脑浅表脑内血肿应予以手术清除。对于脑深部血肿应慎重处理，若深部脑内血肿造成颅内高压、脑移位或神经功能障碍时则应小心分开脑组织，暴露并清除深部脑内血肿，对于未引起颅内高压和神经功能障碍的较小脑深部血肿，则不必采用外科手术清除，血肿可自行吸收。

（6）硬脑膜切开后，有时会出现急性脑肿胀和脑膨出。手术过程中发生急性脑肿胀、脑膨出的原因主要包括：①脑血管张力自主调节能力丧失，当硬脑膜切开或血肿清除减压后，脑血管被动性扩张，脑充血脑肿胀形成。②手术同侧或对侧术前已存在的颅内血肿增大或手术过程中形成的新血肿。对于其他颅内血肿应该给予手术清除；对于脑血管张力自主调节能力丧失所致的脑肿胀患者，目前最有效的治疗措施是控制性低血压，收缩压控制在 8～12 kPa（60～90 mmHg），时程 2～4 min，以减轻脑充血和脑肿胀。在实施控制性低血压时可同时给予甘露醇和过度通气。控制性低血压时程不宜过长，以免造成缺血性脑损害。目前通常使用的控制性低血压药物是硫喷妥钠。给药方法：成人先静脉注射 500 mg，必要时加大剂量至 75 mg/kg。

另外，术前或术中给降温处理，也能有效地减轻脑肿胀和脑充血，绝大多数患者经过上述治疗后能有效地控制脑肿胀和脑膨出。若经上述治疗措施仍无效，可考虑实施部分额叶或颞叶切除术。

（7）缝合硬脑膜和手术切口：颅内手术完毕后，应尽可能地缝合硬脑膜，若因脑张力大硬脑膜无法缝合时，应采用腱膜或其他组织修补缝合硬脑膜。缝合硬脑膜的理由：①防止术后硬脑膜外渗血进入蛛网膜下隙。②减少术后大脑皮质与皮下组织的粘连。③减少术后脑脊液漏和脑脊液切口漏。④减少术后硬脑膜下脑内感染。⑤防止脑组织从切口膨出，避免脑组织切口疝形成。⑥减少术后外伤性癫痫发生率。硬脑膜缝合完毕，放回并固定骨瓣，缝合手术切口。在手术缝合过程中，手术区放置引流管，用于引流手术部位渗血，术后脑室放置引流管，用于检测颅内压，颅内压高时用于放脑脊液以降低颅内压。

7. 术后处理原则

（1）监护患者：进入神经外科重症监护病房，动态观察患者意识、瞳孔、颅内压生命体征变化、每日监测出入量、电解质、血糖、血气、肝肾功能等。术后 48 h 拔除头部引流。

（2）维持水电解质酸碱平衡：补液量和种类应根据患者的排出量、血浆电解质血糖等指标决定。

（3）呼吸：昏迷患者应该及早行气管切开，尤其要防治低氧血症。必要时给予呼吸机辅助通气。

（4）适量使用脱水利尿剂：目前认为 20％甘露醇，呋塞米和人血白蛋白的联合使用是最理想的方法。药物用量和次数依据患者颅内压和脑水肿程度决定。肾功能不全者不宜使用 20％甘露醇，可选用甘油果糖。

（5）止血剂：临床常用巴曲酶、氨甲苯酸、维生素 K、血小板、冷沉淀等。

（6）营养支持：目前常用静脉营养和胃肠营养支持两个途径。根据病情决定营养支持方法。

（7）选择性合理使用抗生素：临床选用抗生素应该根据细菌学检查和药敏试验结果决定，不宜滥用广谱抗生素。

（8）能量合剂和脑细胞活化剂：临床常用 ATP、辅酶 A、维生素类、胞二磷胆碱、神经节苷脂、都可喜等。

（9）对症治疗：包括止痛、镇静、止吐、抗眩晕等。

（10）防治并发症：尤其是肺部感染、应激性溃疡、尿道感染、肠源性感染、癫痫等。

8. 非手术治疗

（1）急性颅内血肿非手术治疗适应证：①无症状的脑内小血肿。②无明显颅内高压症状。③意识清醒和无进行性意识障碍。④无脑受压症状和体征。⑤CT 扫描：除区外，幕上血肿量＜30 mL，幕下血肿量＜10 mL，无明显占位效应者。

但值得注意的是，在非手术治疗过程中，应随时严密观察病情变化，尤其是警惕颅内高压和脑疝早期征象，一旦伤情恶化，应及时动态行头颅 CT 扫描复查。若颅内血肿增大，应根据病情需要，立即行开颅血肿清除术。

（2）急性颅内血肿非手术治疗原则：基本同急性颅内血肿术后处理原则。但是无脑挫伤的单纯急性硬脑膜外血肿不应该给予脱水利尿剂，以免使血肿进一步增大。

（二）迟发性颅内血肿

迟发性颅内血肿发生率占头部外伤患者的 2.6%～9.7%，占颅内血肿患者的 7%～10.5%。其中以迟发性脑内血肿最为常见。在急性头部外伤中，其发生率为 1.37%～10%。迟发性脑内血肿和迟发性硬膜外血肿分别占脑内血肿和硬膜外血肿的 50%～64% 和 5%～22%，死亡率分别为 25%～5% 和 25%～42%。迟发性硬膜下血肿相对少见，占迟发性颅内血肿的 12.9%～34.5%。降低外伤性迟发性颅内血肿死亡率和致残率的关键在于早期诊断和治疗。

1. 临床特点

迟发性外伤性脑内血肿（DTICH）指首次 CT 扫描未能发现的脑内血肿，经再次检查方发现者。低血压、低氧血症、全身性凝血功能障碍及手术减压或早期应用脱水剂、过度通气降颅压等对迟发性脑内血肿的发生起促进作用，迟发性脑内血肿是硬膜外血肿清除术后的严重并发症。另外，硬膜外血肿清除术或减压术可加速脑内血肿的形成，在迟发性脑内血肿形成上起很重要的作用。迟发性外伤性硬膜下血肿（DSDH）指头部外伤后经重复 CT 扫描或手术证实于首次 CT 扫描未发现血肿部位出现的硬膜下血肿。DSDH 的临床表现与迟发性脑内血肿基本相同，但发生率比 DTICH 低。

（1）好发年龄：各年龄均可发生。以中老年人多见，50 岁以上占 42.8%～60%。

（2）发生时间：一般在伤后 3 h～7 d 内，伤后 72 h 内为发病高峰（占 67%～93%）。主要为急性发病，罕有超过 1 周者

（3）受伤原因及致伤方式：绝大部分为交通车祸所致颅脑外伤。多见于枕部或枕顶部着力致伤者。减速性头部外伤致对冲伤是发生迟发性脑内血肿的主要原因。

（4）血肿部位：常见于额部，其次为颞部、额颞部、颞顶部和顶部。血肿常发生于首次 CT 扫描时有脑挫裂伤部位，占 48%～100%。脑挫裂伤是发生迟发性脑内血肿的重要基础。

（5）临床表现：①伤后大多有原发昏迷史，脑损伤不一定很重。②伤后昏迷无改善或意识障碍进行性加重，或意识障碍一度好转后又恶化是本病的主要临床特点。③逐渐发生局限性神经症状。④可出现颅内压增高的症状与体征，如剧烈头痛、频繁呕吐及血压升高、脉搏缓慢等。⑤出现局限性癫痫、DTICH 患者早期临床表现往往较首次 CT 检查所显示的脑损伤程度严重得多，患者常常表现有频繁呕吐、烦躁不安或嗜睡，经过降低颅内压治疗后患者意识状态无明显好转或反而障碍程度逐渐加深或一度好转后又恶化。

（6）早期 CT 征象：①最常见表现为脑挫裂伤伴有或无片状出血处。②外侧裂池积血，表现为外侧裂池处高密度积血影，局部脑沟变浅或消失。③脑沟积血征，表现为脑沟内高密度积血影，脑沟间隙消失。④脑挫裂伤伴前纵裂池积血征，表现为额叶脑挫裂伤、前纵裂池内高密度积血影。上述四类征象均伴有局部或全脑受压表现，如脑沟变浅或消失，脑室系统变小、变形或移位。发现有上述四类早期征象之一者，应警惕有发生 DTICH 的可能，严密观察病情变化，特别是注意意识状态的演变。

（7）MRI 检查：自旋回波（SE）序列 T 加权上显示脑内高信号区，可早期发现 CT 未能见到的脑挫裂伤灶与迟发性脑内血肿小量出血，对 CT 扫描无阳性发现而临床有明显神经系统功能障碍者尤为重要。

2. 诊断

迟发性颅内血肿，根据其血肿类型及发展速度的不同，临床表现各异，但共同的诊断依据

如下。

（1）有确切的头部外伤史。

（2）头部外伤后脑受压的临床症状出现及发展的时间，取决于血肿的部位、容量及发展速度。

（3）确诊靠 CT 扫描复查或手术，或脑血管造影证实，原无颅内血肿的部位出现血肿，为早期诊断和治疗，有下列情况之一者，应及时复查 CT 扫描或手术探查：①头部外伤后，经过确切治疗意识状态无改善或恶化和（或）局限性神经系统体征加重，和（或）出现局限性癫痫者。②成功地清除血肿后，症状无改善，或一度好转后又恶化或又出现脑受压表现，尤其是硬膜外血肿术后，应注意其对冲部位原有脑挫裂伤区 DTICI 的形成。③年轻患者，一侧血肿清除后，对侧有骨折存在。④首次 CT 扫描表现不能解释临床症状和体征。⑤麻醉时应用箭毒及治疗中进行过度通气的患者，确切治疗后病情无好转。⑥多发伤有低血压史虽首次 CT 扫描正常，待血压稳定后，应复查 CT 扫描。⑦额颞叶有对冲性脑挫裂伤存在时。

有上述表现，有条件者应于首次 CT 扫描后 3~6 h 重复 CT 检查，并分别于伤后 3 d 及 7 d 内常规行头颅 CT 复查，以早期发现迟发性颅内血肿，及时处理。

3. 手术治疗

（1）手术指征：迟发性外伤性颅内血肿，原则上应积极采用手术治疗，尤其是颞部和颅后窝血肿，一经确诊，即应尽快开颅手术清除血肿。

有下列情况之一者，应立即手术探查清除血肿：①CT 表现有占位效应如血肿致脑中线移位或脑室受压者；②血肿致意识障碍者；③血肿并颅内压增高的症状与体征；④血肿压迫出现神经系统定位体征者；⑤血肿压迫出现局限性癫痫者。

（2）手术方法的选择：①开颅血肿清除适用于迟发性脑内、硬膜外血肿及急性、亚急性硬膜下血肿。②钻孔冲洗引流仅适用于迟发性慢性硬膜下血肿。

4. 非手术治疗

迟发性颅内血肿量在幕上＜20 mL、在幕下＜10 mL，占位效应不显著，无明显神经系症状或体征，患者意识清醒（GCS＞13 分）时，可先行非手术治疗，严密观察及定时 CT 复查，一旦病情发生恶化或血肿增大、占位效应明显者，应尽早手术清除血肿。非手术治疗方法同前颅内血肿的非手术治疗。但在治疗过程中应注意下列几点。

（1）无明显脑损伤或颅内血肿，仅表现为颅骨骨折或少量硬膜外出血或蛛网膜下隙出血者，伤后早期不用脱水利尿剂。

（2）仅表现为脑挫裂伤，无明显脑水肿或脑肿胀，无占位效应者，无明显颅内高压症状者。伤后 24 h 内慎用脱水剂，可酌情应用小剂量甘露醇，如 20％甘露醇 125 mL 静脉滴注 8 h 一次。

四、开放性颅脑损伤

开放性颅脑损伤包括非火器性和火器性损伤两大类。开放性颅脑损伤除前述颅脑损伤的特点外，尚有自身的特点：①脑损伤部位常与致伤物作用部位一致。②出血多，休克发生率高。③颅内常有异物存留，伤后感染发生率高，早期可有化脓性脑炎，晚期可形成脑脓肿。④癫痫发生率高，伤口愈合后脑常与脑膜形成瘢痕粘连。⑤火器性损伤，因伤道特殊性及全身多发伤发生率高，使得伤情复杂，死亡率高。

（一）病因

引起开放性颅脑损伤的原因，在平时多为撞击或锐物刺入，战争时则多由火器所致。火器伤可分为盲管伤、贯通伤和切线伤等类型。颅脑内脑组织创伤中，常有异物存留，如碎骨片、金属片、泥土沙石等。切线伤是指投射物沿切线方向在颅外冲击头部，造成头皮破裂和颅骨的沟槽状损伤，多引起邻近脑组织的挫裂伤。

（二）临床表现和诊断

1. 非火器所致开放性脑损伤

由利器所致开放性脑损伤，脑挫裂伤或血肿主要由接触力所致，其脑挫裂伤和血肿常局限于着力点部位；由钝器伤所致者，除着力点的开放性脑损伤外，尚可有因惯性力所致的对冲性脑挫裂伤和血肿存在。创伤局部往往掺杂有大量异物如头发、布片、泥沙、玻璃碎片和碎骨片等，清创时如未能彻底清除，可合并颅骨或脑内感染。开放性脑损伤由于脑脊液及坏死液化脑组织从伤口溢出，或脑组织由硬脑膜和颅骨缺损处向外膨出，因此，在一定程度上缓和了颅内压增高；但大部分合并凹陷性骨折的开放性脑损伤，因骨折片彼此相嵌重叠和硬脑膜裂口较小，其颅内压增高与闭合性脑损伤者无异。开放性脑损伤若发生于皮质功能区或其邻近部位时，局灶症状和体征远较闭合性者明显，外伤性癫痫的发生率也较高。CT检查有助于了解颅骨骨折、异物和碎骨片的分布，更有助于对脑损伤的了解。其他参阅硬脑膜外血肿的CT检查。

2. 火器所致开放性脑损伤

除具有非火器所致开放性脑损伤的特点外，尚有弹片或弹头所形成的伤道特点。碎骨片通常位于伤道的近侧端，呈放射状分布，弹片或弹头如未穿出颅外，常在伤道的远端。根据损伤方式、创口位置、局灶症状和体征，以及颅骨X线摄片所见骨折碎片和异物分布情况，可大致推测伤道部位和类型。意识障碍的进行性加重提示脑疝出现，依其出现的早晚结合其他临床表现，可推测是否已有颅内血肿、脑水肿或颅内感染发生，CT检查对诊断和治疗有很大帮助，可了解伤道、脑挫裂伤的部位和范围，颅骨折、碎骨片和异物的分布，以及有无颅内血肿和脑脓肿发生等。其他参阅硬脑膜外血肿的CT检查。

（三）治疗

1. 急救

（1）保持呼吸道通畅：对伤员首先应立即挖出或吸出口鼻内泥土、血块或分泌物，以保证呼吸道通畅。昏迷或舌后坠时，应将舌头拉出，必要时放置通气管。转送时让伤员侧俯卧位，防止血液或分泌物再次堵塞呼吸道。

（2）制止头部的外出血：可给予包扎，如有脑膨出，可有绷带卷围于其四周，然后再包扎固定，清醒伤员，可教其指压止血法。

（3）防治休克：由于出血多，伤员有休克，要积极防治，并同时注意有无胸膜腔内出血。

（4）预防感染：给以抗生素，同时注射破伤风抗毒素。

2. 尽早行清创及减压手术

清洗和消毒后，从原伤口进入，并扩大骨窗和硬脑膜裂口，清除破损脑组织和血肿，去除异物，用电凝器完善止血，用灭滴灵及有效抗生素反复冲洗伤口，修补和严密缝合硬脑膜。不宜使用异体材料修补硬脑膜缺损，颅骨碎片消毒后置于硬脑膜外不必固定，头皮完善修补缝合。术后不作伤口引流，同时积极进行抗感染，抗脑水肿，增加全身疗法，防止严重的并发症及减少后遗症。一般情况好转后，尽早进行系统的功能锻炼及偏瘫、失语的康复训练。

五、重型颅脑损伤

颅脑损伤是指由于外界暴力作用于头部而引起的头皮、颅骨、脑组织损伤。颅脑损伤的伤情严重程度取决于外界暴力作用方式，作用力的大小、速度、方向及次数。重型颅脑损伤是指按 Glasgow 评分标准被评为 3～8 分、持续昏迷 6 h 以上的严重颅脑损伤。脑损伤因脑组织结构及其位于颅腔的特定部位，又分为原发性和继发性两类。原发性脑损伤是指暴力作用在脑组织的一瞬间就已造成的损伤，包括脑挫裂伤和脑干损伤；继发性脑损伤是指在原发性脑损伤的基础上随着伤后组织反应、病理生理改变与出血等因素所发生的水肿、肿胀和颅内血肿（硬膜外血肿、硬膜下血肿、脑内血肿）。

（一）临床表现

1. 脑挫裂伤临床表现

（1）意识障碍受伤：当时立即出现，意识障碍的程度和持续时间与挫裂伤的程度范围直接相关，重症者长期昏迷。

（2）局灶症状与体征受伤：当时立即出现与伤灶相应的神经功能障碍或体征，如运动区损伤出现锥体束征、肢体抽搐或偏瘫、语言中枢损伤出现失语等等。

（3）头痛、呕吐与颅内压增高、植物神经功能紊乱或外伤性蛛网膜下腔出血相关，外伤性蛛网膜下腔出血兼有脑膜刺激征。

（4）CT 显示脑挫裂伤部位为低密度区，内有点、片状高密度出血灶影。

2. 脑干损伤

受伤当时立即昏迷，昏迷程度深，持续时间长。瞳孔不等大，甚至不规则，或针尖样小或大小多变，对光反应无常，眼球位置不正或同向凝视，出现病理反射、肌张力增高，以及去大脑强直。累及延髓时，出现严重的呼吸循环功能紊乱。MRI 帮助明确伤灶范围。

3. 颅内血肿临床表现

（1）硬膜外血肿：原发性脑损伤较轻的，意识障碍有"中间清醒期"。如果原发性脑损伤较重的，则表现为进行性加重。大多数伤者在进入脑疝昏迷之前，已先有头痛、呕吐、烦躁不安或嗜睡，定向不准，遗尿等表现。CT 显示颅骨内板与脑表面之间有双凸镜或弓形高密度影。

（2）急性硬膜下血肿：受伤当时意识障碍并且进行性加重，颅内压增高与脑疝的其他征象也多在 24～72 h 内进行性加重，伴随的局灶症状和体征随之加重。CT 显示颅骨内板与脑表面之间有高、等密度或混合密度的新月形影。

（3）脑内血肿：临床表现以进行性意识障碍为主，与急性硬脑膜外血肿相似，意识障碍过程受原发性脑损伤程度和血肿形成的速度影响，CT 显示在脑挫裂伤灶附近有圆形或不规则形高密度血肿影，周围有低密度水肿区。

（二）救治原则

着重处理继发性脑损伤，密切观察，早期及时发现颅内压增高危象——脑疝，术清除血肿，解除脑受压，挽救生命。对已出现的呕吐、高热抽搐等症及时对症治疗，预防并发症，降低致残率。

（三）紧急护理措施

1. 体位

除休克和脊髓损伤外都应采取头高位，床位摇高 30°，有利于静脉回流降低颅内压。应该避免平卧时头偏向一侧，颈部扭曲将导致颅内压增高。

2. 呼吸道管理

颅脑损伤常常伴有呕吐和误吸，特别是昏迷者上呼吸梗阻加重致低氧血症。梗阻的原因有舌后坠、鼻腔和（或）口腔出血，呕吐物误吸等。及时行气管插管，改善通气并有效吸氧。对于烦躁的伤者适当给予少量镇静剂，避免吸痰吸引、插管等操作刺激，造成剧烈咳嗽而加重颅内压增高。

3. 纠正低血压

重型颅脑损伤往往合并其他解剖部位的损伤，如颌面部伤，颈部、胸（背）部伤、（腰）部伤，骨盆伤，脊柱脊髓伤和四肢骨伤等。特别是肺挫伤或肝脾破裂等内脏损伤，血压下降甚至休克直接影响脑灌注。仔细查体及时发现多发伤，手术止血。快速输液扩容，输入红细胞，保持平均动脉压＞12.0 kPa（90 mmHg）以上，至少建立两条静脉通道。一条选择浅静脉，另一条选择深静脉（颈内静脉或锁骨下静脉或股静脉），留置深静脉导管既可快速输液，又可监测中心静脉压。骶静脉穿刺更安全快捷，但不利于监测中心静脉压。

（四）一般护理措施

1. 脑疝的观察

颅内血肿以颞区为多见，引起颅内压增高脑疝的出血量：一般成人幕上 20 mL、幕下 10 mL 即可出现脑疝。首先出现小脑幕切迹疝，先是瞳孔散大，进行性的意识障碍，如果没有解除脑受压则发展为枕骨大孔疝。后颅窝的血肿增大则不经过小脑幕切迹疝而直接出现枕骨大孔疝，伤者出现严重的呼吸循环障碍，意识障碍与呼吸骤停几乎同时发生、广泛应用于临床的昏迷评分法，可动态观察颅脑损伤的发展过程，帮助医护人员判断伤情和疗效，了解伤者预后。

2. 颅内压监测

脑损伤 GCS≤8 分应考虑颅内压监测，因为伤后 3～5 d 病情变化较大，颅内压的高低与 GCS 以及生命体征之间没有始终一致的相关性，而且脑脊液压力增高出现在临床表现之前，单从临床推断颅内压增高不可靠，颅内压（ICP）监测系统有两类（光导纤维及颅内压力换能系统，外部充液换能系统），导管放置的位置有硬膜外、硬膜下、脑内、脑室内，根据美国神经外科护士协会有关颅内压监测的指导建议是以耳尖和外眦的假想连线中点为零参照点的位置。患者取头高 30° 卧位。当 ICP＜2.67 kPa（20 mmHg）时注意纠正呼吸道梗阻、躁动、体位不当或发热等，当 ICP＞3.33 kPa（25 mmHg）超过 2 min 应开始降颅内压治疗，在无颅内压监测的情况下盲目重复使用甘露醇有害无益。

3. 抗癫痫发作

脑任何部位损伤均可发生癫痫，以大脑皮层运动区、额叶顶叶皮层区受损发生率为最高。常规口服药选德巴金、米妥英钠；肌内注射选鲁米那钠，静脉注射选德巴金、安定针剂。癫痫发作时用安定 10 mg 静脉缓慢注射，反复两次仍不能缓解的，遵医嘱将安定 50 mg 加入 5% 葡萄糖液 5 mL 中，微量泵持续静脉输注，24～72 h 后逐渐减量后停药。输注过程中严密观察意识、呼吸、血压的变化，观察有无癫痫发作并及时调整输注速度，详细记录。

4. 躁动的处理

观察期间患者突然变得躁动不安，或者躁动的患者变得安静，常表示病情恶化，提示有颅内继发血肿或脑水肿可能。意识模糊的伤者出现躁动也可能为疼痛、颅内压增高、尿潴留、体位不当，发热等原因，必须先寻找出原因再做相应的处理，使用镇静剂更要密切观察，使用约束带等用具要注意松紧适当。

六、脑疝的急救护理

（一）熟悉脑疝的先驱症状

1. 神志的改变

神志的改变是脑疝一个突出的先驱表现。神志是表示大脑皮质功能状态、大脑功能活动的综合表现，也是判断病情严重与否、颅内压增高程度的重要指征之一。由于脑功能受损，网状结构上行激活系统受累，患者的意识由清醒转为混乱或嗜睡时应高度警惕。一般早期出现烦躁不安、注意力涣散，继而出现反应迟钝或消失等意识障碍进行性加重。观察方法：定时呼唤患者姓名和询问一些简单的问题，以判断患者对人物、地点、时间的定向力。也可用手刺激患者胸骨柄和眶上神经，以判断患者对疼痛刺激的反应。

2. 瞳孔的变化

瞳孔的变化也是作为判断颅内压增高的重要指标之一，必须定时观察，比较其双侧瞳孔是否等大、等圆及对光反应是否灵敏，包括直接光反应和间接光反应。如果两侧瞳孔大小多变，不等圆，对光反应差或出现分离现象，常提示有脑干损伤；如果一侧或双侧瞳孔散大，对光反应消失，甚至眼球固定，提示病情危重，发生颞叶钩回疝时，由于疝入脑组织直接压迫中脑或动眼神经，常出现瞳孔不等大，病侧瞳孔可先缩小后逐渐扩大，对光反应迟钝或消失（应排除单纯性动眼神经麻痹或视神经麻痹）；枕骨大孔疝常呈现双侧瞳孔先缩小后逐渐散大至光反应迟钝、消失。

3. 生命体征的变化

生命体征也是判断颅内压增高的重要依据。当颅内压增高到一定程度时，轻度的脑缺氧对延髓中枢起兴奋作用（二氧化碳浓度增高而刺激延髓中枢所致），表现为"二慢一高"症状即呼吸慢而深，脉搏慢而有力，血压升高，此为脑疝代偿期。如不及时抢救，很快就会进入失代偿期，表现为血压下降、脉搏细速、呼吸不规则或浅慢，最后直至心跳、呼吸停止。值得注意的是，发展急骤的患者，特别是枕骨大孔疝患者，常会突然进入昏迷状态，随即呼吸停止以致死亡。脑疝时也可出现体温升高，主要是由于位于下视丘的体温调节中枢受损害，交感神经麻痹，汗腺停止排汗，小血管麻痹等使体内热量不能发散，加上脑疝时肌肉痉挛和去脑强直产热过多，使体温升高，应做好体温的监测及高热的护理。

4. 肌力的变化

常表现一侧肢体进行性活动障碍，病理反射不典型到典型出现，生理反射进行性减弱或消失。颞叶钩回疝常出现对侧肢体进行性瘫痪，病理征阳性；而枕骨大孔疝常呈现颈项强直、四肢强直或瘫痪，双侧病理征阳性。

（二）熟练掌握急救护理技术

脑组织对缺氧的敏感性最高，因而缺氧发展到一定程度必然导致脑功能障碍。大脑的血液供应完全停止，则神经细胞受到影响，停止 2 min 则神经细胞代谢停止，停止 5 min 则神经细胞开始死亡。因此，一旦出现脑疝先驱症状，必须进行分秒必争、全力以赴的抢救。

1. 迅速降低颅内压

立即通知医师，同时快速建立静脉通路，静脉滴注 20％甘露醇 250 mL 及地塞米松 5～10 mg，争取在 15～30 min 内滴完。必要时静脉推注，使患者在颅内压较低、脑组织供血较好的情况下争取早期手术。同时根据医嘱立即剃头，配血备血，做好药物过敏皮试，准备术前和术中用药等。对于呼吸骤停的枕骨大孔疝患者，应立即做好钻颅术准备，就地进行脑室穿刺，缓慢放出脑脊液，使颅内压慢慢下降，然后做脑室引流同时予静脉滴注高渗脱水剂，以达到迅速降低颅压的目的。

2. 除去引起颅内压增高的因素

保持呼吸道的通畅，如有呕吐物及呼吸道分泌物要及时清除。保证氧的供给，防止窒息及吸入性肺炎等加重缺氧。保证脑灌注压。保持大、小便通畅。出现便秘时，可适当服用液状石蜡（石蜡油）、番泻叶等缓泻剂，避免用力大便，禁止灌肠。以防腹压增高，引起颅内压骤增，诱发脑疝。

3. 呼吸骤停患者的救护

一旦患者发生呼吸骤停，在迅速降颅压的基础上，按脑复苏技术进行抢救。保持呼道通畅，给予气管插管，必要时行气管切开，同时给呼吸机辅助呼吸。根据患者的病情予以呼吸兴奋剂、升压药、肾上腺皮质激素等综合对症处理。

（三）一般处理

卧床休息，头部抬高 15°～30°，以保持颅内静脉回流通畅和良好的脑血供。运送和搬运患者时应尽量防止震动，检查患者时也应防止过猛地搬动患者的头颈部等。输液量应有所控制，在每天尿量≥600～800 mL 的基础上，一般静脉输液量不超过 24 h 尿量加上 500 mL 入水量。输液速度要慢，钠盐也应酌情限制，输液以 10％高渗葡萄糖溶液为主。保持大、小便通畅。必要时，导尿并记录 24 h 出入液量，脑疝者常伴有高热、肺部感染、尿路感染、消化道出血、偏瘫、强迫体位、耳鸣或吞咽困难等，应采取相应的护理措施。出现高热时，给予对症处理，如冰袋、乙醇擦浴、降温毯、冰帽降低脑代谢率，减轻脑水肿等。

第二节　脑动静脉畸形

脑动静脉畸形系指一种先天性脑血管发育异常。脑内血管呈集团状的迂回走行，动静脉之直接沟通或吻合短路，两者之间正常的毛细血管联络结构缺如，又称脑动静脉瘘。

一、病因病理及发病机制

病因为胚胎发育异常的先天性畸形。在胚胎期脑血管胚芽演化过程中即在不同阶段发生病变。由于动脉压力大而静脉压力低，短路血流通畅，其通路日益扩大，畸形血管团的体积范围亦日增，有几条灌注动脉和引流静脉可增粗如索。畸形区的静脉压增高，远端静脉因血液回流不畅而怒张，病变区血管壁菲薄，极易破裂出血，瘘口大小不一，大型者血管畸形成团，通常有核桃大小，甚至拳头大小，可涉及1～2个脑叶，呈楔形或三角形。小型者肉眼难见，通常不超过20～30 mm，如米粒大小。绝大部分病变区位于幕上半球浅部，而于中线及深部较少。供血动脉以大脑中动脉为多，而颈外动脉的脑膜支及头皮动脉供血较少。

二、临床表现

颅内动静脉畸形的人群发病率为0.02%～0.05%，占脑疾病的0.15%～30%。男性多于女性，临床发病年龄高峰是20～40岁，平均25岁，尽管约有1/4的动静脉畸形出血多发生在15岁以内，60%在40岁以前发病，大多数在50岁以前出现症状，60岁以上发病者少见。据近200例AVM病例资料统计，60岁以上仅占3%，临床上以头痛为主，多数不需治疗干预。

脑动静脉畸形的主要症状是出血、癫痫和头痛，可以单独存在，也可合并发生。

（一）出血

约有50%的动静脉畸形患者的症状为出血引起。是AVM的主要临床表现，可分为脑内出血、脑室出血和蛛网膜下腔出血。经大宗病例统计，脑AVM患者中68%有出血症状。有学者在病理研究中发现，10%～15%临床无出血症状的患者脑AVM的胶质增生区周围有含铁血黄素及巨噬细胞，提示有少量、隐性的无症状性出血，这说明脑AVM的出血率比实际统计的还要高。资料显示出血率占53%。AVM出血的特点是：①出血年龄轻：出血的高峰年龄比动脉瘤早，为15～20岁，半数以上的出血发生于30岁以前。②出血的程度较轻：出血后死亡率只及动脉瘤的1/3。③出血部位以脑内为多。④早期再出血发生率较低。⑤再出血的间隔时间长且无规律。出血后发生血管痉挛者比动脉瘤轻。颅内出血者发病突然，往往在体力活动或情绪波动时发病，临床表现为剧烈头痛、呕吐，甚至意识丧失。体检有颈项强直、Kenig征阳性、腰穿脑脊液可呈血性。

（二）癫痫

以癫痫为首发症状者约占20%，国内学者凌锋教授报道162例中37例有癫痫史（占22.8%）。主要由于脑AVM的动静脉短路，畸形血管团周围严重盗血，脑细胞供血不足所致。因此其发生率与AVM的大小、位置和类型有关。一般来说，位于皮层的大型AVM及呈广泛毛细血管扩张型AVM癫痫发生率高，出血前后多发生癫痫主要与出血后含铁血黄素沉积致周围胶质增生形成致癫灶有关；还与盗血和畸形血管团压迫有关。

（三）头痛

以头痛为首发症状的约占15%。头痛虽不是AVM的特征性症状，但对患者的困扰极大，常使患者难以忍受。从畸形的部位来看，凡颞叶底面或累及到硬膜者有头痛。推测可能系硬膜三叉神经感觉支受到影响之故。某些患者有脑膜脑AVM，仅仅栓塞了颈外动脉所供应的脑膜AVM，头痛就能大为减轻，或可为一佐证。颅内压高也是一种引起头痛的重要因素。

（四）缺血及颅内杂音

部分患者可因盗血半球长期供血不足致进行性偏瘫，因合并有动静脉瘘可闻及颅内吹风样杂音，因引流静脉异常造成颅内压增高，占位效应和眼球突出等症状。

三、辅助检查

（一）头颅 X 线平片

头颅 X 线平片显示颅骨板障血管影明显，或颅骨内板局限被侵蚀而显示模糊影或骨质菲薄，脑膜中动脉沟迂曲变宽，少数病灶伴有病理性环形钙化影。

（二）脑脊液

血管未破裂前脑脊液正常，出血时脑脊液呈均匀血性。

（三）脑血管造影

依靠脑血管造影可发现畸形血管，扩张迂曲而成簇团，如有血肿则常见血管移位，有时显示来自颈外的供血动脉。

（四）脑电图

脑电图异常率占 61%。

（五）CT 脑扫描

CT 脑扫描可显示大脑局限性或半球部位低密度影，必要时增强扫描。凡脑血管造影阴性而被 CT 扫描证实者，则称为隐匿性脑血管畸形。

四、诊断及鉴别诊断

（一）诊断

诊断主要依据：①青年人多发，有蛛网膜下腔出血和（或）脑出血史。②有癫痫发作史，特别是局限性癫痫，或偏头痛发作史。③有局限性神经定位征，头顶部血管杂音，单侧突眼等。④依靠脑血管造影或 CT 证实。

（二）鉴别诊断

本病主要应与偏头痛及其他病因所致的癫痫相鉴别。

五、治疗

（一）控制癫痫

选用镇静剂控制或减轻癫痫发作程度及次数，苯妥英钠 0.1g，3 次/天；或苯巴比妥 0.03g，3 次/天。

（二）出血期

出血期按急性出血性脑血管病内科治疗。

（三）病因治疗

争取同时将畸形血管切除。若仅为蛛网膜下腔出血，经内科治疗待病情稳定后，选择适当时机再施行畸形血管切除术，目的在于防止出血，控制癫痫，改善脑功能。脑动静脉畸形是由动脉与静脉构成，有的包含动脉瘤与静脉瘤，脑动静脉畸形有供血动脉与引流静脉，其大小与形态多种多样。一般部位的脑动静脉畸形，可采用手术切除病灶或微导管血管内栓塞治疗。位于重要功能区、位置特别深的脑内或巨大病灶可采取在数字减影下动脉内栓塞的方法，以减少畸形血管病灶的血液供应，使病变减小或有利于进一步的手术切除或 γ 刀放射治疗。手术方法是先找到供应动脉，于靠近病变处夹闭切断。切勿远离病变以防阻断供应邻近脑组织的分支，然后分离畸形血管，完全分离后再夹闭引流静脉，将病变切除。对大的高血流病变应分期手术，先行人工栓塞或手术阻断供应动脉，使病变血流减低，改善周围脑血循环，1～2周后再作病变切除。

六、护理

（一）术前护理

（1）患者要绝对卧床，并避免情绪激动，防止畸形血管破裂出血。

（2）监测生命体征，注意瞳孔变化，若双侧瞳孔不等大表明有血管破裂出血的可能。

（3）排泄的管理：向患者宣教合理饮食，嘱其多食富含纤维素的食物，如水果、蔬菜等，以防止便秘，观察患者每日粪便情况，必要时给予开塞露或缓泻剂。

（4）注意冷暖变化，以防感冒后用力打喷嚏或咳嗽诱发畸形血管破裂出血。

（5）注意安全，防止患者癫痫发作时受伤。

（6）危重患者应做好术前准备，如剃头，若有出血进行急诊手术。

（二）术后护理

（1）严密监测患者生命体征，尤其注意血压变化，如有异常立即通知医师。

（2）患者持续低流量氧气吸入，并观察肢体活动及感觉情况。

（3）按时予以脱水及抗癫痫药物，防止患者颅压增高或癫痫发作。

（4）如有引流，应保持引流通畅，并观察引流量、色及性质变化。短时间内若引流出大量血性物质，应及时通知医师。

（5）患者癫痫发作，应保持呼吸道通畅，并予以吸痰、氧气吸入，防止坠床等意外伤害，予床挡保护并约束四肢，口腔留置口咽通气导管，配合医师给予镇静及抗癫痫药物。

（6）长期卧床活动量较少的患者注意肺部情况，及时给予拍背，促进有效咳痰，防止发生肺部感染，还须定期拍X线胸片，根据胸片有重点有选择性地进行拍背。

（7）术后应鼓励患者进食高蛋白质食物，以增加组织的修复能力，保证机体营养供给。

（8）清醒患者保持头高位（床头抬高30°）以利血液回流，减轻脑水肿。

（9）准确记录出入量，保证出入量平衡。

（10）对有精神症状的患者，适当给予镇静剂，并注意患者有无自伤或伤害他人的行为。

（11）给予患者心理上的支持，使其对疾病的痊愈有信心，从而减轻患者心理负担。

第三节 颅内动脉瘤

一、病因和危险因素

（一）病因

颅内动脉瘤的发病原因是多因素的，绝大多数囊性动脉瘤目前认为是先天性血管发育不良和脑血管后天性获得病变共同作用的结果。此外，创伤和感染也可引起动脉瘤，高血压、吸烟、饮酒、滥用可卡因、避孕药、某些遗传因素也被认为与动脉瘤形成有一定关系。通常按其不同病因分为五类：先天性（发育性）、感染性、外伤性、动脉硬化性、剥离性（壁间动脉瘤、夹层动脉瘤、动脉剥离）。

（二）危险因素

目前认为体力劳动、情绪波动、酒后、解便等均可引起动脉瘤突然破裂，而年龄、性别、吸烟、饮酒、高血压已被证实是颅内动脉瘤的危险因素。

1. 年龄

颅内动脉瘤可以发生于任何年龄，但儿童及青年发病较少，主要以 40～60 岁多见。另外，研究提示，相对年长者可以增加其他危险因素引起颅内动脉瘤的概率。

2. 性别

是颅内动脉瘤发生、发展的高危因素，女性比男性更易患动脉瘤。相关报告表明，女性直到 30 岁以后，其动脉瘤的概率才明显增加，绝经后女性发病率高于绝经前女性。这主要是由于荷尔蒙因素引起的，即雌激素有利于抑制颅内动脉瘤的形成。另外，脑血管壁内的胶原蛋白含量在绝经后明显减少，进一步促进了动脉瘤的形成。

3. 吸烟、饮酒、吸毒

（1）吸烟：吸烟作为高危因素，可以明显促进颅内动脉瘤形成，增加颅内动脉瘤破裂的机会。研究表明，吸烟是除饮酒、高血压、服用非类固醇类抗炎药物和麻醉药物以外引起颅内动脉瘤的独立危险因素，且每日吸烟 20 支以上具有更高的风险性。其主要原因是吸烟可以引起及加重动脉粥样硬化，从而导致动脉壁的剪切力发生变化，血管壁内膜层增厚及管壁脆性增加促进了管壁中弹力蛋白的降解，从而形成动脉瘤；进而促进已存在的动脉瘤增长，最终引起动脉瘤破裂。另外，吸烟被认为可以促进大动脉瘤及多发动脉瘤的形成。而长期随访研究证实，停止吸烟可以减少颅内动脉瘤破裂引起 SAH 的概率。

（2）饮酒：饮酒也被认为是颅内动脉瘤的危险因素。但有人认为，饮酒仅在相对短的时间内与动脉瘤性 SAH 相关，这主要是因为饮酒可以在短期内影响血压的变化从而引起动脉瘤破裂；而酒精本身并不是导致颅内动脉瘤形成及促进其生长的主要原因。

（3）吸毒：关于吸毒与颅内动脉瘤的关系最近也不乏报告。可卡因中毒有助于颅内小动脉瘤的发生与破裂，这主要由于暂时性高血压及心动过速所引起；而长期使用可卡因者能够改变颅内动脉瘤的自然进程。Davis 等报告，可卡因使用者颅内动脉瘤破裂的平均年龄为 32.8 岁，而非可卡因使用者为 52.2 岁，前者病死率明显上升。因此，可卡因滥用对于颅内动脉瘤来说，是一个危险因素，尤其是对于年轻的可卡因吸食者更是如此。

4. 冠心病

多以冠状动脉粥样硬化为疾病基础，动脉粥样硬化可引起血管壁发生退行性改变，使动脉的顺应性和抗张强度降低。动脉硬化不仅限于冠状动脉，更容易发生在颅内动脉，而颅内动脉位于蛛网膜下腔，缺乏血管外组织支持；与颅外动脉相比，无外弹性膜，管壁较颅外相同直径的动脉薄。颅内动脉硬化本身可以减弱血管的弹性，增强血管脆性，血管壁内弹力膜层出现损坏甚至断裂。因此，极容易在血管壁的上述病变基础上引发颅内动脉瘤。

5. 高血压

是以体循环动脉压增高为主要表现的临床综合征，是最常见的心血管病，可分为原发性及继发性两大类。高血压早期仅表现为心排血量增加和全身小动脉张力的增加，高血压持续及进展即可引起全身小动脉病变，表现为小动脉玻璃样变、中层平滑肌细胞增生、管壁增厚、管腔狭窄，使高血压维持和发展，并进而导致重要靶器官如心、脑、肾的缺血损伤。同时，高血压可促进动脉粥样硬化的形成及发展，后者引起血管壁发生退行性改变，使动脉的顺应性和抗张强度降低，从而在动脉瘤形成过程中起重要作用。脑动脉壁由内膜、中层平滑肌和薄层胶原物质构成的外膜组成。细胞外基质（ECM）是颅内动脉壁中非常重要的成分，由成纤维细胞分泌的大分子聚合物构成，对维护动脉壁的完整性，保持动脉的弹性和抗张力起着非常重要的作用，特别是它可以通过与动脉壁细胞的相互作用，参与对细胞和平滑肌的调控，为血管壁细胞发挥生理作用提供了必要的框架。正常情况下，ECM 各种成分的降解和合成受到多种蛋白酶及其抑制剂等共同调控，处在一个稳定的代谢过程中，一旦这种平衡被某些因素打破，再加上高血压导致的脑部小动脉硬化，脑动脉壁薄弱的特点及脑循环血量较大等因素，动脉壁中层发生纤维化，动脉壁的内弹性膜损伤，进而促进动脉瘤的发生。Zhang 等通过对 20 只自发性高血压大鼠和 10 只 Wilster Kyoto 大鼠在相同条件下进行对照研究发现，一年后，2 只自发性高血压大鼠在基底动脉分叉处出现动脉瘤，而对照组未发现。对动脉瘤标本进行光镜和电镜观察，发现首先是基底动脉分叉处内膜移行处有损伤，其次是内皮细胞缺失，内膜退行性改变，内弹性膜断裂，淋巴细胞或红细胞局部浸润。因此，有学者认为，长期全身动脉高血压是导致动脉瘤的病因之一。

6. 糖尿病

由多种病因引起的以慢性高血糖为特征的代谢紊乱，可引起多系统损害，导致眼、肾、神经、心脏、血管等组织的慢性进行性病变，引起功能缺陷及衰竭。糖尿病的血管病变主要表现在微血管瘤形成、微循环障碍和微血管基底膜增厚。

二、发病机制

绝大多数囊性动脉瘤目前认为是先天性血管发育不良和脑血管后天性获得病变共同作用的结果。此外，创伤和感染也可引起动脉瘤。高血压、吸烟、饮酒、滥用可卡因、避孕药、某些遗传因素也被认为与动脉瘤形成有一定关系。

三、临床表现

颅内动脉瘤的临床表现与动脉瘤的大小、部位及是否破裂有关。未破裂的颅内动脉瘤主要表现为因压迫周围结构而产生相应的局部症状，如眼睑下垂、眼球突出、偏头痛、三叉神经痛和眼肌麻痹等症状。破裂的颅内动脉瘤主要表现为蛛网膜下腔出血的症状和体征。动脉瘤性蛛网膜下腔出血的典型临床表现是突然发作的剧烈头痛、呕吐、畏光、烦躁不安，随后有短暂的意识丧失，清醒后有各种神经功能障碍和脑膜刺激症状。

（一）诱因及先兆症状

发病前多有明显诱因，如剧烈运动、过劳、激动、排便、咳嗽、饮酒等；少数可在安静状态下发病（12%~34%）。20%~50%确诊为 SAH 前几天至几周有明显的或非寻常的严重头痛—预警性头痛，其特点为：头痛可在任何部位，可单侧也可双侧约 50%发生在大量 SAH 之前通常突然起病，通常存在 1 d 或 2 d，但也可持续数分钟至数小时或 2 周不等。70%出现伴随症状和体征，大约 30%病例有恶心和呕吐；30%患者有颈部疼痛和僵硬；15%有视觉改变，如视物模糊或双影；20%的有运动或感觉障碍；疲乏，眩晕或意识丧失各 20%。约 50%患者会看医师，但常被误诊。

（二）警兆症状

颅内动脉瘤的体积一般都很小，在未破裂之前无临床症状，只有少数体积较大的动脉瘤因压迫邻近神经组织而引起症状，由于动脉瘤破裂后的死亡率和致残率都很高，如能在发生SAH之前即可得出诊断，其治疗效果将大为改观。

（三）SAH 的典型临床表现

90％存在头痛：①经典的头痛：突然、剧烈和持续性，经常伴有恶心、呕吐、脑膜刺激征，局灶神经系统症状和意识丧失；②爆炸样头痛："一生中最剧烈的头痛"；12％感觉到破裂；8％头痛从轻度逐渐加重；92％一发病即非常剧烈；可发生在任何部位，可单侧或双侧；75％表现头痛、恶心和呕吐；66％突然发生头痛伴有意识丧失或局灶缺损；50％无或仅有轻度头痛和轻度脑膜刺激征或中度至重度头痛不伴神经功能缺损或颅神经麻痹；75％在 SAH 最初24 小时和第 4 天有颈强直（71％、85％、83％、75％）；在最初 24 小时：40％意识清楚，67％言语流利，69％运动功能正常。50％的表现与脑膜炎相似：头痛、颈项强直、恶心、呕吐、畏光和低热。33％以上患者存在短暂的意识丧失。

四、辅助检查

（一）腰椎穿刺

腰椎穿刺是诊断动脉瘤破裂后 SAH 的直接证据，在 CT 未发明以前常用以确定动脉瘤的破裂，目前只用于有警兆症状但 CT 为阴性的患者，以判断近期是否曾有 SAH 的发生。由于动脉瘤破裂后常有颅内压增高，故腰椎穿刺放液应慎重进行，以免导致脑疝；而且放脑脊液不宜过多，以防止颅内压降低使动脉瘤壁内外压力差增大，导致动脉瘤破裂。

（二）电子计算机断层扫描（CT）

CT 被认为是蛛网膜下腔出血的首选检查，且能确定出血范围、血肿大小、脑梗死等，有助于动脉瘤的定位。CT 检查中密度不同的同心环图像"靶环征"是巨大动脉瘤的特征性表现。随着 CT 技术的发展，三维CT 血管造影重建技术（3D-CTA）对颅内动脉瘤诊断的帮助越来越大。目前 CTA 主要用于动脉瘤的诊断和夹闭术后的复查。多层螺旋 CT 三维血管造影（MS3D-CTA）容积重建（VR）是一项新技术。目前临床上多采用最大强度投影（MIP）、表面遮盖显示（SSD）、CT 仿真内窥镜（CTVE）进行图像后处理重建。VR 诊断颅内动脉瘤的敏感度为 98％～100％，特异度为 100％，准确度为 99％，与 DSA 基本一致。但 VR 技术也有一定缺陷，其易受颅底骨质干扰，只能显示血管及动脉瘤的表面，不能区分血管壁的钙化，同时对于血管及动脉瘤内的血栓也显示较差。

（三）磁共振扫描（MRI）

MRI 能很好地显示动脉瘤的全部及其与周围组织的关系，动脉瘤内血块及血流部分皆能分别显示出来，连续扫描还能显示瘤内的涡流，可用于诊断动脉瘤的大小和部位，而磁共振血管造影（MRA）可以显示整个脑血管系统，不仅可以显示动脉瘤内的血流情况，还可清晰地显示瘤蒂。在直径＞3 mm 的动脉瘤中 60％～95％可由 MRA 发现，且 MRA 无须造影剂，可以部分代替 DSA 检查。对于 DSA 检查正常的患者，也有必要复查 MRA，但总的来说，CTA和 MRA 对解剖细节的显示还不能替代 DSA。

（四）多普勒超声检查（TCD）

主要用于对术前颈总动脉、颈内动脉、颈外动脉及椎基底动脉的供血情况，从而对结扎这些动脉后或颈内外动脉吻合后血流方向和血流量做出估计，而在动脉瘤栓塞或开颅动脉瘤颈夹闭术中，TCD检查还可以帮助预测治疗后患者是否存在脑缺血的风险。而术后，TCD检查则可用于脑血管痉挛的检测。

（五）数字减影血管造影（DSA）

DSA是影像增强技术、电视技术和计算机技术相结合的产物，它是将造影前、后获得的数字图像进行数字减影，在减影图像中消除骨骼和软组织结构，使低浓度的造影剂所充盈的血管在减影中显示出来，有较高的图像对比度。DSA是颅内动脉瘤诊断的金标准。凡患者有SAH、自发的Ⅲ-Ⅳ颅神经麻痹或后组颅神经障碍等，均应行DSA检查。造影能显示动脉瘤的部位、大小、形态、数目、动脉硬化及动脉痉挛的范围、程度、瘤蒂大小及是否适合夹闭等。此外，还可了解血管的正常与变异、侧支循环。约16%的动脉瘤内有血栓形成、动脉瘤与动脉影像重叠或动脉痉挛使动脉瘤不显影，再造影时约有20%的动脉瘤可再度显影。但这种DSA也存在一些不足之处，因血管走行的重叠、成角及投照角度选择不当等原因造成诊断和治疗困难，甚至误诊、漏诊，由于其不能很好地显示动脉瘤的三维立体结构，在指导手术及栓塞治疗时也非常不方便。

三维数字减影血管造影：该DSA具有的旋转功能为多角度观察靶目标提供了方便，有效地排除了血管成角、重叠等常见因素的干扰，可提供动脉瘤颈、载瘤动脉、周围血管结构的重要信息，对动脉瘤诊断的准确性明显优于2D-DSA，对于Hun-Hess分级Ⅰ～Ⅱ级者应尽早造影，一般认为出血后3 d内造影并发症最少，第4天开始增加，2～3周最高。Ⅲ～Ⅳ级并怀疑有颅内动脉瘤者也应尽早造影。Ⅴ级者可做CT或MRI检查以排除血肿和脑积水，以免造影加重症状。但DSA是一项有创检查，可引起系列并发症：严重的非神经系统并发症占0.3%～0.8%，严重的暂时性神经系统并发症占0.5%～2.3%，永久性神经系统并发症占0.1%～0.5%。另外，操作过程中导致动脉瘤破裂出血占2.6%。

急症或门诊患者可先行头部CT平扫，若证实有自发性SAH或颅内血肿并怀疑脑血管疾病，特别是颅内动脉瘤者应立即行CTA或MRA检查以明确病因。对于有介入治疗指征CTA或MRA显示欠佳者，DSA既可明确诊断又可继续进行介入治疗。

五、治疗原则

（一）颅内动脉瘤的非手术治疗

非手术治疗其主要目的在于防止再出血和脑动脉痉挛等主要适用于下述情况：患者病情不适合手术；诊断不明确需进一步检查；患者拒绝手术或手术失败；作为手术前后的辅助治疗手段。非手术治疗主要包括绝对卧床休息、镇痛、抗癫痫、控制血压等，用TCD检测颅内动脉压，维持正常的脑灌注压，积极预防和治疗脑动脉痉挛。

（二）颅内动脉瘤的手术治疗

目前颅内动脉瘤的手术治疗主要采用显微外科技术。其核心思想在于将动脉瘤排除于脑循环之外，并减轻动脉瘤对邻近结构的占位效应。手术方法主要有动脉瘤颈夹闭或结扎术、动脉瘤电凝固术、动脉瘤铜丝导入术、立体定向磁性栓塞术、动脉瘤包裹加固术、激光凝固术等，但动脉瘤颈夹闭术仍是首选方法。手术时机的选择尚有争议，早期手术（SAH后48～72 h

内）可避免再出血，并可清除蛛网膜下腔出血以缓解致命性的动脉痉挛。但于早期手术时脑水肿较重使动脉瘤暴露困难容易损伤脑组织，术中容易引起动脉瘤破裂。当然患者血压不正常，颅内压过高，有急性心、肺疾病等推迟手术以完善术前准备也是合理的。说明延期手术虽不能明显减少再出血的发生率，但其他方面的效果还是和早期手术相当的。而早期手术虽能减少再出血，但不减少缺血性神经功能缺失或其他并发症。

（三）颅内动脉的血管内介入治疗

血管内治疗是指利用介入治疗的方法，单纯或在其他材料的辅助下，将栓塞材料填塞入瘤腔内，或将载瘤动脉闭塞。随着栓塞材料的发展和栓塞技术的成熟，已成为 AN 开颅夹闭术的一种有效替代。在欧美国家已成为 AN 手术治疗的首选方法。

目前临床运用的血管内栓塞技术主要有动脉瘤囊内单纯微弹簧圈技术、球囊再塑形技术、支架结合微弹簧圈技术、双微导管技术。

1. 动脉瘤囊内单纯微弹簧圈技术该技术适用于治疗窄颈动脉瘤

（1）栓塞材料：5～7F 软头导引导管、导丝导引微导管（10、14、18 系列）、与微导管配套的微导丝（10、14、18 系列）、可控解脱弹簧圈和解脱系统、液态栓塞材料及其栓塞系统。

（2）栓塞要点：尽可能采用全身麻醉，全身肝素化（SAH 后 4 h 之内除外）。根据造影结果选择 1～2 个最佳工作角度，使瘤颈和瘤体均显示清楚。根据动脉瘤的位置及形态进行微导管塑形。微导管的操作要缓慢平滑地行进，不能跳跃式前进。微导管头端不能顶在动脉瘤壁上。弹簧圈的选择要根据造影动脉瘤的结果，第一个弹簧圈的直径应该大于瘤颈，等于或稍大于瘤体最小径，尽可能长--些，使其在瘤内能紧贴瘤壁盘成簇状。对于新近出血的小动脉瘤，应尽可能选择柔软的弹簧圈。弹簧圈的位置放置合适后要进行造影证实，确信无正常血管闭塞再行解脱。弹簧圈填塞要尽可能致密。

2. 球囊再塑形技术

该技术适用于治疗宽颈动脉瘤。再塑形技术的优点是，充盈的球囊可以暂时固定微导管；有效防止了弹簧圈经瘤颈突入载瘤动脉；反复充盈球囊可使弹簧圈的填塞更紧密，提高完全闭塞率。ONYX 也必须在 RT 的配合下应用

3. 支架结合微弹簧圈技术

该技术适用于宽颈、梭形或夹层动脉瘤，分 3 种。

（1）顺序式：先骑跨动脉瘤开口放置支架，再使微导管穿过支架网眼进入动脉瘤腔，送入弹簧圈栓塞动脉瘤。

（2）平行式：先将微导管插入动脉瘤腔内，再骑跨动脉瘤开口放置支架，继而送入弹簧圈栓塞动脉瘤。

（3）分期式：支架放置 1 个月后再行弹簧圈栓塞，此时支架因内膜化而相对固定。

4. 双微导管技术

该技术是指在动脉瘤内放置 2 个微导管，交替送入弹簧圈，观察弹簧圈稳定后再解脱。交互编织的弹簧圈在动脉瘤腔内的稳定性强，不易突入载瘤动脉。由于在 1 根载瘤动脉内同时操作 2 根微导管，故技术难度增加，缺血性并发的发生率也相应增加。

5. 血管内栓塞治疗材料

（1）表面改良的弹簧圈。①新一代电解式可脱性弹簧圈（GDC）——Matrix 弹簧圈：被覆共聚物涂层聚乙二醇聚乳酸，其体积占弹簧圈总体积的 70%，在 90 d 内可在体内完全被吸

收。动物实验表明，同老一代 GDC 相比，Matrix 弹簧圈致血栓能力更强，能促进动脉瘤腔内纤维结缔组织增生，故有望降低动脉瘤再通率，同时栓塞后动脉瘤的体积可随共聚物的吸收而缩小。但临床效果尚待调查和随访。②HES 弹簧圈被置于血液中 5 min 后，羧基的去质子化作用使共聚物吸收水分而膨胀；20 min 后膨胀完全，弹簧圈直径达原来的 3 倍。这种能在体内自发膨胀的生物弹簧圈有望提高动脉瘤的完全栓塞率和降低远期再通率。③放射性弹簧圈：将 32P 植入普通弹簧圈表面制成放射性弹簧圈，32P 的原位放射作用能促进动脉瘤瘤腔纤维化和瘤颈新生内皮生长，从而有望降低动脉瘤远期再通率。32P 释放的 B 射线穿透力极弱，不接触弹簧圈的组织可免受放射影响。④纤毛弹簧圈：将涤纶纤毛覆于可脱弹簧圈表面，增强弹簧圈的致血栓性，可用于栓塞巨大动脉瘤或破裂动脉瘤的子囊，也可用于闭塞载瘤动脉。

（2）带膜支架：支架被覆共聚物薄膜即带膜支架，又名人工血管。薄膜成分可以是可降解性共聚物（如聚乙醇酸、聚乳酸等），也可以是不可降解性共聚物（如聚氨酯、硅树脂、聚酯等）。带膜支架能够在血循环中屏蔽动脉瘤并重建载瘤动脉，是治疗颅内巨大、宽颈或梭形动脉瘤的理想选择，但只能用于无重要侧支或穿支发出的动脉节段，如颈内动脉后交通段以下水平或椎动脉远离小脑后下动脉开口的节段。另外与裸支架相比，带膜支架有更强的诱导内皮增生和致血栓的作用，也更难以被送入颅内把点。柔软、易于输送和具有良好生物相容性的颅内专用带膜支架有待发展。

（3）非黏附性液体栓塞剂：Onyx 套装包括次乙烯醇异分子聚合物（EVOH）、甲基亚砜溶剂（DMSO）和作为显影剂的微粒化钽粉。EVOH 是一种非黏附性栓塞材料，不溶于水，溶于 DMSO，DMSO 遇血液时迅速弥散，预先溶于其中的 EVOH 则沉淀析出为海绵状团块，在靶点成为永久性栓塞物。液体栓塞剂与动脉瘤腔的高匹配性是固体栓塞剂无法比拟的，栓塞体积比理论上可达 100%，尤其适用于巨大或形状不规则的动脉瘤。由于 Onyx 的非黏附性，微导管不会被黏滞于动脉瘤腔内，允许术者从容进行介入操作。Onyx 必须在球囊再塑形技术配合下应用，球囊对动脉瘤颈的有效封堵和 Onyx 的缓慢、间歇注射是防止 Onyx 漏入载瘤动脉的关键。Onyx 的固有缺点在于 DMSO 的潜在血管毒性，但在实际应用中只要产格掌握注射剂量和速度，即可避免血管毒性反应、

六、护理措施

（一）术前护理

（1）详细询问病史、认真查体、全面评估，找出护理问题，指定切实可行的护理。

（2）休息与卧位：对脑动脉瘤及破裂出血的待术患者，应安置于安静、清洁的病室，减少探视、禁止喧哗。绝对卧床休息，床头抬高不得超过 30°，不得坐起和自己进食。护士取物、关门动作要轻，护理操作应稳，避免一切不良刺激，保持情绪稳定，对意识不清躁动不安的患者应专人守护，加强床边防护，可遵医嘱给镇静剂。

（3）指导患者进食富含纤维素的食物，适当应用缓泻剂。保持大便通畅，禁止灌肠。防止因着凉而引起患者用力打喷嚏或咳嗽，以免增加腹压及反射性地增加颅内压而引起颅内动脉瘤再次破裂出血。

（4）做好心理护理：由于动脉瘤位于颅内，且症状多、痛苦重，既需绝对卧床别人照料，又要面临手术的选择和准备。患者容易出现恐惧、焦躁不安、消极悲观、失落无助等负面情绪。护士应充分理解患者，掌握沟通技巧，策略地讲解疾病的有关知识、自我调整心态的重要

性和配合治疗护理的益处，通过护士的安慰、关爱、疏导和支持以及娴熟的护理操作赢得患者信任，使其正视疾病、选择手术。

（5）病情观察：观察并记录患者瞳孔、意识、头痛及生命体征的变化，注意观察血压、颅内压高低，遵医嘱用药，维持在正常范围，发现问题及时报告医师并进行相应处理。

（6）正确应用脱水剂、降压药及抗纤维蛋白溶解药物及抗脑血管痉挛药，观察其疗效及不良反应。

（7）按神经外科术前护理：常规做好合血、备皮（剃头）、药物过敏试验、遵医嘱术前禁饮食，留置尿管、术前用药等。

（二）术后护理

（1）安排患者在安静、光线柔和、空气新鲜的病室，绝对卧床休息。

（2）全麻清醒后，血压平稳者，抬高床头 15°～30°，以利颅内静脉回流，清醒患者避免情绪波动，保持乐观情绪，烦躁患者可适当约束，必要时给予镇静剂，有癫痫发作者遵医嘱按时给予抗癫痫药物。

（3）颅内引流管的护理：妥善固定引流管，防止脱管；保持引流通畅，避免受压、扭曲、折叠、成角，定时由近端向远端挤压；密切观察引流液的颜色、性质及量，并准确记录。

（4）密切观察意识、瞳孔及生命体征的变化。如有异常及时报告医师处理。

（5）遵医嘱用药，保持血压平稳术后血压应控制在患者基础血压略高水平，血压过高，可造成血管破裂再出血，血压过低，可导致脑供血不足、脑梗死。

（6）应用抗脑血管痉挛的药物：动脉瘤破裂围手术期脑血管痉挛发生率为 21％～62％，且持续 2 周左右，遵医嘱应用高血压、高灌注、高血液稀释（3H）疗法。解除脑血管痉挛，增加脑血流量，改善微循环和脑代谢，保护脑组织，降低颅内再出血、脑梗死的发生率。

第四节　高血压脑出血

高血压脑出血（HCH）是由高血压伴发的脑小动脉粥样硬化病变在血压突然升高时破裂引起的脑出血。HICH 是神经系统的常见病及多发病，是危害人类健康的三大疾病之一，其病死率占脑血管病患者的首位。我国脑出血占全部卒中患者的 21％～48％，发病后 1 个月内病死率高达 30％～50％，存活者中超过 30％遗留神经功能障碍。近年来，随着诊断治疗技术的提高，死亡率明显下降，但总的发病率有上升趋势，致残率仍然很高，患者生命质量下降，并且给家庭和社会带来沉重负担。

一、病因与发病机制

高血压病使脑小动脉形成微动脉瘤，这种微动脉瘤在一时性血压骤然升高的诱因下破裂是目前公认的 HICH 最可能的原因。高血压病导致脑小动脉纤维样或玻璃样变性和局灶性出血、缺血或坏死，血管壁强度减弱，局部扩张，在血流冲击下形成单个或多个微动脉瘤（或称粟粒样动脉瘤），这些微动脉瘤破裂引起脑出血。大脑中动脉的豆纹动脉、基底动脉的桥脑支，常与主干呈直角分出，承受较大的压力冲灌，常会形成微动脉瘤，破裂出血的概率较大，所以由其支配区域的脑组织出血发生率明显高于其他部位。高血压引起的小动脉痉挛能造成其远端的脑组织缺氧、坏死,发生点状出血和脑水肿,这一过程若持久而严重,坏死及出血区扩大即成大片出血。微动脉瘤破裂仅可形成小血肿,大血肿则是由微动脉瘤破裂与多发性血管坏死出血同时发生而形成的。

二、危险因素

高血压不仅是 HICH 的直接原因,也是最重要的危险因素。随着血压的升高,出血发生的危险性也增加,两者呈正相关。除了高血压,HICH 的危险因素还包括糖尿病、绝经、吸烟、酗酒、脑血管淀粉样变、大量使用抗凝剂、低胆固醇等;另外,年龄、性别、种族、地理因素、生活习惯和工作环境等也与 HICH 有关。

三、病理生理学改变

与缺血性脑血管病不同,HICH 的治疗没有突破性进展,这可能与人们对其病理生理学机制认识不足有关。近年来,国内外对脑出血病理生理学的研究热点主要围绕在血肿扩大、脑水肿、炎症反应、细胞凋亡、缺血半暗带等方面。

(一)血肿扩大

在 CT 应用以前人们普遍认为 HICH 后血肿形成是一短促过程,活动性出血一般只持续20～30 min,但随着 CT 和颅脑 MRI 的广泛应用,大量的临床资料表明,脑出血后一段时间内存在着血肿继续扩大的现象,而且血肿扩大与症状加重密切相关。

(1)血肿不规则。

(2)血压较高,并且未能得到有效控制。

(3)患者入院时意识障碍程度深。

(4)病变部位较深,如丘脑、壳核等。

(5)急骤的过度脱水治疗。

(6)凝血功能障碍。

(7)酗酒及症状恶化。

(8)距离首次 CT 扫描的时间短。

(二)脑水肿

近年来的研究认为脑出血后早期的神经功能恶化,除了由于血肿进一步扩大外主要是血肿周围脑组织的继发性水肿所致。

1. 血肿周围缺血

脑出血后血肿周围缺血是脑水肿的重要原因之一,许多动物实验和临床影像学研究证实,血肿不是直接通过对周围脑组织的物理压迫引起脑水肿,而是通过影响局部脑血流量(rCBF)、颅内压增高等间接地在脑水肿形成过程中起一定作用。缺血引起脑组织生化和结构改变,破坏血-脑屏障和促进脑水肿的形成。缺血继发产生的兴奋性氨基酸与缺血再灌注能导致血肿周围组织损伤,并进一步加重脑水肿。

2. 凝血酶

近年来,凝血酶的神经毒性作用及与脑水肿的发生发展关系日益受到重视。凝血酶为一种丝氨酸蛋白酶,由非活性的凝血酶原产生,催化纤维蛋白原转变为纤维蛋白,并影响凝血级联反应中几个不同的凝血步骤。小剂量的凝血酶具有神经保护作用，而大剂量凝血酶则是一种神经毒性介质，它作用于脑和脊髓中大量的凝血酶结合位点，破坏血－脑屏障，引起脑水肿和神经细胞死亡。凝血酶可诱发脑水肿，而凝血酶抑制剂则可阻止凝血酶诱发脑水肿。

3. 血红蛋白及其分解产物

血肿内的红细胞溶解破裂后，释放血红蛋白（Hb），Hb 主要在脑出血后 3 d 起作用，与脑出血后的迟发性脑水肿有关，Hb 可形成血红素，后者在血红素氧合酶的作用下被分解为胆绿素、铁和一氧化碳。Hb 和（或）其分解产物或许是氧化损伤的主要因子，其中 Hb 分解释放的铁离子可能是自由基产生的主要原因，由于脑组织中富含脂质，易受到氧自由基的攻击，导致脂质过氧化反应，脂质过氧化会导致神经元脂膜和亚细胞器损伤、Na^+-K^+-ATP 酶、Ca^{2+}-Mg^{2+}-ATP 酶等失活，导致离子转运障碍，细胞内外离子梯度失衡，大量的水、钠滞留于细胞内；同时会破坏血管内皮细胞，导致血－脑屏障结构受损，血管通透性增加，从而导致混合性脑水肿，即细胞毒性脑水肿和血管源性脑水肿。

4. 血浆蛋白

脑出血后血肿腔内大量蛋白渗入到血肿周围组织间隙，导致细胞间隙胶体渗透压增高，使水分渗透到脑组织内形成间质性脑水肿，超早期清除颅内血肿能减少血肿周围组织血浆蛋白和纤维蛋白的沉积，而血肿周围组织的水肿程度也将明显减轻，且能预防随后的继发性血－脑屏障破坏。

5. 水通道蛋白-4（AQP-4）

是中枢神经系统中的渗透压感受器，与脑灌注、水肿形成和消退密切相关，在调节体内水代谢和维持中枢神经系统水平衡中起重要作用。在脑出血后的脑水肿的形成过程中，AQP-4 起着关键性的作用，既造成脑组织水肿，也参与了后期脑水肿的消除，似乎是一个水分子进出脑组织的开关和各种水肿产生机制共同作用的靶点。

（三）炎症反应

近年来的研究表明，脑出血后血肿周围存在明显的炎症反应，是脑出血后病理生理机制的重要环节。炎症反应起着吸收血肿、清除坏死组织的作用；另一方面，也可能造成对脑组织的继发性损伤。过度的炎症反应可通过多种途径进一步导致 rCBF 减少，血－脑屏障通透性增加，引起血管源性和细胞毒性脑水肿，加重脑损伤。中枢神经系统炎症反应的基本标志是白细胞的浸润和小胶质细胞的激活。脑出血后 1～7 d，血肿周围有大量的多形核白细胞、单核细胞浸润。渗出的中性粒细胞能够释放各种细胞因子，如肿瘤坏死因子-α、白细胞介素-6、干扰素 γ 和氧自由基等，这些细胞因子可加重脑损伤。同时，白细胞与内皮细胞相互作用可阻塞微血管，引起局灶性缺血。活化的小胶质细胞是脑内炎症反应的关键细胞。正常情况下，脑组织小胶质细胞是静止的，但在脑受损时被激活，小胶质细胞激活后，成为中枢神经系统的免疫效应细胞，是脑内细胞因子的重要来源和作用部位，参与损伤、炎症等病理过程。活化的小胶质细胞能分泌补体蛋白、白介素-1β、白介素-6 和肿瘤坏死因子-α 等促炎细胞因子，这些细胞因子参与了小胶质细胞介导的神经损伤。

（四）细胞凋亡

脑出血后的神经细胞死亡可分为坏死和凋亡。脑血肿区组织细胞以坏死为主，在缺血半暗带区及出血对侧区细胞以凋亡为主。

（五）缺血半暗带

随着对脑出血的进一步研究，有些学者提出脑出血患者血肿周围存在有与脑梗死周围类似的缺血半暗带。也有学者认为血肿周围并不存在缺血半暗带，而只是局部血流降低。

四、临床特征

不同部位的脑出血常产生一些特征性的临床表现，根据这些临床表现可初步判断出血部位，并有利于病情分析和预后的评估。

（一）基底核脑出血

基底核内囊区由不同的动脉供血，包括 Heubner 返动脉、豆纹动脉、脉络膜前动脉等。壳核出血主要源于外侧豆纹动脉，出血局限于壳核、外囊与带状核者，称外侧型或壳核型，如出血范围较大，扩展到内囊内外，则称为混合型内囊出血。大量出血通常向后上方扩展，多侵入内囊后肢，并可破入侧脑室内；也可沿白质纤维走向，侵入脑皮质下白质，形成额叶、颞叶或顶叶内血肿，基底核脑出血，当出血量较少，仅局限于壳核时，可无明显偏瘫；当出血量多时，除脑出血所见的一般表现外，常有头部和眼转向出血病灶侧，呈"凝视病灶"状和"三偏"症状，即偏瘫、偏身感觉障碍及偏盲，如出血位于优势半球，还可出现失语症，偶可发生癫痫发作。偏瘫通常发生于出血对侧的肢体，为典型的上运动神经元性偏瘫，表现为上肢呈屈曲内收，下肢伸直强直，腱反射亢进，出现踝阵挛，病理反射阳性，但在急性期瘫痪侧肢体肌张力、腱反射降低或消失。出血对侧偏身感觉减退，针刺肢体、面部时并无反应或反应较迟钝。如患者可配合检查，可发现病灶对侧同向偏盲。有报道右基底核脑出血患者存在。偏侧忽视并视觉整体及面孔失认。

Chung 等将基底核内囊区脑出血患者分为 6 型：Ⅰ型（前部型），由 Heubner 返动脉供血，血肿主要累及尾状核头或体，较多破入脑室，但很少有意识障碍，没有语言功能的受累，感觉和运动功能受累也较轻；Ⅱ型（中间型），由内侧豆纹动脉供血，血肿累及苍白球及壳核中部，无破入脑室，约 1/3 伴有不同程度的意识障碍，极少数累及语言功能，感觉和运动功能有轻至中度受累；Ⅲ型（后中间型），由脉络膜前动脉供血，血肿通常位于内囊后肢前半部分，无破入脑室，且都无意识障碍和语言功能障碍，感觉和运动功能受累较轻；Ⅳ型（后外侧型），由外侧豆纹动脉后内侧支供血，血肿位于豆状核后部的外囊区域，大多有破入侧脑室，约有一半患者伴有嗜睡，如在主侧半球则常有语言功能受累，感觉和运动功能存在中到重度受累；Ⅴ型（外侧型），由外侧豆纹动脉的大部分外侧支供血，血肿位于壳核外部和岛叶皮质，较少破入侧脑室，一半患者伴有嗜睡，血肿在主侧半球的患者中则有 50% 患者语言功能受累，运动功能轻至中度受累，感觉功能一般不受累；Ⅵ型（大量出血型），血肿占据全部或大部分的基底核内囊区域，偶尔尾状核及内囊前肢得以保留，大多破入侧脑室，且大多伴有意识障碍和语言功能障碍，同时伴有严重的运动功能障碍，1/3 患者出现感觉功能受累。

（二）丘脑出血

丘脑出血是 HICH 的常见类型，仅次于壳核，位于第 2 位。丘脑的供血动脉主要为大脑后动脉的丘脑膝状体动脉和丘脑穿通动脉，丘脑膝状体动脉起始与大脑后动脉环池段，供应丘脑内侧核、腹后外侧核和内外侧膝状体；丘脑穿通动脉起始于大脑后动脉第一段，供应腹外侧核、背内侧核、丘脑底部以及中脑被盖，丘脑膝状体动脉破裂多引起丘脑外侧核出血，丘脑穿通动脉破裂多引起丘脑内侧核出血。由于丘脑的复杂结构及毗邻关系，所以丘脑出血不仅具有一般脑出血的基本特征，还出现各种复杂多样的临床表现。丘脑出血的临床症状主要取决于出血是局限于丘脑还是向周围邻近区域扩展，并与出血量的多少密切相关。丘脑本身损害不会引起意识障碍，但血肿占位效应和累及丘脑板内核和中脑上部网状结构可导致不同程度的意识障碍，因丘脑与第三脑室，侧脑室解剖关系密切，脑室支撑力较脑实质弱，故丘脑出血常破入脑室，造成脑脊液循环通路受阻，导致急性梗阻性脑积水和颅内压增高，进而加重脑干网状结构或向大脑皮质传导通路的完全损害或功能抑制，出现意识障碍，甚至使中线主要结构位置改变，脑干扭曲旋转、移位或导致继发性脑干出血。

由于丘脑与内囊后肢相邻，血肿可直接压迫或继发水肿累及内囊，故较多出现偏瘫，丘脑是感觉系统的皮质下中枢，丘脑腹后外侧核及腹后内侧核传递来自身体及面部的感觉信息，所以丘脑病变时往往出现对侧偏身深浅感觉缺失，自发性偏身痛或感觉过度症候群。意识障碍与肢体偏瘫程度不成比例，可能是丘脑出血易破入脑室，对内囊后肢的压迫减轻，偏侧感觉障碍有时较运动障碍明显，考虑是背侧丘脑受损的缘故。眼征是丘脑出血的常见体征，当出血累及丘脑内侧部、后连合和丘脑下部时，就会出现双眼垂直性眼球运动障碍中的双眼上视麻痹，又称"落日眼"，被认为是丘脑出血的特征性症状。出血导致经过顶盖前区的光反应传导路（下行的交感神经纤维）受损，可出现双侧或单侧瞳孔缩小，光反应迟钝或消失，这也是丘脑出血的特征之一。出血若影响了额叶视中枢的下行纤维，还可出现同向偏视。丘脑出血眼位恢复的快慢与预后密切相关。

丘脑出血破入脑室，造成脑室积血，压力增高，影响了下丘脑和脑干的自主神经中枢，可能出现应激性溃疡、中枢性高热、高血糖、脑心综合征、神经源性肺水肿或

丘脑出血按 CT 分型有不同的临床表现。Ⅰa：血肿局限在丘脑，出血量小，以丘脑损害症状为主，主要表现为对侧的深浅感觉障碍，部分有丘脑痛、轻度偏瘫、失语等。Ⅰb：血肿局限于丘脑，并破入脑室系统，有明显头痛，部分伴呕吐，无或轻度梗阻性脑积水，无昏迷。Ⅱa：血肿扩展至内囊，患者将出现明显偏瘫，部分患者出现意识障碍。Ⅱb：血肿扩展至内囊，并破入脑室系统，提示出血量大，将近一半患者出现昏迷或伴急性梗阻性脑积水。Ⅲa：血肿扩展至下丘脑或中脑，患者高热，双眼凝视，意识障碍，应激性上消化道出血、脑心综合征等并发症的发生率明显增加。Ⅲb：血肿扩展至下丘脑或中脑，并破入脑室系统，临床表现重，大部分预后不良，病死率高。

（三）脑叶出血

脑叶出血又称为皮质下出血，高血压脑叶出血多见于老年人，中青年人脑叶出血多由动静脉血管畸形引起。高血压脑叶出血好发于大脑后半部分，如顶叶、颞叶、枕叶，也可见于多脑叶出血，额叶出血较少见，脑叶出血有典型的急性起病，头痛、呕吐、脑膜刺激征和相应的神经系统定位体征，结合颅脑 CT 能做出正确诊断。

脑叶出血的临床表现与出血部位及出血量有关，若出血量少而且没有影响到功能区，临床上可以没有定位体征。脑叶出血高颅压症状相对较轻，多无意识障碍或有较轻的意识障碍，原因是脑叶出血较少累及中线结构，而以局灶性损害为主。若出现意识障碍多因出血位于脑叶深部，出血量大或血肿破入脑室，引起继发脑室扩大，脑干受压，小量额叶出血即可从脑室额角破入，深部出血量大者则可穿透脑实质破入脑室。脑叶出血偏瘫也少见，这是因为脑叶出血不易累及内囊，而且瘫痪的发生与血肿的部位有关，以额叶、顶叶易发生瘫痪，颞叶次之，枕叶一般不发生瘫痪。锥体束在皮质下分布较分散，故肢体瘫痪多不完全，上下肢瘫痪程度不一

致，脑叶出血的脑膜刺激征多见，这是因为脑叶出血早期破入蛛网膜下腔所致，当脑叶出血仅有明显的脑膜刺激征而无偏瘫表现时易与蛛网膜下腔出血混淆。脑叶出血的定位症状因不同脑叶受损而不同，额叶出血以精神症状、锥体束损害为主；颞叶出血多数无肢体瘫痪，损伤主侧半球可出现感觉性失语、命名性失语；顶叶出血可有对侧轻偏瘫，上肢重于下肢感觉障碍；枕叶出血多有明显的视觉障碍和视物模糊，通常无四肢瘫痪。神经功能缺失在老年患者有时呈现一过性表现，如一过性偏瘫或一过性失语等，但不能排除脑叶出血的可能。

（四）小脑出血

小脑出血约占 HCH 的 10%，出血多在齿状核附近的小脑上动脉分支，故临床上以小脑半球的出血多见，出血也可发生在小脑蚓部，小脑半球出血临床症状相对较轻，由于血肿位于小脑半球外侧，出血较少破入脑室，对脑干及脑脊液循环影响不大，故意识改变少，死亡率较低；小脑蚓部出血临床症状则较重，意识障碍出现早，死亡率也较高，这与血肿易致第四脑室受压、变形、移位，使脑脊液循环受阻，颅内压迅速升高，脑干受压明显导致脑干上行性网状激活系统受损有关。

小脑出血的临床表现比较复杂，具体临床表现及表现程度取决于出血部位、出血量及是否累及周围神经组织，包括小脑本身受损出现的症状和邻近组织受压引起的症状。小脑本身受损产生的症状多为头晕、共济失调、眼震、语言障碍及肌张力减低等；邻近组织受压或颅内压升高引起的症状多为头痛、恶心、呕吐、意识障碍、眼肌麻痹、面瘫、肢体瘫痪、脑膜刺激征及病理反射等。根据出血量及出血部位的不同，上述症状分别或同时出现。发病初期多为意识清楚或有轻度意识障碍，首发症状常表现为眩晕、恶心、频繁呕吐和站立不稳等，而这些症状也常见于椎－基底动脉供血不足、蛛网膜下腔出血等。只有不到一半的小脑出血表现小脑受损的症状、体征，故仅靠临床表现易造成误诊、漏诊。

小脑位于后颅窝，邻近第四脑室及中脑导水管，小脑血肿增大或其周围水肿明显时，第四脑室常受压变形或移位，而引起梗阻性脑积水；小脑出血也易破入第四脑室出现第四脑室或合并第三脑室、侧脑室的高密度铸型，引起脑脊液循环障碍，发生梗阻性脑积水，引起急性颅内压升高，易导致枕骨大孔疝。因此，一旦怀疑小脑出血时，应尽早行颅脑 CT 检查，CT 诊断小脑出血方便、准确。由于小脑位于后颅窝，位置较低，CT 扫描时应以颅底（枕骨大孔水平）为基线向上扫描，小的出血灶容易漏诊，CT 薄层扫描有助于诊断。另外，当小脑出血太少无明显占位效应以致与小脑的小钙化灶不易区别时，此时可行 MRI 检查确诊，MRI 无骨质伪影，可使正常结构与病灶清晰显影，故在小脑出血的诊断方面优于 CT。

（五）桥脑出血

脑干系人体生命中枢所在，包含许多上下行传导束及相关核团、第Ⅲ～Ⅻ对脑神经及其纤维、广泛的网状结构，对维持意识状态和呼吸循环、各种生命活动具有重要意义，故脑干出血常起病凶险，致残率和死亡率高。脑干出血中以桥脑出血最常见。桥脑的血液供应来源于椎－基底动脉，基底动脉的桥脑分支分 3 组。

1. 前内侧组

由中央支和旁正中支组成，前者供应桥脑基底部的内侧（皮质脊髓束），后者主要供应桥脑被盖部正中区域如第四脑室底部、外展神经核、内侧纵束和网状结构。

2. 前外侧组

由短旋动脉构成，主要供应桥脑基底部外侧和被盖部。

3. 外侧组

由长旋动脉组成，供应桥脑基底部和被盖部的最外侧。高血压是原发性桥脑出血的主要原因，旁正中动脉支供应桥脑被盖部，此动脉呈直角从基底动脉发出后突然变细，压力大、血流量大，易受血压的影响而破裂出血，故称该动脉为脑干的出血动脉。临床上出现典型的桥脑出血四联征即昏迷、针尖样瞳孔、四肢瘫及高热，较易考虑到桥脑出血，但出血量少者临床表现不典型，无定位体征，容易漏诊或误诊。对于一些症状不典型的桥脑出血，需要根据患者的年龄、病史、起病情况、脑损害的症状和体征等进行综合分析，考虑有桥脑出血可能时，应及早做 CT 检查，以免延误治疗。MRI 由于其不受后颅窝颅骨伪迹的干扰，灵敏性优于 CT，对 CT 难以确诊的可疑患者，可选 MRI 检查。意识障碍是桥脑出血最常见的症状之一，桥脑出血时血肿常损伤或压迫桥脑被盖部上行网状激动系统而出现不同程度的意识障碍。由于锥体束行走于脑干的腹侧，桥脑被盖部出血，肢体瘫痪往往较轻或无肢体瘫痪。桥脑被盖部少量出血，仅损伤网状上行激活系统而锥体束完好可表现为无动性缄默症。桥脑基底部出血，肢体瘫痪则较明显，由于基底部较膨大，锥体束通过时较弥散，且出血可损伤桥脑不同的层面，故运动障碍表现为不对称，较典型的为交叉瘫，即病灶侧核性面瘫和病灶对侧肢体中枢性偏瘫，还可出现其他形式的瘫痪如偏瘫、双下肢瘫痪、单瘫及单纯面瘫等。出血影响到皮质脑干束或血肿向下压迫到舌咽、迷走、舌下神经核可出现延髓麻痹症状如构音不清。桥脑出血可见多种眼征，出血累及外展神经核内侧纵束、双眼侧视中枢或向上累及中脑的动眼神经核，可产生各种特征性眼球运动障碍。桥脑出血患者的眼球运动异常大多具有定位意义，特别是昏迷患者眼球浮动、分离性斜视、针尖样瞳孔更具有特殊意义，观察这些眼球运动障碍，有助临床定位诊断及生命预后的判定。①眼球浮动：典型眼球浮动表现为自发性眼球突然下视，然后缓慢返回中间位，反射性眼球运动消失，孔光反射存在，典型眼球浮动提示脑桥广泛受损，如血肿波及一侧中脑也可见单侧眼球浮动。眼球浮动患者均为重度出血，出血量大，波及范围广，血肿位于双侧基底及被盖部，病情危重，伴有四肢瘫，多数患者在几天内眼球转为固定中间位或不同轴。②眼球固定：早期眼球固定中间位，是由于血肿引起广泛桥脑受损并波及双侧中脑或延脑，产生眼球运动结构广泛受损，患者病情急危，深昏迷、四肢瘫，多在 3 d 内死亡。血肿均位于双侧基底及被盖部，波及中脑或延脑，为重度出血。③一个半综合征：表现为一只眼不能左右水平运动，另一只眼内收不能，外展有眼震，是脑桥被盖部受损累及内侧纵束、外展神经核及桥脑水平侧视中枢的结果，患者临床症状较轻，出血量少。④闭锁综合征：当患者桥脑基底部广泛受损而网状上行激动系统功能良好可出现闭锁综合征，即患者意识清楚，但四肢瘫痪、言语不能，除垂直眼球运动保存外，其他眼球运动均受损，仅能以眼球上下运动示意与周围环境建立联系。患者血肿位于双侧基底部，出血量中等，多死于感染如肺部感染等。⑤眼球同向偏视：即双眼视向病灶对侧，为桥脑旁正中网状结构受损引起，血肿位于一侧被盖及基底部，病情多较重，有偏瘫，出血量中等。⑥分离性斜视（扭曲斜视）：表现为出血侧眼球内下视位，对侧眼球外上视位，是桥脑出血的重要征像。此类患者病情重，昏迷、四肢瘫，为重度脑桥出血，血肿均位于双侧基底被盖部，多在 1 周内死亡。⑦伴肢体瘫痪的单侧或双侧外展不全：单侧或双侧外展神经麻痹是外展神经核受损所致，常伴同侧面瘫和对侧肢体瘫痪。患者临床症状轻，出血量少，血肿范围小，生命预后好。⑧前核间眼肌麻痹：表现为一只眼不能内收，一只眼外展有眼震，为内侧纵束受累所致，病情均较轻，出血量少，预后好。⑨瞳孔异常：双孔缩小如针尖样或一侧瞳孔小伴同侧眼睑下垂，是交感神经传导通路受累所致，针尖样瞳礼提示预后不良。脑干出血兴奋蓝斑－交感－肾上腺髓质系统和下丘脑－垂体－肾上腺皮质系统使血浆中儿茶酚胺、糖皮质激素浓度升高，从而使心率加快，心肌收缩力增强，血压上升，血糖升高；急性应激时可出现白细胞升高，核左移，血小板数目增多、黏附与聚集性加强，多种凝血因子浓度升高。桥脑出血常阻断丘脑下部对体温的正常调节而使体温严重上升，呈持续中枢性高热，体温常在 40 ℃以上，躯干温度高而四肢温度基本正常，应用药物降温效果极差。桥脑出血影响脑干呼吸中枢时出现不规则呼吸，可在早期就出现呼吸困难。当血肿较大可破入第四脑室，向上延及导水管引起脑脊液循环障碍，导致急性梗阻性脑积水和急骤的颅内压力增高，形成脑疝脑干出血易并发上消化道出血、肺水肿、心脏及肾功能损害等多脏器功能损害，同时治疗过程中易出现电解质紊乱。

五、辅助检查

随着影像学技术的进步，特别是 CT 的普及，大大提高了 HICH 的诊断率和治疗的及时性，为临床正确救治提供了可靠依据。结合各种必要的辅助检查和监测，有利于综合制定治疗方案，评估预后，尽可能提高本病的治愈率，降低致残率、病死率。

（一）CT

CT 检查是目前诊断脑出血最可靠的方法，可以准确判断是否存在出血，可观察血肿的部位、形态、大小、是否破入脑室、血肿周围有无低密度水肿带及占位效应、脑组织移位和梗阻性脑积水等。CT 检查简单、方便，在脑出血的诊治过程中发挥着其他检查手段无法替代的作用，但其对精确判断脑出血的病因尚有一定困难，故需结合临床病史，必要时还需 MRI、CTA 或 DSA 等检查。

急性脑出血血肿在 CT 上通常表现为边界清楚、密度均匀的高密度区，高密度区周围由低密度水肿带围绕，有时还可见血肿与脑水肿引起的脑室、脑池、脑沟受压和中线结构移位等占位表现。血肿形态可分为规则型和不规则型，规则型多呈圆形、椭圆形、肾形或梭形等，其密度较均匀，形态规整，边界清楚；不规则型形态各异，密度不均匀，出血灶周围有点状、卫星状出血等。血肿表现为形态不规则、密度不均匀，往往容易出现继续出血、血肿扩大，称为进展型脑出血。在 CT 检查中，CT 值可作为表达组织密度的统一单位。血肿在 CT 上的密度取决于血细胞比容、Hb 的浓度、血凝块的收缩程度和血凝块的溶解降解程度等。一般来说，CT 值为 55 Hu 以上者为固态血块，44～55 Hu 为混杂有血块的黏稠的液状血肿，41Hu 以下为陈旧性完全液性血肿。脑出血后，血肿发生血液聚集－凝固收缩－溶解吸收的变化过程，CT 值也随之有相应改变。急性期：出血 1～2 d，血肿为边界清楚、密度均匀的高密度区，CT 值为 55～90Hu，血肿周边可见低密度水肿，随着血液凝固收缩，血浆被吸收，CT 值可增高。吸收期：发病 3～7 d，血肿 Hb 发生破坏降解，CT 值降低，高密度血肿向心性缩小至等密度或低密度，边缘模糊，周围低密度区增宽。囊变期：两个月后血肿完全吸收，残留囊腔，呈脑脊液样密度无水肿及占位表现。在 CT 表现上出血性脑梗死与急性期脑出血容易混淆，需要相鉴别。前者梗死灶的低密度区相对较大，形状常呈三角形或楔形，基底贴近颅骨内板，且与梗死血管供血范围相吻合，出血灶周围的低密度影分布不均匀，出血在梗死灶内，占位效应相对较轻，一般不破入脑室系统。后者低密度水肿区相对较小，血肿呈边界清楚、密度均匀增高的肾形、类圆形或不规则团块形，周围水肿带宽窄不一，高低密度影不按血供区分布，往往占位效应重，局部脑室受压移位，可破入脑室。不同原因所致脑出血的 CT 表现具有相对特异性，了解这些特点有助于出血原因的判断。脑动静脉畸形出血多见于年龄较大的儿童和青壮年，出血多位于大脑皮质或皮质下，也可位于脑室内，脑实质内高密度血肿形态多不规则，边界不清，还可见混杂密度区，内为畸形血管和条状钙化，增强扫描时显示点状或弧线状血管强化影或显示粗大引流血管是该病的特征性表现。动脉瘤破裂出血在 CT 上主要表现为围绕脑底动脉环的脑池内积血，前交通或大脑前动脉动脉瘤主要以前纵裂池积血为主，后交通动脉瘤及颈内动脉动脉瘤主要表现为一侧环池积血，而大脑中动脉动脉瘤则表现为患侧侧裂池积血为主。当动脉瘤出血量较大时常合并相邻脑叶或脑室内血肿，常见于颞叶底部及侧裂区的血肿，烟雾病 CT 常表现为弥散性的蛛网膜下腔出血，并以大脑凸面及脑室内居多。血液病 CT 表现为脑内多发弥散出血灶，呈斑片状或血肿样。海绵状血管瘤 CT 显示边缘清晰的圆形或类圆形高密度病灶，密度不均匀，周围常无水肿征象，无或轻度占位，出血时病灶短时增大，占位明显，病灶为均匀一致新鲜高密度出血灶伴钙化，增强 CT 时轻度或明显强化。

（二）MRI

MRI 的成像主要取决于组织内质子质量及其在磁场中运动情况，随着 MRI 硬件技术的提高及计算机相关软件的升级，MRI 在诊断急性脑出血中也发挥着越来越重要的作用。MRI 检查可发现 CT 不能确定的脑干或小脑小量出血，能分辨病程 4～5 周后 CT 不能辨认的脑出血，区别陈旧性脑出血与脑梗死，显示血管畸形流空现象，并叫根据血肿信号的动态变化判断出血时间。多数学者将脑血肿 MRI 表现分 5 期：超急性期（<24 h）、急性期（1～3 d）、亚急性早期（4～7 d）、亚急性晚期（8～1 d）和慢性期（>2 周）。各期血肿信号与血肿内 Hb 状态、红细胞状态、血液凝固的时间、血块大小及氧合作用、磁场强度、脉冲序列的选择等因素有关。MRI 常规扫描序列（T_1WI、T_2WI）诊断急性期脑出血的敏感性不如 CT 检查，故现在临床仍以 CT 检查作为急性脑出血的首选检查方法。超早期出血血块中主要为氧合血红蛋白具有透磁性，因此不影响 T_1，也不影响 T_2，此时血肿的信号呈等信号，而在低磁场机上，血肿在 T_2WI 上可能为高信号，这可能与低磁场机对蛋白质的作用较敏感有关。但在超早期血肿的后期，由于脱氧血红蛋白造成 T_2 缩短，可能抵消了蛋白溶液所致的 T_2 延长，因此在 T_2WI 可呈等信号，或不均信号灶，或高信号灶。在脑出血急性期，T_1WI、T_2WI 表现为 T_1WI 等或略低信号，T_2WI 为高信号，有时很难与急性期脑梗死相鉴别。T_1WI 和 T_2WI 只有在亚急性期（3～14 d）均表现为高信号才呈现出血肿的特征性 MRI 表现。慢性期，较大血肿 T_2WI 外周均匀高信号环，T_2WI 序列为较均匀一致的高信号，中央区信号较外周信号稍低，较小血肿呈均匀高信号，当出血位于邻近脑沟、脑室旁或脑室内等部位时，Flair 序列可以抑制脑脊液信号，消除其容积效应及运动伪迹的影响，使病变与脑脊液呈高对比，呈明显高信号，而 T_2WI 像由于邻近脑脊液的影响，呈高信号的病变组织易被脑脊液高信号遮盖不易显示清楚，故而 T_2WI 信号常呈不确定状态。Flair 序列对水肿也十分敏感。T_2WI 是诊断超早期脑出血最灵敏的检查序列，对还原血红蛋白的敏感性很高，可发现早期很小的脑内血肿，甚至可检测出起病 2 h 以内的超急性脑出血病灶，不过 T_2WI 可能会对脑血肿的范围估计过大。超急性期和急性期 T_2WI 显示血肿低信号，中心可见稍高信号，同层面比较 T_2WI 血肿范围较 CT 图像大，且可发现周围小出血灶。

急性期脑出血的 DWI 表现为血肿区极低信号，ADC 图表现与 DWI 一致，亦为血肿区显著极低信号，其 ADC 值显著下降。而急性期脑梗死，DWI 表现为梗死区信号普遍性增高，ADC 图表现与 DWI 相反，为梗死区信号降低，其 ADC 值下降。因此，根据病灶中心 DWI 信号强度的高低不同也可鉴别卒中的性质。磁敏感加权成像（SWI）对血液代谢产物顺磁性的含铁血黄素、脑内静脉结构、铁蛋白的沉积高度敏感，在显示脑内出血具有极高的敏感性和准确性。亚临床期无任何症状体征的高血压脑微出血可在 SWI 中被发现，SWI 图像上呈低信号。脑出血患者出现临床症状 2.5 h，最早可在出血 23 min，SWI 即可显示出血灶，有利于脑出血的超早期诊断。脑出血急性期出血灶为圆形低信号或中心为等信号，外周环绕低信号。陈旧性血灶中心为低信号，外周等信号，最外层为低信号。磁共振弥散张量成像（DTI）是在常规磁共振成像和 DWI 基础上发展起来的一种新的磁共振成像技术，可以在活体状态下无创地跟踪脑内皮质纤维并反映其解剖连通性。有学者研究发现 DTI 能观察到患侧内囊的纤维束受血肿压迫、推移、破坏的情况，较好地显示血肿对皮质脊髓束的损伤情况，在一定程度上反映了患者病情的严重程度，为 HICH 的个体化治疗方案设计及预后评估提供理论依据。Yoshioka 等研究表明脑出血患者发病 5 d 内 DTI 所测的患/健侧各向异性分数（FA）比值跟 3 个月后的运动功能结局有良好的相关性，功能恢复较好的患者 FA 比值会更高些，FA 比值超过 0.8 的往往会有较好的功能结局。

（三）SPECT

SPECT 将放射性核素显影与 CT 的三维成像技术相结合，可反映组织形态学无 BF 及生化代谢等病理生理改变，SPECT 脑血流显像能灵敏反映 rCBF 的变化，不仅能定位脑出血灶，而且对脑出血后观察病理生理变化、判断预后和指导治疗等都很有价值，是 CT 诊断的重要补充。

脑出血后在 SPECT 上可观察到与颅脑 CT 出血部位相一致的低灌注区病灶，低灌注区不仅包括脑内血肿，还包括血肿周围受压水肿的脑组织。影响 rCBF 的因素有：①血肿大小：即血肿量越大，rCBF 降低越明显。②出血部位：相同的血肿量，位于丘脑及基底核区可引起广泛的 rCBF 下降，而位于脑叶则仅引起局限性 rCBF 下降，可能的原因为丘脑及基底核区有广泛的皮质投射纤维及皮质纹状体投射纤维，这些通路若受到出血的刺激和破坏，必然会出现远隔部位神经功能抑制和 rCBF 下降。当患者通过有效的治疗后，脑内血肿被吸收，其对周围组织的压迫减轻，血肿周围脑组织的血供可得到有效的恢复，脑内血肿的吸收是一个由周边向中心逐渐减少的过程，如果单依据病变区最大层面的病变区面积改变对临床疗效和病程进行判断，可能不如依据整个病变区体积的改变判断更灵敏。脑出血患者临床神经功能缺损程度与脑低灌注程度和面积正相关，随着 rCBF 恢复，神经功能也随之改善。在脑出血亚急性期和恢复期行 SPECT 检查有助于指导临床治疗。有学者对基底核区脑出血患者的 SPECT 研究发现脑出血后血肿周边存在血流下降，在亚急性期更为明显，甚至可达到缺血半暗带阈值。动物实验也表明脑出血是一种慢性疾病，随着时间的推移而不断发展，要用几天到几个月的时间才能达到最终的结果。所以，有必要动态观察出血后的病理改变，而不是仅仅局限在发病的早期。出血早期血肿周边血流，虽然下降但尚未达到缺血性改变，但是亚急性期或恢复期血肿周边的血流进一步下降，有可能导致缺血性损伤，因此必须予以必要的改善微循环、活血化瘀等治疗。

（四）脑电图

脑电图（EEG）应用于脑出血患者，能从功能方面评估早期脑出血患者的病情程度及判别预后。脑电活动的改变与 rCBF 和脑组织代谢的变化密切相关，脑出血早期局部脑血流减少，影响了局部电解质和酸碱平衡及膜电位的稳定性，导致 EEG 的异常因此，EEG 常常在疾病早期或结构改变形成前出现。EEG 表现与出血部位、出血量和脑水肿的占位效应、意识状况等密切相关。急性脑出血，EEG 几乎都出现局灶性慢波或是在普遍性慢波中见到巨大的局灶性慢波。主要表现为出血的半球有数量较多的慢波，而对侧可为正常 EEG。但有时不仅在病灶侧出现慢波，在健侧亦可见到广泛性慢波。基底核出血急性期有意识障碍者多为两侧弥散性慢活动，以病灶侧明显，尤其是额区和颞区；无意识障碍者则在发病初期，EEG 就以局限性慢活动为主要表现。

动态脑电图（AEEG）对大脑代谢、缺血、缺氧和神经功能异常较为敏感，近年已逐步被应用于重症患者脑功能的监测，成为神经监护的方法之一。脑干出血在临床上是极危重病症，死亡率极高。因患者多处于昏迷状态，单靠临床、体征判断有时不能给予及时干预治疗，AEEG 监测对于脑干出血患者是一种安全、方便、有效的监测手段，能提供动态监测，反映多变的脑功能状态。它不仅可以了解脑功能状态，也可以对意识障碍进行预后评估，同时还可以指导从异常到细胞死亡的这个治疗时间窗口进行有效干预和脑保护性治疗。

六、诊断

IICH 多有高血压病史，常起病急骤，发病前无任何预感或有轻微头痛，头晕、恶心等症状，通常表现为在活动中或情绪激动时突发局灶神经功能缺失，几分钟到几小时内迅速进展，出现不同程度的意识障碍伴随头痛、恶心和呕吐。脑出血的迅速识别和诊断至关重要，因为它通常在最初数小时内迅速进展。HICH80％发生在基底核区，表现为典型的突发性意识障碍及偏瘫，但有些脑出血因部位不同，如小脑、脑桥、延髓、脑室等出血因症状、体征较不典型，出血量少，易被忽视。特别是对意识清醒，缺乏局灶神经体征者，如果单纯依赖头痛、昏迷、偏瘫等表现作为诊断依据，忽视对患者病情的动态观察和综合分析，很可能误诊和漏诊。故根据患者的发病特点、临床表现，结合必要的影像学辅助检查，如颅脑 CT 和 MRI 检查可提供脑出血的直接证据，诊断一般不难。

七、治疗

HICH 的治疗目前仍存在相当大的争议，尤其在中等量血肿的内科保守和外科手术选择上，由于缺乏明显的能从外科手术获益的证据，因而神经内外科医师间存在很大的分歧。近年一项大样本多中心的前瞻性试验国际脑出血外科手术试验（STICH）结果表明，外科治疗对幕上脑出血患者没有肯定的益处，并且对昏迷患者很可能还有害。传统的外科手术治疗具有手术麻醉和手术操作复杂、损伤大、并发症多等缺点。但是，近 20 年来兴起的微创血肿清除术在一定程度上弥补了以往治疗方案的局限性，在临床上得到了较为广泛的应用，也取得了一定的临床效果，我国一个大宗病例的 HICH 外科治疗多中心单盲研究结果表明，小骨窗入路及立体定向血肿清除术组治疗 HICH 的手术病死率、致残率和预后的改善情况均优于传统开颅组。手术清除脑内血肿除了可以轻血肿的占位效应，解除机械压迫引起的损伤，还可以清除造成继发性损害的毒性物质，而这些对改善预后可能是有益的。微创手术与传统的手术方式相比具有安全、简便、对深部脑组织以及重要结构损伤小、术后恢复快、并发症少等优点，尤其适用于老年或不能承受全麻者。因此，HICH 的治疗应当个体化。

（一）内科治疗

HICH 内科治疗的目的在于保护血肿周围脑组织，防治脑水肿、颅高压及有关并发症，防止再出血。

1. 一般治疗

绝对卧床休息，监测生命指征；保持呼吸通畅，吸氧，必要时气管插管或行气管切开术；保持水、电解质平衡及营养支持。

2. 控制脑水肿

脑出血后脑内形成血肿，可致脑水肿，脑水肿约在 48 h 达到高峰，维持 3～5 d 后逐渐消退，颅内压升高，严重时可继发脑疝死亡，故急性期早期使用脱水剂控制脑水肿、降低颅内压极为重要。

一般处理：抬高床头和升高患者头位 15°～30°，以利于加快静脉回流；适当限制液体输入量（1500～2000 mL/d）；避免使用低渗溶液；积极处理高热、癫痫、咳嗽、便秘、低氧和高碳酸血症等临床症状；给予止吐、止痛、镇静等药物，控制焦虑和不安情绪；必要时紧急施行气管内插管以保持呼吸道通畅和实施过度通气，降低动脉血 $PaCO_2$，目标水平为 3.3～4.0 kPa（25～30 mmHg）。甘露醇仍然是有效而安全的脱水剂，通常用 20% 干露醇 125 mL，每 6～8 小时一次即具有良好的脱水作用；人血白蛋白不作为一线首选脱水剂应用，但当原有的脱水药物已经不能减轻水肿，或者加大剂量将可能极大地增加药物的毒副作用，或者患者心、肾功能不全，不能大剂量使用甘露醇等，白蛋白显示了其优越性。单用白蛋白脱水作用较弱，常与甘露醇联合应用，一般用量为人血白蛋白 10～20g，每天 1～2 次。利尿剂常用呋塞米，适用于中度颅内压增高者与甘露醇合用增强脱水效果。呋塞米常规量无降颅内压作用，一般用量为每次 10 mg，每大 2～3 次，静脉注射。对有高血压者，在用甘露醇前，先用呋塞米将血容量减少后，在用干露醇，而后交替使用。

3. 亚低温脑保护

亚低温保护治疗主要用于颅内高压、中枢性高热，用于预防脑出血严重并发症的发生。32～35 ℃亚低温保护对继发性脑损害具有肯定的治疗效果，不但能轻病理损害程度，而且能促进神经功能恢复，显著降低病死率及致残率。在脑出血后 8 h 以内实施亚低温治疗具有显著疗效，超过 8 h 后，其低温脑保护作用将明显减弱。一般持续 3～5 d，最长不超过 7 d。颅内高压持续时间长，脑水肿时间长，亚低温就要适当延长。

4. 止血治疗

HICH 早期存在血肿增大的风险，尤其在发病 6 h 内血肿增大的发生率最高，而血肿增大与脑出血患者神经功能恶化和病死率密切相关，因此抑制脑出血早期血肿增大是治疗脑出血的一个重要内容。但各种止血药主要能阻止脑实质毛细血管出血或渗血，对于动脉破裂所致的出血的作用不能肯定。因此，过去除有消化道出血的患者适当应用止血药物外，多数患者不常规使用止血药物。重组活化Ⅶ因子（rFⅦa）已被众多临床研究证实在脑出血超早期有可靠的止血和减轻血肿增大的作用。rFⅦa 是一种大然的凝血启动剂，它以损伤部位为靶点，能在血管损伤部位快速生成大量凝血酶，稳定纤维蛋白凝块，从而达到稳定、快速和高效的止血作用。剂量 40～80 mg/kg 为宜，rFⅦa 的治疗时间窗应限定在 3 h 以内，可发生严重血栓栓塞事件（主要指心肌梗死或脑梗死），发生率为 7%。

5. 调整血压

降低血压主要是避免血肿增大，因为发病后数小时内血压升高可能会增高破裂小动脉和微动脉继续出血的风险，但是过度降压治疗又担心可能会降低脑灌注压而加重脑损伤。美国心脏病协会指南推荐：有高血压病史的脑出血患者，平均动脉压应维持于 17.3 kPa（130 mmHg）

左右；如收缩压＞30.7 kPa（230 mmHg）或舒张压＞18.7 kPa（140 mmHg），可应用硝普钠；如收缩压为 24.0～30.7 kPa（180～230 mmHg）、舒张压为 14.0～18.7 kPa（105～140 mmHg）或平均动脉压≥17.3 kPa（130 mmHg），可静脉滴注拉贝洛尔、艾司洛尔等；如收缩压＜24.0 kPa（180 mmHg）和舒张压＜14.0 kPa（105 mmHg），不急于降压，可通过脱水降低颅内压使血压降低，并严密观察血压变化。而我国卒中指南规定，脑出血患者收缩压＜22.0 kPa（165 mmHg）或舒张压＜12.7 kPa（95 mmHg）不需降血压治疗，在降颅压的同时可将血压维持在略高于发病前水平或＜24.0/14.0 kPa（180/105 mmHg）左右。推荐的静脉降压药为拉贝洛尔、艾司洛尔及尼卡地平，因硝普钠易引起脑血管扩张，故不选用，但有时对过高的血压还是需要用硝普钠。拉贝洛尔对 rCBF 的自动调节机制几乎无影响，是治疗中等血压升高的首选药。

（二）外科治疗

外科治疗的目的是及时清除脑内血肿、降低颅内压、防止或减少继发性脑损害以及阻断危及生命的恶性循环。尽管 HICH 的内、外科治疗适应证仍有争议，但近年来立体定向血肿清除术等侵袭技术的开展和应用，不但大大减少了手术并发症，也扩大了手术适应证。德国和日本等国家目前有 50％以上的 HCH 患者行手术治疗。

1. 手术适应证

手术适应证的选择是降低 HICH 手术死亡率的关键。患者若出现以下情况，可积极考虑手术治疗：①幕上出血＞30 mL 或有脑疝形成，丘脑出血破入脑室伴有梗阻性脑积水，幕下出血＞10 mL 伴有脑干压迫或脑积水者。②脑受压，中线结构明显移位。③发病后症状、体征进行性加重，昏迷程度逐渐加深或来院时意识即已中度障碍者。④虽然生命体征平稳，意识障碍轻，但神经功能障碍明显。如出现下面情况，应慎重考虑手术：①年龄大，体质差，并发症多，尤其是合并有糖尿病、冠心病、肺部感染和肾功能不全的患者。②发病后血压持续＞26.7/16.0kPa（200/120 mmHg），药物治疗无效。③起病急，进展快，就诊时已深昏迷，不宜手术，有无意识障碍及意识障碍的程度，可直接反映脑实质受累或受损情况，与手术疗效密切相关，一般情况下，对意识状况Ⅰ级（清醒或嗜睡）患者多不需手术，Ⅲ级（浅昏迷）患者最适合手术，Ⅱ级（嗜睡或朦胧），Ⅳ级（昏迷）级的患者绝大多数适合手术，Ⅴ级（深昏迷）患者不适合手术。

2. 手术时机

HICH 手术时机至今仍未形成统一的认识。一些基础研究表明，脑出血通常发病后 20～30 min 出血即逐渐停止，同时形成血肿，3 h 后血肿周围可出现水肿，6～7 h 后血肿周围开始出现血清渗出及脑水肿，脑组织可出现不可逆损害，之后随着时间延长，这种继发性改变不断加重，乃至形成恶性循环。HICH 后临床症状随脑水肿的加剧而恶化，应在脑实质受到严重损害前清除血肿，因此出血后 7 h 内超早期手术可能可以改善预后。另外，HICH 后超早期或早期脑水肿轻，颅内压不高，有利于显微手术操作。目前国内外大多数学者支持早期和超早期手术治疗，但超早期手术后血肿腔发生再出血的概率较大，发病 6 h 后进行手术，其安全性可以增高，因此，有些学者又不主张超早期手术。决定是否手术治疗主要取决于出血量、出血部位和意识状态，对于出血量大，出血后意识状态恶化或在治疗过程中血肿扩大明显，意识状态恶化者，有手术适应证者不论手术时机均可考虑采取手术治疗。

3. 手术方式和手术方法

HICH 的外科治疗已从传统单一的直接开颅清除血肿转向微侵袭手术为主的个体化外科治疗。GCS 评分、瞳孔改变、偏瘫、脑疝、出血量、出血部位、中线结构、中脑及周围脑池改变等被认为是 HICH 手术方式选择的公认指标，而误吸、血糖、慢性支气管炎及吸入性肺炎等也被认为与术式选择有关。固定单一的手术方式难以达到最佳疗效，不当的术式甚至因为人为增加创伤面加重神经功能损害。因此，根据患者不同的情况，科学设计不同术式，可将脑组织继发性损害降到最小，对神经功能的恢复、减少致残率至关重要。

(1) 骨瓣开颅血肿清除术：骨瓣开颅清除血肿是脑出血传统的手术方法，可在直视下清除血肿，并迅速减压，有效改善脑血液循环，减轻继发性损害，可行去骨瓣减压有利于术后渡过术后脑水肿高峰期。目前主要适用于血肿量大、中线偏移＞10 mm 或已出现脑疝者。其缺点是需要全麻，手术创伤大、出血多、术后反应重。骨瓣开颅根据血肿的部位和范围设计皮瓣，HICH 多发于基底核区，通常在额颞部做相应马蹄形切口或耳前弧形切口，术前有脑疝者，骨窗直径要大于 12 cm，利于去骨瓣减压。常规钻颅，形成骨窗，切开硬脑膜后，适度分离外侧叶显露岛叶，避开重要血管后切开岛叶皮质 2～3 cm，显露血肿；如颅内压力较高，则沿颞中回或颞上回切开脑皮质2～3 cm，显露血肿，敞开硬膜前，脑穿针穿刺血肿腔，使用注射器缓慢抽吸血肿，待脑搏动恢复，脑组织张力降低后血肿腔内注入适量生理盐水，再切开脑组织逐渐进入血肿腔。直视下清除血块并进行适当止血处理，对各活动性出血点用低电流双极电凝止血，小的渗血点可用止血纱布贴敷止血。血肿清除后脑组织多明显塌陷，血肿腔一般不放置引流管，术前昏迷、血肿较大者，减张缝合硬脑膜，硬膜外放置负压引流管一根，同时去骨瓣减压，分层缝合头皮。

(2) 微创血肿清除术：国内目前治疗 HICH 的微创方法主要有以下几种。小骨窗开颅血肿清除术、立体定向血肿碎吸术、YL-1 型针血肿穿刺粉碎术、徒手穿刺尿激酶溶解引流术等。前两个术式已被大多数神经外科医师认可并广泛应用，后两个术式由于缺乏精确定位等原因可能导致不必要的并发症发生，目前不被列为常规治疗手段，但因其所需条件简单，仍被许多基层医院所应用。小骨窗开颅血肿清除术具有手术操作简单、时间短、损伤小、可直视下吸除血肿及脑组织牵拉轻等优点，但也有需要全麻、视野小、深部血肿清除受限等缺点。而立体定向方法清除脑内血肿具有定位精确、创伤小、手术时间短、安全性高等优点，但同样也具有非直视、术中出血不能有效止血、血肿不能立即彻底清除等缺点。近年来，除了显微手术技术外，神经导航技术、神经内窥镜技术、介入性 B 超技术也已被应用于辅助脑内血肿的清除手术中，并初步显示了各自的优越性。神经导航也称为无框架立体定向技术，可避免安装头环后定位扫描时头部屈曲而引起呼吸困难、血压升高等危险因素。神经内窥镜可直视下反复抽吸，清除大部分血肿并彻底止血，避免盲目过度抽吸造成的脑组织损伤。而术中 B 超可实时引导、评估脑内血肿的清除过程和清除程度。

微创术式的选择应遵循个体化的原则：①根据临床分级（GCS 评分 13～15 分为轻型，9～12 分为中型，≤8 分为重型）选择手术方法：轻、中型行立体定向手术，中重型行小骨窗手术。②根据血肿大小选择手术方法：＜40 mL 行立体定向手术，＞40 mL 行小骨窗手术。③根据血肿部位选择手术方法：皮质下、基底核行立体定向手术或小骨窗手术，内囊、丘脑行立体定向手术，脑室内出血行侧脑室穿刺引流术。④参考年龄、出血至治疗时间、血压、血糖及心肺疾病等情况选择手术方法。虽然超早期手术有助于减少血肿周围区域脑组织的坏死与凋亡，减少有害代谢产物吸收对机体的影响，但术后再出血的风险相对较高，尤其不宜行单纯穿刺引流治疗，早期（10 h 以内）液态出血只占出血的一部分，单纯穿刺吸除术不能有效清除血肿，在病情许可时可行小骨窗开颅，但必须在直视下清除血肿并妥善止血；亚急性期血肿最适合行立体定向穿刺引流，其优点是定位精确、创伤小，且此期血肿开始部分液化，未溶解的血肿给予尿激酶后可很快溶解，易被引流；而介于早期与亚急性期的血肿，采用立体定向碎吸排空治疗，既可有效减压，又不易出血，但需注意掌握清除程度，一般达到血肿量的 2/3 即可，残余部分可给予尿激酶溶解引流。由于各患者血细胞比容、凝血及溶血功能等机体内环境的差异，血肿变化过程中各阶段持续时间不同，因而不能够单纯以病程作为判断血肿性状的依据。相对而言，血肿 CT 值更能够反映血肿性状（液态或固态）。有学者结合血肿平均 CT 值与术中所见血肿性状发现：血肿平均 CT 值 50～65 Hu 和 86～95 Hu 者为凝固血肿；平均 CT 值 66～85 Hu 为液状血肿，其中部分含有小凝血块。据血肿 CT 值选择手术方式的原则是：①对血肿平均 CT 值在 50～65 Hu 和 86～95 Hu 者选择开颅显微镜下血肿清除术；②对血肿平均 CT 值在 66～85 Hu 者选择钻孔或锥孔穿刺血肿引流术。

小骨窗开颅血肿清除的方法：根据术前 CT 定位，避开 Wernicke 区等重要的功能区、选取血肿最大、最表浅处做长 3～4 cm 纵行或斜行直切口。乳突撑开器撑开头皮颅骨钻孔，再用咬骨钳或用铣刀扩大成直径为 2.5～3 cm 的小骨窗，瓣状切开硬脑膜后翻开、固定。在无血管区用脑穿刺针穿刺血肿，见积血后，局部电凝切开脑皮质达血肿腔，轻轻牵开脑组织，用吸引器或瘤钳清除血肿，根据血肿的密度，选择不同直径的吸引器。要在直视下吸出血凝块，有条件情况下最好在显微镜下清除血肿，切忌盲目乱吸，以吸引器的侧孔控制吸引器的吸力，难以吸除的血凝块大多和责任血管相连，一定要在最后取出，取出血块后，出血血管用双极电凝止血。血肿腔尽量不放置止血海绵，用生理盐水反复冲洗血肿腔，证实无出血后，残腔内放置橡皮引流软管，另戳切口引出。严密缝合硬脑膜，缝合颞肌及其筋膜、头皮各层。立体定向血肿清除的方法：在局部麻醉下常规安装定向头环，以 10 mm 层厚 CT 扫描，扫描图像资料输入计算机工作站，计算最佳的靶点和入射点坐标值，设计手术径路，在计算机视屏下模拟验证满意后打印手术计划，根据病灶的不同部位选择相应的体位并固定头环于手术床。将定位仪安装于头环上，根据手术计划在导向针引导下标记头皮入射点，并以此点为中心，小直切口（2.5～3 cm）切开头皮，钻一骨孔，电灼切开硬、软脑膜，根据靶点坐标值导入 Baklound 血肿排空器或直接导入硅胶引流管，排空或抽吸出 1/2～3/4 血肿量后，缝合头皮并固定引流管持续引流，必要时自引流管内注入血肿溶解液（生理盐水 4 mL＋尿激酶 10 kU），夹闭 2～3 h 后开放，每天 2～3 次，动态 CT 观察决定拔除引流管。

八、护理

（1）绝对卧床休息 2～4 周，床头抬高 15°～30° 尽量减少对病员的搬动和刺激。

（2）保持呼吸道通畅，及时清除呼吸道的分泌物及呕吐物，防止吸入性肺炎的发生。

（3）严密观察患者瞳孔、意识及生命体征的变化，必要时行心电、血压监测，详细做好记录。观察有无脑疝、颅内压增高等再出血的症状，如有异常及时通知医师。

（4）引流管的护理妥善固定引流管并保持通畅，避免扭曲、折叠、成角。正确记录引流液颜色、性质、量。脑室引流管开口处应高于侧脑室 10～15 cm，以维持正常颅内压。

（5）对昏迷及不能经口进食者，应鼻饲流质饮食，以保证营养供给。注意观察胃液的颜色，警惕应激性消化道出血，如患者有呃逆、腹胀、胃液呈咖啡色或黑便，停止进食并通知医师给予止血药物。

（6）遵医嘱及时正确应用脱水剂，观察疗效，注意生化监测，预防水、电及酸碱平衡紊乱。注意心、肾功能，必要时准确记录 24 h 出入量。

（7）遵医嘱应用降压药物控制血压，以防再出血。但急性期血压不可降得过低，以防脑供血不足，一般维持在 17.3～20.0/10.7～13.3 kPa（130～150/80～100 mmHg）左右。

（8）对躁动不安的患者应做好安全防护，加用床挡并用约束带适当约束。在排除脑疝前期症状的前提下，可适当应用镇静药物。

（9）体温过高者可给物理降温，头部置冰帽、冰袋，以降低脑耗氧量，保护脑细胞。

（10）做好口腔、皮肤、泌尿系的护理，预防口腔溃疡、压疮及泌尿系感染。

（11）保持大便通畅：进食富含纤维素的食物，对 3 d 未排便者，可给予缓泻剂，避免屏气用力排便。

（12）功能锻炼：高血压脑出血患者均有不同程度的肢体及语言功能障碍。在病情允许的情况下，应尽早进行肢体及语言等神经功能康复治疗。辅助患者四肢、关节被动及主动运动、肌肉按摩等早期康复训练，预防肌肉萎缩、关节僵直。训练患者语言及记忆力的恢复，最大程度恢复功能。

（13）预防下肢静脉血栓形成：协助患者按摩，活动双下肢，促进血液循环，防止下肢静脉血栓的形成。一旦发现下肢水肿，应及时通知医师，并抬高制动患肢，遵医嘱用药。

（14）心理护理：多数患者遗留不同程度的语言、肢体功能障碍，恢复期长，因此应全面解患者的具体情况，做好心理护理，鼓励患者树立战胜疾病的信心。

第五节　缺血性脑卒中

一、病理及发病机制

（一）病理

脑是人体代谢最旺盛的组织，尽管只占体重的 2%～3%，但在平静状态下，需要全部心排血量的 15%～20% 来提供其代谢所必需的葡萄糖和氧（每 100g 脑组织血流量 10～55 mL/min），脑的耗氧量约占全身耗氧量的 20%，葡萄糖消耗量占全身的 17%。同时，脑组织缺乏对氧和葡萄糖的储备能力，若血管闭塞或相对低灌注导致局部血流量突然下降，脑神经元的葡萄糖和氧的供应中断数秒至几分钟，缺血性级联反应便开始，首先细胞电生理功能停止，然后细胞代谢从有氧代谢转变为无氧代谢。随着 ATP 储备的进一步耗竭，细胞膜离子泵衰竭，导致细胞内钠离子和钙离子浓度增高，细胞开始出现钙离子介导的细胞毒性反应和兴奋性神经递质特别是谷氨酸释放引起的损伤。这些过程导致蛋白酶、核酸内切酶、磷脂酶和一氧化氮合酶的激活以及自由基的形成。随后，神经元和胶质细胞的损伤在脑卒中发病后数小时至数天形成水肿，并引起周围神经组织的进一步损伤。

（二）发病机制

1. 栓塞

缺血性脑卒中中 20％是栓子引起的。栓子的心脏来源包括房颤、新近心肌梗死（占所有急性心肌梗死的 1％～3％）、人工心脏瓣膜、先天性心脏瓣膜病、心内膜炎、心脏附壁血栓或扩张性心肌病，动脉来源包括发生在主动脉弓和颅外动脉（颈动脉和椎动脉）的动脉粥样硬化斑块性栓子或胆固醇栓子。

2. 血管病变

占所有缺血性脑卒中的 60％，包括大血管卒中（70％）和小血管或腔隙性卒中（30％）。最常见的是动脉粥样硬化和在此基础上发生的血栓形成，常见于较大的动脉，即管径＞0.5 mm 的大动脉和中等动脉，好发部位是供应头颈部动脉的主动脉弓起始部、锁骨下动脉的椎动脉起始部、基底动脉、大脑中后动脉起始部、颈总动脉分叉部。其次是高血压病伴发的脑小动脉硬化，特别是一些管径为 0.02～0.1 mm 的交通支。血管病变也见于糖尿病和脉管炎的患者。较少见的血管病变有动脉内膜炎及手术、导管、穿刺等损伤后发生的血管闭塞。

3. 血液成分的改变

血液成分中低密度脂蛋白－胆固醇、纤维蛋白原等含量增高可使血黏度增高、红细胞表面电荷降低，致血流速度减慢；血液病如白血病，红细胞增多症及各种使血液凝血性增高的因素使血栓易于形成。

4. 血流改变

脑血流量的调节受到各种因素的影响，如血容量、心排血量、血压侧支循环、自动调节功能等。当血管本身存在病变、管腔狭窄、自动调节功能失效时，若脑灌注下降，局部脑组织的血供就会发生障碍，造成分水岭梗死。

二、临床表现

（一）症状

1. 颈内动脉系统

颈动脉梗死主要表现为单眼盲伴对侧偏瘫，但如果侧支循环良好则可以无症状；大脑中动脉闭塞表现为偏瘫，偏身感觉障碍、偏盲及失语；大脑前动脉闭塞表现为偏瘫，以下肢为重，常伴排尿困难和精神症状。

2. 椎－基底动脉系统

主要表现为眩晕、呕吐、眼震、皮质盲、脑神经症状、构音障碍、吞咽困难、共济失调及交叉性瘫等。

3. 分水岭梗死

前分水岭梗死主要表现为除面部以外的轻偏、皮质性运动性失语（重复性语言、爆发性短句）、精神障碍；后分水岭梗死主要表现为下象限性或偏盲、黄斑回避，皮质性感觉障碍，感觉性失语和疾病缺失感。

（二）体征

本病的体格检查主要针对五个方面：①评价气道、呼吸和循环。②确定脑卒中的可能原因。③排除易与脑卒中相混淆的病症，如 Bell 麻痹。④确定患者神经功能缺损程度。⑤确定伴发疾病。

（三）辅助检查

1. 实验室检查

常规检查包括血糖、血电解质、全血细胞计数、纤维蛋白原、心肌酶谱等。

2. 影像学检查

（1）CT 扫描：缺血病灶一般在 24～48 h 显现，但在急性脑卒中发病的早期，灰质与白质的分界消失，脑沟变浅和岛带消失都是早期缺血的敏感特征，大脑中动脉高密度征提示大脑中动脉内存在血栓。CT 扫描还有助于排除脑出血、脑肿瘤、硬膜外和硬膜下出血、动脉瘤、脓肿、动静脉畸形和脑积水等。

（2）MRI：常规 MRI 序列检查（T_1 加权、T_2 加权和质子密度）对脑卒中发病最初几小时内的急性缺血性改变不太敏感，仅能在 50% 的患者中发现异常。弥散加权成像（DWI）通过检测水分子运动的变化可在症状出现后几分钟内发现缺血区，能早期确定病灶体积、部位和存在时间，能检测到 CT 扫描显影较差的部位（脑干、小脑），灌注加权成像能提供脑血流动力学状态的相对测量值，有 DWI 改变但无相应 PWI 异常的区域（DWI 与 PWI 不一致区），是有挽救可能的缺血半暗带脑组织。

3. 超声检查

颈动脉双功能扫描有助于确定脑卒中的病因，发现颈动脉狭窄、内膜增厚、斑块形成等，经颅多普勒检查可对颅外颈动脉和包括大脑中动脉和椎—基底动脉在内的颅内大血管的闭塞部位和程度进行评估，也可用于检测溶栓治疗后血流的恢复情况。

三、诊断

（一）诊断步骤

脑卒中的诊断步骤包括：①是否发生脑卒中？是何种脑卒中？是否脑梗死？②脑损害的部位在哪里？严重程度如何？预后如何？神经功能评分如何？注意和脑出血脑肿瘤、脑炎、晕厥、癫痫、慢性硬膜下血肿、多发性硬化等鉴别。③通过生化检查、心电图、超声心动图、颈动脉超声等检查寻找脑梗死的危险因素。

（二）病因诊断

1. 栓塞性梗死

起病突然，症状迅速达到高峰，多在活动中起病，多有产生心源性栓子或其他栓子的疾病史。

2. 血栓形成性梗死

发病年龄较大，多有动脉硬化及高血压病史，常在睡醒后出现症状，症状多在几小时或几天内逐渐加重，多数患者意识清楚，偏瘫，失语等神经系统局灶体征明显，CR 检查早期多正常，24～48 h 后出现低密度灶。

3. 分水岭梗死

病史中有全身血压下降的佐证，病史中反复出现一过性黑矇，症状常为双侧性，颈动脉检查可发现有高度狭窄，影像学上发现符合分水岭梗死的表现（梗先位于两动脉的交界区，常表现为宽边向外的楔形病灶）。

4. 其他病因或原因不明

包括动脉壁的炎症，如结核性动脉炎、梅毒性动脉炎、脓性动脉炎、钩端螺旋体感染动脉炎、结缔组织病动脉炎、变态反应性动脉炎等，还可见于先天性血管畸形、真性红细胞增多症、血液高凝状态等疾病。

四、治疗

（一）治疗原则

本病的治疗原则是：①争取时间，及早治疗，以挽救缺血半暗带神经细胞，减少神经功能障碍。②尽量明确病因，予以病因治疗。③预防和减轻并发症。④鼓励早日康复训练。

（二）一般治疗

（1）保持生命体征平稳，保持呼吸道通畅。

（2）合理使用降压药。对大多数急性脑梗死患者应严密观察病情变化，不要急于抗高血压治疗，特别是在发病 3 d 内，需要处理的血压界限为：平均动脉压＞17.3 kPa（130 mmHg）；收缩压＞26.7～29.3 kPa（200～220 mmHg）或舒张压＞16.0 kPa（120 mmHg）。如果存在梗死后出血、高血压脑病、夹层动脉瘤、肾衰竭、心力衰竭或准备溶栓治疗时，则需及时降压。溶栓治疗的血压控制界限为：收缩压＜24.7 kPa（185 mmHg），舒张压＜14.7 kPa（110 mmHg）。

（3）抗感染：出现感染的证据或有明显的意识障碍时要使用抗生素。

（4）纠正血糖，避免高糖补液，脑梗死时梗死区糖呈无氧酵解，会加重细胞酸中毒，导致细胞坏死。

（5）控制体温。

（6）维持水和电解质平衡，不要积极脱水。

（7）各类型脑梗死治疗方法不尽相同，腔隙性梗死治疗首选改善红细胞变形能力的药物，如己酮可可碱；血栓形成性梗死治疗首选溶栓治疗（发病 3～6 h 内）；分水岭梗死禁用降压药，慎用钙拮抗剂；急性期首选提高灌注压药物，如扩容药物和中药；栓塞性梗死首选抗凝治疗。其他治疗包括病因治疗。

（三）溶栓治疗

溶栓疗法是目前由美国食品与药物管理局批准的唯一治疗急性脑梗死的方法。最常用的溶栓剂包括组织型纤溶酶原激活剂（rt-PA）、链激酶（SK）和尿激酶（UK）。有关溶栓疗法的研究很多，结论尚有争议，在美国至今实际应用也很有限。目前较统一的意见是缺血性脑卒中发病 3 h 内，无禁忌证者推荐静脉内使用 rt-PA 或 UK 溶栓；梗死发作后 3～6 h，静脉溶栓不作为常规推荐，最好在特殊影像指导下应用；不推荐使用链激酶进行静脉溶栓治疗。

1. 静脉溶栓方法（脑卒中发作 3 h 内）

rt-PA 的用量是 0.9 ms/ks，其中 10% 静脉推注，推注时间不少于 1 min，其余静脉点滴，时间持续 1 h 以上，UK 的使用方法是 0.9% 盐水 100 mL 加 UK 100 万～150 万 U，按 rt-PA 的方法进行，溶栓后应严密监测神经功能变化，出血征象，血压及心律，维持血压＜24.0/14.0 kPa（180/105 mmHg），如果出现严重头痛、急性高血压、恶心和呕吐，应停止使用 rt-PA 或 UK，立即进行 CT 检查。用药后 15 min 时检查舌和唇，以判定有无血管性水肿，如果发现血管源性水肿应立即停药并给予抗组胺药物和糖皮质激素。治疗后头 24 h 内不得使用抗凝药或阿司匹林。若 24 h 后 CT 显示无出血，可行抗血小板和（或）抗凝治疗。

2. 并发症的处理

并发脑出血及严重全身出血时可输干冻血浆，使纤维蛋白原＞1g/L，或输 1U 的血小板，特别是近期使用抗血小板治疗者。血管再闭塞或持续加重的患者在排除脑出血的前提下，给予低分子量肝素治疗，每天 2 次，使用 7～10 d。如血小板＜80×10⁹，则停用。其他治疗包括脱水以降低颅内压、抑酸、使用胃黏膜保护剂、抗感染等。

3. 静脉溶栓禁忌证

（1）短暂脑缺血发作、迅速好转的脑卒中以及症状轻微者。

（2）严重脑卒中（NIU 评分＞22）、有意识障碍、卒中发作时有癫痫。

（3）CR 显示大面积（大于大脑中动脉分布区的 1/3）梗死的早期改变，如脑沟消失、占位效应及水肿。

（4）近 3 周内有大手术、创伤史，有消化道和泌尿系出血，7 d 内进行过动脉穿刺。

（5）以往有脑出血史。

（6）病史中有血液学异常以及任何原因引起的凝血、抗凝血疾病（Pr＞15s，INR＞1.4，PIT＞40s，血小板＜100×10⁹）。

（7）正在应用抗凝剂或脑卒中发作前 48 h 内应用肝素者。

（8）两次降压治疗后血压仍＞24.0/14.7 kPa（185/110 mmHg）。

（9）严重内科疾病，包括肝肾衰竭、心内膜炎、急性心包炎。

（10）年龄＞85 岁（以上治疗方案参照美国《脑卒中 rt-PA 静脉溶栓指南》和北京市脑血管病抢救治疗中心制订的《脑血管病急诊救治方案》）。

4. 动脉内溶栓

动脉内溶栓的效果正处在早期评估阶段，尚无大样本的随机研究。目前认为大脑中动脉阻塞发病 3～6 h 者、基底动脉阻塞，5～12 h 者可行动脉溶栓治疗。动脉内溶栓方法需经股动脉行选择性脑血管造影，视脑血管闭塞的部位及程度而定。

（四）抗凝治疗

从理论上讲，肝素可能对预防栓塞的再发生及血栓的进展有益，但可导致出血并发症（包括脑出血），故有一定风险。低分子量肝素较传统肝素安全，使用方便，具有一定优势，但对急性缺血性脑卒中的疗效仍尚待评价。

1. 肝素治疗指征

不推荐缺血性脑卒中后常规全部使用肝素、低分子量肝素或肝素类物质。有下列情况时推荐应用肝素治疗：①房颤、心源性栓塞并有再栓塞可能者。②凝血病，如蛋白 C 和蛋白 S 缺乏。③颅内、颅外动脉狭窄。④短暂脑缺血发作或进展性短暂脑缺血发作。

2. 肝素治疗的禁忌证

（1）大面积脑梗死，大于大脑中动脉区的 50％，患者最初 NIHSS 评分＞15。

（2）难治性高血压，收缩压＞22.7 kPa（170 mmH）。

（3）脑进展性小血管病，Pr、FIT 异常，血小板减少症。

（4）肝功能明显异常，近期有手术创伤、脑出血或严重的胃肠道出血。⑤脂肪栓塞。

3. 剂量用法

低分子量肝素速避凝 4100U 脐周皮下注射，每天 2 次，共 7～10 d。

（五）抗血小板治疗

一旦脑梗死诊断明确而又不能进行溶栓治疗者，在排除脑出血性疾病的前提下，应尽快给予阿司匹林 300 mg/d（A 级推荐），推荐剂量范围为 50～325 mg/d，不能耐受阿司匹林的患者，可给予氯吡格雷或噻氯匹定。

（六）降纤治疗

降纤制剂于发病早期使用可改善急性缺血性脑卒中的预后。其生化作用是将纤维蛋白原转换为可溶性纤维蛋白，降低纤维蛋白原的血浆浓度，使形成血栓的底物减少。常用降纤制剂有东菱精纯克栓酶和其他一些降纤酶，东菱精纯克栓酶常用剂量为 10U/d，共 2 d，然后再用 5U/d，共 2 d。也可以第 1 天用 10U，再于第 3 天和第 5 天各用 5U。使用时将东菱精纯克栓酶溶于 100 mL 生理盐水中静脉滴注 1 h 以上，在用药前后需监测纤维蛋白原并及时调整剂量。

（七）神经保护剂

应用神经保护剂的目的是阻断由缺血所致的有害病理过程，从而在缺血情况下使组织损伤减至最低限度。因不会引发出血，不用鉴别出血和缺血性卒中，因而早期应用成为可能。目前已有多种神经保护剂用于临床试验，包括钙通道阻滞剂、谷氨酸拮抗剂（NMDA 拮抗剂）、GABA 受体激动剂、自由基清除剂、抗细胞内黏附分子（ICAM）抗体、神经营养因子（NTF）等，这些药物在动物实验时显示大多数有良好的神经保护作用，临床研究时却发现疗效不明显或不良反应太大，取得肯定疗效的甚少，临床上已经使用的该类药物有数种。依达拉奉、维生素 C、维生素 E 为自由基清除剂，胞二磷胆碱具有稳定细胞膜的特性，纳络美酚是一种阿片受体拮抗剂，其他有银杏制剂、硫酸镁、脑活素、神经生长因子等。目前尚无一个独立的神经保护剂能确切地影响脑卒中的预后，因此最好在有效的治疗时间内联合应用不同作用机制的药物，取得协同作用，同时降低不良反应。

（八）血液稀释疗法

低分子右旋糖酐、706 代血浆通过降低血黏度、增加血流量而改善侧支循环。血细胞比容的理想水平为 30%～32%，过低不利于组织氧供。血液稀释疗法使总血量超过正常，有利于维持心排血量和血压，适用于低血容量性、低血压性脑梗死（分水岭性脑梗死），但高容量可使颅内压增高、左心负荷加重，对左心功能降低患者有潜在威胁。

（九）缺血后脑水肿的治疗

1. 过度换气

可诱导血清和脑脊液碱中毒和血管收缩，减少脑血流和脑血容量从而达到降低颅内压的作用。但其作用持续时间短（数小时），恢复正常通气可引起反跳性血管扩张、颅内压增高以及正常脑组织的血管扩张，可能出现"盗血"。长时间过度换气，可能诱发脑缺血。

2. 脱水药物

包括甘露醇、甘油果糖、白蛋白、利尿药物等。

3. 亚低温治疗

低温可降低脑代谢、保护血脑屏障、减轻炎症反应，减少神经递质释放。多种动物模型中亚低温治疗可缩小梗死体积和水肿，但是低温达 29 ℃时，则作用明显相反。不良反应包括血小板减少、心动过缓和肺炎。死亡多发生在复温过程，原因是颅内压过度增高和脑疝。

4. 手术压治疗

手术减压可回复移位的脑组织、恢复颅内压、维持脑血流量，方法主要是偏侧颅骨切除术和硬脑膜成形术。

5. 其他

控制脑水肿的措施头和上身抬高 20°～30°；不用葡萄糖水和低渗盐水静脉滴注；保持正常血容量，使平均动脉压（MABP）控制在 14.7 kPa（110 mmHg）；保持呼吸道通畅，使血二氧化碳分压维持在 4.7～5.3 kPa（35～40 mmHg）；维持血清渗透压＞310～320 mmol/L。

五、护理措施

（一）急性期治疗

早期溶栓的护理：①用药后卧床休息 24 h。②监测神经功能变化和出血征象。③观察病情变化，24 h 后每天神经系统检查，如出现头痛、恶心、呕吐，立即停止用药。④用药后24 h复查 CCT。⑤观察神志、瞳孔、肢体肌力、生命体征。控制平均动脉压 12～17.3 kPa（即90～130 mmHg）。⑥观察凝血功能变化，调整药物剂量，提高药物的安全性。

（二）休息与活动指导

（1）急性期宜卧床休息，取平卧位为好，以保证脑血流供给，减轻脑组织缺血。

（2）头部禁用冰袋或冷敷，以免影响脑供血。

（3）保持室内空气新鲜，每日定时开窗通风，但应注意避免空气对流，勿使患者受凉，寒冷季节应注意保暖，防止感冒。

（三）饮食护理

1. 饮食原则

高蛋白低盐低脂低胆固醇饮食。每日总热量在 6300 kJ（即 1500 kcal）左右。每日食盐 3g以内；减少日膳食中的总脂肪量，限制动物脂肪；饮食中胆固醇含量＜300 mg/d，相当于每周可吃 3 个鸡蛋黄；适量增加蛋白质，可由鱼类、瘦肉、豆制品和去皮禽类提供。

2. 食物形态与鼓励饮水

宜进软饭、半流质或糊状黏稠食物，每日饮水 2000 mL，尤其在清晨和晚间。

3. 饮食应规律

勿暴饮暴食或过分饥饿，给患者充足的进食时间，进食速度宜慢，尽可能鼓励患者用健侧手进食。进食后应保持坐立位 30～60 min。

4. 吞咽困难的患者防误吸

不能使用吸水管，因吸水管需要比较复杂的口腔肌肉功能。如果用杯子饮水，杯中水至少应保留半杯，防止水过少使患者低头饮水的体位增加患者误吸的危险。必要时给予鼻饲流质，同时做口腔护理每日两次。

（四）调整血压

缺血性卒中发病后血压代偿性升高，不需要紧急处理，应给予合理解释，避免患者情绪紧张。发病后 24～48 h 收缩压大于 26.7 kPa（即 200 mmHg）或舒张压大于 14.7 kPa（即110 mmHg），或同时合并心、肾疾患或夹层动脉瘤时，需通知医师予以处理。应按医嘱定时、定量服用降压药。

（五）防治脑水肿

严密监测生命体征变化，注意观察有无颅内压增高的症状，如突然出现头痛、呕吐、两侧瞳孔不等大、意识障碍等症状或症状突然加重，应行降低颅压治疗。

（六）症状护理

1. 偏瘫

加强皮肤护理，防治压疮，应定时更换体位，每 2 小时翻身一次，必要时加用气垫床，局部给予皮肤保护膜或配合药物按摩等。瘫痪肢体注意保持良好的功能位置，手指关节应伸展、稍屈曲，手中可放一海绵卷；肘关节微屈，上肢肩关节稍外展，为了防止足下垂，可在足底放一硬枕，为防止下肢外旋，在外侧部可放一支撑物。

2. 偏身感觉障碍

慎用热水袋等，防止烫伤；可按计划进行感觉训练。

3. 偏盲

注意安全，防止跌倒等意外；可被动或主动扭转头部，使患者注视患侧肢体。

4. 头痛

按疼痛护理常规护理；头痛致烦躁不安者，加强床边看护，按医嘱给脱水剂或镇静止痛剂，并加用床栏。

5. 失语

针对不同患者选择有效的沟通方式，如纸板、卡片、手势等；积极进行言语训练，训练内容联系日常生活，可由易到难，循序渐进，不断强化，巩固和提高。

（七）潜在并发症——深静脉血栓

加强评估，严密观察深静脉血栓形成的症状（肢体肿胀、疼痛、温度增高、浅静脉扩张、水肿和局部压痛等）。抬高患者下肢，早期主动活动，以促进静脉血液回流；注意下肢保暖，防止冷刺激引起静脉痉挛、血液瘀积。偏瘫患者输液时，尽量选在健侧。采取适当预防措施，包括间歇或持续小腿气动压迫，分级压力袜，使用弹力绷带等。

（八）早期康复护理指导

1. 心理护理

重视患者心理状态，让患者知道心理因素对疾病转归和康复会起到很重要的作用，鼓励患者克服困难，以主动、积极、健康的心态与医护人员和家庭成员配合，尽早进行瘫痪肢体功能锻炼，防止肢体挛缩畸形和肌肉萎缩。

2. 康复时机和内容

在生命体征平稳后，应早期进行肢体被动运动，包括肩、肘、指、髋、膝、踝关节的屈曲、伸展及抬举活动；神志清楚者，生命体征平稳后，可开展床上的主动训练，以利于肢体功能恢复，常见的主动训练方法为 Bobath 握手（放松上肢和肩胛的痉挛，并保持关节的被动上举，可避免手的僵硬收缩，使躯干活动得到加强）、桥式运动（选择性伸髋）、床上移行等，训练由简单到复杂，着重训练瘫痪肢体和软弱肌群。锻炼过程中配合针灸、理疗等，应注意循序渐进，避免患者过度劳累。

3. 床上锻炼期

休息时注意良好的肢位摆放；对于尚无主动运动的肢体进行屈曲、伸展及抬举等被动活动；对于已经有部分活动的肢体在被动活动的同时鼓励主动运动，练习抬举和屈伸。练习缓慢抬头运动，待有力时练习仰卧起坐，以练腹肌，再练习平稳挺胸，挺起腰部，并配合按摩肢体 20 min，每日 2 次。锻炼 1～2 周后可逐渐下床活动。

4. 坐位平衡至站立期

在床上坐位练习后，再扶患者于椅上，练习不用手扶能坐稳，逐渐增加坐的时间，能坐稳后，练习扶床架站立、坐下，再站立，反复练习，因膝关节无力站稳时，可在膝前患肢上缚一带软垫的木板。患者在此期上肢出现痉挛和连带运动，进行抗痉挛手法拉开各个关节抑制连带运动，同时强调上肢的主动活动。锻炼 1～3 周坐稳后可逐渐进行站立训练。

5. 站位训练期

3～4 周后协助患者双足放平置于地面，两腿分开，与肩同宽，重心渐移向双下肢，协助人员双手拉患者肩关节协助患者站立；锻炼 1～2 周坐稳后可逐渐进行行走训练。

第六节　听神经瘤

听神经瘤原发于第Ⅷ颅神经鞘膜的施万细胞，又称神经鞘膜瘤或施万细胞瘤，属良性肿瘤。听神经瘤大多来自前庭神经，以前庭上神经最易发生，70%～75%原发于内听道内。该瘤占颅内肿瘤的 8%～10%，占桥小脑角肿瘤的 80%～90%。该瘤多见于成年人，发病高峰为 30～60 岁，多为单侧，双侧者极少见。

一、临床诊断

（一）病史

该瘤生长缓慢，肿瘤体积较小时可无明显临床症状，最常见的早期症状为耳鸣、感音神经性聋和平衡失调。耳鸣多为一侧渐进性，音调高低不等。耳聋常为一侧慢性进展性，常有言语分辨力差的现象，少数表现为突发性耳聋。因前庭功能受累患者可出现平衡失调多表现为轻度不稳感，少数患者会出现短暂的旋转性眩晕。随着肿瘤的增大，上述症状加重，并可出现三叉神经和面神经受累的症状。一般情况下出现三叉神经症状与出现位听神经症状间隔两年左右或更长，有三叉神经症状者提示肿瘤直径大于 2 cm，表现为角膜异物感、面部感觉迟钝或不典型的三叉神经痛等。面神经受累则可出现同侧周围性面瘫。肿瘤增大压迫小脑可出现患侧手足运动不灵、步履蹒跚、向患侧倾倒等，侵及颈静脉孔区可出现Ⅸ、Ⅹ、Ⅺ对颅神经症状，侵及中颅窝压迫外展神经和动眼神经可引起眼球运动障碍、复视等，肿瘤晚期可出现颅内压增高症状和脑干生命中枢功能障碍。

（二）体格检查

外耳道及鼓膜检查无阳性体征。自发性眼震是听神经瘤常见的体征呈水平型或垂直型。神经系统检查应重点检查Ⅷ、Ⅴ、Ⅶ、Ⅵ、Ⅸ、Ⅹ、Ⅺ脑神经功能，眼底检查颅内压增高时可出现视乳头水肿。

（三）辅助检查

1. 听力学检查

听神经瘤虽常有听力学改变，但不能作为诊断依据。听力学检查的目的是为影像学检查作筛选。筛选结果示可疑者，进行 CT 或 MRI 等影像学检查。

（1）纯音听阈测试，多为单耳高频陡降型感音神经性聋听力曲线，少数为平坦型或上升型。

（2）音衰试验：大多为阳性表现，无响度重振现象。

（3）言语测试：语言识别率明显下降，多在 30％左右。

（4）声导抗测试：镫骨肌反射阈升高或消失，潜伏期延长，衰减试验异常。

（5）听性脑干诱发电位：患侧 Ⅴ 波潜伏期常明显延长，超过 6 ms 以上，两耳 Ⅴ 波潜伏期差超过 0.4 ms 以上，如 Ⅰ 波存在而 Ⅴ 波消失者，提示为听神经瘤。

（6）耳声发射：耳声发射正常而听力下降提示听神经受累而耳蜗功能仍正常。

2. 前庭功能检查

患侧前庭功能下降，各种诱发试验反应普遍偏低，常有向患侧的优势偏向。

3. 影像学检查

CT 扫描示内耳道扩大，可诊断局限在内耳道内直径 5 mm 以下的肿瘤，MRI 扫描可发现直径 1 mm 左右的肿瘤，明确肿瘤的范围，并可与某些肿瘤（胆脂瘤、脑膜瘤等）相鉴别。因此，MRI 是目前诊断听神经瘤最敏感、最有效的方法。

二、手术治疗

（一）手术入路

手术治疗可根据肿瘤部位、大小及有关结构的受累程度和状态采用不同的手术进路。

（1）颅中窝进路：适用于局限于内耳道内的听神经瘤（直径＜1.5 cm），且有实用听力者、优点是能保留面神经功能和听力，避免损伤脑干和小脑，缺点是术野较小，如有颅内出血，则不好控制。

（2）迷路进路：对于听力损失较重，面神经功能正常，起源于内耳道突向小脑脑桥角的肿瘤，可最大限度地保存面神经功能。优点是可以直接抵达内听道和桥小脑角，避免开颅及损伤脑干和小脑，多数面神经可以保留肿瘤残留可能性小，缺点是不能保存听力。

（3）乙状窦后或枕下进路：适用于较大的位于小脑脑桥角处肿瘤。优点是术野宽敞，同时可磨除内耳道后壁，切除内耳道内的肿瘤，能避免损伤脑干及小脑。缺点是听力下降。手术是治愈听神经瘤的唯一办法，对于病情严重、全身体质较差、无法耐受手术的患者，可考虑应用伽马刀、X 刀等非手术疗法。

（二）术后并发症

1. 术后出血

术后颅内血肿多在 12～48 h 内出现，患者出现神志不清或昏迷，血压升高或呼吸变化，应立即手术清除血肿，彻底止血。

2. 脑脊液漏

发现后应缝合切口上的漏口，降低颅内压，加压包扎伤口，全身应用足量敏感抗生素，半卧位安静体息。

3. 颅内压增高

术后给予脱水药物，低盐饮食，可应用皮质激素类药物治疗。

4. 脑膜炎

按化脓性脑膜炎治疗，全身应用足量敏感可透过血－脑屏障的抗生素，初期每日腰穿引流脑脊液，必要时腰穿置管引流。

三、护理措施

（一）术前护理

（1）前颅内压症状明显者，为预防脑危象发生行脑室引流。①脑室引流的流出口应高出头部 20～25 cm，保持引流管通畅，勿使引流管受压、曲折。②观察脑脊液的量、颜色、性状。③预防感染，头上枕无菌小巾并每日更换，按时更换伤口敷料，并应用抗生素。④勿使引流袋液体过满，更换引流袋时应严格无菌操作。⑤告诉患者头部不要过多、过度摆动。对躁动不安及小儿患者应加强约束。⑥外出检查时将引流管夹住，防止引流袋内引流液逆流回颅内。

（2）及时准确应用皮质激素和脱水药物，减轻肿瘤周围水肿。

（3）患者如在术前行脑血管造影，做好造影后护理观察。

（二）术后护理

（1）肿瘤位于后颅凹、桥脑、小脑角，靠近脑干，解剖关系复杂而重要，手术难度大、时间长，因此术后要严密观察患者神志、瞳孔、生命体征的变化，全麻未清醒前 0.5～1 h 观察一次，全麻清醒后 2 h 观察一次。

（2）保持呼吸道通畅听神经瘤手术有可能损伤后组颅神经，咽反射及咳嗽反射减弱或消失，容易因误吸而窒息，故术后根据情况及时清除口腔及上呼吸道分泌物。

（3）观察头部伤口有无渗血、渗液，应及时通知医师处理。

（4）有咽反射减弱或消失，可发生吞咽困难、咳嗽无力，患者主动排痰困难，需按时翻身、叩背，随时吸痰，定时做雾化吸入，每天 4～6 次，防止呼吸道阻塞和肺炎的发生。

（5）手术后伴有面神经、三叉神经损害，眼睑闭合不全者，容易发生角膜溃疡，严重者有造成失明的危险。必要时滴眼药水和药膏、戴眼罩，以保护眼角膜。

（6）三叉神经损伤者面部感觉丧失，进食要防止烫伤。

（7）有后组颅神经损伤者常伴有声音嘶哑、呛咳，故手术后暂禁食，必要时给予鼻饲饮食，防止呛食引起误吸。

（8）术后 1 周出现患侧面部带状疱疹时，遵医嘱涂抹药膏，防止继发感染。

第七节 脑膜瘤

一、概述

脑膜瘤为仅次于胶质瘤的第二种常见颅内肿瘤，约占颅内肿瘤的 20% 左右。脑膜瘤多为良性。其高峰发病年龄为 30～50 岁，成年人较多，60 岁以上的老年与 20 岁以下的青少年发病较少。女性稍多于男性或相近。

二、病因

在早年曾有人观察到有的脑膜瘤发生在颅脑外伤后，肿瘤生长部位又与伤部吻合，认为颅脑损伤可能是诱发脑膜瘤的一个因素，但不少人对此提出异议。近年社会人口中脑膜瘤的流行病学调查结果表明，脑膜瘤的发病与损伤并不存在病因关系。脑膜瘤的病因迄今不清楚，可能与一定的内环境改变和基因变异有关，并非单一因素造成的。

三、病理

脑膜瘤源发于蛛网膜内皮细胞，凡属颅内富含蛛网膜颗粒与蛛网膜绒毛之处，都是脑膜瘤的好发部位。脑膜瘤有多发者，可多达几十个，散在于同一部位，其中有个大的瘤结节，还有小的肿瘤，如粟粒；也可同时生长在脑表面与脑室内，幕上与幕下，颅内与椎管内等。脑膜瘤多为良性，恶性或恶性变者占1%～2%。脑膜瘤的形状与生长部位有关，多数呈球形或半球形，少数为扁平型，生长特性不同。球形脑膜瘤多具有包膜，为一个大的瘤体或呈分叶、结节状。扁平形脑膜瘤多数位于颅底，如蝶骨嵴、斜坡等处，呈片状匍匐生长，基底很宽。有时也见到扁平形与球形脑膜瘤结为一体。脑膜瘤血运极丰富，有时与血管瘤相似，多由颈外动脉与颈内动脉（或椎基底动脉）双重供血或多路供应。

四、临床表现

脑膜瘤属良性肿瘤，生长缓慢，多数病程较长，从肿瘤发生到出现早期症状，平均时间可达2～3年。

（一）颅内压增高症状

早期多数没有颅内压增高症状，尤其是高龄患者，由于脑组织有不同程度的萎缩，有时肿瘤生长得很大也没有颅内压增高症状。出现颅内压增高症状时，往往是眼底视神经乳头水肿已经十分严重，患者先有明显的视力障碍以后，才出现头痛和呕吐的表现。

（二）局灶性症状

根据肿瘤的发生部位不同，可以出现相应的脑受损表现，如偏瘫、失语、肢体麻木等；很多患者的首发症状可以是癫痫。

（三）头局部表现

肿瘤对颅骨的影响，有些是增生，表现为颅骨的局限性隆起；有些是破坏，表现为肿瘤直接侵犯到皮下。

五、诊断

（一）癫痫

成年人无明显诱因的首发癫痫，应高度怀疑颅内肿瘤的可能性。

（二）头颅X线平片

由于脑膜瘤与颅骨关系密切，X线平片常有以下表现：①局限性骨质增生，颅骨内、外板骨质均可弥散性增生，外板的增生常表现为特征性的针芒样呈放射状排列。②局限性破坏，颅骨可以变薄、破坏和穿溃。③板障血管压迹增多可见脑膜动脉沟增粗、扭曲和板障内血管增多。

（三）脑血管造影

各种类型的脑膜瘤都富于血管结构。脑血管造影时可见：①肿瘤"着色"，由于肿瘤的循环速度比脑血流速度慢，故在造影的静脉期可见肿瘤的迟发性着色。②供血动脉和回流静脉。肿瘤可同时接收来自颈内动脉和颈外动脉或椎基动脉系统的供血；静脉期可见粗大的回流静脉或静脉窦。③正常脑血管，肿瘤呈球形生长将正常脑组织挤压推移。故肿瘤周围的脑血管呈包绕状移位。

（四）头部 CT 扫描

典型脑膜瘤的 CT 平扫表现为：①等密度或稍高密度占位性病变。②密度均匀一致，边缘清晰可见，瘤内可有散在钙化。③肿瘤边缘可有低密度脑水肿带。脑膜瘤 Crr 增强扫描时可见肿瘤明显强化，呈均匀一致的高密度实质性肿块。

六、治疗

（一）药物治疗

1. 抗癫痫治疗

无论术前、术后有无癫痫发作，都应进行抗癫痫治疗。常用的药物有苯妥英钠 100 mg 口服，3 次/天；丙戊酸钠 100～200 mg 口服，3 次/天；德巴金 500 mg 口服，1～2 次/天，术后 1～2 d 内患者不能口服进食者，可用苯巴比妥钠 10 mg 肌内注射，2 次天。一般抗癫痫药物，对术前无癫痫发作者，术后至少应该维持 3 个月；对术前有癫痫发作者，术后服药时间，至少应该维持无癫痫发作达两年以上。

2. 脱水药物

术前有癫痫发作者可加重脑水肿，术中为了缩小脑的体积，以便切除肿瘤，术后控制脑水肿，都需要用脱水药物，常用的脱水药物有 20％甘露醇 125 mL 静脉推注，每 4～6 小时一次；或甘油氯化钠 20 mL 静脉滴注，2 次/天。

3. 激素

有助于改善脑水肿使脑内压降低，常用的药物主要有地塞米松 10～20 mg 加入 10％的葡萄糖 500 mL 内静脉滴注，1 次/天。

（二）手术治疗

手术切除脑膜瘤是最有效的治疗手段。在可能的情况下，最好将肿瘤连同受肿瘤侵犯的脑膜和颅骨一并切除，然后可用人工的脑膜和颅骨进行相应的修补。但在实际中完全切除肿瘤，尤其是将肿瘤所附着的脑膜完全切除是非常困难的。

（三）放射治疗

良性脑膜瘤能够做到全切除达到根治是最理想的结果。但是由于肿瘤的生长部位，与邻近重要结构的关系，事实上有约 17％～50％的脑膜瘤做不到全切除。同时恶性脑膜瘤亦做不到全切除。这样就必须在手术以后做放射治疗，一般而言，放射治疗对内皮型脑膜瘤和恶性脑膜瘤的效果是肯定的。

七、护理

（一）术前护理

（1）由于脑膜瘤血运极为丰富，瘤体较大，与周围结构关系复杂，常伴有明显的颅内压增高。术前可应用脱水降颅压药物暂时控制颅内压。术前几日应用少量肾上腺皮质激素，有利于降低颅内压。

（2）术前要充分备血，因为脑膜瘤血运丰富，一旦发生大出血，需要大量的血液。

（3）有癫痫发作者，应给予抗癫痫药物治疗。

（二）术后护理

1. 麻醉

未清醒前取平卧位，头偏向一侧。清醒后床头抬高 10°～30°，以利于颅内静脉回流。

2. 严密监测生命体征及肢体活动

特别注意意识和瞳孔的变化。术后 48 h 内要严密观察有无颅内出血、脑水肿症状的出现，做到及时发现，及时处理。

3. 术后并发症的护理

（1）继发性颅内出血：多由于凝血机制障碍、术中止血不彻底、对高血压患者采取控制措施所致的控制性低血压，以及患者躁动等原因，而发生颅内出血。护理中应动态、定时监测生命体征变化，及时观察并记录伤口引流量，保持伤口引流管通畅，防止患者躁动，及时排除因尿潴留引起的烦躁不安。密切观察，及时发现有无周身血容量不足。

（2）脑水肿：密切监测颅内压力的变化，保持呼吸道通畅，给予持续吸氧。限制液体入量，控制液体滴速。对于脑水肿明显、病情有恶化趋势者，根据医嘱合理应用脱水剂，并尽快做好手术准备。

4. 不同部位脑膜瘤术后的对症护理不同

（1）额叶与颅前窝脑膜瘤术后易出现精神症状。

（2）大脑半球手术后易出现癫痫发作，应密切观察病情，预防性应用抗癫痫药物癫痫持续状态时应做好对症护理。

（3）位于运动性语言中枢附近肿瘤易出现运动性失语，做好心理护理，给予解释和安慰，早期进行语言训练，由简单到复杂，循序渐进，重复练习发声。

（4）肢体功能障碍者，加强肢体功能锻炼。瘫痪肢体应防止足下垂。应做被动运动和主动运动，预防肢体畸形、挛缩。

第八节　胶质瘤

一、星形细胞瘤

（一）概述

星形细胞瘤是最常见的神经上皮性肿瘤，占颅内肿瘤的 13%～26%，占胶质瘤的 21.2%～51.6%。男性多于女性，男女发病率之比为 2∶1。可发生在任何年龄，发病高峰在 31～40 岁。可见于中枢神经系统的任何部位，成人多见于幕上，儿童多见于幕下。幕上者多见于额叶及颞叶，顶叶次之，枕叶较少见。可累及 2 个以上脑叶，亦可见于视神经、丘脑和第三脑室旁。幕下者多见于小脑半球和第四脑室，亦可见于小脑蚓部和脑干。

1. 病理

肉眼观多呈灰红色或灰白色，大小不一，多数位于脑实质内，呈侵袭性生长，部分与脑组织有明确分界。邻近脑组织均伴有不同程度的水肿带，正常脑沟回消失，色泽灰白。近半数瘤内可有囊肿形成，囊内含淡黄色液体，蛋白含量高，放置时易凝固。

病理形态上可分为 4 型：①纤维型星形细胞瘤，最常见。②原浆型星形细胞瘤主要见于大脑。③肥胖型星形细胞瘤，少见。④分化不良型星形细胞瘤，主要见于大脑内，质软。

2. 临床特征

（1）症状体征：①颅内压增高和其他一般症状：可有头痛、呕吐、视力减退、复视、癫痫、精神症状等。颅内压增高症状出现时间不等，或仅表现为癫痫形式起病。约 25% 患者有癫痫发作史，其发作形式与肿瘤部位有关。额叶肿瘤多为大发作，中央区及顶叶多为局限性发作。额叶肿瘤较大时，患者可有精神症状，表情淡漠或幽默感、反应迟钝、注意力不集中、记忆力下降、性格改变、不修边幅、欣快感等。部分颞叶、顶叶肿瘤患者亦可出现精神症状。②局灶性症状：依肿瘤所在部位产生相应症状，额后中央前回者，可有不同程度的对侧偏瘫；优势半球语言中枢者可出现失语；顶叶者可产生对侧感觉障碍、失读和失写（优势半球）；额枕叶者可有同向偏盲、幻视等。若肿瘤累及丘脑、内囊等处，除对侧感觉障碍外，常伴有对侧肢体轻偏瘫；部分患者亦可有精神症状和癫痫发作。小脑、脑干部星形细胞瘤可出现患侧肢体共济运动失调、眼球震、肌张力降低、平衡障碍、构音困难及爆发性语言、强迫头位和脑神经麻痹（如动眼神经、滑车神经、展神经及面神经、舌咽神经等）。

（2）辅助检查。①X 射线平片：80% 患者有颅内压增高表现，部分有肿瘤钙化及松果体钙化移位。②CT 检查：肿瘤常为以低密度为主的混合密度病灶，亦可表现为均匀或等密度病灶，与脑实质分界较为清楚，少数为高密度病灶，混合密度病灶中的低密度区多为肿瘤本身，亦可为突变、坏死区，高密度区多为新鲜出血或钙化。低密度病灶多见于实质性瘤体，80% 为水分，多无水肿带。③磁共振成像检查：对于幕下肿瘤，特别是脑干肿瘤更具有优越性，但在区别肿瘤边界与水肿方面不如 CT 敏感。其影像与 CT 相似的是与肿瘤级别有关。

（二）治疗

1. 手术治疗

其是星形细胞瘤最为重要的治疗手段。

2. 放疗

宜在手术一般情况恢复后尽早进行，可应用深度 X 射线治疗机、治疗机和电子加速器等。照射剂量一般为 50~60Gy，在 5~6 周内完成。

3. 化学疗法

目前以亚硝基脲类药物较好。常用的有如下几种：

（1）洛莫司汀（CCNU）用量为 $100 \sim 130$ mg/m^2，口服，每 6~8 周一次，可连服 5~6 次。

（2）尼莫司汀（MeCCNU）用量为 $150 \sim 200$ mg/m^2，口服，每 6~8 周一次。

（3）替尼泊苷（VM-26）每次 $60 \sim 100$ mg/m^2，加入葡萄糖液中静脉滴注，每天一次，连续 2~3 d 为一个疗程，6~8 周后可重复使用。

4. 其他治疗

脑水肿患者应行脱水处理。术前有癫痫发作的患者，术后仍给予抗癫痫药物治疗等。

二、少枝胶质细胞瘤及间变少枝胶质细胞瘤

（一）概述

少枝胶质细胞瘤占颅内肿瘤的 1.3％～3.8％，在神经上皮性肿瘤中占 3％～12％。男性多于女性，男女发病率之比为 2∶1。常见于中年人，发病率高峰为 30～40 岁。绝大多数居于幕上，额叶最多见，其次为顶叶和颞叶。少枝胶质细胞瘤大部分生长缓慢，病程较长，自出现症状到就诊的时间平均为 2～3 年。

1. 病理

肿瘤多位于白质内，亦可见位于皮质者。外观灰红色，质软，浸润范围常较广泛，可突入脑室和皮质表面。部分肿瘤可发生囊性变，与脑组织之间界限较清楚，有时可见假包膜。部分肿瘤产生黏液样变，聚集成胶冻样物质。

2. 临床特征

（1）症状体征。①癫痫：其为本病最常见的症状，占 52％～79％，为神经上皮性肿瘤中最常见者，并以癫痫为首发症状，部分患者可被误诊为原发性癫痫而治疗多年。②精神症状：常见于额叶少枝胶质细胞瘤患者，尤其是广泛浸润，沿胼胝体向对侧额叶扩展者多表现为精神症状，以情感异常和痴呆等为主。③颅内压增高：见于约半数的患者，一般出现较晚，除头痛、呕吐外，视力障碍和视神经乳头水肿患者约占 1/3。肿瘤侵犯运动、感觉区时可相应的产生偏瘫、偏身感觉障碍及运动性或感觉性失语等。

（2）辅助检查。①X 射线头颅平片：可发现肿瘤钙化和慢性颅内压增高表现。②CT 扫描：一般呈低密度或等密度病灶，病灶内可有大而不规则的钙化影，与星形细胞瘤不同的是瘤内囊变或出血较少见。半数病例有灶周轻度水肿。增强后扫描多数有不规则强化。③磁共振成像检查：其定性不如 CT，但显示瘤体边界十分清楚，几乎无脑水肿 T_1 像肿瘤为低信号灶，T_2 像为高信号灶。注射 Gd-DTPA 后强化明显。

（二）治疗

以手术切除为主，手术原则为尽可能多地切除肿瘤。尤其是肿瘤局限于一侧额叶、颞叶或枕叶者，手术切除是较为理想的治疗方法。肿瘤彻底切除者术后常可获得较好疗效。

三、胶质母细胞瘤

（一）概述

胶质母细胞瘤在神经上皮性肿瘤中占 22.3％，仅次于星形细胞瘤而居第二位。主要发生于成人，尤以 30～50 岁多见，男性明显多于女性，男女发病率之比为（2～3）∶1。胶质母细胞瘤生长速度快，病程短，约半数患者病程在 3～6 个月，超过一年者仅 10％。病程较长者可能由恶性程度低的星形细胞瘤演变而来。

1. 病理

在皮质下呈浸润性生长，常侵犯几个脑叶，并累及深部结构，还可经胼胝体波及对侧大脑半球。发生部位以额叶最多见，其他依次为颞叶、顶叶，少数可见于枕叶、丘脑和基底节等，位于后颅窝者较罕见。胶质母细胞瘤外观呈半球形分叶状，肿瘤实质部分细胞丰富，呈现肉红色。瘤内常有囊变、坏死及出血，钙化少见。囊变区可为一内含黄色液体的大囊，或是散在于

肿瘤实质区内的多个小囊。半数肿瘤内有乳黄色坏死区和（或）暗红色的凝血块。

2. 临床特征

（1）症状体征：①患者主要表现为颅高压症状与局灶性神经症状，如头痛、精神改变、肢体无力、呕吐、意识障碍与言语障碍。②神经系统检查可发现偏瘫、脑神经损害、视乳头水肿、偏身感觉障碍与偏盲。

（2）辅助检查：头颅 CT 与磁共振成像均可显示明确的肿瘤影像及脑组织受压情况。①CT 检查：影像上，胶质母细胞瘤表现为低、等混合密度影，可有高密度的出血区，周围脑组织呈现大片低密度水肿，肿瘤与脑组织无明显边界。增强后 95％的肿瘤呈不均匀强化，常表现为中央低密度的坏死或囊变区，周边增生血管区不规则的环形、岛形或螺旋形强化影。②磁共振成像检查：图像上，胶质母细胞瘤 T_1 像呈低信号，T_2 像为高信号的边界不清的肿瘤影。但在肿瘤细胞增殖旺盛处，T_1 像为高信号，T_2 像为低信号。增强后强化表现同 CT。

（二）治疗

以手术、放疗，化学疗法及其他综合治疗为主。

1. 手术治疗

应做到在不加重神经功能障碍的前提下，尽可能多地切除肿瘤，扩大肿瘤切除范围既可以有效地内减压，又能减轻术后脑水肿，减低神经系统并发症的发生率。肿瘤复发后可再次手术，再次手术的死亡率及术后并发症发生率均无增加。

2. 综合治疗

术后应行常规放疗，瘤区放射剂量至少应在 60Gy 以上。化学疗法及其他辅助治疗手段效果均有限。综合治疗后瘤床常出现内含大量蛋白液体的大囊，5％～10％的大囊可产生症状。

四、髓母细胞瘤

（一）概述

髓母细胞瘤是中枢神经系统恶性程度最高的神经上皮性肿瘤之一。起源于胚胎残余细胞，可发生于脑组织的任何部位，但绝大多数生长在第四脑室顶之上的小脑蚓部。生长极为迅速，手术不易彻底切除，并有沿脑脊液播散性种植的倾向，治疗比较困难，随着近年来综合疗法的进步，患者的预后有了显著的改善。

本病可在新生儿期至 70 岁以上的各年龄组发病，但绝大多数见于儿童。发病年龄高峰在 10 岁以前，8 岁以前者约占 68.8％。多见于男性，男女发病率之比约为 3∶1。病程多较短，近一半患者病程在 1 个月内，少数可达数年，平均约 8 个月。由于髓母细胞瘤生长隐蔽，早期症状缺乏特异性，故常被患者、亲属和医师所忽略。

1. 病理

髓母细胞瘤多为实质性，呈灰紫色，质地较脆软，多数有假包膜。肿瘤大都与后髓帆或前髓帆粘连，多沿中线伸展，向上可长入导水管，向下可伸入枕骨大孔。在成人患者中，髓母细胞瘤可生长于一侧小脑半球内。髓母细胞瘤可向神经元星形胶质细胞、少枝胶质细胞分化，少数可多向分化，部分成为多纤维型。髓母细胞瘤中约 20％为成结缔组织性变异型，常见于大龄儿童或成人。

2. 临床特征

（1）症状体征首发症状为头痛、呕吐、步态不稳，以后可出现复视、共济失调、视力减退。查体多有视乳头水肿、眼球震颤、闭目难立、眼球外展不能等。儿童患者与成人患者症状、体征基本一致，呕吐、病理征及腱反射改变多见于儿童患者，而视物模糊与四肢无力多见于成人。

（2）辅助检查。①头颅 CT：87％呈现为均匀一致的高密度影，10％为等密度病灶，另为混杂密度，少数有钙化，偶尔可呈低密度囊性变。病灶边界均较清晰，多位于小脑蚓部，成人患者可见于小脑半球。②磁共振成像：T_1 图像肿瘤均为低信号，T_2 图像中 67％肿瘤呈高信号，另 33％呈等信号。97％瘤周有明显水肿。增强后肿瘤均有均匀强化。在磁共振成像矢状位图像，74％可见肿瘤与第四脑室底间有一极细长的低信号分隔带。与室管膜瘤不同，髓母细胞瘤很少向第四脑室侧隐窝及桥小脑角伸展。

（二）治疗

髓母细胞瘤的治疗主要是手术切除与术后放射治疗，部分病例可辅以化学疗法。

1. 手术切除

由于肿瘤属于高度恶性，加之肿瘤边界不十分清楚，放疗手术后容易复发。多数学者主张手术尽可能多切除肿瘤，至少做到使脑脊液循环梗阻恢复畅通，术后再予以放疗。随着手术技术和设备条件的不断进步，髓母细胞瘤患者的手术死亡率已明显下降。

2. 放射治疗

髓母细胞瘤生长迅速，细胞分裂指数较高，且位置接近脑室和蛛网膜下隙，存在许多有利于放疗的条件，由于 ^{60}Co 和直线加速器的应用，放疗剂量的增加，大大改善了放疗的效果。针对髓母细胞瘤易转移的特点，放疗应包括全中枢神经系统（脑脊髓轴），放疗时也要注意远期并发症（如儿童因内分泌功能低下所致的发育迟滞等）的发生。

3. 联合用药治疗

髓母细胞瘤术后的单纯化学疗法效果不十分肯定。故手术加放疗后再应用化学疗法的必要性亦有争论，故目前多主张联合用药。

五、护理措施

（一）术前护理

1. 心理护理

应耐心细致地与患者沟通，详细介绍脑膜瘤的预后，鼓励安慰患者战胜疾病。使患者安心接受手术，家属充分配合。

2. 饮食

多进高蛋白、高热量、丰富营养、易消化的清淡饮食，术前 2 周戒烟酒。术前禁食 10～12 h，禁水 6～8 h。

3. 体位

无颅内压增高患者可自由卧位，颅内压增高患者需绝对卧床休息，床头抬高 15°～30°，避免咳嗽、用力排便、情绪激动等。

4. 训练床上大小便

以避免术后因不习惯在床上排便而引起便秘、尿潴留。

5. 皮肤准备

剃光头后用肥皂水和热水洗净并用酒精消毒，以避免术后伤口或颅内感染，天冷时，备皮后应戴帽，以防感冒。

6. 术前准备

取出活动义齿和贵重物品并妥善保管；指导患者排空大小便，术前 30 min 给手术前用药，备好术中用药、MRI、CT 片、病历等用物；有脑室引流者进手术室前应关闭引流管，途中不要随意松动调节夹，以免因体位的改变造成引流过量逆行感染或颅内出血。

（二）术后护理

1. 心理护理

患者可因手术创伤、麻醉反应、疼痛刺激、头面部肿胀、监护室无亲人陪伴，担心疾病预后等产生恐惧、孤独无助感。应主动与患者交流，并针对其原因进行心理干预。

2. 饮食

麻醉清醒后 6 h，如无吞咽障碍即可进食少量流质饮食，术后早期胃肠功能未完全恢复时，应尽量少进牛奶、糖类食物，防止引起肠胀气。以后逐渐过渡到高热量、高蛋白，营养丰富、易消化饮食。

3. 体位

麻醉未清醒前应去枕平卧，头偏向健侧，以防呕吐物吸入呼吸道，清醒后血压平稳者，可抬高床头 15°～30°，以利颅内静脉回流，较大脑膜瘤切除术后，应禁止患侧卧位，以防脑组织移位及脑水肿发生。

4. 症状护理

（1）脑水肿：密切观察意识、瞳孔、生命体征及肢体活动情况，监测颅内压，出现剧烈头痛、呕吐、血压升高，脉搏缓慢，颅内压持续超过 1.96 kPa（即 20 mmH_2O，及时报告医师并遵医嘱使用脱水剂，如静脉滴注甘露醇，保证在 30 min 内滴入，观察患者头痛有无减轻，颅内压监测应小于 1.96 kPa（即 200 mmH_2O），控制每日液体总量不超过 2000～2500 mL，其中，5％葡萄糖氯化钠注射液应≤500 mL。

（2）癫痫：①抽搐发作时迅速解开衣领，衣扣、腰带、取出活动义齿，头偏向一侧，保持呼吸道通畅及时给氧。将外裹纱布的压舌板置于患者口腔上、下臼齿之间，以防咬伤舌及部。对抽搐肢体不能用暴力按压，以免骨折、脱臼等，并拉好床栏以防坠床。②如有呼吸困难，给予吸氧 2～3 升/分，无自主呼吸者应做人工呼吸，必要时行气管切开术。③癫痫发作时不能给患者喂水、喂药。④间歇期应指导患者掌握每次发作前的规律，以便发作前预防用药。⑤详细观察并记录发作时的情况。

（3）肢体运动障碍：加强肢体功能锻炼，被动活动肢体 3～4 次/天，15～30 分/次，防止肢体萎缩；勤翻身，每 2 小时一次，预防压疮。

（4）精神症状：患者出现欣快、不拘礼节、淡漠不语，甚至痴呆、性格改变时，应留陪人，并遵医嘱适当约束，充分镇静，妥善保护各种管道，防止患者自行拔管坠床，自伤或伤人。

5. 管道护理

（1）留置导尿管：①每日 0.1％新洁尔灭消毒外阴及尿道口周围 2 次，每次大便后及时清洁会阴部。②观察尿液颜色、尿量，避免尿管、引流管弯曲受压，保持引流通畅。引流管和集尿袋的位置切忌高于膀胱，防止细菌逆行感染。③尽量避免分离尿管与集尿袋接头，防倒流引流袋 7 d 更换一次。④鼓励其多饮水、多排尿，进行生理性膀胱冲洗。每天饮水量不少于

1500～2000 mL。膀胱冲洗时，要严格遵守无菌技术操作，最好应用三腔导尿管。用输液装置在消毒的尿管尾端进行穿刺快速滴入，避免连接处的打开。⑤夹管训练自主排尿功能，根据患者尿意和膀胱充盈度来决定放尿时间，尽早拔除导尿管。

（2）硬膜外及硬膜下引流管：引流管应低于引流管出口位置，以免逆行感染，头部应适当制动，防止引流管扭曲、脱出，保持引流管通畅，观察引流液量、颜色并记录，引流管一般术后第2天即可拔除，注意伤口渗血、渗液情况，一旦发现头部伤口潮湿，应及时报告医师处理。

第九节　垂体腺瘤

一、概述

垂体腺瘤是常见的颅内良性肿瘤，好发于青壮年，人群发病率约为110万，仅次于脑胶质细胞瘤和脑膜瘤，约占颅内肿瘤的10％。

（一）垂体腺瘤的主要危害

（1）垂体激素过量分泌引起一系列的代谢紊乱和脏器损害。

（2）肿瘤压迫而使其他垂体激素低下，引起相应靶腺的功能低下。

（3）压迫蝶鞍区结构，导致相应功能的严重障碍。垂体位于蝶鞍内，具有复杂而重要的内分泌功能。腺垂体分泌6种具有明显生理活性的激素，即生长激素（GH）、泌乳素（PRL）、促肾上腺皮质激素（ACTH）、促甲状腺素（TSH）、卵泡刺激素（FSH）、黄体生成素（LH）。

（二）垂体腺瘤的分类

（1）根据肿瘤大小分类：①微腺瘤（直径1.0 cm）。②大腺瘤（直径＞1.0 cm）。③巨大腺瘤（直径＞3.0 cm）。

（2）根据光学显微镜分类：①嗜酸性细胞腺瘤。②嗜碱性细胞腺瘤。③嫌色细胞腺瘤。④混合细胞腺瘤。

（3）根据光学显微镜＋功能分类：①泌乳素细胞腺瘤。②生长激素细胞腺瘤。③促肾上腺皮质激素细胞腺瘤。④促甲状腺素细胞腺瘤。⑤促性腺素细胞腺瘤。⑥多分泌功能细胞腺瘤。⑦无内分泌功能细胞腺瘤。⑧恶性垂体腺瘤。

（三）临床特征

1. 症状体征

（1）功能性垂体腺瘤的临床表现：①泌乳素腺瘤，主要为泌乳素增高雌激素减少所致闭经、泌乳、不孕。②生长激素腺瘤，表现为巨人症或肢端肥大症。③促肾上腺皮质腺瘤，表现为向心性肥胖的满月脸、水牛背，即皮质醇增高症。④甲状腺刺激素细胞腺瘤，表现为甲亢。⑤无分泌功能腺瘤，无症状，随肿瘤增大而出现视力下降。

（2）头痛早期头痛位于眼眶后和额部，系鞍隔受压所致，当肿瘤突破鞍隔后，鞍内压力降低头痛可减轻或缓解。

（3）视力视野障碍：早期多无视力视野改变，随着肿瘤增大，压迫视通路不同部位而致不同的视功能障碍，最常见为双颞侧偏盲。

（4）其他神经和脑损害：肿瘤向后上压迫垂体柄和下丘脑可出现尿崩和下丘脑功能障碍，累及脑室系统可致脑积水，颅内压增高；向前累及额底可引起精神症状、癫痫等；向侧方累及海绵窦可发生第Ⅲ、Ⅳ、Ⅴ、Ⅵ脑神经麻痹，突向中颅窝可引起颞叶癫痫；向后累及脑干引起交叉性麻痹、昏迷等；向下突入蝶窦、鼻咽部可出现出血鼻漏等。

2. 辅助检查

（1）内分泌检查：根据临床症状选择相应的内分泌激素水平检测。

（2）蝶鞍区 CT 扫描。①间接征象：鞍底倾斜、鞍隔隆起、垂体柄移位。②直接征象：鞍内低密度区。

（3）磁共振成像（MRI）鞍内短 T_1 及长 T_2 肿瘤。

二、治疗

（一）手术治疗

1. 经颅垂体腺瘤切除术

（1）经额叶入路：适用于肿瘤较大，向鞍上发展，视功能降低。

（2）经颞叶入路：适用于向鞍旁发展的肿瘤。

（3）经蝶骨翼入路：适用于肿瘤自视交叉后上方、向鞍旁及后床突发展的肿瘤。

（4）经眉弓入路：是一种微创术式。

2. 经蝶窦垂体腺瘤切除术。

（1）适应证：①各种类型的垂体微腺瘤。②各种类型的垂体大腺瘤。③部分垂体巨大腺瘤。

（2）禁忌证：①鼻、蝶部有感染者。②巨大腺瘤明显向侧方、向额底部、向鞍背发展者。③有凝血功能障碍或其他严重疾病。

（3）放射治疗：适用于手术不彻底，或可能复发的垂体腺瘤或垂体腺癌或转移瘤。

（4）药物治疗：如溴隐亭治疗 PRC 腺瘤、GH 腺瘤、ACTH 腺瘤。

三、护理

（一）术前护理

（1）为预防术后伤口感染，经蝶窦垂体腺瘤切除术患者，术前 3 d 常规使用抗生素，复方硼砂溶液漱口，氯麻液滴鼻，滴药后保持平卧仰头位 5 min，使药液充分进入鼻腔。指导患者进行张口呼吸。

（2）经蝶窦手术：患者需剪鼻毛，应动作轻稳，防止损伤鼻黏膜而致鼻腔感染。观察有无口鼻疾患，如牙龈炎、鼻腔疖肿等。如有感染存在，则择期手术。另外还要行腹部皮肤准备 20 cm² 以备术中取下皮下脂肪填塞蝶鞍。

（3）物品准备：备好吸水管，橘汁、咸菜、香蕉等含钾和钠高的食物。

（4）术前宣教，向患者讲解有关注意事项，消除恐惧并取得配合.

（5）控制并发症：高血压、糖尿病是垂体瘤的常见并发症，术前应系统治疗，病情控制后再考虑手术。

（二）术后护理

（1）麻醉未清醒时，取平卧位，头偏向一侧；麻醉清醒后取自由体位，对少数眼睑肿胀较明显者取头高位，以利于面部肿胀的消退。

（2）经口吸氧，3～4 L/min。

（3）定时测量生命体征，特别注意观察瞳孔的对光反射是否恢复。遵医嘱应用抗生素。

（4）准确记录每小时尿量，同时还应注意尿液的颜色，比重及电解质含量的变化。观察尿液颜色变化对诊断术后尿崩症比尿量更为直观和方便，如尿液颜色正常或较深则基本可以排除尿崩症的发生。

（5）伤口护理：如无脑脊液鼻漏者，术后3 d左右拔除鼻腔引流条，用氯麻液滴鼻，以减轻鼻腔黏膜肿胀和预防鼻腔感染。拔除鼻腔引流条后勿用棉球或纱布堵塞鼻腔，注意观察鼻腔渗液情况。嘱患者勿抠鼻、擤鼻涕、用力咳嗽或打喷嚏等，腹部伤口隔日换药一次，7 d后拆线。

（6）口腔护理：因口腔内有伤口，应每日做口腔护理，保持口腔的清洁。由于术后用纱条填塞鼻腔止血，患者只能张口呼吸，易造成口腔干燥，此时应用湿纱布盖于口唇外，保持口腔湿润，减轻不适，或用温水润唇。

（7）加强营养，术后第2天开始进食流质，3 d后过渡至软食。食物宜富含纤维素以保持大便通畅。

（8）术后并发症的护理。①颅内出血：常在术后24 h内发生，若患者出现意识障碍、瞳孔及生命体征变化、视物不清、视野缺损等提示有颅内出血可能，应及时通知医师。②尿崩症：由于手术对垂体后叶及垂体柄的影响，术后一过性尿崩症发生率较高，需监测每小时尿量，准确记录出入量，合理经口、经静脉补液，保持出入量平衡。由于尿液大量排出，可造成低血钾等水电解质紊乱，临床上每日进行血生化检查，监测电解质情况，及时给予补充。③脑脊液鼻漏：由于术中损伤鞍膈所致。脑脊液鼻漏常发生于术后3～7 d内，尤其是拔除鼻腔填塞纱条后，应观察患者鼻腔中有无清亮液体流出。因脑脊液含有葡萄糖，可用尿糖试纸检测，如呈阳性则提示有脑脊液鼻漏。此时患者应绝对卧床，头部抬高以借助脑组织重力作用压迫漏口减少脑脊液流出。清醒患者应取半卧位或坐位，昏迷患者应抬高床头15°～30°，头偏向一侧，此特定体位应持续到脑脊液漏停止3～5 d。禁止用棉条、纱条、卫生纸填塞鼻腔防止逆行感染。3 d后漏液没有明显减轻或停止者应行蛛网膜下腔穿刺置管行持续体外引流。④垂体功能低下：由于机体不适应激素的变化而引起。常发生于术后3～5 d。患者可出现头晕、恶心、呕吐、血压下降等症状。此时应先查血钾浓度，与低血钾相鉴别。⑤中枢性高热：下丘脑损伤可引起中枢性体温调节异常，患者表现为高热。护士应严密监测体温，及时采取物理降温或遵医嘱行药物降温。

第十节　颅咽管瘤

一、概述

颅咽管瘤发生于原始口腔外胚叶所形成的颅咽管残余上皮细胞，是一类颅内先天性肿瘤。

Matt 和 Barrett 在 1899 年首先发现该肿瘤起源于颅咽管或拉克斯囊。其起源是在垂体柄结节部的鳞状表皮细胞巢。占脑肿瘤的 2.5%～4%，小儿常见，也可发生在成年人，但成人多起自垂体固有细胞的化生。

二、发病机制

Rathkes 囊是胚胎第 2 周时，原始口腔顶部向颅内延伸形成的盲管，它与前颅底的漏斗突共同发育成垂体，Rthkes 囊与口腔相连的地方逐渐变细，称颅咽管，并逐渐退化消失。在正常情况下，该管约在胚胎 7～8 周时逐渐退化消失，Rathke 囊在第 8 周后由简单的表皮结构迅速增殖形成垂体的腺部，包括前叶和结节部，漏斗形成垂体神经部即后叶。

三、病理

肿瘤好发于鞍上，也可向鞍内、下丘脑生长，脑室内的颅咽管瘤亦有报道。肿瘤与周围组织有明显边界，瘤体质地多不均，钙化和囊变常见，囊液可呈机油样，含有胆固醇结晶。镜下肿瘤细胞排列呈三叶草样，小叶周围细胞呈栅栏状。高倍镜造釉细胞型可见成团坏死的角化细胞。乳头状好发于成年人，囊变和钙化少见，分化良好的鳞状上皮细胞排列成假乳头状。肿瘤可分为囊性、部分囊性及实质性肿瘤 3 种，但完全实质性者较少。肉眼可见肿瘤表面光滑或呈轻度凹凸结节状，境界明确，无包膜，囊肿可一个或多个，大小不等，直径为 20～150 mm。囊肿内容为黄色或棕褐色内燃机油样，放置不凝固。可见浮游闪光样的胆固醇结晶。组织学分为釉质表皮型和鳞状表皮型两种。前者为小儿型，有 3 层构造，最外层为一层圆柱立方表皮，中间层为复层的多角形、鳞状表皮样细胞，最内层为星形胶质细胞，多处有岛形成，在其中心的层状明胶样物质的部分形成钙化，后者细胞间桥发育的多形性肿瘤细胞呈复层状、岛状发育，虽伴有丰富血管结缔组织的间质，但看不到囊肿形成、明胶化和钙化。在小儿和釉质表皮型占大多数，在成人中则两种类型各占 50%。颅咽管瘤起源于残留的颅咽管上皮细胞，分造釉细胞型（儿童多见）和乳头状型两种，属良性肿瘤，WHO I 级。

四、分类

按部位分法不一，Binkenand Bruyn（1975）按照颅咽管瘤与鞍隔的关系，可分为鞍内、鞍上、鞍内鞍上和脑室内肿瘤 4 型。Yasargil（1990）将颅咽管瘤较全面地分为 6 型。①单纯鞍内型，肿瘤全部局限于鞍隔下。②鞍内—鞍上型，肿瘤同时位于鞍隔下及上方。③鞍隔上—视交叉周围—脑室外型，肿瘤位于鞍隔上方，侵犯视交叉，但未突入第三脑室。④脑室内—脑室外型，肿瘤位于鞍上池（鞍隔上），且同时侵入第三脑室底部。⑤脑室旁型，肿瘤在鞍隔上，沿第三脑室旁脑沟中生长，较大的肿瘤可将颞叶沟回内侧的脑皮质推开，达侧脑室底部。⑥单纯脑室内型，肿瘤完全位于第三脑室内，与脑室壁紧密粘连，与下丘脑及漏斗区关系密切。Yasargil 的分类对手术入路的设计极为有利。

五、临床特点

因为颅咽管瘤属良肿瘤，生长缓慢，一般小儿病程比成人为短，其临床表现视肿瘤部位及发展方向，年龄大小而有所不同。

（一）视力视野障碍

肿瘤位于鞍上常因直接压迫视神经、视交叉及视束，有70%～80%的患者出现视力、视野障碍，如双颞侧偏盲、部分偏盲或左右不对称的视野缩小。有时因肿瘤向后外侧发展亦可出现同向性偏盲。由于颅内压增高而出现视盘水肿，日久因继发性视神经萎缩而导致失明并非少见。

（二）颅内压增高症状

颅内压增高成人较少见，早期一般无颅内压增高，当肿瘤向鞍上发展累及第三脑室前半部，闭塞室间孔导致脑积水则可引起颅内压增高。这时可有头痛、呕吐、视盘水肿以及展神经一侧或双侧麻痹。晚期颅内压增高患者可出现嗜睡乃至昏迷。

（三）垂体功能低下

主要因肿瘤压迫，特别是鞍内型肿瘤，腺垂体受压导致生长激素及促性腺激素分泌不足，而出现生长发育障碍，骨骼生长迟缓甚至停止，表现身材矮小，称为垂体性侏儒。虽已到成年，体形仍如同儿童而貌似成人，患者表现乏力倦怠、少动、食欲减退、皮肤苍白细腻、基础代谢率低下等，至青春期常有性器官发育障碍，无第二性征，性欲减退。男性阳痿，女性月经失调或停经。

（四）下丘脑损害的表现

由于肿瘤向鞍上发展增大至第三脑室底部，下丘脑受压，其结果可出现体温偏低、嗜睡、尿崩症，以及肥胖性生殖无能综合征。尿崩症约有10%为初发症状，表现为多饮多尿，24 h出入量可达数十升，这是视上核、室旁核、下丘脑、神经垂体受累，导致抗利尿激素产生减少所致。肿瘤可致下丘脑或垂体柄损害，阻断泌乳激素分泌抑制因子，有时可发生无月经和泌乳过多。

六、实验室检查

一般在术前测定垂体功能，如果表现肾上腺皮质功能减退和甲状腺功能低下，则提示术中术后有可能出现激素分泌功能衰竭，此时基础代谢率降低，糖耐量呈低平曲线，血中胆固醇可增高，周围血嗜伊红细胞可增多，肾上腺素试验注射后4 h嗜伊红细胞可不减少。

七、影像学检查

（一）颅骨X线平片

在小儿颅咽管瘤几乎均有病理改变，在成人也有2/3的患者表现异常。显示颅骨鞍区钙化者50%～90%，一般年幼者多见（73%），成年较少见（36%），钙化的形态多种多样，可呈云絮状、点片状或团块状等，典型的表现为蛋壳样钙化常是诊断颅咽管瘤的重要线索。随肿瘤增大，蝶鞍可呈浅碟形扩大或破环。

（二）CT扫描

单纯CT片上，鞍上可见散在的结节钙化，多数囊肿呈低密度；在囊肿上多呈弧形或蛋壳样钙化，增强CT片上可见囊肿壁的部分强化缘，多达72%，也有囊肿的中心部呈等密度或较少见的高密度改变，可能为瘤内出血的不同时间段的特有表现。

（三）MRI

MRI显示病灶的形态，大小和侵及的范围，颅咽管瘤在MRI上的表现似一下垂的囊袋，囊内容物的不同可呈多种不同的信号。坏死结构呈长T_1、长T_2信号；胆固醇结晶呈短T_1、

短 T_2 信号，角蛋白脱屑呈中等 T_1、长 T_2 信号，正铁血红蛋白含量多时呈 T_1、T_2 长信号，而含部分含铁血黄素或钙化的颅咽管瘤 T_1 和 T_2 加权像均显示为低信号区，对周围组织的关系表现清楚，但是看不到 T_1 显示的鞍背破坏和钙化。如果增强扫描，肿瘤实质部分可有异常对比增强。

（四）脑血管造影

近年来，临床采用较少。是对肿瘤较大者须进行的检查。根据大血管的位置可确定肿瘤的供血，同时，了解正常血管的移位对手术是很有帮助的。鞍上肿瘤在正位像可见大脑前动脉水平段抬高，颈内动脉移向外侧；在侧位像虹吸段张开。

八、诊断与鉴别诊断

（一）诊断

在成人则主要表现为垂体功能减低，伴有视力、视野改变以及颅内压增高，临床诊断小儿颅咽管瘤一般较为容易，患儿有发育迟缓，视力、视野改变以及颅内压增高，并通过前述各项检查而肯定诊断。

（二）鉴别诊断

常应与以下疾病相鉴别。①鞍结节脑膜瘤。②垂体腺瘤。③虹吸段动脉瘤。④视神经胶质瘤。⑤第三脑室前部胶质瘤。⑥生殖细胞瘤。⑦脊索瘤。⑧其他鞍区病变。

九、治疗方法

首选治疗应为手术治疗，术后视肿瘤的切除程度决定是否行放射治疗。

（一）放射治疗

放疗既能延长患者的生存时间，又可延缓肿瘤复发的时间，临床上采用手术加放疗患者的存活率比单纯手术的患者为高。放疗有多种方法，可用传统的放疗，也可行囊内注射 32P 内放疗，手术残留的实质性肿瘤可考虑 X 刀或 γ 刀治疗，但放疗的并发症主要有内分泌功能低下、视神经炎及痴呆等也有放射性脑坏死的报道。尤其在儿童实行放疗可严重地损害智力，并影响其生长发育。

（二）手术治疗

近年来随着显微手术技术的提高，一般认为对颅咽管瘤应争取全切除。当肿瘤与颈内动脉、视神经、视丘下部等周围组织粘连紧密时，即使勉强切除，其效果也不一定满意。其中，也有在肿瘤周围组织内肿瘤细胞依然残留的可能，全切后数年又可能复发。颅咽管瘤切除手术入路取决于肿瘤的部位和大小、钙化的程度、囊肿部分的位置以及对脑脊液通路的影响。常用的手术入路有。①额下入路，该入路适用于鞍上－视交叉前－脑室外型颅咽管瘤。②翼点入路，目前切除颅咽管瘤的主要入路，适用于向一侧鞍旁发展的鞍内鞍上型、鞍上－脑室外型的视交叉下及视交叉后的颅咽管瘤。③终板入路，适用于视交叉后的鞍上－脑室外侧型颅咽管瘤，④经胼胝体或经皮质侧脑室入路，适用于鞍上－脑室内型阻塞室间孔引起脑积水的颅咽管瘤。⑤经蝶窦入路，仅适用于鞍内型和向蝶窦内生长的颅咽管瘤。⑥联合入路，为切除大颅咽管瘤可采取上述入路中的两种行联合入路，如额下－翼点联合入路，翼点－胼胝体联合入路。

术后并发症：①下丘脑损伤，见尿崩症、体温失调等。②无菌性脑膜炎。③其他如视力障碍、生长迟缓、性发育不全、垂体功能障碍等。

十、护理措施

（一）术前准备

1. 视力视野的评估

颅咽管瘤因直接压迫视神经、视交叉及视束，有 70%～80% 的患者出现视力、视野障碍。护士可通过粗测初步了解患者的视力、视野情况。具体方法：让患者平视前方，用手指在上、下、左、右 4 个方位等距离活动，检查患者视野情况。在患者前方的不同距离（如 1 m、2 m、3 m 等处）用手指数评估视力，记录后与术后进行比较。

2. 下丘脑损害的观察

颅咽管瘤向鞍上发展增大至第三脑室底部，下丘脑受压其结果可出现尿崩症、高热、昏迷等症状，以尿崩症多见，记录患者术前 3 d 尿量，为术后观察尿崩症提供数字依据。

3. 协助患者做好相关检查及注意事项

协助患者做好心、肺、肝、肾功能，凝血时间、血糖的监测，术前一天洗澡、剃头、配血、抗生素及普鲁卡因皮试，并做好记录，通知患者术前 12 h 禁食禁水，术前晚让患者得到充足的休息，必要时遵医嘱给镇静剂。

（二）术后护理

1. 保持呼吸道通畅

清醒前给予全麻术后常规护理，去枕平卧，头偏向一侧，防治口腔呼吸道分泌物及呕吐物误吸发生肺部感染。患者全麻清醒，血压平稳，采取头部抬高 15°～30° 斜坡卧位，以利血液回流，降低颅内压。吸氧，心电监护，严密观察病情变化。保持呼吸道通畅，及时清除呼吸道分泌物，不仅可以预防肺部感染，还能减轻脑缺氧和脑水肿。有舌根后坠者托起下颌或安放口咽通气道，痰液黏稠不易咳出者给予雾化吸入。

2. 做好引流管护理

（1）术区引流袋放置的高度：因与头位在同一水平或低于头颅位置，利于残留积血不断流出，并可防止返流，48 h 拔除术区引流管。

（2）脑室引流，一般引流管最高到侧脑室额角的距离为 10～15 cm，以维持正常脑脊液的压力。

（3）妥善固定引流管，头部制动，保持引流口处纱布的清洁干燥，减少污染，每日在无菌操作下更换引流袋和手术部位敷料，翻身及护理操作时避免牵拉引流管，防止引流管拔脱。随时检查引流管是否受压、扭曲或成角，发现问题及时处理；意识障碍者用约束带约束肢体，防止抓脱引流管。

（4）防止管腔阻塞，观察脑压波动，如有引流不畅，检查是否有扭曲受压或血凝块阻塞等，如有血凝块阻塞可用尿激酶 2 万 U 加生理盐水 3 mL 冲洗后夹闭引流管。

（5）观察引流液的量和颜色，术后引流液多为暗红色陈旧性积血，如引流管内有新鲜血引出，应考虑有无再出血，及时报告医师。

（6）搬运时应夹闭引流管，避免引流袋内引流液倒流入颅内，脑窄引流管 3～5 d 拔除，伤口 7～8 d 拆线。

3. 观察意识，瞳孔，生命体征的变化

术后颅内血肿、电解质紊乱引起昏迷、体内激素水平低下是颅咽管瘤术后意识改变的主要原因。颅内出血是脑手术后最危险的并发症，多发生在术后 24～48 h 内。患者往往有意识，瞳孔及生命体征的改变，表现为全麻清醒后又逐渐嗜睡、反应迟钝甚至昏迷；瞳孔不对称，对光反应迟钝或消失，血压升高，脉压增大，脉搏慢而有力，呼吸深而慢（两慢一高）。术后出血的主要原因是术中止血不彻底或电凝止血痂脱落，其他，如患者呼吸道不畅、蓄积、躁动不安、用力挣扎等都可引起颅内压骤然增高。故术后应严密观察患者病情变化，24 h 心电监护，并准确记录，避免增加颅内压的因素，一旦发现患者有颅内出血征象，应及时报告医师行 CT 检查，并做好再次手术止血的准备。立即抽取血生化标本，及时送检验科化验，及时取回化验报告。掌握检验结果的正常值，发现异常及时配合医师进行处理、若血生化正常可能是激素补充不足或激素减量过快，造成激素水平低下。总之，当患者出现意识障碍时，护士应根据多方面的数据来评估，并及时报告医师，积极配合抢救。

4. 尿量的观察

颅咽管瘤术后尿崩症为最常见的并发症之一。由于手术累及下丘脑影响抗利尿激素分泌所致，患者出现不同程度的尿崩症，多尿、多饮、口渴，每日尿量大于 4000 mL，尿比重低于 1.005。因此，在护理过程中，需要严格准确记录患者每小时尿量及 24 h 尿量，以便合理经口或静脉补液，维持水、电解质平衡。如尿量＞250 mL/h 或 24 h 尿量＞4000 mL，尿色变淡，常提示多尿及尿崩的出现，应立即汇报医师予垂体后叶素皮下注射或其他药物治疗，并观察用药效果。

5. 保持水电解质及酸碱平衡

准确记录出入液量，每天根据医嘱查一次血清电解质，根据尿量的增减和血清电解质含量调整输液的种类和输液数量。尿量增多期间须注意补钾，每 1000 mL 尿量补充 1g 氯化钾。补钾以口服为主，重者静脉补充，本组发生电解质紊乱 12 例，全部得到纠正。

6. 中枢高热

是因手术累及下丘脑，使体温中枢调节功能紊乱所致。对高热者术后给予头枕冰袋、冰帽或全身冰毯，持续肛温监测，体温迅速控制在 38.5 ℃以下。

7. 癫痫发作

多发生在术后 2～4 d 脑水肿高峰期。系因术后脑组织缺氧及皮质运动区激惹所致。当脑水肿消退、脑循环改善后，癫痫常可自愈。术前术后常规给予抗癫痫药物以预防。癫痫发作时，应及时抗痫药物控制，防止舌咬伤，注意体息，避免情绪激动，吸氧，保持呼吸道通畅，防止脑组织缺氧。保护患者，避免意外受伤并做好详细记录。

8. 消化道出血

因丘脑下部受损及激素的应用常引起应激性胃黏膜糜烂、溃疡致上消化道出血。患者呕吐大量血性或咖啡色胃内容物，并伴有呃逆、腹胀及黑便等症状，出血量多时可发生休克，术后应用甲氰咪呱等药物预防。一旦发现胃出血，应立即停用激素类药物，放置胃管，抽净胃内容物后用冰盐水洗胃，胃内注入 1000 IU 凝血酶，每 4 小时一次，胃内注药 50 min 后持续胃肠减压，并应用洛赛克，甲氰咪呱等，使出血得到及时控制。严密观察血压、脉搏及大便颜色。留置胃管者，观察胃内食物的消化情况及胃液颜色。

9. 视力、视野的观察

术前已对患者的视力、视野情况有所记录，手术以后要对视力视野内进行评估，以掌握手术后的颅内变化。一般在患者术后精神状况好时检查，如果视力视野比术前有所下降，通常为手术损害所致；如果发生突然性的变化，考虑颅内是否出血，及时通知医师、做出处理。

10. 加强营养

术后全麻清醒且病情平稳后及时给予进流汁饮食，如米汤、牛奶汤、菜汤、果汁等。第二三天给予半流汁饮食，如稀饭、面条、馒头、菜泥、果泥等，以后逐渐过渡到普通饮食。指导患者家属或营养食堂给予高能量、高维生、高蛋白、易消化饮食，防止便秘。

第十一节　椎管内肿瘤

椎管内肿瘤又称脊髓肿瘤，是指发生于脊髓本身和椎管内与脊髓邻近组织的原发性或转移性肿瘤，发生率仅为颅内肿瘤的 1/10。可发生于任何年龄，以 20～50 岁多见；除脊膜瘤外，男性多于女性。肿瘤发生于自颈髓到马尾的任何节段，以胸段者最多，颈、腰段次之。根据肿瘤与硬脊膜及脊髓的关系，分为髓外硬脊膜下肿瘤、硬脊膜外肿瘤和髓内肿瘤三类，以髓外硬脊膜下肿瘤最常见，约占椎管内肿瘤 65%～70%，多为良性。

一、临床表现

随肿瘤增大，脊髓和神经根受到进行性压迫和损害，临床表现分为三期。

（一）刺激期

属早期，肿瘤较小。主要表现相应结构的刺激症状，其最常见症状为神经根痛，疼痛部位固定且沿神经根分布区域扩散，咳嗽、打喷嚏和用力排便时加重，部分患者可出现夜间痛和平卧痛。

（二）脊髓部分受压期

肿瘤增大直接压迫脊髓，出现脊髓传导束受压症状，表现为受压平面以下肢体的运动和感觉障碍。

（三）脊髓瘫痪期

脊髓功能因肿瘤长期压迫而完全丧失，表现为压迫平面以下的运动、感觉和括约肌功能完全丧失，直至完全瘫痪。

二、辅助检查

（一）腰穿及脑脊液检查

①压力常较正常为低。②颜色改变。呈黄色，肿瘤部位越低，颜色越深。③蛋白增加，完全阻塞、梗阻部位越低、肿瘤位于硬脊膜内者，蛋白含量越增高。脑脊液蛋白含量增高，而脑脊液细胞计数正常，即蛋白细胞分离现象，是诊断脊髓瘤的重要依据。

（二）X 线检查

椎弓根间距增宽，椎间孔扩大，椎体变形、破坏及肿块。

（三）脊髓造影

脊髓造影可以确定肿瘤平面与脊膜和硬脊膜的关系。

（四）CT 检查

脊髓明显局限性增粗，对称性或非对称性；瘤组织多呈等密度。

（五）MRI 检查

可清晰显示肿瘤的形态、大小及与邻近结构的关系，其信号依肿瘤的性质不同而变化。

三、治疗原则

（一）手术治疗

椎管内肿瘤尤其是髓外硬脊膜下肿瘤属良性，一旦定位诊断明确，应尽早手术切除，多能恢复健康。

（二）放射治疗

凡属恶性肿瘤在术后均可进行放疗，多能提高治疗效果。

（三）化学治疗

胶质细胞瘤用脂溶性烷化剂如卡莫司汀（BCNU）治疗有一定的疗效。转移癌（腺癌、上皮癌）应用环磷酰胺、甲氨蝶呤等。

四、护理评估

（一）健康史

询问患者一般情况，包括患者年龄、职业、民族、饮食营养是否合理，有无烟酒嗜好，有无尿便异常，睡眠是否正常，生活是否能自理，有无接受知识的能力。评估患者的既往有无癫痫发作、家庭史、健康史、过敏史、用药史询问患者是否有颅脑外伤和病毒感染史。

（二）身体状况

1. 评估是否有感觉功能障碍

（1）疼痛：询问有无刺激性疼痛，疼痛的程度，是否影响休息与睡眠，这是肿瘤刺激神经后根、传导束以及硬脊膜受牵引所致，可因咳嗽、喷嚏、排便用力而加重、有刀割样、针扎样疼痛感。有的患者表现为平卧痛，因平卧后脊髓延长，改变了神经根与脊髓、脊柱的关系所致。

（2）感觉异常：表现为感觉不良，如麻木、蚁走感、针刺、烧灼、冷等；感觉错乱，如触为痛，冷为热。

（3）感觉缺失：损害相应的神经根所致，部分感觉缺失表现为割伤、烧伤后不知疼痛，当发现后才被意识。

2. 评估是否有运动障碍

肢体无力，颈段脊髓肿瘤时上肢不能高举，握物不稳，不能完成精细的动作，下肢举步无力、僵硬、易跌，甚至肌肉萎缩与瘫痪（偏瘫、全瘫、高位瘫、低位瘫）。

3. 评估是否有反射异常

肿瘤所在的平面由于神经根和脊髓受压使反射弧中断而发生反射减弱或反射消失。在肿瘤所在节段以下深反射亢进、浅反射消失，并出现病理反射。

4. 评估是否有自主神经功能障碍

（1）膀胱和直肠功能障碍：表现为尿频、尿急、排尿困难甚至尿潴留、尿失禁、粪便秘结、失禁。

（2）排汗异常：汗腺在脊髓的前神经元受到破坏，化学药物仍起作用，表现为少汗或无汗。

（三）心理－社会状况

了解患者文化程度或生活环境、宗教信仰、住址、家庭成员，患者在家中的地位和作用，陪护和患者的关系，经济状况及费用支付方式，了解患者及家庭成员对疾病的认识和期望值，了解患者的个性特点，有助于对患者进行针对性的心理指导和护理支持。

五、护理诊断

（一）低效型呼吸型态

低效型呼吸型态与脊髓损伤造成呼吸肌麻痹有关。

（二）清理呼吸道低效

清理呼吸道低效与呼吸肌无力及气管切开有关。

（三）有失用综合征的危险

有失用综合征的危险与肢体瘫痪、神经功能障碍有关。

（四）躯体移动障碍

躯体移动障碍与肌无力、肢体瘫痪有关。

（五）有皮肤完整性受损的危险

有皮肤完整性受损的危险与长期卧床、神经功能障碍有关。

（六）有感染的危险

有感染的危险与长期卧床、留置尿管及气管切开有关。

（七）有外伤的危险

有外伤的危险与肢体瘫痪、神经功能障碍有关

（八）体温过高

体温过高与手术创伤有关。

（九）急性疼痛

急性疼痛与肿瘤压迫脊髓、神经有关。

（十）语言沟通障碍

语言沟通障碍与气管切开有关。

（十一）自理能力缺陷/部分缺陷

自理能力缺陷与肢体瘫痪有关。

（十二）腹胀

腹胀与脊髓损伤有关。

（十三）有营养失调、低于机体需要量的危险

有营养失调、低于机体需要量的危险与长期卧床、鼻饲有关。

（十四）焦虑

焦虑与担心疾病预后有关。

（十四）知识缺乏

知识缺乏与缺乏手术前后相关的知识有关。

（十六）潜在并发症

截瘫。

六、护理措施

（一）术前护理

1. 心理护理

由于疼痛、感觉障碍、肢体活动受限或尿便障碍等，患者承受躯体和心理痛苦。产生悲观心理。①应主动关心患者、耐心倾听患者的主观感受、协助患者进行日常生活。②介绍手术经过及术后康复的病例，鼓励其以乐观的心态配合治疗与护理。③遵医嘱使用镇痛药促进睡眠，增进食欲，提高机体抵抗力。

2. 饮食护理

术前1～2日进流质或半流质饮食，减少大便形成，避免手术区因麻醉后肛门括约肌松弛被粪便污染。手术前晚及术日晨各行清洁灌肠1次。

3. 体位护理

睡硬板床适当休息，保证充足的睡眠，以增进食欲，提高机体抵抗力；训练床上排便；肢体活动障碍者勿单独外出，以免摔倒。

4. 症状护理。

（1）呼吸困难：密切注意呼吸情况，呼吸费力、节律不齐等表现提示高位颈髓肿瘤，使膈肌麻痹。①应备气切开包和呼吸机于床旁。②遵医嘱输氧。③指导并鼓励患者有意识的深呼吸，保持呼吸次数12次/分，防止呼吸停止。

（2）瘫痪：瘫痪是脊髓损伤所致，表现为损伤平面以下感觉、运动障碍和被动体位。护理上要预防压疮发生；保持尿便通畅；鼓励和指导；患者最大限度地自理部分生活；指导患者功能锻炼，改善肢体营养，防止肌肉萎缩。

（二）术后护理

1. 心理护理

术后麻醉反应、手术创伤，伤口疼痛及脑水肿，使患者出现呕吐等表现，加之伤口引流管、导尿管、静脉输液等各种管道限制了患者的躯体活动，患者产生孤独、恐惧的心理反应。①及时了解患者的孤独恐惧心理。②指导患者正确配合，如呕吐时头偏向一侧，排出呕吐物，不可吞下呕吐物，避免呕吐物进入气管或反流入胃内加重呕吐。③术后早期安排亲友探视，必要时陪护患者，指导其亲友鼓励、安慰患者，分担患者的痛苦，使之消除孤独感。④减少插管、穿刺等物理刺激给患者造成的恐惧，并宣教各种管道的自我保护法。

2. 饮食护理

腰骶部肿瘤术后肛门排气后方可进食少量流质饮食，以后逐渐增加量。给予高蛋白、高能量、易消化、多纤维的食物，补充维生素及水分，以促进机体康复。

3. 体位护理

（1）睡硬板床以保持脊柱的功能位置。

（2）术毕平卧4～6小时后按时翻身，呈卷席样翻身，保持颈、躯干在同一个水平，防止扭转造成损伤，受压部进行按摩。翻身时动作须轻柔、协调，杜绝强行的拖拉动作，减轻伤口疼痛，保持床单平整、干燥清洁；防止继发损伤。

（3）慎用热水袋，因患者皮肤感觉障碍，易导致烫伤。

（4）颈部手术者用砂袋置头部两侧，输氧并注意呼吸情况，腰部手术者用平枕置于腰部，并检查患侧瘫痪肢体运动感觉恢复情况。

4. 症状护理

（1）呼吸困难：密切注意呼吸情况，呼吸费力、节律不齐等表现提示高位颈髓肿瘤，使膈肌麻痹。①应备气切开包和呼吸机于床旁。②遵医嘱输氧。③指导并鼓励患者有意识的深呼吸，保持呼吸次数 12 次/分，防止呼吸停止。

（2）便秘：便秘是脊髓损伤使神经功能障碍、卧床、进食不当、不适应床上排便等因素所致。促进肠蠕动的护理措施有：①合理进食，增加纤维素、水果摄入，补充足够水分。②指导并教会患者顺肠蠕动方向自右下腹→右上腹→上腹→左上腹→左下腹由轻而重，再由重而轻按摩腹部。③指导患者病情允许时活动肢体及做收腹活动。④督促患者养成定时排便的习惯。⑤必要时用润滑剂、缓泻剂通便、灌肠等方法解除便秘。

（3）压疮：压疮发生与截瘫平面以下失去知觉，骨突起处皮肤持续受压有关。①勤翻身，防止局部长时间受压。②常按摩骨突部位，以改善局部血液循环。③加强支持疗法，包括增加蛋白质和维生素摄入量，适量输血，调整水电解质平衡，增强受压局部的抵抗力。

5. 留置导尿管护理

（1）尿道口每日用 1：1000 苯扎溴铵清洗消毒，女性患者月经期随时保持会阴部清洁。

（2）不长期开放导尿管，避免膀胱挛缩。

（4）训练膀胱功能。每 4 小时开放1 次，30 分钟/次。

（4）膀胱高度充盈时不能完全排空膀胱，避免膀胱内压力突然降低而引起充血性出血。

（5）使用气囊导尿管者更换导尿管 1 次/2～3 周，并注意无菌操作，

（6）怀疑有泌尿系感染时，以1：5000呋喃西林 250 mL 膀胱冲洗，2 次/日，冲洗前排空膀胱，冲洗后保留 30 分钟再开放。

（7）对尿失禁男性患者用男式接尿器或尿袋接尿，女性患者可用接尿器。

6. 潜在并发症——感染的护理

感染常与腰骶部肿瘤术后尿便失禁、伤口污染、留置导尿管和引流管等因素有关，护理上要注意。①术前晚、术晨灌肠后应指导患者彻底排尽肠道大便，以防止术中排便污染术区。②骶部手术患者，术后 3 日内给予流质饮食，以减少术后粪便污染的机会。③尿便污染、渗湿后及时更换敷料，保持伤口敷料干燥。

七、健康教育

（一）饮食指导

合理进食以提高机体抵抗力，保持尿便通畅，促进疾病康复。

（1）多进食高热量、高蛋白（鱼、肉、鸡、蛋、牛奶、豆浆等）、富含纤维素（韭菜、麦糊、芹菜等）、维生素丰富（新鲜蔬菜、水果）饮食。

（2）应限制烟酒、浓茶、咖啡、辛辣等刺激性食物。

（二）康复指导

（1）出院时戴有颈托、腰托者，应注意翻身时保持头、颈、躯干致，翻身时呈卷席样，以

免脊柱扭曲引起损伤。

（2）肢体运动感觉障碍者，加强功能锻炼，保持肢体功能位置，用 L 形夹板固定脚踝部以防止足下垂。必要时行辅助治疗，如高压氧、针灸、理疗、按摩、中医药等帮助功能恢复下肢运动障碍者尽量避免单独外出，以免发生摔伤等意外。

（3）截瘫患者，应正视现实，树立生活的信心；学会使用轮椅，并尽早参与社会生活及从事力所能及的活动。

（4）卧床者应预防压疮发生。方法为：定时翻身、按摩（1 次/2 小时），保持床上被服干燥、整洁、柔软，体瘦者骨突处垫软垫或柔软衣物、枕头等，防止皮肤破损。

（三）药物指导

嘱患者药物要遵医嘱按时、按量服药。

（四）及时就诊指正

（1）原有症状加重。

（2）手术部位发红、积液、渗液等。

（五）特别护理指导

（1）保持排便通畅：便秘者可口服果导、番泻叶等药物导泻，或使脂开塞露塞肛。排便失禁者，应及时更换污染衣服，注意保持肛周会阴部皮肤清洁、干燥，可涂用湿润烧伤膏或麻油等保护肛周皮肤。

（2）留置导尿管：每日清洗消毒尿道口 2 次，引流袋每日更换，导尿管应每周更换，注意引流袋低于膀胱位置，防止逆行感染，留置尿管期间定时夹闭开放尿管，锻炼膀胱收缩功能。

（3）复查：告知患者定期门诊复查。

第十二节　脊柱脊髓先天性疾病

一、脊膜膨出与脊膜脊髓膨出

脊膜膨出与脊膜脊髓膨出是指因先天性因素致椎板闭合不全，同时存在脊膜、脊髓、神经向椎板缺损处膨出。总出生缺陷发生率为 103.07/10 万，以女性居多。多发于脊柱背侧中线部位，以腰骶段最常见。脊膜膨出是指脊膜自脊椎骨裂处向体表或体腔内膨出，脊膜囊内仅含脑脊液，无脊髓及脊神经组织。脊膜脊髓膨出是指脊膜腔通过较大的椎骨缺损向背侧膨出，囊腔内含膨出程度不等、数量不同的脊髓、脊神经组织。临床上主要表现为局部包块，神经损害症状，少数合并脑积水及其他畸形的相应症状。

（一）临床表现

1. 脊膜膨出

可发生于颈段、上胸段、腰骶段。婴儿在出生后即在上述部位出现膨出包块，位于背部与腰骶部中线，以后者最多见，少数偏于椎旁一侧；包块有压缩性；脊膜膨出有时与先天性脑积水同时存在；压按包块时，前囟门膨隆；小儿哭闹时，包块也膨大。

2. 脊髓脊膜膨出

颈段、胸段的脊髓脊膜膨出，多数只含神经根，或由脊髓分出一旁支依附于囊壁腰骶部者，脊髓末端及马尾神经可以完全突入囊内，依附于囊壁，又弯曲向下，折返于脊膜鞘内。常有明显的圆锥与马尾神经损害症状，如下肢不同程度瘫痪和尿便功能障碍。

（二）辅助检查

1. 脊柱 X 线平片检查

膨出囊肿伸向胸腔、腹腔者，可见椎间孔扩大；突向盆腔者，骶管显著扩大。

2. CT、MRI 扫描

可了解是否合并有椎管内先天性肿瘤，了解脊柱裂、脊髓、神经及局部粘连与否。

（三）治疗原则

手术治疗，行病变探查与修补术，且主张早期手术，但下列情况为手术相对禁忌证：①巨大的胸腰部脊髓脊膜膨出有严重的尿便功能障碍及下肢瘫痪者。②合并严重脑积水显示智力发育不全等。③有其他严重畸形，如脊柱侧弯、后凸等。④出生时有严重大脑损伤，颅内出血，小头畸形，脑发育不全者。

术前 3 日起每日清洗皮肤，防止尿便污染手术区，局部有异常毛发者应备皮。脊膜膨出已破、有脑脊液漏者，皮肤消毒后用无菌敷料保护。防止术后逆行感染发生脑膜炎。

（四）护理评估

1. 健康史

询问家族史及遗传史，父母是否近亲结婚。

2. 身体状况

（1）评估包块的性质、大小、有无溃破：询问患儿及家长是否出生时即有，哭闹时是否包块膨大，包块是否随年龄增大而增大。已溃破者是否有脑脊液流出，压迫包块是否前囟门膨隆。婴儿出生时，背部中线，颈、胸或腰骶部可见一囊性肿物，可从枣大至巨大不等。曾发生溃破者，可见表面呈肉芽状或有感染。已溃破者，包块表面可有脑脊液流出。婴儿哭闹时包块膨大，压迫包块前囟膨隆，则提示膨出包块与蛛网膜下腔相通。

（2）评估是否有神经损害症状：单纯的脊膜膨出可无神经系统症状。腰骶部脊髓脊膜膨出引起的神经损害症状比颈、胸部的病变要多。表现为外观半球形肿块，皮肤正常，皮下为脂肪组织或呈脂肪瘤样，可出现程度不等的单侧或双侧下肢迟缓性瘫痪，足下垂，足内翻畸形，支配排尿、排便功能的脊髓和神经有程度不等的损害，会出现遗尿、排尿不畅、尿失禁和因肛门括约肌松弛而造成的排便不畅、直肠肛门脱垂、排便失禁等。

（3）评估是否有脑积水：巨大脊膜膨出和巨大脊髓脊膜膨出可因脑脊液循环功能的障碍而出现脑积水。

3. 心理－社会状况

了解患者的一般情况及心理社会状况，以及患者的性别是否影响家属的心理状态及疾病的康复。

（五）护理诊断

1. 瘫痪

与脊髓及脊神经损害有关。

2. 自理能力缺陷

与长期卧床有关。

3. 皮肤完整性受损危险

与长期卧床、尿便失禁有关。

4. 有感染危险

与手术有关。

（六）护理措施

1. 术前护理

（1）心理护理：由于患儿出生时即患病，使家属心理负担很重，有的父母甚至因患儿残疾产生遗弃心理，女婴尤其严重，要加强与患儿父母的沟通，及时了解其父母的心理反应，治疗护理时通过抚摸患儿头部，握手等方式表达对患儿的关心。仔细做好健康宣教，指导家属护理患儿。如供给患者营养食物，增强机体抵抗力，腰骶部包块保持会阴部清洁，防止局部皮肤破损等。

（2）饮食护理：婴幼儿术前晚10点禁食，吵闹不安者可遵医嘱予以镇静。

（3）体位护理：侧卧位，有脑脊液漏者应俯卧位。

（4）症状护理。①下肢瘫痪：注意保持床单平整、勤翻身，以防止包块受压；协助并指导父母与患儿进行肢体功能锻炼。②尿便失禁：注意随时保持床单衣裤干燥、干净，有条件者可使用一次性尿垫，必要时使用湿润烧伤膏或氧化锌软膏，以防止会阴部损伤。

2. 术后护理

（1）心理护理：术后患儿会因伤口疼痛，躯体活动受限，常哭闹不止。应注意尽量集中安排治疗时间，熟练操作，以减少对患儿的疼痛刺激；同时指导父母多抚摸、安慰患儿；3岁以上患儿可通过做游戏、讲故事使其分散注意力。和患儿说话速度应缓慢、轻柔，尽量耐心解答患儿提出的问题。

（2）饮食护理：肛门排气后进食少量流质，以后逐渐增加次数和量，保持营养的供给。

（3）体位护理：保持俯卧位1周，有脑脊液漏者保持头低位，切口处局部用砂袋加压，减少脑脊液漏的机会。天冷时注意保暖，但禁止用热水袋以防止烫伤。

（4）症状护理。①颅压增高：注意观察患儿有无头痛、呕吐等颅压增高表现；遵医嘱应用20%甘露醇脱水治疗；观察脱水效果及静脉穿刺局部皮肤，以防止液体外渗，造成局部的损伤。②体温升高：体温升高常因手术后蛛网膜下腔内血液刺激所致；及时降温，控制体温；及时更换汗湿的衣裤，以防止受凉感冒；为防止体温过高遵医嘱适当应用地塞米松等药物，以缓解症状。

（5）潜在并发症的护理。①脑脊液漏：主要是硬脊膜缝合不严密，同时存在颅压增高所致。观察局部敷料是否渗血、渗湿，有脑脊液漏者，应及时报告医师处理。如有皮下积液，可穿刺抽出积液加压包扎。护理上注意保持床单位整洁，防止尿便污染伤口，同时指导父母尽量避免让患儿哭闹、用力，以免增加颅压、加重脑脊液漏。②伤口感染：位于腰骶部伤口容易被污染，可并发脑膜炎，尤其是术前已破溃与存在脑脊液漏者。局部清创的同时应用抗生素治疗，还应密切观察体温的变化，及时采取降温措施；指导陪护保护伤口敷料，防止敷料渗湿与污染。

（6）管道护理：对局部置引流管及有脑脊液外漏的患者，切忌局部使用各种药物，尤其是神经毒性药物，以防发生意外。

（七）健康教育

1. 心理指导

5 岁以上患儿多会有羞怯、自卑心理，应指导家属正面鼓励患儿，赞扬其优点，并需有爱心、耐心地料理患儿生活。让患儿克服自卑心理，逐渐适应家庭和社会生活。

2. 饮食指导

合理进食以提高机体抵抗力，保持尿便通畅，促进疾病康复。

（1）多进食高热量、高蛋白（鱼、肉、鸡、蛋、牛奶、豆浆等）、富含纤维素（韭菜、麦糊、芹菜等）、维生素丰富（新鲜蔬菜、水果）饮食。

（2）应限制烟酒、浓茶、咖啡、辛辣等刺激性食物。

3. 药物指导

嘱患者要遵医嘱按时、按量服药。

4. 康复指导

（1）出院时戴有颈托、腰托者，应注意翻身时保持头、颈、躯干一致，翻身时呈卷席样，以免脊柱扭曲引起损伤。

（2）肢体运动感觉障碍者，加强功能锻炼，保持肢体功能位置，用 L 形夹板固定脚踝部以防止足下垂。必要时行辅助治疗，如高压氧、针灸、理疗、按摩、中医药等帮助功能恢复，下肢运动障碍者尽量避免单独外出，以免发生摔伤等意外。

（3）截瘫患者，应正视现实，树立生活的信心；学会使用轮椅，并尽早参与社会生活及从事力所能及的活动。

（4）卧床者应预防压疮发生。方法为：定时翻身、按摩（1 次/2 小时），保持床上被服干燥、整洁、柔软，体瘦者骨突处垫软垫或柔软衣物、枕头等，防止皮肤破损。

5. 特别护理指导

（1）保持排便通畅：便秘者可口服果导、番泻叶等药物导泻，或使脂开塞露塞肛。排便失禁者，应及时更换污染衣服，注意保持肛周会阴部皮肤清洁、干燥，可涂用湿润烧伤膏或麻油等保护肛周皮肤。

（2）留置导尿管：每日清洗消毒尿道口 2 次，引流袋每日更换，导尿管应每周更换，注意引流袋低于膀胱位置，防止逆行感染，留置尿管期间定时夹闭开放尿管，锻炼膀胱收缩功能。

（3）复查：告知患者定期门诊复查。

6. 及时就诊指正

（1）原有症状加重。

（2）手术部位发红、积液、渗液等。

二、脊髓拴系综合征

因终丝过短，牵拉脊髓引发的综合征称为脊髓拴系综合征。硬脊膜内纤维性粘连为常见病变之一，在脊膜膨出形成的过程中，因突然发展停止或因形成后不久又发生萎缩而成为纤维性结构，从而使马尾或神经根在未能形成的脊膜膨出的囊蒂附近与之粘连之故。此外，它还与脊髓裂、潜毛窦、硬脊膜内脂肪瘤、脂肪脊髓脊膜膨出和其他显性或隐性脊柱裂伴发，还可见于显性脊柱裂的手术后，因为手术后尚有发生蛛网膜粘连的可能。

（一）临床表现

除了腰骶部皮肤色素沉着、皮下质软包块、皮肤窦道及多毛、血管瘤等合并的皮肤异常，最常见临床表现为尿便失禁、双下肢力弱、肌肉萎缩或畸形。患者最多为幼儿，婴儿因为排便障碍和下肢活动障碍不易发现，难以确诊，多以合并皮肤异常而就诊。也有皮肤正常或到成年才明确诊断者。女性稍多。其他症状则有脊柱侧弯或脊柱后凸，或发生疼痛（背痛及腿痛、单纯腿痛）、感觉缺失、足内翻畸形等。

（二）辅助检查

1. X线脊柱平片检查

可显示椎板缺损，棘突缺如，有时尚有多处脊柱裂，或同时合并椎体畸形、脊柱侧弯。

2. CT和MRI检查

特别是MRI对脊柱裂合并脊髓拴系的诊断更为确切。大多能显示脊髓末端位置，到达腰骶交界或骶管内，局部存在粘连征象。

（三）治疗原则

诊断明确者，应行手术治疗，理论上越早越好，但早期在MRI上显示脊髓拴系不严重时，可以在出生后1岁左右行手术，因新生儿手术切口易于感染或愈合不良。手术需在神经电生理检测下进行，尤其是 $S_2 \sim S_4$ 的骶神经检测，术中可以帮助鉴别脊髓圆锥末端和增粗的终丝。增粗乃至内有脂肪瘤生长的终丝，往往和脊髓圆锥之间没有明显的界线，在末端和脂肪瘤混为一体，形成拴系，因此术中多需要切除脂肪瘤组织。但位于腹侧或复杂型的脂肪瘤往往难以全切除，可以在神经电生理检测下将脂肪瘤从硬脊膜囊尾端离断、大部切除后，用6～10号可吸收丝线缝合软脊膜残端，恢复其光滑面，再取人工材料扩大形成骶部硬脊膜囊，这样可以避免术后形成再粘连。脊髓拴系手术松解后，伴发的脊髓空洞多可以自行缓解。

（四）护理评估

1. 健康史

询问患儿是否有先天脊膜膨出、脊髓脊膜膨出、脊髓裂史。因脊髓硬脊膜管再建后的愈合过程中产生的粘连可能会引起脊髓末端的拴系。

2. 身体状况

（1）评估是否尿便功能障碍：由于婴幼儿没有自我表达能力，排尿障碍的评价比较困难且常被疏忽。常因夜尿症、膀胱炎、张力性尿失禁等排尿习惯的改变才引起注意。主要表现在马鞍区感觉减退、肛门括约肌松弛、肛门反射减退、无自主排便。

（2）评估皮肤是否有异常表现：观察皮肤有无局部凹陷、过多的皮肤附着，这是腰骶部脂肪瘤、潜毛窦、终丝紧张、脊髓纵裂等伴有隐性脊柱裂的皮肤局部表现，并有瘤样母斑、多毛等。细长毛发覆盖的母斑是脊髓纵裂特有的表现。

（3）评估是否行走异常：隐性脊柱裂最多见的症状是下肢肌力下降、变形和疼痛，还可表现为下肢的变形及足部畸形，如高弓足、外翻足和内翻足等。

（4）评估是否感觉障碍与疼痛：不规则的感觉减退区域分布在下肢、腰背部和会阴部疼痛主要表现在下肢，腰痛也常见。

3. 心理－社会状况

了解患者的一般情况及心理社会状况以及患者的性别是否影响家属的心理状态及疾病的康复。

（五）护理诊断

1. 瘫痪

瘫痪与下肢肌力减弱，减轻肌萎缩、麻木，随着病情发展出现下肢运动障碍，从而导致失用性萎缩和畸形有关。

2. 营养性溃疡

营养性溃疡与并发神经性营养性改变有关。

（六）护理措施

1. 术前护理

（1）心理护理：因患者出生时即有此病，患者及家属心理负担很重，年幼患儿的父母甚至会产生遗弃心理，女婴尤其严重。要加强与患儿父母的沟通，鼓励其正视现实，列举治愈病例，并指导注意保持会阴部清洁、干燥，使之感觉舒适，教会家属料理患儿尿便。

（2）饮食护理：术前晚 10 时禁食，吵闹的患儿可遵医嘱予以镇静。

（3）体位护理：侧卧位，防止局部受压，有脑脊液漏者应俯卧位。

（4）症状护理。①瘫痪：密切观察下肢肌力情况，常因下肢肌力减弱，轻度肌萎缩、麻木、遗尿起病，随着病情发展可表现出下肢运动障碍；协助患者翻身，防止压疮形成；协助进行肢体功能锻炼，以防止失用性萎缩和畸形。②营养性溃疡：神经营养性改变多见于下肢明显肌力减退时，常表现为下肢远端发凉、发绀、溃疡，骶尾部也常出现。护理上要注意：正确使用热水袋、冰袋，以防止烫伤、冻伤；勤翻身，防止局部受压；可遵医嘱使用神经营养性药物，如谷维素 10 mg 口服，3 次/日，并注意观察是否有恶心、皮疹、脱发等反应；创面局部换药 1～2 次/日，污染时随时更换。

2. 术后护理

见"脊膜膨出与脊膜脊髓膨出"的相关内容。

（七）健康教育

见"脊膜膨出与脊膜脊髓膨出"的相关内容。

三、脊髓空洞症

脊髓空洞症是脊髓的一种慢性、进展性的退行性病变，与某些原因引起的颅内与脊髓蛛网膜下隙脑脊液循环障碍有关。通常继发于小脑扁桃体下疝畸形，其病变特点是脊髓内管状空腔形成以及胶质细胞增生。本病多在 20～30 岁发生，男性多于女性。起病较隐蔽，病程多缓慢，呈逐渐加重趋势。也有一部分患者进展较快。

现在普遍认为，颅颈交界区畸形、小脑扁桃体下疝畸形等引起颅颈交界区蛛网膜下隙梗阻是本病形成的主要原因。

脊髓空洞症空洞多限于颈髓，其次为胸髓，腰段以下少见。空洞可连续，也可呈节段性，由厚薄不一的胶质纤维或正常脊髓组织隔开。最初，空洞限于髓前连合，缓慢扩大累及后角，最终可影响到单侧脊髓或整个脊髓。空洞内可有无色透明或淡黄色的液体，其成分似脑脊液。

（一）临床表现

临床表现取决于空洞影响的范围和部位。主要体现在感觉障碍、运动障碍和自主神经损害这三个方面。

1. 感觉障碍

为最早、最常见症状。本病特征性表现为痛温觉丧失，轻触觉、振动觉和位置觉相对保留，称分离性感觉障碍。累及丘脑脊髓束时表现为损害平面以下对侧躯干和肢体痛温觉障碍。

2. 运动障碍

病变影响前角细胞引起运动神经元破坏，出现下运动神经元瘫痪，肌肉萎缩，肌张力减低，肌纤维震颤和反射消失等症状。以前臂尺侧肌肉、骨间肌、鱼际肌萎缩最为明显，随病情发展逐渐影响至肩胛及胸部。病变晚期累及皮质脊髓束，可出现痉挛性瘫痪。

3. 自主神经损害

为本病特征性变化之一。受累部位皮肤光泽消失，有增厚、变薄、角化过度、溃疡、多汗或者无汗等症状。也可由于关节软骨和骨的营养障碍出现夏科（Chartcot）关节病。夏科关节病好发于肩肘关节，以关节肿大、关节腔积液、骨擦音，但无疼痛为特征。

（二）辅助检查

1. 颈椎 X 线检查

不能发现脊髓空洞，但能了解颅颈交界区及颈椎骨性结构，对于设计手术有帮助。

2. 脊髓 CT 扫描

单纯 CT 对于本病帮助不大，但是可协助诊断本病。可见髓内边界清晰的低密度囊腔。

3. MRI 检查

诊断和定位本病的首选检查方法。矢状面图像可清晰地显示空洞全貌，T_1 加权图像可表现脊髓中央低信号的管状扩张，T_2 加权图像上空洞内液呈高信号。

（三）治疗原则

（1）手术治疗：是治疗脊髓空洞症的首选方法针对改善颅颈交界区蛛网膜下隙梗阻的手术方式取得了较良好的效果，如颅后窝减压术、颅后窝减压及颅颈交界区蛛网膜下隙疏通术等，但晚期脊髓空洞、脊髓严重变性，引起截瘫至肢体挛缩者，一般不适于手术。

（2）非手术治疗：①放射治疗。②中药治疗：多采用补肾活血汤治疗。

（四）护理评估

1. 健康史

询问病史，病程进展程度。本病的发病是否与先天性发育畸形因素以及后天继发因素如损伤、肿瘤有关。

2. 身体状况

（1）评估感觉是否异常：最早症状多表现为单侧的痛觉、温度觉障碍，可提示空洞始于中央管背侧灰质的一侧或双侧后角底部，患者常在手部发生灼伤或刺、割伤后才发现痛温觉的缺损。随着病情进展，痛温觉丧失范围可逐渐扩大到两上肢、胸、背部，且呈短上衣分布。

（2）评估运动是否障碍：手部小肌肉和前臂尺侧肌肉萎缩软弱无力，与前角细胞受累有关，严重者可呈爪形手畸形，且有肌肉颤动，逐渐波及上肢及其他肌肉，如肩胛带以及一部分肋间肌。患者腱反射及肌张力减低。

（3）评估营养状况：关节的痛觉缺失可导致关节磨损、萎缩和畸形，表现为关节肿大，活动度增加，运动时可有摩擦音而无痛觉。在痛觉缺失的区域，表皮烫伤及其他损伤可造成顽固性溃疡及瘢痕形成、病变节段可有出汗功能障碍，出汗过多或出汗过少，病程发展到晚期可以有神经源性膀胱以及尿便失禁现象。

3. 心理-社会状况

了解患者的一般情况及心理社会状况以及患者的性别是否影响家属的心理状态及疾病的康复。

（五）护理诊断

1. 恐惧

与疾病引起的不适应及担心预后有关。

2. 呼吸衰竭

与手术后影响呼吸中枢或与呼吸有关的神经支配有关。

3. 脊髓功能障碍

与脊髓进展性的退行性病变，及某些原因引起的颅内与脊髓蛛网膜下隙脑脊液循环障碍有关。

（六）护理措施

1. 术前护理

（1）心理护理：由于疼痛、感觉障碍、肢体活动受限或尿便障碍等，患者承受躯体和心理痛苦，产生悲观心理。①应主动关心患者、耐心倾听患者的主观感受、协助患者的日常生活。②介绍手术经过及术后康复的病例，鼓励其以乐观的心态配合治疗与护理。③遵医嘱使用镇痛药促进睡眠，增进食欲，提高机体抵抗力。

（2）饮食护理：术前1～2日进流质或半流质饮食，减少粪便形成，避免手术区因麻醉后肛门括约肌松弛被粪便污染。手术前晚及术日晨各行清洁灌肠1次。

（3）体位护理：睡硬板床适当休息，保证充足的睡眠，以增进食欲，提高机体抵抗力；训练床上排便；肢体活动障碍者勿单独外出，以免摔倒。

（4）症状护理：感觉障碍者，观察患者的痛、温、触觉、肌张力及营养状况。痛觉缺失者防止烫伤或冻伤，严格掌握热水袋、冰袋使用指征，耐心细致地指导患者正确使用热水袋或冰袋并详细交代注意事项，洗澡时有人陪同，防止烫伤。

2. 术后护理。

（1）心理护理：术后麻醉反应、手术创伤，伤口疼痛及脑水肿，使患者出现呕吐等表现，加之伤口引流管、导尿管、静脉输液等各种管道限制了患者的躯体活动，患者产生孤独、恐惧的心理反应。①及时了解患者的孤独恐惧心理。②指导患者正确配合，如呕吐时头偏向一侧，排出呕吐物，不可吞下呕吐物，避免呕吐物进入气管或反流入胃内加重呕吐。③术后早期安排亲友探视，必要时陪护患者，指导其亲友鼓励、安慰患者，分担患者的痛苦，使之消除孤独感。④减少插管、穿刺等物理刺激给患者造成的恐惧，并宣教各种管道的自我保护法。

2. 饮食护理

见"椎管内肿瘤"。

3. 体位护理

（1）睡硬板床以保持脊柱的功能位置。

（2）术毕平卧4～6小时后按时翻身。呈卷席样翻身，保持颈、躯干在同一个水平，防止扭转造成损伤，受压部进行按摩。翻身时动作须轻柔、协调，杜绝强行的拖拉动作，减轻伤口疼痛，保持床单位平整、干燥清洁；防止继发损伤。

（3）慎用热水袋，因患者皮肤感觉障碍，易导致烫伤。

（4）颈部手术者用砂袋置头部两侧，输氧并注意呼吸情况。腰部手术者用平枕置于腰部，并检查患侧瘫痪肢体运动感觉恢复情况。

4.症状护理

（1）感觉障碍：观察患者痛、温、触觉、肌力情况，并与术前相比较，了解术后是否有改善；感觉障碍者，观察患者的痛、温、触觉、肌张力及营养状况。痛觉缺失者防止烫伤或冻伤，严格掌握热水袋、冰袋使用指征，耐心细致地指导患者正确使用热水袋或冰袋并详细交代注意事项，洗澡时有人陪同，防止烫伤。

（2）呼吸困难：密切观察呼吸情况，呼吸困难提示脊髓颈段手术后影响呼吸中枢或与呼吸肌有关的神经支配。应注意：床旁备呼吸机及气管切开包；呼吸困难时予以持续吸氧改善缺氧；呼吸困难严重导致 $SaO_2 < 90\%$ 时，及时给予气管切开辅助呼吸；加强呼吸道管理，及时吸痰，保持呼吸道畅通。

5.留置导尿管护理

（1）尿道口每日用 1：1000 苯扎溴铵清洗消毒，女性患者月经期随时保持会阴部清洁。

（2）不长期开放导尿管，避免膀胱挛缩。

（3）训练膀胱功能，每 4 小时开放1次，30 分钟/次。

（4）膀胱高度充盈时不能完全排空膀胱，避免膀胱内压力突然降低而引起充血性出血。

（5）使用气囊导尿管者更换导尿管 1 次/2～3 周，并注意无菌操作。

（6）怀疑有泌尿系感染时，以 1：5000 呋喃西林 250 mL 膀胱冲洗，2 次/日，冲洗前排空膀胱，冲洗后保留30 分钟再开放。

（7）对尿失禁男性患者用男式接尿器或尿袋接尿，女性患者可用接尿器。

6.潜在并发症：感染的护理

感染常与腰骶部肿瘤术后尿便失禁、伤口污染、留置导尿管和引流管等因素有关。护理上要注意：①术前晚、术晨灌肠后应指导患者彻底排尽肠道粪便，以防止术中排便污染术区。②骶部手术患者，术后 3 日内给予流质饮食，以减少术后粪便污染的机会。③尿便污染、渗湿后及时更换敷料，保持伤口敷料干燥。

（七）健康教育

1.饮食指导

合理进食以提高机体抵抗力，保持尿便通畅，促进疾病康复。①多进食高热量、高蛋白（鱼、肉、鸡、蛋、牛奶、豆浆等）、富含纤维素（韭菜、麦糊、芹菜等）、维生素丰富（新鲜蔬菜、水果）饮食。②应限制烟酒、浓茶、咖啡、辛辣等刺激性食物。

2.特别护理指导

（1）保持排便通畅：便秘者可口服果导、番泻叶等药物导泻，或使用开塞露塞肛。排便失禁者，应及时更换污染衣服，注意保持肛周会阴部皮肤清洁、干燥，可涂用湿润烧伤膏或麻油等保护肛周皮肤。

（2）指导患者防止烫伤，灼伤：教会患者正确使用热水袋。

（3）留置导尿管：每日清洗消毒尿道口 2 次，引流袋每日更换，导尿管应每周更换，注意引流袋低于膀胱位置，防止逆行感染，留置尿管期间定时夹闭开放尿管，锻炼膀胱收缩功能。

（4）复查：告知患者定期门诊复查。

3.药物指导

嘱患者要遵医嘱按时、按量服药。

4. 及时就诊指征

（1）原有症状加重。

（2）手术部位发红、积液、渗液等。

5. 康复指导

（1）出院时戴有颈托、腰托者，应注意翻身时保持头、颈、躯干一致，翻身时呈卷席样，以免脊柱扭曲引起损伤。

（2）肢体运动感觉障碍者，加强功能锻炼，保持肢体功能位置，用 L 形夹板固定脚踝部以防止足下垂。必要时行辅助治疗，如高压氧、针灸、理疗、按摩、中医药等帮助功能恢复，下肢运动障碍者尽量避免单独外出，以免发生摔伤等意外。

（3）帮助患者正视现实，配合康复训练，以减轻后遗症。坚持肌肉活动训练，进行日常生活技能练习，如洗漱、吃饭等，鼓励患者做力所能及的活动。

（4）截瘫患者，应正视现实，树立生活的信心；学会使用轮椅，并尽早参与社会生活及从事力所能及的活动。

（5）卧床者应预防压疮发生。方法为：定时翻身、按摩（1 次/2 小时），保持床上被服干燥、整洁、柔软，体瘦者骨突处垫软垫或柔软衣物、枕头等，防止皮肤破损。

四、脊髓分裂症

脊髓分裂症是胚胎期由于脊髓发育畸形，脊髓分裂为两半。本病偶见于婴幼儿和少年，也见于成年。

（一）临床表现

本病临床较少见。患者可无症状，或有出现脊髓分裂综合征。本病为脊髓先天性发育缺陷，即胚胎早期中央管闭合异常。若左、右背侧的神经襞在接触之前都向前大弯曲，先与底板接触，即形成两个神经管，以后成为脊髓分裂症。

（二）辅助检查

MRI 扫描：可较明确显示脊髓分裂症以及其间的骨嵴或骨刺。

（三）治疗原则

手术治疗适用于脊髓分裂症引起的脊髓拴系综合征者。手术的目的是切除分裂脊髓之间的骨性或软骨性中隔，及时切除其中的纤维带，使脊髓拴系解除。如尚存在脂肪瘤，终丝增厚，也应尽量切除和切断。

（四）护理评估

1. 健康史

了解患者一般情况、健康史。

2. 身体状况

评估患者是否出现类似脊髓拴系综合征的脊髓分裂综合征表现，即下肢感觉、运动障碍与疼痛，严重者下支瘫痪，尿便功能障碍。

3. 心理—社会状况

了解患者的心理社会状况以及患者的性别是否影响家属的心理状态及疾病的康复。

（五）护理诊断

1. 脊髓功能障碍

与脊髓进展性的退行性病变，及某些原因引起的颅内与脊髓蛛网膜下隙脑脊液循环障碍有关。

2. 便秘

与下肢瘫痪，尿便功能障碍有关。

3. 瘫痪

与下肢肌力减弱，轻度肌萎缩、麻木，随着病情发展出现下肢运动障碍，从而导致失用性萎缩和畸形有关。

（六）护理措施

1. 术前护理

见"脊髓栓综合征"的相关内容。

2. 术后护理

见"脊膜膨出与脊膜脊髓膨出"的相关内容。

（七）健康教育

见"脊膜膨出与脊膜脊髓膨出"的相关内容。

第十三节　脊髓血管疾病

一、椎管内动静脉畸形

椎管内动静脉畸形是指椎管内因先天发育异常而形成的一类血管性疾病，发病年龄多见于40岁以下，平均20岁，男女发病率相等。其特点是有多个供血动脉和引流静脉，脊髓前动脉和脊髓后动脉均可参与畸形血管团和正常脊髓的双供血，1个或2个独立的畸形血管团埋在脊髓内部或软脊膜下，常见于颈、上胸或胸膜段。主要表现为进行性发展的上运动神经元和下运动神经元损害表现的混合性瘫痪，并且合并有疼痛、感觉障碍、臀肌萎缩和中老年男性的括约肌功能障碍。

（一）临床表现

根据脊髓动静脉畸形的发病机制、病变部位、畸形供血方式、术中所见等，将脊髓动静脉畸形分为三类：脊髓硬脊膜动静脉瘘、髓内动静脉畸形、硬脊膜下髓周动静脉瘘。

脊髓动静脉畸形的主要临床表现有以下两个方面。

（1）疼痛、感觉障碍、运动障碍及自主神经功能障碍：一半以上的患者以急性疼痛发病，为刺痛或灼痛，疼痛部位与畸形所在脊髓节段相符合。

（2）间歇性跛行：具有一定的特征性，主要是由于窃血脊髓及神经根处于相对缺血状态。

（二）辅助检查

1. MRI 检查

可以看到异常的血管，但在腰骶段脊髓，异常的 T_2 加权信号往往是唯一的异常发现。

2. 选择性脊髓动脉造影

脊髓前动脉可以辨认，与硬脊膜动静脉畸形有关的血供也可确定。

（三）治疗原则

本病常采用手术治疗。其适应证为：①畸形血管团边界清楚，呈团块状。②病变范围在两个椎体以内。③病变位置靠后，与脊髓前动脉距离远（即沟联合动脉长），手术便于处理而不损伤动脉主干。④引流静脉不阻挡手术人路。⑤手术可接近扩张的瘤样血管，便于处理，解除压迫。患者全身情况不良难以接受手术者不宜手术，术前进行选择性脊髓血管造影，明确供血动脉的数目、位置，畸形血管团的位置和引流静脉的范围等。高颈段手术者必要时气管切开，保持呼吸道通畅与排痰。

（四）护理评估

1. 健康史

询问患者一般情况，包括患者年龄、职业、民族、饮食营养是否合理，有无烟酒嗜好，有无尿便异常，睡眠是否正常，生活是否能自理，有无接受知识的能力。评估患者的既往有无癫痫发作、家庭史、健康史、过敏史、用药史。询问患者是否有颅脑外伤和病毒感染史。

2. 身体状况

（1）评估是否有感觉障碍：由于神经后根刺激传导束与硬脊膜，一些患者常常在被针刺区域的邻近有感觉过敏，有轻触觉和位置觉的缺失。询问是否有疼痛及疼痛的部位，疼痛是最常见的症状，多为脊髓蛛网膜下隙出血所致。

（2）评估是否运动功能障碍：评估患者是否表现为肢体无力。颈段脊髓肿瘤时，上肢不能高举，握物不稳，不能完成精细的动作；下肢举步无力、僵硬、易跌倒，有时肌肉萎缩，出现瘫痪（偏瘫、全瘫、高位瘫、低位瘫）。

3. 心理－社会状况

了解患者文化程度或生活环境、宗教信仰、住址、家庭成员，患者在家中的地位和作用，陪护和患者的关系，经济状况及费用支付方式。了解患者及家庭成员对疾病的认识和期望值。了解患者的个性特点，有助于对患者进行针对性的心理指导和护理支持。

（五）护理诊断

1. 焦虑/恐惧

与患者对手术的恐惧、担心预后有关。

2. 舒适的改变

与疼痛等有关。

3. 脊髓功能障碍

与脊髓压迫症、脊髓手术创伤、血管病变、水肿、血肿等有关。

4. 有受伤的危险

与神经功能障碍、脊髓手术后、椎板切除术后脊柱稳定性差有关。

5. 便秘

与下肢瘫痪，尿便功能障碍有关。

6. 瘫痪

与脊髓及脊神经损害有关。

7. 潜在并发症

感染、出血、肢体功能障碍加重等。

8. 预感性悲哀

与疾病晚期对疾病治疗丧失信心及担心预后有关。

（六）护理措施

1. 术前护理

（1）心理护理：感觉障碍使患者对生活丧失情趣和信心，运动功能障碍、尿便障碍又使患者日常生活有诸多不便，而害怕手术使患者处于紧张恐惧的心理状态。护理上应加强与患者的沟通，予以日常生活的协助。做好健康宣教，使患者以乐观、积极的心态来配合治疗。

（2）饮食护理：术前1～2日进流质或半流质饮食，减少粪便形成，避免手术区因麻醉后肛门括约肌松弛被粪便污染。手术前晚及术日晨各行清洁灌肠1次。

（3）体位护理：睡硬板床适当休息，保证充足的睡眠，以增进食欲，提高机体抵抗力；训练床上排便；肢体活动障碍者勿单独外出，以免摔倒。

（4）症状护理。①感觉障碍：感觉功能障碍患者，避免使用热水袋，在为患者洗脸、洗脚时须经测量水温或用手背试温。②臀肌萎缩：给予日常生活的照顾，保持尿便通畅，勤翻身防压疮。③便秘：便秘是脊髓损伤使神经功能障碍、卧床、进食不当、不适应床上排便等因素所致。促进肠蠕动的护理措施有：合理进食，增加纤维素、水果摄入，补充足够水分；指导并教会患者顺肠蠕动方向自右下腹→右上腹→上腹→左上腹→左下腹由轻而重，再由重而轻按摩腹部；指导患者病情允许时活动肢体及做收腹活动；督促患者养成定时排便的习惯；必要时用润滑剂、缓泻剂通便、灌肠等方法解除便秘。

2. 术后护理

（1）心理护理：术后麻醉反应、手术创伤，伤口疼痛及脑水肿，使患者出现呕吐等表现，加之伤口引流管、导尿管、静脉输液等各种管道限制了患者的躯体活动，患者产生孤独、恐惧的心理反应。①及时了解患者的孤独恐惧心理。②指导患者正确配合，如呕吐时头偏向一侧，排出呕吐物，不可吞下呕吐物，避免呕吐物进入气管或反流入胃内加重呕吐。③术后早期安排亲友探视，必要时陪护患者，指导其亲友鼓励、安慰患者，分担患者的痛苦，使之消除孤独感。④减少插管、穿刺等物理刺激给患者造成的恐惧，并宣教各种管道的自我保护法。

（2）饮食护理见"椎管内肿瘤"。

（3）体位护理：①睡硬板床以保持脊柱的功能位置。②术毕平卧4～6小时后按时翻身，呈卷席样翻身，保持颈、躯干在同一个水平，防止扭转造成损伤，受压部进行按摩。翻身时动作须轻柔、协调，杜绝强行的拖拉动作，减轻伤口疼痛，保持床单平整、干燥清洁；防止继发损伤。③慎用热水袋，因患者皮肤感觉障碍，易导致烫伤。④颈部手术者用砂袋置头部两侧，输氧并注意呼吸情况，腰部手术者用平枕置于腰部，并检查患侧瘫痪肢体运动感觉恢复情况。

（4）症状护理。①呼吸困难：密切注意呼吸情况，呼吸费力、节律不齐等表现提示高位颈髓肿瘤，使膈肌麻痹；应备气切开包和呼吸机于床旁；遵医嘱输氧；指导并鼓励患者有意识的深呼吸，保持呼吸次数12次/分，防止呼吸停止。②便秘：便秘是脊髓损伤使神经功能障碍、卧床、进食不当、不适应床上排便等因素所致。促进肠蠕动的护理措施有：合理进食，增加纤维素、水果摄入，补充足够水分；指导并教会患者顺肠蠕动方向自右下腹→右上腹→上腹→左上腹→左下腹由轻而重，再由重而轻按摩腹部；指导患者病情允许时活动肢体及做收腹活动；督促患者养成定时排便的习惯；必要时用润滑剂、缓泻剂通便、灌肠等方法解除便秘。③压疮：压疮发生与截瘫平面以下失去知觉，骨突起处皮肤持续受压有关；勤翻身，防止局部长时间受压；常按摩骨突部位，以改善局部血液循环；加强支持疗法，包括增加蛋白质和维生素摄入量，适量输血，调整水电解质平衡，增强受压局部的抵抗力。

（5）留置导尿管护理：①尿道口每日用1：1000苯扎溴铵清洗消毒，女性患者月经期随时保持会阴部清洁。②不长期开放导尿管，避免膀胱挛缩。③训练膀胱功能，每4小时开放1次，30分钟/次。④膀胱高度充盈时不能完全排空膀胱，避免膀胱内压力突然降低而引起充血性出血。⑤使用气囊导尿管者更换导尿管1次/2～3周，并注意无菌操作。⑥怀疑有泌尿系感染时，以1：5000呋喃西林250 mL膀胱冲洗，2次/日，冲洗前排空膀胱，冲洗后保留30分钟再开放。⑦对尿失禁男性患者用男式接尿器或尿袋接尿，女性患者可用接尿器。

（6）潜在并发症的护理。①脊髓内出血或血肿：密切观察伤口敷料情况；如出现伤口渗血严重，伤口引流液多，及时报告医师并协助处理；配合医师做好再次手术准备。②脊髓功能障碍加重：观察感觉、运动功能，进行术前术后对照，并详细记录；如病情加重及时报告医师处理；安慰、鼓励患者配合治疗，以尽可能最大限度促进功能恢复。

（七）健康教育

见"椎管内肿瘤"。

二、脊髓海绵状血管瘤

海绵状血管瘤由薄壁的、血管样的组织构成，其间没有神经细胞，可发生于髓内和椎体内。后者又分为活动性椎体血管瘤和静止性椎体结构不良性血管瘤病两种。本病占脊髓血管畸形的5%～12%，可以是家族性的或多发性的。在中枢神经系统内发病率为0.2%～0.4%，发病年龄平均为35岁。

（一）临床表现

本病特点为反复发作小量出血，临床表现为不同程度的急性或慢性脊髓功能受损症状。

（1）由于反复微小出血或畸形血管内血栓形成，出现间断、反复发作性神经功能障碍，发作间期神经功能能有不同程度的恢复。这是海绵状血管瘤的一个主要特点。

（2）出血造成血管间隙增厚，导致海绵状血管瘤体积进行性增大，出现慢性进行性神经功能减退。

（3）因为出血造成髓内血肿，患者病情进展快，神经功能迅速减退，可造成截瘫等严重后果。

（4）无症状，偶然发现。

（二）辅助检查

影像学典型征象为多囊性或蜂窝状改变。MRI为最佳检查手段，表现为局部脊髓膨大，内有高低混杂的信号，血管造影可正常。

（三）治疗原则

1. 手术治疗

手术切除是唯一最有效的手段。术前栓塞可明显减少术中出血；某些病例单纯栓塞可获改善。

2. 放射治疗

适应单纯栓塞治疗后的病例。

（四）护理评估

1. 健康史

询问患者家庭中有无类似本病的症状，海绵状血管瘤据报道占所有脊髓血管畸形的 5%～12%，它们可以是家族性或多发性的。

2. 身体状况

（1）评估是否有感觉、运动功能障碍：本病常表现急性神经功能障碍，这常常与出血有关，由于血管的扩张常并发出血。

（2）评估是否有疼痛：了解患者疼痛的部位、性质、时间，程度。由于常并发椎管内出血，患者通常感到局部疼痛。

3. 心理－社会状况

了解患者文化程度或生活环境、宗教信仰、住址、家庭成员，患者在家中的地位和作用，陪护和患者的关系。经济状况及费用支付方式。了解患者及家庭成员对疾病的认识和期望值。了解患者的个性特点，有助于对患者进行针对性的心理指导和护理支持。

（五）护理诊断

1. 焦虑/恐惧

与患者对手术的恐惧、担心预后有关。

2. 便秘

与下肢瘫痪，尿便功能障碍有关。

3. 脊髓功能障碍

与脊髓进展性的退行性病变，及某些原因引起的颅内与脊髓蛛网膜下隙脑脊液循环障碍有关。

（六）护理措施

见"椎管内动静脉畸形"的相关内容。

（七）健康教育

见"椎管内肿瘤"。

第十四节　椎管内感染性疾病

椎管内感染性疾病包括椎管内脓肿和脊髓蛛网膜炎。

椎管内脓肿是指发生于硬膜外隙、硬膜下隙或脊髓内的急性化脓性感染。硬脊膜外脓肿最常见，硬脊膜下脓肿和脊髓内脓肿罕见。

硬脊膜外脓肿可发生于任何年龄，但以 20～40 岁青壮年多见，男性病例较女性病例多，男女比例 3∶1。其病因绝大多数为继发性。其原发感染灶可为邻近或远隔部位的疮、疖肿或蜂窝织炎等化脓灶，或为各脏器感染，如肺脓肿、卵巢脓肿、腹腔炎等，也可为全身败血症的并发症。致病菌大多数为金黄色葡萄球菌，少数为革兰阳性双球菌、革兰阳性链球菌及乙型溶血性链球菌。本病预后与手术进行的早晚有直接关系。一般在未完全瘫痪前手术者，瘫痪均能完全恢复。如出现完全性截瘫 3～5 日以上，则术后脊髓功能难以恢复。

脊髓蛛网膜炎是蛛网膜的一种慢性炎症过程。在某种病因的作用下，蛛网膜逐渐增厚，与脊髓及神经根粘连，或形成囊肿阻塞髓腔，或影响脊髓血液循环，最终导致脊髓功能障碍，临床上神经压迫症状往往不能定位。

一、临床表现

（一）硬脊膜外脓肿

大多数患者首先表现为全身感染征象，如发热（38～39.5 ℃）、全身倦怠、精神萎靡、头痛、畏寒、周围血管内白细胞增多、血沉加快，少数患者或病程发展较缓慢者，全身感染征象不明显。多数伴有局限性腰背痛、棘突压痛或叩击痛，程度剧烈，呈针刺或电击样。局部皮肤可有轻度水肿，棘突旁组织有压痛和叩击痛，由下病变部位神经根受炎症刺激而出现神经根痛，因病变部位不同而向胸、腹部或下肢放射。

早期患者可出现尿潴留。随着病情的发展，可逐渐出现下肢乏力、麻木、锥体束征。脊髓症状出现后常在 1 至数日内出现横贯性损害，表现为肢体弛缓性瘫痪、感觉障碍合并明显的括约肌功能障碍。

（二）脊髓蛛网膜炎

本病多为慢性起病，缓慢进展，也有急性或亚急性起病。因受累部位不同，临床表现呈多样性，可有单发或多发的神经根痛，感觉障碍多呈神经根型、节段型或斑块状不规则分布，两侧不对称。运动障碍为不对称的截瘫、单瘫或四肢瘫局限型症状较轻，弥漫型则较重，囊肿型脊髓蛛网膜炎与脊髓肿瘤的临床表现相似。本病病程可有缓解或加剧。

二、辅助检查

（一）实验室检查

血液白细胞及中性粒细胞增多，脑脊液白细胞计数、蛋白含量增高，细菌培养及药物敏感试验可有阳性发现。

（二）椎管造影检查

可明确梗阻确切部位，对纵定位及横定位均有帮助。

（三）局部穿刺检查

如能抽出脓液即可确诊，但一般应慎重。

（四）MRI 检查

可显示病变呈长 T_1、长 T_2 信号，即在 T_1 加权像呈低信号，在 T_2 加权像呈高信号，呈包裹性。

三、治疗原则

本疾病主要采取手术治疗，即脓肿切除术。硬膜外脓肿一旦确诊，立即行紧急手术，手术清除脓液和肉芽组织，解除对脊髓的压迫和控制感染。同时注意全身抗感染治疗，在脓液培养未获结果前，主要选用针对金黄色葡萄球菌的抗生素。伤口须用加入抗生素的生理盐水反复冲洗，放置引流管，充分引流。术后根据细菌培养敏感试验结果，向伤口内反复注入抗生素冲洗。

四、护理评估

（一）健康史

询问患者是否有化脓感染史。硬脊膜外脓肿多有化脓感染史，特别是皮肤感染史，如疖肿、痈等。

（二）身体状况

（1）询问起病急缓，有无高热及寒战、全身倦怠、精神不振、头痛等周身感染及中毒症状。本病多呈急性发病过程，细菌侵入硬膜外隙形成脓肿，表现为全身感染及中毒症状。

（2）评估有无局部压痛：由于神经根受炎性刺激，患者感胸腹及下肢放射痛，在相当于病变部位有明显的局部压痛。少数病例可有局部红肿。

（3）评估是否有脊髓受压症状：病情急剧发展者常见于数日内很快出现脊髓横贯性损害症状，表现为双下肢弛缓性瘫痪、感觉障碍合并明显的括约肌障碍，病情较轻者双下肢不全性瘫痪。

（三）心理—社会状况

了解患者文化程度或生活环境、宗教信仰、住址、家庭成员，患者在家中的地位和作用、陪护和患者的关系，经济状况及费用支付方式、了解患者及家庭成员对疾病的认识和期望值、了解患者的个性特点，有助于对患者进行针对性的心理指导和护理支持。

五、护理诊断

（一）悲哀

悲哀与对疾病的预后担忧，以致产生悲哀、恐惧心理有关。

（二）高热

高热与细菌侵入硬膜外隙形成脓肿，引起全身感染及中毒有关。

（三）疼痛

疼痛与神经根受炎性刺激，胸腹及下肢呈放射痛有关。

（四）尿便功能障碍

尿便功能障碍与下肢瘫痪，脊髓受压有关。

（五）双下肢无力

双下肢无力与患者呈现脊髓横贯性损害症状，表现为双下肢弛缓性瘫痪、感觉障碍合并括约肌障碍有关。

六、护理措施

（一）术前护理

1. 心理护理

患者常因高热、寒战、疼痛、对疾病预后担忧，产生悲哀、恐惧心理，护理上应注意加强与患者沟通，告诉患者通过早期治疗，预后良好。疼痛时适当应用镇痛药，可口服罗通定

60 mg。

2. 饮食护理

饮食宜易消化、高热量、无刺激，以补充患者因发热而致的热量消耗。

3. 体位护理

腰背部疼痛严重者可采取俯卧位，缓解疼痛。

4. 症状护理

（1）高热：①观察体温的变化，及时发现高热。②采用冰敷、酒精擦浴或加用安乃近0.25g肌内注射等降温方法降低体温。③给予高热量、富营养饮食。

（2）尿潴留：腰骶部脓肿早期可出现尿潴留，尿潴留患者常不愿喝水。应鼓励患者多喝水稀释尿液，采取热敷等办法使患者排尿，如仍不能排尿，则可放置尿管。留置导尿期间加强护理预防感染。

（3）脊髓受压：患者表现为双下肢乏力、尿便障碍。应注意保持床单位整洁，防止尿便污染伤口，下肢无力者进行功能锻炼。方法为被动运动下肢大小关节2～3次/日，30分钟/次，指导患者做伸趾、提足、抬腿、屈膝、屈髋等活动，锻炼下肢运动功能。

（二）术后护理

1. 心理护理

手术切口的疼痛、担心术后肌力的恢复、术后俯卧位的不舒适等，使患者产生悲观、焦虑的心理。应注意多与患者沟通，予以日常生活的照顾，耐心解释术后肌力恢复需要康复训练的过程，指导患者维持俯卧位，有利于伤口的愈合，减轻疼痛，鼓励积极配合。

2. 饮食护理

患者肛门排气后方可进食流质饮食，早期饮食宜清淡、少渣以减少粪便的形成。

3. 体位护理

采取俯卧位，解除伤口受压的疼痛及尿便对伤口的污染。

4. 症状护理

（1）脊髓受压：患者表现为双下肢乏力、尿便障碍应注意保持床单位整洁，防止尿便污染伤口，下肢无力者进行功能锻炼。方法为被动运动下肢大小关节2～3次/日，30分钟/次，指导患者做伸趾、提足、抬腿、屈膝、屈髋等活动，锻炼下肢运动功能

（2）高热：①密切观察体温的变化，及时发现和处理高热。追查细菌培养敏感试验结果，以选择合适的抗生素进行伤口冲洗。②采用冰敷、酒精擦浴或加用安乃近0.25g肌内注射等降温方法降低体温。③给予高热量、富营养饮食。

5. 管道护理

手术一般放置粗细型硅胶管各一根，其中细型管用于术后注入抗生素溶液，保留3～5日拔除；粗型管作为引流，48小时后拔除。护理上应注意伤口敷料有无渗血、渗脓，敷料渗湿时及时通知医师更换，尤其注意防止尿便对伤口的污染。

6. 潜在并发症的护理

（1）败血症：感染不能控制，可并发败血症。护理上需密切观察体温的变化，高热时遵医嘱抽血做血培养，严格执行抗生素的使用时间、次数、并观察用药疗效。

（2）压疮：压疮发生与截瘫平面以下失去知觉，骨突起处皮肤持续受压有关。①勤翻身，防止局部长时间受压。②常按摩骨突部位，以改善局部血液循环。③加强支持疗法，包括增加

蛋白质和维生素摄入量，适量输血，调整水电解质平衡，增强受压局部的抵抗力。

（3）感染：感染常与腰骶部肿瘤术后尿便失禁、伤口污染、留置导尿管和引流管等因素有关、护理上要注意：①术前晚、术晨灌肠后应指导患者彻底排尽肠道粪便，以防止术中排便污染术区。②骶部手术患者术后 3 日内给予流质饮食，以减少术后粪便污染的机会。③尿便污染、渗湿后及时更换敷料，保持伤口敷料干燥。

七、健康教育

见"椎管内肿瘤"。

第七章 普通外科护理

第一节 细菌性肝脓肿

一、概述

（一）病因

因化脓性细菌侵入肝脏形成的肝化脓性病灶，称为细菌性肝脓肿。细菌性肝脓肿的主要病因是继发于胆管结石、胆管感染，尤其是肝内胆管结石并引发化脓性胆管炎时，在肝内胆管结石梗阻的近端部位可引起散在多发小脓肿。此外，在肝外任何部位或器官的细菌性感染病灶，均可因脓毒血症的血行播散而发生本病。总之，不论何种病因引起细菌性肝脓肿，绝大多数都为多发性，其中可能有一个较大的脓肿，单个细菌性脓肿很少见。

（二）病理

化脓性细菌侵入肝脏后，正常肝脏在巨噬细胞作用下不发生脓肿。当机体抵抗力下降时，细菌在组织中发生炎症，形成脓肿。血源性感染通常为多发性，胆源性感染脓肿也为多发性，且与胆管相通。肝脓肿形成发展过程中，大量细菌毒素被吸收而引起败血症、中毒性休克、多器官功能衰竭或形成膈下脓肿、腹膜炎等。

二、护理评估

（一）健康史

了解患者的饮食、活动等一般情况，是否有胆管病史及胆管感染病史，体内部位有无化脓性病变，是否有肝外伤史。

（二）临床表现

（1）寒战和高热：是最常见的症状。往往寒热交替，反复发作，多呈一日数次的弛张热，体温38~41 ℃，伴有大量出汗，脉率增快。

（2）腹痛：为右上腹肝区持续性胀痛，如位于肝右叶膈顶部的脓肿，则可引起右肩部放射痛。

（3）肝大：肝大而有压痛，如脓肿在肝脏面的下缘，则在右肋缘下可扪到肿大的肝或波动性肿块，有明显触痛及腹肌紧张；如脓肿浅表，则可见右上腹隆起；如脓肿在膈面，则横膈抬高，肝浊音界上升。

（4）乏力、食欲不振、恶心和呕吐：少数患者还出现腹泻、腹胀以及难以忍受的呃逆等症状。

（5）黄疸：可有轻度黄疸；若继发于胆管结石胆管炎，可有中度或重度黄疸。

（三）辅助检查

（1）实验室检查：血常规检查提示白细胞明显升高，中性粒细胞在 0.90 以上，有核左移现象或中毒颗粒。肝功能、血清转氨酶、碱性磷酸酶升高。

（2）影像学检查：X 线检查能分辨肝内直径 2 cm 的液性病灶，并明确部位与大小，CT、磁共振检查有助于诊断肝脓肝。

（3）诊断性穿刺：B 超可以测定脓肿部位、大小及距体表深度，为确定脓肿穿刺点或手术引流提供了方便，可作为首选的检查方法。

（四）治疗原则

非手术治疗，应在治疗原发病灶的同时，使用大剂量有效抗生素和全身支持疗法。手术治疗，可进行脓肿切开引流术和肝切除术。

三、护理问题

（一）疼痛

疼痛与腹腔内感染、手术切口、引流管摩擦牵拉有关。

（二）体温过高

这与感染、手术损伤有关。

（三）焦虑

其与环境改变及不清楚疾病的预后、病情危重有关。

（四）口腔黏膜改变

这与高热、进食、进水量少有关。

（五）体液不足

体液不足与高热后大汗、液体摄入不足、引流液过多有关。

（六）潜在并发症

并发症如腹腔感染。

四、护理目标

（一）患者疼痛减轻或缓解

其表现为能识别并避免疼痛的诱发因素，能运用减轻疼痛的方法自我调节，不再应用止痛药。

（二）患者体温降低

这表现为体温恢复至正常范围或不超过 38.5 ℃，发热引起的心身反应减轻或消失，舒适感增加。

（三）患者焦虑减轻

其表现为能说出焦虑的原因及自我表现；能有效运用应对焦虑的方法；焦虑感减轻，生理和心理上舒适感有所增加；能客观地正视存在的健康问题，对生活充满信心。

（四）患者口腔黏膜无改变

这主要表现为患者能配合口腔护理；口腔清洁卫生，无不适；口腔黏膜完好。

（五）患者组织灌注良好

组织灌注良好表现为患者循环血容量正常，皮肤黏膜颜色、弹性正常；生命体征平稳，体液平衡，无脱水现象。

（六）患者不发生并发症

不发生并发症或并发症能及时被发现和处理。

五、护理措施

（一）减轻或缓解疼痛

（1）观察、记录疼痛的性质、程度、伴随症状，评估诱发因素。

（2）加强心理护理，给予精神安慰。

（3）咳嗽、深呼吸时用手按压腹部，以保护伤口，减轻疼痛。

（4）妥善固定引流管，防止引流管来回移动所引起的疼痛。

（5）严重时注意生命体征的改变及疼痛的演变。

（6）指导患者使用松弛术、分散注意力等方法，如听音乐、相声或默数，以减轻患者对疼痛的敏感性，减少止痛药物的用量。

（7）在疼痛加重前，遵医嘱给予镇痛药，并观察、记录用药后的效果。

（8）向患者讲解用药知识，如药物的主要作用、用法，用药间隔时间，疼痛时及时应用止痛药。

（二）降低体温，妥善保暖

（1）评估体温升高程度及变化规律，观察生命体征、意识状态变化及食欲情况，以便及时处理。

（2）调节病室温度、湿度，保持室温在 $18\sim20$ ℃，湿度在 $50\%\sim70\%$，保证室内通风良好。

（3）给予清淡、易消化的高热量、高蛋白、高维生素的流质或半流质饮食，鼓励患者多饮水或饮料。

（4）嘱患者卧床休息，保持舒适体位，保持病室安静，以免增加烦躁情绪。

（5）有寒战者，增加盖被或用热水袋、电热毯保暖，并做好安全护理，防止坠床。

（6）保持衣着及盖被适中，大量出汗后要及时更换内衣、床单，可在皮肤与内衣之间放入毛巾，以便更换。

（7）物理降温。体温超过 38.5 ℃，根据病情选择不同的降温方法，如冰袋外敷、温水或酒精擦浴、冰水灌肠等，降温半小时后测量体温 1 次，若降温时出现颤抖等不良反应，立即停用。

（8）药物降温。经物理降温无效后，可遵医嘱给予药物降温，并注意用药后反应，防止因大汗致使虚脱发生。

（9）高热患者应给予吸氧，氧浓度不超过 40%，流量 $2\sim4$ L/min，可保证各重要脏器有足够的氧供应，减轻组织缺氧。

（10）保持口腔、皮肤清洁，口唇干燥应涂抹液状石蜡或护唇油，预防口腔、皮肤感染。

（11）定时测量并记录体温，观察、记录降温效果。

（12）向患者及家属介绍简单物理降温方法及发热时的饮食、饮水要求。

（三）减轻焦虑

（1）评估患者焦虑表现，协助患者寻找焦虑原因。

（2）向患者讲解情绪与疾病的关系，以及保持乐观情绪的重要性；总结以往对付挫折的经验，探讨正确的应对方式。

（3）为患者创造安全、舒适的环境：①多与患者交谈，但应避免自己的情绪反应与患者情绪反应相互起反作用。②帮助患者尽快熟悉环境。③用科学、熟练、安全的技术护理患者，取得患者信任。④减少对患者的不良刺激，如限制患者与其他焦虑情绪的患者或家属接触。

（4）帮助患者减轻情绪反应：①鼓励患者诉说自己的感觉，让其发泄愤怒、焦虑情绪。②理解、同情患者，耐心倾听，帮助其树立战胜疾病的信心。③分散患者注意力，如听音乐、与人交谈等。④消除对患者产生干扰的因素，如解决失眠等问题。

（5）帮助患者正确估计目前病情，配合治疗及护理。

（四）做好口腔护理

（1）评估口腔黏膜完好程度：讲解保持口腔清洁的重要性，使患者接受。

（2）向患者及家属讲解引起口腔黏膜改变的危险因素，介绍消除危险因素的有效措施，让其了解预防口腔感染的目的和方法。

（3）保持口腔清洁、湿润，鼓励进食后漱口，早、晚刷牙，必要时进行口腔护理。

（4）鼓励患者进食、饮水，温度要适宜，避免过烫、过冷饮食以损伤黏膜。

（5）经常观察口腔黏膜情况，倾听患者主诉，及早发现异常情况。

（五）纠正体液不足

（1）评估出血量、出汗量、引流量、摄入量等与体液有关的指标。

（2）准确记录出入水量，及时了解每小时尿量。若尿量<30 mL/h，表示体液或血容量不足，应及时报告医师给予早期治疗。

（3）鼓励患者进食、进水，提供可口、营养丰富的饮食，增加机体摄入量。

（4）若有恶心、呕吐，应对症处理，防止体液丧失严重而引起代谢失衡。

（5）抽血监测生化值，以及时纠正失衡。

（6）密切观察生命体征变化及末梢循环情况。

（7）告诉患者体液不足的症状及诱因，使之能及时反映情况并配合治疗、护理。

（六）腹腔感染的防治

（1）严密监测患者体温、外周血白细胞计数、腹部体征，定期做引流液或血液的培养、抗生素敏感试验，以指导用药。

（2）指导患者妥善固定引流管的方法，活动时勿拉扯引流管，保持适当的松度，防止滑脱而使管内脓液流入腹腔。

（3）保持引流管通畅，避免扭曲受压，如有堵塞，可用少量等渗盐水低压冲洗及抽吸。

（4）观察引流液的量、性质，并做好记录。

（5）注意保护引流管周围皮肤，及时更换潮湿的敷料，保持其干燥，必要时涂以氧化锌软膏。

（6）在换药及更换引流袋时，严格执行无菌操作，避免逆行感染。

（7）告诉患者腹部感染时的腹痛变化情况，并应及时报告。

六、健康教育

（1）合理休息，注意劳逸结合，保持心情舒畅，增加患者适应性反应，减少心理应激，从而促进疾病康复。

（2）合理用药，有效使用抗生素，并给予全身性支持治疗，改善机体状态。

（3）保持引流有效性，注意观察引流的量、颜色，防止引流管脱落。

（4）当出现高热、腹痛等症状时，应及时有效处理，控制疾病进展。

（5）向患者讲解疾病相关知识，了解疾病病因、症状及注意事项，指导患者做好口腔护理，多饮水，预防并发症发生。

第二节　脾破裂

一、概述

脾脏是一个血供丰富而质脆的实质性器官，脾脏是腹部脏器中最容易受损伤的器官，发生率几乎占各种腹部损伤的40%左右。它被与其包膜相连的诸韧带固定在左上腹的后方，尽管有下胸壁、腹壁和膈肌的保护，但外伤暴力很容易使其破裂引起内出血。以真性破裂多见，约占85%。根据不同的病因，脾破裂分成两大类：①外伤性破裂，占绝大多数，都有明确的外伤史，裂伤部位以脾脏的外侧凸面为多，也可在内侧脾门处，主要取决于暴力作用的方向和部位。②自发性破裂，极少见，且主要发生在病理性肿大（门静脉高压症、血吸虫病、淋巴瘤等）的脾脏。如仔细追询病史，多数仍有一定的诱因，如剧烈咳嗽、打喷嚏或突然改变体位等。

二、护理评估

（一）健康史

了解患者腹部损伤的时间、地点以及致伤源、伤情、就诊前的急救措施、受伤至就诊之间的病情变化，如果患者神志不清，应询问目击人员。患者一般有上腹火器伤、锐器伤或交通事故、工伤等外伤史或病理性（门静脉高压症、血吸虫病、淋巴瘤等）的脾脏肿大病史。

（二）临床表现

脾破裂的临床表现以内出血及腹膜刺激征为特征，并常与出血量和出血速度密切相关。出血量大而速度快的很快就出现低血容量性休克，伤情十分危急；出血量少而慢者症状轻微，除左上腹轻度疼痛外，无其他明显体征，不易诊断。随着时间的推移，出血量越来越大，才出现休克前期的表现，继而发生休克。由于血液对腹膜的刺激而有腹痛，起始在左上腹，慢慢涉及全腹，但仍以左上腹最为明显，同时有腹部压痛、反跳痛和腹肌紧张。

（三）诊断及辅助检查

创伤性脾破裂的诊断主要依赖：①损伤病史或病理性脾大病史。②临床有内出血的表现。

③腹腔诊断性穿刺抽出不凝固血液。④对诊断确有困难、伤情允许的病例，采用腹腔灌洗、B 型超声、核素扫描、CT 或选择性腹腔动脉造影等帮助明确诊断。B 型超声是一种常用检查，可明确脾脏破裂程度。⑤实验室检查发现红细胞、血红蛋白和血细胞比容进行性降低，提示有内出血。

（四）治疗原则

随着对脾功能认识的深化，在坚持"抢救生命第一，保留脾脏第二"的原则下，尽量保留脾脏的原则已被绝大多数外科医师接受。彻底查明伤情后尽可能保留脾脏，方法有生物胶黏合止血、物理凝固止血、单纯缝合修补、部分脾切除等，必要时行全脾切除术。

（五）心理、社会因素

导致脾破裂的原因均是意外，患者痛苦大、病情重，且在创伤、失血之后，处于紧张状态，患者常有恐惧、急躁、焦虑，甚至绝望，又担心手术能否成功，对手术产生恐惧心理。

三、护理问题

（一）体液不足

这与损伤致腹腔内出血、失血有关。

（二）组织灌注量减少

这与导致休克的因素依然存在有关。

（三）疼痛

这与脾部分破裂、腹腔内积血有关。

（四）焦虑或恐惧

这与意外创伤的刺激、出血及担心预后有关。

（五）潜在并发症

出血。

四、护理目标

（1）患者体液平衡能得到维持，不发生失血性休克。

（2）患者神志清楚，四肢温暖、红润，生命体征平稳。

（3）患者腹痛缓解。

（4）患者焦虑或恐惧程度缓解。

（5）护士要密切观察病情变化，如发现异常，及时报告医师，并配合处理。

五、护理措施

（一）一般护理

1. 严密观察监护伤员病情变化

把患者的脉率、血压、神志、氧饱和度（SaO_2）及腹部体征作为常规监测项目，建立治疗时的数据，为动态监测患者生命体征提供依据。

2. 补充血容量

建立两条静脉通路，快速输入平衡盐液及血浆或代用品，扩充血容量，维持水、电解质及酸碱平衡，改善休克状态。

3. 保持呼吸道通畅

及时吸氧，改善因失血而导致的机体缺氧状态，改善有效通气量，并注意清除口腔中异物、假牙，防止误吸，保持呼吸道通畅。

4. 密切观察患者尿量变化

怀疑脾破裂病员应常规留置导尿管，观察单位时间的尿量，如尿量＞30 mL/h，说明病员休克已纠正或处于代偿期。如尿量＜30 mL/h甚至无尿，则提示患者已进入休克或肾衰竭期。

5. 术前准备

观察中如发现继续出血（48 h内输血超过 1200 mL）或有其他脏器损伤，应立即做好药物皮试、备血、腹部常规备皮等手术前准备。

（二）心理护理

对患者要耐心做好心理安抚，让患者知道手术的目的、意义及手术效果，消除紧张恐惧心理，还要尽快通知家属并取得其同意和配合，使患者和家属都有充分的思想准备，积极主动配合抢救和治疗。

（三）术后护理

1. 体位

术后应去枕平卧，头偏向一侧，防止呕吐物吸入气管，如清醒后血压平稳，病情允许可采取半卧位，以利于腹腔引流。患者不得过早起床活动。一般需卧床休息 10～14 d。以 B 超或CT 检查为依据，观察脾脏愈合程度，确定能否起床活动。

2. 密切观察生命体征变化

按时测血压、脉搏、呼吸、体温，观察再出血倾向。部分脾切除患者，体温持续 2～3 周在38～40 ℃，化验检查白细胞计数不高，称为"脾热"。对"脾热"的患者，按高热护理及时给予物理降温，并补充水和电解质。

3. 管道护理

保持大静脉留置管输液通畅，保持无菌，定期消毒。保持胃管、导尿管及腹腔引流管通畅，妥善固定，防止脱落，注意引流物的量及性状的变化。若引流管引流出大量的新鲜血性液体，提示活动性出血，及时报告医师处理。

4. 改善机体状况，给予营养支持

术后保证患者有足够的休息和睡眠，禁食期间补充水、电解质，避免酸碱平衡失调，肠功能恢复后方可进食。应给予高热量、高蛋白、高维生素饮食，静脉滴注复方氨基酸、血浆等，保证机体需要，促进伤口愈合，减少并发症。

（四）健康教育

（1）患者住院2～3周后出院，出院时复查 CT 或 B 超，嘱患者每月复查 1 次，直至脾损伤愈合，脾脏恢复原形态。

（2）嘱患者若出现头晕、口干、腹痛等不适，均应停止活动并平卧，及时到医院检查治疗。

（3）继续注意休息，脾损伤未愈合前避免体力劳动，避免剧烈运动，如弯腰、下蹲、骑摩托车等。注意保护腹部，避免外力冲撞。

（4）避免增加腹压，保持排便通畅，避免剧烈咳嗽。

（5）脾切除术后，患者免疫力低下，注意保暖，预防感冒，避免进入拥挤的公共场所。坚持锻炼身体，提高机体免疫力。

第三节　胰腺疾病

一、胰腺解剖生理概要

（一）解剖

胰腺位于腹膜后，横贴在腹后壁，相当于第 1～2 腰椎前方。分头、颈、体、尾四部分，总长15～20 cm，头部与十二指肠第二段紧密相连，两者属同一血液供应系统。胰尾靠近脾门，这两者也属同一血液供应系统。胰管与胰腺长轴平行，主胰管直径 2～3 mm，多数人的主胰管与胆总管汇合形成共同通道开口于十二指肠第二段的乳头部，少数人胰管与胆总管分别开口在十二指肠。两者开口于十二指肠又是胆、胰发生逆行感染的解剖基础。胰腺除主胰管外，有时有副胰管。

（二）生理

胰腺具有内、外分泌的双重功能，内分泌主要由分散在胰腺实质内的胰岛来实现，其最主要功能是调控血糖。胰腺的外分泌功能是分泌胰液，每日分泌可达 750～1500 mL。呈强碱性，含有多种消化酶，其中含有蛋白酶、淀粉酶、脂肪酶等。外分泌是由腺细胞分泌的胰液，进入胰管，经共同通道排入十二指肠，胰液的分泌受神经、体液的调节。

二、急性胰腺炎

（一）病因

1. 梗阻因素

梗阻是最常见原因。常见于胆总管结石，胆管蛔虫症，Oddi 括约肌水肿和痉挛等引起的胆管梗阻以及胰管结石、肿瘤导致的胰管梗阻。

2. 乙醇中毒

乙醇引起 Oddi 括约肌痉挛，使胰管引流不畅、压力升高。同时乙醇刺激胃酸分泌，胃酸又刺激促胰液素和缩胆囊素分泌增多，促使胰腺外分泌增加。

3. 暴饮暴食

尤其是高蛋白、高脂肪食物、过量饮酒可刺激胰腺大量分泌，胃肠道功能紊乱，或因剧烈呕吐导致十二指肠内压骤增，十二指肠液反流，共同通道受阻。

4. 感染因素

腮腺炎病毒、肝炎病毒、伤寒杆菌等经血流、淋巴进入胰腺所致。

5. 损伤或手术

胃胆管手术或胰腺外伤、内镜逆行胰管造影等因素可直接或间接损伤胰腺，导致胰腺缺血、Oddi 括约肌痉挛或刺激迷走神经，使胃酸、胰液分泌增加亦可导致发病。

6. 其他因素

内分泌或代谢性疾病，如高脂血症、高钙血症等，某些药物，如利尿剂，吲哚美辛、硫唑嘌呤等均可损害胰腺。

（二）病理生理

根据病理改变可分为水肿性胰腺炎和出血坏死性胰腺炎两种。基本病理改变是水肿、出血和坏死，严重者可并发休克、化脓性感染及多脏器衰竭。

（三）临床表现

1. 腹痛

大多为突然发作，常在饱餐后或饮酒后发病。多为全上腹持续剧烈疼痛伴有阵发性加重，向腰背部放射，疼痛与病变部位有关。胰头部以右上腹痛为主，向右肩部放射；胰尾部以左上腹为主，向左肩放射；累及全胰则呈束带状腰背疼痛。重型患者腹痛延续时间较长，由于渗出液扩散，腹痛可弥散至全腹，并有麻痹性肠梗阻现象。

2. 恶心、呕吐

早期为反射性频繁呕吐，多为胃十二指肠内容物，后期因肠麻痹或肠梗阻可呕吐小肠内容物。呕吐后腹胀不缓解为其特点。

3. 发热

发热与病变程度相一致。重型胰腺炎继发感染或合并胆管感染时可持续高热，如持续高热不退则提示合并感染或并发胰周脓肿。

4. 腹胀

腹胀是重型胰腺炎的重要体征之一，其原因是腹膜炎造成麻痹性肠梗阻所致。

5. 黄疸

黄疸多在胆源性胰腺炎时发生。严重者可合并肝细胞性黄疸。

6. 腹膜炎体征

水肿性胰腺炎时，压痛只局限于上腹部，常无明显肌紧张；出血性坏死性胰腺炎压痛明显，并有肌紧张和反跳痛，范围较广泛或波及全腹。

7. 休克

严重患者出现休克，表现为脉细速，血压降低，四肢厥冷，面色苍白等。有的患者以突然休克为主要表现，称为暴发性急性胰腺炎。

8. 皮下瘀斑

少数患者因胰酶及坏死组织液穿过筋膜与基层渗入腹壁下，可在季肋及腹部形成蓝棕色斑（Grey-turner 征）或脐周皮肤青紫（Cullen 征）。

（四）辅助检查

1. 胰酶测定

（1）血清淀粉酶：90％以上的患者血清淀粉酶升高，通常在发病后 3～4 h 后开始升高，12～24 h 达到高峰，3～5 d 恢复正常。

（2）尿淀粉酶测定：通常在发病后 12 h 开始升高，24～48 h 达高峰，持续 5～7 d 开始下降。

（3）血清脂肪酶测定：在发病 24 h 升高至 1.5 康氏单位（正常值 0.5～1 U）。

2. 腹腔穿刺

穿刺液为血性混浊液体，可见脂肪小滴，腹水淀粉酶较血清淀粉酶值高 3～8 倍之多。并发感染时呈脓性。

3. B 超检查

可见胰腺弥散性均匀肿大，界限清晰，内有光点反射，但较稀少，若炎症消退，上述变化持续 1～2 周即可恢复正常。

4. CT 检查

CT 扫描显示胰腺弥漫肿大，边缘不光滑，当胰腺出现坏死时可见胰腺上有低密度、不规则的透亮区。

（五）临床分型

1. 水肿性胰腺炎（轻型）

主要表现为腹痛、恶心、呕吐；腹膜炎体征、血和尿淀粉酶增高，经治疗后短期内可好转，死产率低。

2. 出血坏死性胰腺炎（重型）

除上述症状、体征继续加重外，高热持续不退，黄疸加深，神志模糊和谵妄，高度腹胀，血性或脓性腹水，两侧腰部或脐下出现青紫瘀斑，胃肠出血、休克等；实验室检查：白细胞增多（$>16\times10^9$/L），红细胞和血细胞比容降低，血糖升高（>11.1 mmol/L），血钙降低（<2 mmol/L），$PaO_2<8$ kPa（60 mmHg），血尿素氮或肌酐增高，酸中毒等。甚至出现急性肾衰竭、DIC、ARDS 等，死亡率较高。

（六）治疗原则

1. 非手术治疗

急性胰腺炎大多采用非手术治疗。①严密观察病情。②减少胰液分泌，应用抑制或减少胰液分泌的药物。③解痉镇痛。④有效抗生素防治感染。⑤抗休克、纠正水电解质平衡失调。⑥抗胰酶疗法。⑦腹腔灌洗。⑧激素和中医中药治疗。

2. 手术治疗

（1）目的：清除含有胰酶、毒性物质的坏死组织。

（2）指征：采用非手术疗法无效者；诊断未明确而疑有腹腔脏器穿孔或肠坏死者；合并胆管疾病；并发胰腺感染者。应考虑手术探查。

（3）手术方式：有灌洗引流、坏死组织清除和规则性胰腺切除术、胆管探查，T 形管引流和胃造瘘、空肠造瘘术等。

（七）护理措施

1. 非手术期间的护理

（1）病情观察：严密观察神志，监测生命体征和腹部体征的变化，监测血气、凝血功能、血电解质变化，及早发现坏死性胰腺炎、休克和多器官衰竭。

（2）维持正常呼吸功能：给予高浓度氧气吸入，必要时给予呼吸机辅助呼吸。

（3）维护肾功能：详细记录每小时尿量、尿比重、出入水量。

（4）控制饮食、抑制胰腺分泌：对病情较轻者，可进少量清淡流质或半流质饮食，限制蛋白质摄入量，禁进脂肪。对病情较重或频繁呕吐者要禁食，行胃肠减压，遵医嘱给予抑制胰腺分泌的药物。

（5）预防感染：对病情重或胆源性胰腺炎患者给予抗生素，为预防真菌感染，应加用抗真菌药物。

（6）防治休克：维持水电平衡，应早期迅速补充水电解质，血浆，全血。还应预防低钾血症，低钙血症，在疾病早期应注意观察，及时矫正。

（7）心理护理：指导患者减轻疼痛的方法，解释各项治疗措施的意义。

2. 术后护理

（1）术后各种引流管的护理：①熟练掌握各种管道的作用，将导管贴上标签后与引流装置正确连接，妥善固定，防止导管滑脱。②分别观察记录各引流管的引流液性状、颜色、量。③严格遵循无菌操作规程，定期更换引流装置。④保持引流通畅，防止导管扭曲。重型患者常有血块、坏死组织脱落，容易造成引流管阻塞。如有阻塞可用无菌温生理盐水冲洗。帮患者经常更换体位，以利引流。⑤冲洗液、灌洗液现用现配。⑥拔管护理，当患者体温正常并稳定 10 d 左右，白细胞计数正常，腹腔引流液少于 5 mL、每天引流液淀粉酶测定正常后可考虑拔管。拔管后要注意拔管处伤口有无渗漏，如有渗液应及时更换敷料。拔管处伤口可在 1 周左右愈合。

（2）伤口护理：观察有无渗液、有无裂开，按时换药；并发胰外瘘时，要注意保持负压引流通畅，并用氧化锌糊剂保护瘘口周围皮肤。

（3）营养支持治疗与护理：根据患者营养评定状况，计算需要量，制订计划。

第一阶段：术前和术后早期，需抑制分泌功能，使胰腺处于休息状态，同时因胃肠道功能障碍，此时需完全胃肠外营养（TPN）2～3 周。

第二阶段：术后 3 周左右，病情稳定，肠道功能基本恢复，可通过空肠造瘘提供营养 3～4 周，称为肠道营养（TEN）。

第三阶段：逐渐恢复经口进食，称为胃肠内营养（EN）。

（4）做好基础生活护理和心理护理。

（5）并发症的观察与护理。①胰腺脓肿及腹腔脓肿：术后 2 周的患者出现高热，腹部肿块，应考虑其可能。一般均为腹腔引流不畅，胰腺坏死组织及渗出液局部积聚感染所致。非手术疗法无效时应手术引流。②胰瘘：如观察到腹腔引流有无色透明腹腔液经常外漏，其中淀粉酶含量高，为胰液外漏所致，合并感染时引流液可呈脓性。多数可逐渐自行愈合。③肠瘘：主要表现为明显的腹膜刺激征，引流液中伴有粪渣。瘘管形成后用营养支持治疗。长期不愈者，应考虑手术治疗。④假性胰腺囊肿：多数需手术行囊肿切除或内引流手术，少数患者经非手术治疗 6 个月可自行吸收。⑤糖尿病：胰腺部分切除后，可引起内、外分泌缺失。注意观察血糖、尿糖的变化，根据化验报告补充胰岛素。

（6）心理护理：由于病情重，术后引流管多，恢复时间长，患者易产生悲观急躁情绪，因此应关心体贴鼓励患者，帮助患者树立战胜疾病的信心，积极配合治疗。

（八）健康教育

（1）饮食应少量多餐，注意食用富有营养易消化食物，避免暴饮暴食及酗酒。

（2）有胆管疾病、病毒感染者应积极治疗。

（3）告知会引发胰腺炎的药物种类，不得随意服药。

（4）有高糖血症，应遵医嘱口服降糖药或注射胰岛素，定时查血糖、尿糖，将血糖控制在稳定水平，防治各种并发症。

（5）出院 4～6 周，避免过度疲劳。

（6）门诊应定期随访。

三、胰腺癌、壶腹部癌及护理

胰腺癌是常见消化道肿瘤之一，以男性多见，40 岁以上患者占 80％，癌肿发生在胰头部位占 70％～80％，体尾部癌约占 12％。其转移途径有血行、淋巴途径转移和直接浸润，癌细胞还可沿胰周神经由内向外扩散。壶腹部癌是指胆总管末段壶腹部和十二指肠乳头的恶性肿瘤，在临床上与胰腺癌有不少共同点，统称为壶腹周围癌。

（一）临床表现

1. 腹痛和上腹饱胀不适

初期仅表现为上腹部胀闷感及隐痛。随病情加重，疼痛逐渐剧烈，并可牵涉到背部，胰头部癌疼痛多位于上腹居中或右上腹部，胰体尾部癌疼痛多在左上腹或左季肋部。晚期可向背部放射，少数患者以此为首发症状，当癌肿侵及腹膜后神经丛时，疼痛常剧烈难忍，尤以夜间为甚，以至于患者常取端坐位。

2. 消化道症状

常有食欲缺乏、恶心、呕吐、厌食油腻和动物蛋白饮食、消化不良、腹泻或便秘、呕吐和黑便。

3. 黄疸

胰腺癌侵及胆管时可出现黄疸，其特征是进行性加深并伴尿黄、大便呈陶土色及皮肤瘙痒。胰头癌因其靠近胆管，故黄疸发生较早，胰体尾部癌距胆管较远，通常到晚期才发生黄疸。

4. 乏力和消瘦

这是胰腺癌较早出现的表现，常于短期内出现明显消瘦。

5. 发热

少数患者可出现持续性或间歇性低热。

6. 腹部肿块

主要表现为肝大，胆囊肿大，晚期患者可扪及胰腺肿大。

7. 腹水

多见于晚期患者。

（二）辅助检查

1. 实验室检查

（1）免疫学检查：癌胚抗原（CEA）、胰腺胚胎抗原（POA）、胰腺癌相关抗原（PCAA）、胰腺癌特异抗原（PaA）、糖类抗原 19-9（CA19-9）均增高。

（2）血清生化检查：早期可有血、尿淀粉酶增高、空腹血糖增高，糖耐量试验阳性；黄疸时，血清胆红素增高，碱性磷酸酶升高，转氨酶轻度升高，尿胆红素阳性；无黄疸的胰体尾癌可见转肽酶升高。

2. 影像学检查

主要有超声波检查、CT、内镜逆行胰胆管造影（ERCP）、腹腔镜检查、X 线钡餐检查。

（三）治疗原则

早期发现、早期诊断、早期手术治疗。手术切除是胰头癌最有效的治疗方法。胰腺癌无远处转移者，应争取手术切除，常用的手术方法有胰头十二指肠切除术。对不能切除的患者，应行内引流手术，即胆总管与空肠或十二指肠吻合术。术后采用综合治疗，包括化学、免疫和放射疗法及中医中药治疗。为控制晚期患者的疼痛可采用剖腹或经皮行腹腔神经丛无水乙醇注射治疗。

（四）护理措施

1. 手术前护理

（1）心理支持：每次检查及护理前给予解释，尊重患者心理调适的过程。

（2）控制血糖在稳定水平：检查患者血糖、尿糖，如有高血糖，应在严密监测血糖、尿糖的基础上调整胰岛素用量，将血糖控制在稳定水平。

（3）改善凝血功能：遵医嘱给予维生素 K。

（4）改善营养：术前应鼓励患者进富有营养饮食，必要时给予胃肠外营养。

（5）术前常规皮肤准备，术前灌肠。

2. 手术后护理

（1）观察生命体征：由于胰头癌切除涉及的器官多、创伤重，术后要严密观察生命体征。

（2）防治感染：胰头十二指肠切除术手术大、范围广，消化道吻合多，感染概率多，故术后应遵医嘱静脉加用广谱抗生素。术后更换敷料应严格遵循无菌操作规程。

（3）维持水、电解质和酸碱平衡：手术范围大、创伤大，术后引流管多，消化液及体液丢失，易导致脱水、低钾、低钙等，应准确记录出入量。按医嘱及时补充水和电解质，以维持其平衡。

（4）加强营养：术后给予静脉高营养，静脉输血、血浆、清蛋白及脂肪乳、氨基酸等。限制脂肪饮食，少量多餐。

（5）引流管护理：应妥善固定引流管，保持引流通畅，并观察记录引流液的颜色、性质和量。患者无腹胀、无腹腔感染、无引流液时可去除引流管。

（6）术后的防治与护理：观察患者有无切口出血、胆管出血及应激性溃疡出血。

（7）低血糖监测：胰头十二指肠切除患者术后易发生低血糖，注意每日监测血糖、尿糖变化。

（8）胰瘘的预防与护理：胰瘘多发生在术后 5～7 d。

（9）胆瘘的预防与护理：多发生于术后 2～9 d。表现为右上腹痛、发热、腹腔引流液呈黄绿色，T 形管引流量突然减少，有局限性或弥散性腹膜炎表现，严重者出现休克症状。术后应保持 T 形管引流畅通，将每日胆汁引流量做好记录，发现问题，及时与医师联系。

（10）化疗护理：适用于不能行根治性切除的胰腺癌、术后复发性胰腺癌和合并肝转移癌。

（11）心理护理：给予心理支持，促进早日痊愈。

（五）健康教育

（1）出院后对于胰腺功能不足，消化功能差的患者，除应用胰酶代替剂外，同时采用高蛋白、高糖、低脂肪饮食，给予脂溶性维生素。

（2）定期检测血糖、尿糖，发生糖尿病时给予药物治疗。

（3）3～6 个月复查一次，如出现进行性消瘦、乏力、贫血、发热等症状，应回医院诊治。

第四节 胃十二指肠损伤

一、概述

由于有肋弓保护且活动度较大，柔韧性较好，壁厚，钝挫伤时胃很少受累，只有胃膨胀时偶有发生。上腹或下胸部的穿透伤则常导致胃损伤，多伴有肝、脾、横膈及胰等损伤。胃镜检查及吞入锐利异物或吞入酸、碱等腐蚀性毒物也可引起穿孔，但很少见。十二指肠损害是由于上中腹部受到间接暴力或锐器的直接刺伤而引起的，缺乏典型的腹膜炎症状和体征，术前诊断困难，漏诊率高，多伴有腹部脏器合并伤，病死率高，术后并发症多，肠瘘发生率高。

二、护理评估

（一）健康史

详细询问患者、现场目击者或陪同人员，以了解受伤的时间、地点、环境，受伤的原因、外力的特点、大小和作用方向，坠跌高度；了解受伤前后饮食及排便情况，受伤时的体位，有无防御，伤后意识状态、症状、急救措施、运送方式，既往疾病及手术史。

（二）临床表现

（1）胃损伤若未波及胃壁全层，可无明显症状。若全层破裂，由于胃酸有很强的化学刺激性，可立即出现剧痛及腹膜刺激征。当破裂口接近贲门或食管时，可因空气进入纵隔而呈胸壁下气肿。较大的穿透性胃损伤时，可自腹壁流出食物残渣、胆汁和气体。

（2）十二指肠破裂后，因有胃液、胆汁及胰液进入腹腔，早期即可发生急性弥漫性腹膜炎，有剧烈的刀割样持续性腹痛伴恶心、呕吐，腹部检查可见有舟状腹、腹膜刺激征症状。

（三）辅助检查

（1）疑有胃损伤者，应置胃管：若自胃内吸出血性液或血性物者可确诊。

（2）腹腔穿刺术和腹腔灌洗术：腹腔穿刺抽出不凝血液、胆汁，灌洗吸出 10 mL 以上肉眼可辨的血性液体，即为阳性结果。

（3）X 线检查：腹部 X 线片可显示腹膜后组织积气、肾脏轮廓清晰、腰大肌阴影模糊不清等有助于腹膜后十二指肠损伤的诊断。

（4）CT 检查：可显示少量的腹膜后积气和渗至肠外的造影剂。

（四）治疗原则

抗休克和及时、正确的手术处理是治疗的两大关键。

（五）心理、社会因素

胃十二指肠外伤性损伤多数在意外情况下发生，患者出现突发外伤后易出现紧张、痛苦、悲哀、恐惧等心理变化，担心手术成功及疾病预后。

三、护理问题

（一）疼痛

与胃肠破裂、腹腔内积液、腹膜刺激征有关。

（二）组织灌注量不足

与大量失血、失液，严重创伤，有效循环血量减少有关。

（三）焦虑或恐惧

与经历意外及担心预后有关。

（四）潜在并发症

出血、感染、肠瘘、低血容量性休克。

四、护理目标

（1）患者疼痛减轻。

（2）患者血容量得以维持，各器官血供正常、功能完整。

（3）患者焦虑或恐惧减轻或消失。

（4）护士密切观察病情变化，如发现异常，及时报告医师，并配合处理。

五、护理措施

（一）一般护理

1. 预防低血容量性休克

吸氧、保暖、建立静脉通道，遵医嘱输入温热生理盐水或乳酸盐林格液，抽血查全血细胞计数、血型和交叉配血。

2. 密切观察病情变化

每15～30分钟应评估患者情况。评估内容包括意识状态、生命体征、肠鸣音、尿量、氧饱和度、有无呕吐、肌紧张和反跳痛等。观察胃管内引流物颜色、性质及量，若引流出血性液体，提示有胃、十二指肠破裂的可能。

3. 术前准备

胃、十二指肠破裂大多需要手术处理，故患者入院后，在抢救休克的同时，尽快完成术前准备工作，如备皮、备血、插胃管及留置尿管、做好抗生素皮试等，一旦需要，可立即实施手术。

（二）心理护理

评估患者对损伤的情绪反应，鼓励他们说出自己内心的感受，帮助建立积极有效的应对措施。向患者介绍有关病情、损伤程度、手术方式及疾病预后，鼓励患者，告诉患者良好的心态、积极的配合有利于疾病早日康复。

（三）术后护理

1. 体位

患者意识清楚、病情平稳，给予半坐卧位，有利于引流及呼吸。

2. 禁食、胃肠减压

观察胃管内引流液颜色、性质及量，若引流出血性液体，提示有胃、十二指肠再出血的可能。十二指肠创口缝合后，胃肠减压管置于十二指肠腔内，使胃液、肠液、胰液得到充分引流，一定要妥善固定，避免脱出。一旦脱出，要在医师的指导下重新置管。

3. 严密监测生命体征

术后15～30 min监测生命体征直至患者病情平稳。注意肾功能的改变，胃十二指肠损伤后，特别有出血性休克时，肾脏会受到一定的损害，尤其是严重腹部外伤伴有重度休克者，有发生急性肾功能障碍的危险，所以，术后应密切注意尿量，争取保持每小时尿量在 50 mL 以上。

4. 补液和营养支持

根据医嘱，合理补充水、电解质和维生素，必要时输新鲜血、血浆，维持水、电解质、酸碱平衡。给予肠内、外营养支持，促进合成代谢，提高机体防御能力。继续应用有效抗生素，控制腹腔内感染。

5. 术后并发症的观察和护理

（1）出血：如胃管内 24 h 内引流出新鲜血液大于 200～300 mL，提示吻合口出血，要立即配合医师给予胃管内注入凝血酶粉、冰盐水洗胃等止血措施。

（2）肠瘘：患者术后持续低热或高热不退，腹腔引流管中引流出黄绿色或褐色渣样物，有恶臭或引流出大量气体，提示肠瘘发生，要配合医师进行腹腔双套管冲洗，并做好相应护理。

（四）健康教育

（1）讲解术后饮食注意事项，当患者胃肠功能恢复，一般 3～5 天后开始恢复饮食，由流质逐步恢复至半流质、普食，进食高蛋白、高能量、易消化饮食，增强抵抗力，促进愈合。

（2）行全胃切除或胃大部分切除术的患者，因胃肠吸收功能下降，要及时补充微量元素和维生素等营养素，预防贫血、腹泻等并发症。

（3）避免工作过于劳累，注意劳逸结合。讲明饮酒、抽烟对胃、十二指肠疾病的危害性。

（4）避免长期大量服用非甾体抗炎药，如布洛芬等，以免引起胃肠道黏膜损伤。

第五节　小肠破裂

一、概述

小肠是消化管中最长的一段肌性管道，也是消化与吸收营养物质的重要场所。人类小肠全长 3～9 m，平均 5～7 m，个体差异很大。分为十二指肠、空肠和回肠三部分，十二指肠属上消化道，空肠及其以下肠段属下消化道。

各种外力的作用所致的小肠穿孔称为小肠破裂。小肠破裂在战时和平时均较常见，多见于交通事故、工矿事故、生活事故如坠落、挤压、刀伤和火器伤。小肠可因穿透性与闭合性损伤造成肠管破裂或肠系膜撕裂。小肠占满整个腹部，又无骨骼保护，因此易于受到损伤。由于小肠壁厚，血运丰富，故无论是穿孔修补或肠段切除吻合术，其成功率均较高，发生肠瘘的概率少。

二、护理评估

（一）健康史

了解患者腹部损伤的时间、地点及致伤源、伤情、就诊前的急救措施、受伤至就诊之间的病情变化，如果患者神志不清，应询问目击人员。

（二）临床表现

小肠破裂后在早期即产生明显的腹膜炎的体征，这是因为肠管破裂肠内容物溢出至腹腔所致。症状以腹痛为主，程度轻重不同，可伴有恶心及呕吐，腹部检查肠鸣音消失，腹膜刺激征明显。

小肠损伤初期一般均有轻重不等的休克症状，休克的深度除与损伤程度有关外，主要取决于内出血的多少，表现为面色苍白、烦躁不安、脉搏细速、血压下降、皮肤发冷等。若为多发性小肠损伤或肠系膜撕裂大出血，可迅速发生休克并进行性恶化。

（三）辅助检查

1. 实验室检查

白细胞计数升高说明腹腔炎症；血红蛋白含量取决于内出血的程度，内出血少时变化不大。

2. X 线检查

X 线透视或摄片，检查有无气腹与肠麻痹的征象，因为一般情况下小肠内气体很少，且损伤后伤口很快被封闭，不但膈下游离气体少见，且使一部分患者早期症状隐匿。因此，阳性气腹有诊断价值，但阴性结果也不能排除小肠破裂。

3. 腹部 B 超检查

对小肠及肠系膜血肿、腹腔积液均有重要的诊断价值。

4. CT 或磁共振检查

对小肠损伤有一定诊断价值，而且可对其他脏器进行检查，有时可能发现一些未曾预料的损伤，有助于减少漏诊。

5. 腹腔穿刺

有混浊的液体或胆汁色的液体，说明肠破裂，穿刺液中白细胞、淀粉酶含量均升高。

（四）治疗原则

小肠破裂一旦确诊，应立即进行手术治疗。手术方式以简单修补为主。肠管损伤严重时，则应做部分小肠切除吻合术。

（五）心理、社会因素

小肠损伤大多在意外情况下突然发生，加之伤口、出血及内脏脱出的视觉刺激和对预后的担忧，患者多表现为紧张、焦虑、恐惧。应了解其患病后的心理反应，对本病的认知程度和心理承受能力，家属及亲友对其支持情况、经济承受能力等。

三、护理问题

（一）有体液不足的危险

这与创伤致腹腔内出血、体液过量丢失、渗出及呕吐有关。

（二）焦虑、恐惧

这与意外创伤的刺激、疼痛、出血、内脏脱出的视觉刺激及担心疾病的预后等有关。

（三）体温过高

这与腹腔内感染毒素吸收和伤口感染等因素有关。

（四）疼痛

这与小肠破裂或手术有关。

（五）潜在并发症

腹腔感染、肠瘘、失血性休克。

（六）营养失调，低于机体需要量

这与消化道的吸收面积减少有关。

四、护理目标

（1）患者体液平衡得到维持，生命体征稳定。

（2）患者情绪稳定，焦虑或恐惧减轻，主动配合医护工作。

（3）患者体温维持正常。

（4）患者主诉疼痛有所缓解。

（5）护士密切观察病情变化，如发现异常，及时报告医师，并配合处理。

（6）患者体重不下降。

五、护理措施

（一）一般护理

1. 伤口处理

对开放性腹部损伤者，妥善处理伤口，及时止血和包扎固定。若有肠管脱出，可用消毒或清洁器皿覆盖保护后再包扎，以免肠管受压、缺血而坏死。

2. 病情观察

密切观察生命体征的变化，每15分钟测定脉搏、呼吸、血压一次。重视患者的主诉，若主诉心悸、脉快、出冷汗等，及时报告医师。不注射止痛药（诊断明确者除外），以免掩盖伤情。不随意搬动伤者，以免加重病情。

3. 腹部检查

每30分钟检查一次腹部体征，注意腹膜刺激征的程度和范围变化。

4. 禁食和灌肠

禁食和灌肠可避免肠内容物进一步溢出，造成腹腔感染或加重病情。

5. 补充液体和营养

注意纠正水、电解质及酸碱平衡失调，保证输液通畅，对伴有休克或重症腹膜炎的患者可进行中心静脉补液，这不仅可以保证及时大量的液体输入，而且有利于中心静脉压的监测，根据患者具体情况，适量补给全血、血浆或人血清蛋白，尽可能补给足够的热量和蛋白质、氨基酸及维生素等。

（二）心理护理

关心患者，加强交流，讲解相关病情、治疗方式及预后，使患者了解自己的病情，消除患者的焦虑和恐惧，保持良好的心理状态，并与其一起制订合适的应对机制，鼓励患者，增加治疗的信心。

（三）术后护理

1. 妥善安置患者

麻醉清醒后取半卧位，有利于腹腔炎症的局限，改善呼吸状态。了解手术的过程，查看手术的部位，对引流管、输液管、胃管及氧气管等进行妥善固定，做好护理记录。

2. 监测病情

观察患者血压、脉搏、呼吸、体温的变化。注意腹部体征的变化。适当应用止痛药，减轻患者的不适。若切口疼痛明显，应检查切口，排除感染。

3. 引流管的护理

腹腔引流管保持通畅，准确记录引流液的性状及量。腹腔引流液应为少量血性液，若为绿色或褐色渣样物，应警惕腹腔内感染或肠瘘的发生。

4. 饮食

继续禁食、胃肠减压，待肠功能逐渐恢复、肛门排气后，方可拔除胃肠减压管。拔除胃管当日可进清流食，第 2 日进流质饮食，第 3 日进半流食，逐渐过渡到普食。

5. 营养支持

维持水、电解质和酸碱平衡，增加营养。维生素主要是在小肠被吸收，小肠部分切除后，要及时补充维生素 C、维生素 D、维生素 K 和复合维生素 B 等维生素和微量元素钙、镁等，可经静脉、肌内注射或口服进行补充，预防贫血，促进伤口愈合。

（四）健康教育

（1）注意饮食卫生，避免暴饮暴食，进易消化食物，少食刺激性食物，避免腹部受凉和饭后剧烈活动，保持排便通畅。

（2）注意适当休息，加强锻炼，增加营养，特别是回肠切除的患者要长期定时补充维生素 B_{12} 等营养素。

（3）定期门诊随访。若有腹痛、腹胀、停止排便及伤口红、肿、热、痛等不适，应及时就诊。

（4）加强社会宣传，增进劳动保护、安全生产、安全行车、遵守交通规则等知识，避免损伤等意外的发生。

（5）普及各种急救知识，在发生意外损伤时，能进行简单的自救或急救。

（6）无论腹部损伤的轻重，都应经专业医务人员检查，以免贻误诊治。

第六节　肠梗阻

肠腔内容物不能正常运行或通过肠道发生障碍时，称为肠梗阻，是外科常见的急腹症之一。

一、疾病概要

（一）病因和分类

1. 按梗阻发生的原因分类

（1）机械性肠梗阻：最常见，是由各种原因引起的肠腔变窄、肠内容物通过障碍。主要原因：①肠腔堵塞，如寄生虫、粪块、异物等。②肠管受压，如粘连带压迫、肠扭转、嵌顿性疝等。③肠壁病变，如先天性肠道闭锁、狭窄、肿瘤等。

（2）动力性肠梗阻：较机械性肠梗阻少见。肠管本身无病变，梗阻原因是神经反射和毒素刺激引起肠壁功能紊乱，致肠内容物不能正常运行。可分为：①麻痹性肠梗阻，常见于急性弥散性腹膜炎、腹部大手术、腹膜后血肿或感染等。②痉挛性肠梗阻，由于肠壁肌肉异常收缩所致，常见于急性肠炎或慢性铅中毒。

（3）血运性肠梗阻：较少见。由于肠系膜血管栓塞或血栓形成，使肠管血运障碍，继而发生肠麻痹，肠内容物不能通过。

2. 按肠管血运有无障碍分类

（1）单纯性肠梗阻：无肠管血运障碍。

（2）绞窄性肠梗阻：有肠管血运障碍。

3. 按梗阻发生的部位分类

高位性肠梗阻（空肠上段）和低位性肠梗阻（回肠末段和结肠）。

4. 按梗阻的程度分类

完全性肠梗阻（肠内容物完全不能通过）和不完全性肠梗阻（肠内容物部分可通过）。

5. 按梗阻病情的缓急分类

急性肠梗阻和慢性肠梗阻。

（二）病理生理

1. 肠管局部的病理生理变化

（1）肠蠕动增强：单纯性机械性肠梗阻，梗阻以上的肠蠕动增强，以克服肠内容物通过的障碍。

（2）肠管膨胀：肠腔内积气、积液所致。

（3）肠壁充血水肿、血运障碍，严重时可导致坏死和穿孔。

2. 全身性病理生理变化

（1）体液丢失和电解质、酸碱平衡失调。

（2）全身性感染和毒血症，甚至发生感染中毒性休克。

（3）呼吸和循环功能障碍。

（三）临床表现

1. 症状

（1）腹痛：单纯性机械性肠梗阻的特点是阵发性腹部绞痛；绞窄性肠梗阻表现为持续性剧烈腹痛伴阵发性加剧；麻痹性肠梗阻呈持续性胀痛。

（2）呕吐：早期常为反射性，呕吐胃内容物，随后因梗阻部位不同，呕吐的性质各异。高位肠梗阻呕吐出现早且频繁，呕吐物主要为胃液、十二指肠液、胆汁；低位肠梗阻呕吐出现晚，呕吐物常为粪样物；若呕吐物为血性或棕褐色，常提示肠管有血运障碍；麻痹性肠梗阻呕吐多为溢出性。

（3）腹胀：高位肠梗阻，腹胀不明显；低位肠梗阻及麻痹性肠梗阻则腹胀明显。

（4）停止肛门排气排便：完全性肠梗阻时，患者多停止排气、排便，但在梗阻早期，梗阻以下肠管内尚存的气体或粪便仍可排出。

2. 体征

（1）腹部：①视诊：单纯性机械性肠梗阻可见腹胀、肠型和异常蠕动波，肠扭转时腹胀多不对称；②触诊：单纯性肠梗阻可有轻度压痛但无腹膜刺激征，绞窄性肠梗阻可有固定压痛和腹膜刺激征；③叩诊，绞窄性肠梗阻时腹腔有渗液，可有移动性浊音；④听诊：机械性肠梗阻肠鸣音亢进，可闻及气过水声或金属音，麻痹性肠梗阻肠鸣音减弱或消失。

（2）全身：单纯性肠梗阻早期多无明显全身性改变，梗阻晚期可有口唇干燥、眼窝凹陷、皮肤弹性差、尿少等脱水征。严重脱水或绞窄性肠梗阻时，可出现脉搏细速、血压下降、面色苍白、四肢发冷等中毒和休克征象。

3. 辅助检查

（1）实验室检查：肠梗阻晚期，血红蛋白和血细胞比容升高，并有水、电解质及酸碱平衡失调。绞窄性肠梗阻时，白细胞计数和中性粒细胞比例明显升高。

（2）X线检查：一般在肠梗阻发生 4～6 h 后，立位或侧卧位 X 线平片可见肠胀气及多个液气平面。

（四）治疗原则

1. 一般治疗

（1）禁食。

（2）胃肠减压：是治疗肠梗阻的重要措施之一。通过胃肠减压，吸出胃肠道内的气体和液体，从而减轻腹胀、降低肠腔内压力，改善肠壁血运，减少肠腔内的细菌和毒素。

（3）纠正水、电解质及酸碱平衡失调。

（4）防治感染和中毒。

（5）其他：对症治疗。

2. 解除梗阻

解除梗阻分为非手术治疗和手术治疗两大类。

（五）常见几种肠梗阻

1. 粘连性肠梗阻

粘连性肠梗阻是肠粘连或肠管被粘连带压迫所致的肠梗阻，较为常见。主要由于腹部手术、炎症、创伤、出血、异物等所致。以小肠梗阻为多见，多为单纯性不完全性梗阻。粘连性肠梗阻多采取非手术治疗，如无效或发生绞窄性肠梗阻时应及时手术治疗。

2. 肠扭转

肠扭转指一段肠管沿其系膜长轴旋转而形成的闭襻性肠梗阻，常发生于小肠，其次是乙状结肠。

（1）小肠扭转：多见于青壮年，常在饱餐后立即进行剧烈活动时发病。表现为突发腹部绞痛，呈持续性伴阵发性加剧，呕吐频繁，腹胀不明显。

（2）乙状结肠扭转：多见于老年人，常有便秘习惯，表现为腹部绞痛，明显腹胀，呕吐不明显。肠扭转是较严重的机械性肠梗阻，可在短时间内发生肠绞窄、坏死，一经诊断，应急症手术治疗。

3. 肠套叠

指一段肠管套入与其相连的肠管内，以回结肠型（回肠末端套入结肠）最多见。肠套叠多见于 2 岁以下婴幼儿。典型表现为阵发性腹痛、果酱样血便和腊肠样肿块（多位于右上腹），右下腹触诊有空虚感。X 线空气或钡剂灌肠显示空气或钡剂在结肠内受阻，梗阻端的钡剂影像呈"杯口状"或"弹簧状"阴影。早期肠套叠可试行空气灌肠复位，无效者或病期超过 48 h，怀疑有肠坏死或肠穿孔者，应行手术治疗。

4. 蛔虫性肠梗阻

由于蛔虫聚集成团并刺激肠管痉挛致肠腔堵塞，多见于2~10岁儿童，驱虫不当常为诱因。主要表现为阵发性脐部周围腹痛，伴呕吐，腹胀不明显。部分患者腹部可触及变形、变位的条索状团块。少数患者可并发肠扭转或肠壁坏死穿孔，蛔虫进入腹腔引起腹膜炎。单纯性蛔虫堵塞多采用非手术治疗，包括解痉止痛、禁食、酌情胃肠减压、输液、口服植物油驱虫等，若无效或并发肠扭转、腹膜炎时，应行手术取虫。

二、肠梗阻患者的护理

（一）护理诊断/问题

1. 疼痛

疼痛与肠内容物不能正常运行或通过障碍有关。

2. 体液不足

体液不足与呕吐、禁食、胃肠减压、肠腔积液有关。

3. 潜在并发症

肠坏死、腹腔感染、休克。

（二）护理措施

1. 非手术治疗的护理

（1）饮食：禁食，梗阻缓解12 h后可进少量流质饮食，忌甜食和牛奶；48 h后可进半流食。

（2）胃肠减压，做好相关护理。

（3）体位：生命体征稳定者可取半卧位。

（4）解痉挛、止痛：若无肠绞窄或肠麻痹，可用阿托品解除痉挛、缓解疼痛，禁用吗啡类止痛药，以免掩盖病情。

（5）输液：纠正水、电解质和酸碱失衡，记录24 h出入液量。

（6）防治感染和中毒：遵照医嘱应用抗生素。

（7）严密观察病情变化：出现下列情况时应考虑有绞窄性肠梗阻的可能，应及早采取手术治疗。①腹痛发作急骤，为持续性剧烈疼痛，或在阵发性加重之间仍有持续性腹痛，肠鸣音可不亢进。②早期出现休克。③呕吐早、剧烈而频繁。④腹胀不对称，腹部有局部隆起或触及有压痛的包块。⑤明显的腹膜刺激征，体温升高、脉快、白细胞计数和中性粒细胞比例增高。⑥呕吐物、胃肠减压抽出液、肛门排出物为血性或腹腔穿刺抽出血性液。⑦腹部X线检查可见孤立、固定的肠襻。⑧经积极非手术治疗后症状、体征无明显改善者。

2. 手术前后的护理

（1）术前准备：除上述非手术护理措施外，按腹部外科常规行术前准备。

（2）术后护理：①病情观察，观察患者生命体征、腹部症状和体征的变化，伤口敷料及引流情况，及早发现术后并发症。②卧位，麻醉清醒、血压平稳后取半卧位。③禁食、胃肠减压，待排气后，逐步恢复饮食。④防止感染，遵照医嘱应用抗生素。⑤鼓励患者早期活动。

第七节 直肠肛管疾病

一、直肠、肛管良性疾病

（一）解剖生理概要

1. 直肠

直肠位于盆腔的后部，上接乙状结肠，下连肛管，长 12～15 cm。上段直肠前面的腹膜返折成为直肠膀胱陷凹或直肠子宫陷凹。直肠的主要功能是吸收、分泌和排便。

齿状线上下的区别见下表 7-1。

表 7-1　齿状线上下的区别

部位	组织	动脉	静脉	神经支配	淋巴回流
齿状线以上	黏膜	直肠上动脉	直肠上静脉丛，回流至门静脉	自主神经支配，无痛觉	至腹主动脉周围或髂内淋巴结
齿状线以下	皮肤	肛管动脉	直肠下静脉丛，回流至下腔静脉	阴部内神经支配，痛觉敏锐	腹股沟淋巴结及髂外淋巴结

2. 肛管

肛管上至齿状线，下至肛门缘，全长 3～4 cm。直肠与肛管周围以肛提肌为界有数个间隙，包括骨盆直肠间隙、坐骨肛管间隙、直肠后间隙和肛门周围间隙。这些间隙是肛周脓肿的常见部位。肛管的主要功能是排便。

（二）直肠、肛管疾病的检查方法及记录

（1）检查方法：①体位，结石位、胸膝位、蹲位、侧卧位。②视诊。③直肠指检。④肛镜检查。

（2）记录方法：时钟定位法。

（三）直肠、肛管疾病

1. 痔

痔是齿状线上下的静脉迂曲、扩张所形成的团块。

（1）病因。①解剖因素：位置低、静脉内没有静脉瓣，周围支撑力差，回流不好。②腹内压增高：便秘、妊娠等。③其他因素：周围组织感染、年老体弱、营养不良等。

（2）临床表现。①内痔：位于齿状线以上，由直肠上静脉迂曲、扩张所致，表面覆盖黏膜。主要表现为无痛性便血和痔核脱出。可分为三期。第一期，主要表现为排便时无痛性出血，但是不伴有痔核脱出；第二期，主要是便血加重，同时伴有痔块脱出，但便后能自行还纳；第三期，便血减轻，主要以痔核脱出为主，脱出的痔核不能自行还纳。②外痔：位于齿状线以下，由直肠下静脉迂曲、扩张所致，表面覆盖皮肤。常无明显的症状，但容易形成血栓性外痔，引起肛门周围疼痛。③混合痔：由直肠上下静脉迂曲、扩张所致，表面覆盖皮肤和黏膜。兼有两者特点。

（3）治疗。①一般治疗，适用于一期内痔。主要方法是预防便秘、温水坐浴、药物的使用、对症疗法和手法治疗。②注射治疗：使用硬化剂使静脉闭塞。③冷冻治疗：适用于较小的出血性外痔。④手术治疗：适用于上述方法无效的。

2. 肛裂

肛裂是肛管皮肤全层裂开，多见于肛管后正中线。

（1）病因：长期便秘是主要的病因。

（2）临床表现。①疼痛，是主要的症状，表现为排便时及便后肛门疼痛。②便秘：因为疼痛不敢排便所以使便秘加重。③出血：多为鲜出血不与粪便混合。④肛门检查可见肛裂"三联征"。

（3）治疗。①一般治疗：保持排便通畅、温水坐浴、封闭疗法、麻醉下扩张肛管等。②手术治疗。

3. 直肠肛管周围脓肿

（1）病因：多由肛腺感染引起。

（2）临床表现。①肛门周围脓肿：最常见。主要表现为肛周持续性跳痛，排便、受压或咳嗽时加重，局部有红肿、触痛。常自行破溃形成低位肛瘘。②坐骨肛管间隙脓肿：初期局部体征不明显，以全身感染中毒症状为主，肛周疼痛加重。直肠指诊患处有触痛性肿块，脓肿破溃后可形成高位肛瘘。③骨盆直肠间隙脓肿：较少见。位置较深，全身感染中毒症状重而局部表现不明显。诊断主要靠穿刺。

（3）治疗。①脓肿未形成前：早期使用抗生素、局部理疗或热敷、温水坐浴、润肠通便。②脓肿形成后：切开引流。

4. 肛瘘

肛瘘是肛管或直肠远端与肛周皮肤间形成的慢性感染性瘘管。

（1）病因：多由直肠肛管周围脓肿处理不当引起。

（2）分类。①按瘘管和瘘口的多少分为单纯性肛瘘、复杂性肛瘘。②按瘘的位置分为低位瘘、高位瘘。③按瘘管外口的位置分为外瘘、内瘘。

（3）临床表现：典型症状是肛周外口流脓、肛门周围湿疹和瘙痒。局部检查可见肛周皮肤上有单个或多个瘘口，呈红色乳头状隆起。直肠指诊可以扪及条索状瘘管。

（4）治疗原则：肛瘘不能自愈，必须手术治疗。低位单纯性肛瘘行切开术，高位单纯性肛瘘行挂线疗法。

5. 直肠脱垂

直肠脱垂也称脱肛，是直肠壁部分或全部脱出肛门外。

（1）病因。①解剖因素：幼儿发育不全或年老体弱造成盆底软组织薄弱。②腹内压增高因素。③其他：如内痔反复脱出，引起黏膜脱垂。

（2）临床表现：主要症状是有肿物自肛门脱出。尤其是蹲位检查时明显，脱出的多是直肠。

（3）治疗原则。①非手术治疗：加强营养；消除腹压增高因素；养成定时排便的习惯；一旦脱出及时复位。②注射疗法：适用于轻度直肠脱垂者。③手术治疗：适用于非手术治疗无效者。

二、直肠肛管疾病患者的护理

（一）护理评估

1. 健康史

如询问饮食情况、排便情况等。

2. 常见症状

便秘、疼痛、便血等。

3. 检查

根据病情采用不同的体位、直肠指诊、直肠镜。

（二）护理措施

1. 一般护理

（1）饮食：多饮水，多进食富含纤维素的食物。忌饮酒及辛辣饮食。

（2）保持排便通畅。

（3）坚持每天适当的运动。

（4）保持肛门清洁。

（5）肛门坐浴。

（6）注意病情观察和症状护理。

2. 术前护理

手术前一日进少渣饮食，每晚肛门坐浴，手术前排空大便，必要时灌肠。

3. 术后护理

（1）病情观察：观察生命体征、并发症、切口情况，发现情况及时处理。

（2）对症治疗：止痛等。

（3）饮食和排便：术后一日进流食，注意润肠通便。

（4）处理尿潴留。

（5）正确处理伤口。

第八节 急性阑尾炎

急性阑尾炎是外科最常见的急腹症之一，多发生于青年人，男性发病率高于女性。

一、病因、病理

（一）病因

（1）阑尾管腔梗阻：是引起急性阑尾炎最常见的病因。阑尾管腔细长，开口较小，容易被食物残渣、粪石、蛔虫等阻塞而引起管腔梗阻。

（2）细菌入侵：阑尾内存有大量大肠杆菌和厌氧菌，当阑尾管腔阻塞后，细菌繁殖并产生毒素，损伤黏膜上皮，细菌经溃疡面侵入阑尾引起感染。

（3）胃肠道疾病的影响：急性肠炎、血吸虫病等可直接蔓延至阑尾或引起阑尾管壁肌肉痉挛，使管壁血运障碍而致炎症。

（二）病理

根据急性阑尾炎发病过程的病理解剖学变化，可分为急性单纯性阑尾炎、急性化脓性阑尾炎、坏疽性及穿孔性阑尾炎、阑尾周围脓肿四种病理类型。

急性阑尾炎的转归取决于机体的抵抗力和治疗是否及时，可有炎症消退、炎症局限化、炎症扩散三种转归。

二、临床表现

（一）症状

1. 腹痛

典型症状是转移性右下腹痛。因初期炎症仅限于阑尾黏膜或黏膜下层，由内脏神经反射引起上腹或脐部周围疼痛，范围较弥散。当炎症波及浆膜层和壁腹膜时，刺激了躯体神经，疼痛固定于右下腹。单纯性阑尾炎的腹痛程度较轻，化脓性及坏疽性阑尾炎的腹痛程度较重。当阑尾穿孔时，腹痛可减轻，因阑尾管腔内的压力骤减，但随着腹膜炎的出现，腹痛可继续加重。

2. 胃肠道症状

早期可有轻度恶心、呕吐，部分患者可发生腹泻或便秘。盆腔阑尾炎时，炎症刺激直肠和膀胱，引起里急后重和排尿痛。

3. 全身症状

早期有乏力、头痛，炎症发展时，可出现脉快、发热等，体温多在 38 ℃内。坏疽性阑尾炎时，出现寒战、体温明显升高。若发生门静脉炎，可出现寒战、高热和轻度黄疸。

（二）体征

1. 右下腹固定压痛

右下腹固定压痛是急性阑尾炎最重要的体征。腹部压痛点常位于麦氏点。

2. 反跳痛和腹肌紧张

提示阑尾已化脓、坏死或即将穿孔。

三、辅助检查

（1）腰大肌试验：若为阳性，提示阑尾位于盲肠后位贴近腰大肌。

（2）结肠充气试验：若为阳性，表示阑尾已有急性炎症。

（3）闭孔内肌试验：若为阳性，提示阑尾位置靠近闭孔内肌。

（4）直肠指诊：直肠右前方有触痛者，提示盆腔位置阑尾炎。若触及痛性肿块，提示盆腔脓肿。

四、治疗原则

急性阑尾炎诊断明确后应尽早行阑尾切除术。部分急性单纯性阑尾炎，可经非手术治疗而获得痊愈；阑尾周围脓肿，先行非手术治疗，待肿块缩小局限、体温正常，3 个月后再行阑尾切除术。

五、护理诊断/问题

（1）疼痛：与阑尾炎症、手术创伤有关。

（2）体温过高：与化脓性感染有关。

（3）潜在并发症：急性腹膜炎、感染性休克、腹腔脓肿、门静脉炎。

（4）潜在术后并发症：腹腔出血、切口感染、腹腔脓肿、粘连性肠梗阻。

六、护理措施

（一）非手术治疗的护理

（1）取半卧位。

（2）饮食和输液：流质饮食或禁食，禁食期间做好静脉输液的护理。

（3）控制感染：应用抗生素。

（4）严密观察病情：观察患者的生命体征、精神状态、腹部症状和体征、白细胞计数及中性粒细胞比例的变化。

（二）术后护理

（1）体位：血压平稳后取半卧位。

（2）饮食：术后 1～2 d 胃肠蠕动恢复、肛门排气后可进流食，如无不适可改半流食，术后 3～4 d 可进软质普食。

（3）早期活动：轻症患者术后当天麻醉反应消失后，即可下床活动，以促进肠蠕动的恢复，防止肠粘连的发生。重症患者应在床上多翻身、活动四肢，待病情稳定后，及早下床活动。

（4）并发症的观察和护理。①腹腔内出血：常发生在术后 24 h 内，表现为腹痛、腹胀、面色苍白、脉搏细速、血压下降等内出血表现或腹腔引流管有血性液引出。应嘱患者立即平卧，快速静脉输液、输血，并做好紧急手术止血的准备。②切口感染：是术后最常见的并发症，表现为术后 2～3 d 体温升高，切口胀痛、红肿、压痛等。可给予抗生素、理疗等，如已化脓应拆线引流脓液。③腹腔脓肿：多见于化脓性或坏疽性阑尾炎术后。表现为术后 5～7 d 体温升高或下降后又升高，有腹痛、腹胀、腹部压痛、腹肌紧张或腹部包块，常发生于盆腔、膈下、肠间隙等处，可出现直肠膀胱刺激症状及全身中毒症状。④粘连性肠梗阻：常为不完全性肠梗阻，以非手术治疗为主，完全性肠梗阻者应手术治疗。⑤粪瘘：少见；一般经非手术治疗后粪瘘可自行闭合。

七、特殊类型阑尾炎

（一）小儿急性阑尾炎

小儿大网膜发育不全，难以包裹发炎的阑尾。其临床特点：①病情发展快且重，早期出现高热、呕吐等胃肠道症状。②右下腹体征不明显。③小儿阑尾管壁薄，极易发生穿孔，并发症和死亡率较高。处理原则：及早手术。

（二）妊娠期急性阑尾炎

较常见，发病多在妊娠前 6 个月。临床特点：①妊娠期盲肠和阑尾被增大的子宫推压上移，压痛点也随之上移。②腹膜刺激征不明显。③大网膜不易包裹炎症的阑尾，炎症易扩散。

④炎症刺激子宫收缩，易引起流产或早产，威胁母子安全。处理原则：及早手术。

（三）老年人急性阑尾炎

老年人对疼痛反应迟钝，防御功能减退，其临床特点为：①主诉不强烈，体征不典型，易延误诊断和治疗。②阑尾动脉多硬化，易致阑尾缺血坏死或穿孔。③常伴有心血管病、糖尿病等，使病情复杂严重。处理原则：及早手术。

第九节　腹股沟疝

发生在腹股沟区的腹外疝统称为腹股沟疝。腹股沟疝可分为腹股沟斜疝和腹股沟直疝，以斜疝最常见，占全部腹外疝的 75%～90%。疝囊经腹壁下动脉外侧的腹股沟管内环（深环）突出，向内、向下、向前斜行经过腹股沟管，再穿出腹股沟管外环（皮下环、浅环）进入阴囊者，称为腹股沟斜疝。疝囊经腹壁下动脉内侧的直疝三角直接突出，不经内环，也不进入阴囊，称为腹股沟直疝。

腹股沟区位于下腹部前外侧壁，为左右各一的三角形区域，其上界为髂前上棘至腹直肌外侧缘的水平线，下界为腹股沟韧带，内界为腹直肌外缘。成人腹股沟管长 4～5 cm，位于腹前壁、腹股沟韧带的内上方，相当于腹内斜肌、腹横肌弓状下缘与腹股沟韧带之间的斜行裂隙，其走向由外向内、由上向下、由深向浅斜行。有两口和四壁。内口即深环，是腹横筋膜中卵圆形的裂隙；外口即浅环，是腹外斜肌腱膜下方的三角形裂隙。腹股沟管的前壁有皮肤、皮下组织和腹外斜肌筋膜，但外侧1/3部分尚有腹内斜肌覆盖；后壁有腹横筋膜和腹膜，内侧 1/3 尚有腹股沟镰；上壁有腹内斜肌、腹横肌的弓状下缘；下壁有腹股沟韧带和腔隙韧带。女性腹股沟管内有子宫圆韧带通过，男性则有精索通过（图 7-1）。

直疝三角（Hessel bach 三角）的外侧边为腹壁下动脉，内侧边为腹直肌外侧缘，底边为腹股沟韧带。此处腹壁缺乏完整的腹肌覆盖，且腹横筋膜比周围部分薄，因此易发生疝。腹股沟直疝在此由后向前突出。

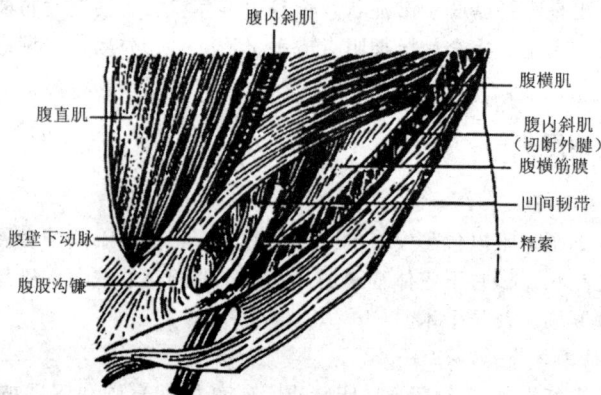

图 7-1　左侧腹股沟区

一、病因及发病机制

（一）腹股沟斜疝

有先天性和后天性因素。

（1）先天性因素：婴儿出生后，若鞘突不闭锁或闭锁不全，则与腹腔相通，当小儿啼哭、排便等腹内压力增加时，鞘突则成为先天性斜疝的疝囊（图 7-2）。因右侧睾丸下降比左侧略晚，鞘突闭锁也较迟，故右侧斜疝多于左侧。

（2）后天性因素：腹股沟区解剖缺损、腹壁肌或筋膜发育不全，腹内压力增加时，内环处的腹膜自腹壁薄弱处向外突出形成疝囊，腹腔内器官、组织也随之进入疝囊（图 7-3）。

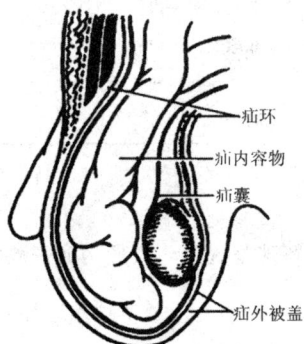

图 7-2 先天性腹股沟斜疝

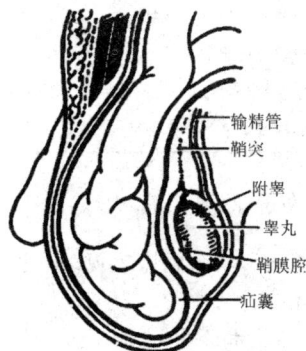

图 7-3 后天性腹股沟斜疝

（二）腹股沟直疝

直疝三角处腹壁缺乏完整的腹肌覆盖，且腹横筋膜比周围部分薄，故易发生疝。

二、临床表现

（一）腹股沟斜疝

（1）易复性斜疝：腹股沟区有肿块，偶有胀痛感。肿块多呈带蒂柄的梨形，可降至阴囊或大阴唇。常在站立、行走、咳嗽或用力时出现，平卧休息或用手将肿块向腹腔内推送，肿块可向腹腔回纳并消失。以手指通过阴囊皮肤伸入外环，可感外环扩大，嘱患者咳嗽时，手指有冲击感。用手指紧压腹股沟深环，让患者起立并咳嗽等腹压增高时，疝块不再出现，移去手指，则可见肿块由外上方向内下突出。疝内容物若为肠襻，肿块柔软光滑，叩之呈鼓音，并常在肠襻回纳入腹腔时发出咕噜声；若为大网膜，则肿块坚韧叩呈浊音，回纳缓慢。

（2）难复性斜疝：除胀痛稍重外，主要特点是疝块不能完全回纳。

（3）嵌顿性疝：发生于强体力劳动或用力排便等腹内压骤增时。疝块突然增大，伴有明显疼痛，平卧或用手推送不能使之回纳。肿块张力高且硬度大，有明显触痛。若嵌顿内容物为肠襻，可伴有机械性肠梗阻的临床表现。疝一旦嵌顿，自行回纳的概率较少，如不及时处理，多数患者的症状逐步加重，最后发展成为绞窄性疝。

（4）绞窄性疝：临床症状多且较严重。肠襻坏死穿孔时，疼痛可因疝内压力骤降而暂时有所缓解。因此，疼痛减轻而肿块仍存在时，不可误认为是病情好转。绞窄时间较长者，可因疝内容物继发感染，侵及周围组织而引起疝外被盖组织的急性炎症，严重者可发生脓毒血症。

（二）腹股沟直疝

多见于老年人。站立时，在腹股沟内侧端、耻骨结节外上方见一半球形肿块由直疝三角突出，不进入阴囊，且无疼痛及其他症状，疝基底较宽，平卧后肿块多能自行回纳腹腔而消失，极少发生嵌顿。腹股沟直疝与腹股沟斜疝的鉴别如下（表7-2）。

表 7-2　腹股沟斜疝与腹股沟直疝的鉴别

鉴别点	斜疝	直疝
发病年龄	多见于儿童及青壮年	多见于老年
突出途径	经腹股沟管突出，可进阴囊	由直疝三角突出，不进阴囊
疝块外形	椭圆或梨形，上部呈蒂柄状	半球形，基地较宽
回纳疝块后压住深环	疝块不再突出	疝块仍可突出
精索与疝囊的关系	精索在疝囊后方	精索在疝囊前外方
疝囊颈与腹壁下动脉的关系	疝囊颈在腹壁下动脉外侧	疝囊颈在腹壁下动脉内侧
嵌顿概率	较多	极少

三、处理原则

根据病史、典型临床表现，一般可明确诊断。除少数特殊情况外，腹股沟疝一般均应尽早施行手术治疗。

（一）非手术治疗

半岁以下婴幼儿可暂不手术，用绷带压住腹股沟管深环，防止疝块突出。对年老体弱或有严重疾病不能耐受手术者，可用疝带压住内环，防止腹腔内容物突出。

（二）手术治疗

手术的基本原则是关闭疝门即内环口，加强或修补腹股沟管管壁。手术方法有：①疝囊高位结扎术。②疝修补术，包括传统的疝修补术、无张力疝修补术和经腹腔镜疝修补术。

（三）嵌顿性疝和绞窄性疝的处理

嵌顿性疝原则上需紧急手术治疗，但下列情况可试行手法复位：①嵌顿时间在 3～4 h 以内，局部压痛不明显且无腹膜刺激征者。②年老体弱或伴有较严重疾病而肠襻未绞窄坏死者。绞窄性疝的内容物已坏死，应及时手术。

四、护理诊断及医护合作性问题

（一）疼痛

这与疝块突出、嵌顿或绞窄及术后切口张力较大有关。

（二）体液不足

这与嵌顿疝或绞窄性疝引起的机械性肠梗阻有关。

（三）潜在并发症

术后阴囊水肿、切口感染、复发。

五、护理措施

（一）非手术治疗患者的护理

卧床休息，下床活动时应压住疝环口；对引起腹内压力升高的因素，如咳嗽、便秘、排尿困难等，应给予相应处理；指导患者合理饮食，保持排便通畅；吸烟者应戒烟；密切观察腹部情况，若发生明显腹痛，伴疝块突然增大，应注意是否有嵌顿疝的可能，应立即通知医师，并做好紧急手术准备。

（二）手术治疗患者的护理

1. 术前护理

做好心理护理；备皮，术前晚灌肠，以防术后腹胀及排便困难；嵌顿疝伴有肠梗阻者，应禁食、胃肠减压，纠正水、电解质及酸碱平衡失调，尽早应用抗生素抗感染等。其他同非手术治疗患者的护理。

2. 术后护理

（1）体位与活动：术后平卧 3 d，膝下垫一软枕，使髋关节微屈，以降低腹内压力和切口张力，有利于切口愈合和减轻切口疼痛；一般术后 3～5 d 可离床活动。

（2）饮食：术后 6～12 h，患者若无恶心、呕吐，可进流质，次日可进软食或普食。肠切除吻合术后应禁食、胃肠减压，肠功能恢复后可进流质，逐渐过渡为半流质、普食。

（3）防止腹内压力升高：避免受凉引起咳嗽，指导患者咳嗽时用手按压保护切口；鼓励患者多饮水、多吃粗纤维食物，保持大便通畅，便秘时给予通便药物。

（4）减轻疼痛：取舒适体位；必要时遵医嘱应用止痛药。

（5）并发症的预防：为避免阴囊内积血、积液以及阴囊水肿，术后可用丁字带将阴囊托起，并密切观察阴囊肿胀情况；预防切口感染，合理应用抗生素；及时更换并保持切口敷料干燥；密切观察切口愈合情况，一旦发现感染征象，应尽早处理。

（三）健康教育

告知患者预防和及时治疗使腹内压升高的各种疾病，如剧烈咳嗽、便秘等；出院后应逐渐增加活动量，3 个月内避免重体力劳动或提举重物；定期随诊，若有疝复发，应及早诊治。

第十节　急性化脓性腹膜炎

一、概念

急性化脓性腹膜炎是指由化脓性细菌，包括需氧菌和厌氧菌或两者混合所引起的腹膜腔急性感染。急性化脓性腹膜炎累及整个腹腔称为急性弥散性腹膜炎，腹膜腔炎症仅局限于病灶局部称为局限性腹膜炎，并可形成脓肿。根据腹腔内有无病变又分为原发性腹膜炎和继发性腹膜炎。腹腔内无原发病灶，而是血源性引起的，称为原发性腹膜炎，占 2%。继发于腹腔内空腔脏器穿孔、损伤破裂、炎症扩散和手术污染等所引起的腹膜炎，称之为继发性腹膜炎，是急性化脓性腹膜炎中最常见的一种占 98%。

二、临床表现

（一）腹痛

腹痛是最主要的症状，一般都很剧烈，不能忍受，且呈持续性，当患者深呼吸、咳嗽、转动体位时加重，故患者多不愿意改变体位。疼痛先以原发病灶处最明显，随炎症扩散可波及全腹。

（二）恶心、呕吐

恶心、呕吐为早期出现胃肠道症状。腹膜受到刺激，引起反射性恶心，呕吐，呕吐物为胃内容物。当出现麻痹性肠梗阻时，可吐出黄绿色胆汁，甚至粪质样内容物。

（三）全身症状

随着炎症发展，患者出现高热、大汗、口干、脉速、呼吸浅快等全身中毒症状，后期出现眼窝凹陷、四肢发冷、呼吸急促、脉搏细弱、血压下降、严重缺水、代谢性酸中毒及感染性休克的表现。但年老体衰或病情晚期者体温不一定升高，如脉搏加快，体温反而下降，提示病情恶化。

（四）腹部体征

腹胀明显，腹式呼吸减弱或消失。腹部有压痛、反跳痛、肌紧张，是腹膜炎的重要体征，称为腹膜刺激征。腹肌呈"木板样"多为胃十二指肠穿孔的临床表现，而老年、幼儿或极度虚弱的患者腹肌紧张可不明显，易被忽视。胃十二指肠穿孔时，腹腔可有游离气体，叩诊肝浊音界缩小或消失。腹腔内有较多积液时，移动性浊音呈阳性。

三、辅助检查

（一）血液检查

白细胞总数及中性粒细胞升高，可出现中毒性颗粒。病情危重或机体反应低下时，白细胞计数可不增高。

（二）腹部 X 线检查

立位平片，可见膈下游离气体；卧位片，在腹膜炎有肠麻痹时可见肠襻普遍胀气，肠间隙增宽及腹膜外脂肪线模糊以至消失。

（三）直肠指检

有无直肠前壁触痛、饱满，可判断有无盆腔感染或盆腔脓肿形成。

（四）B 超检查

B 超检查可帮助判断腹腔病变部位。

（五）腹腔穿刺

可根据抽出液性状、气味、混浊度做细菌培养、涂片，以及淀粉酶测定来帮助诊断及确定病变部位和性质。

四、护理措施

急性腹膜炎的治疗分为非手术和手术两种方法。非手术疗法主要适用于原发性腹膜炎；急性腹膜炎原因不明，病情不重，全身情况较好；炎症已有局限化趋势，症状有所好转。手术疗法主要适用于腹腔内病变严重；腹膜炎重或腹膜炎原因不明，无局限趋势；患者一般情况差，腹腔积液多，肠麻痹重或中毒症状明显，甚至出现休克者；经短期（一般不超过 8～12 h）非手术治疗症状及体征不缓解反而加重者。其治疗原则是处理原发病灶，消除引起腹膜炎的病因，清理或引流腹腔，促使腹腔脓性渗出液尽早局限、吸收。

（一）术前护理

（1）病情观察：定时监测体温、脉搏、呼吸、血压，准确记录 24 h 出入量。观察腹部体征变化，对休克患者应监测中心静脉压及血气分析数值。

（2）禁食：尤其是胃肠道穿孔者，可减少胃肠道内容物继续溢入腹腔。

（3）胃肠减压：可减轻胃肠道内积气、积液，减少胃肠内容物继续溢入腹腔，有利或减轻腹膜的疼痛刺激，减少毒素吸收，降低肠壁张力，改善肠壁血液供给，利于炎症局限，并促进胃肠道蠕动恢复。

（4）保持水、电解质平衡：腹膜炎时，腹腔内有大量液体渗出，加之呕吐，患者不仅丧失水、电解质，也丧失了大量的血浆，应根据患者的临床表现和血生化测定、中心静脉压等监测，输入适量的晶体液和胶体液，纠正水、电解质和酸碱失衡，保持尿量每小时 30 mL 以上。

（5）抗感染：继发性腹膜炎常为混合感染，因此需针对性地、大剂量联合应用抗生素。

（6）对诊断不明确者，应严禁使用止痛剂，以免掩盖病情，贻误诊断和治疗。

（7）积极做好手术准备，做好患者及家属的工作，解除思想顾虑，积极配合治疗。

（二）术后护理

（1）定时监测体温、脉搏、呼吸、血压以及尿量的变化。

（2）患者血压平稳后，应取半卧位，以利于腹腔引流，减轻腹胀，改善呼吸。

（3）补液与营养：由于术前大量体液丧失，患者术后又需禁食，故要注意水、电解质平衡，酸碱平衡和营养的补充。

（4）继续胃肠减压：腹膜炎患者虽经手术治疗，但腹膜的炎症尚未清除，肠蠕动尚未恢复，故应禁食，同时采用有效的胃肠减压，直至肠蠕动恢复，肛门排气后，方可拔除胃管，开始进食。

（5）引流的护理：妥善固定引流管，避免受压、扭曲，保持通畅，观察并记录引流量、颜色、气味等。如需用负压吸引者应注意负压大小，如用双套管引流者，常需用抗生素盐水冲洗，冲洗时应注意无菌操作，记录冲洗量和引流量及性状。冲洗时注意保持床铺的干燥。

（6）应用抗生素以减轻和防治腹腔残余感染。

（7）为了减少患者的不适，酌情使用止痛剂。

（8）鼓励患者早期活动，防止肠粘连。

（9）观察有无腹腔残余脓肿，如患者体温持续不退或下降后又有升高，白细胞计数升高，全身有中毒症状，以及腹部局部体征的变化，大便次数增多等提示有残余脓肿，应及时报告医师处理。

（三）健康教育

（1）术后肠功能恢复后的饮食要根据不同疾病具体计划，先吃流质饮食，再过渡到半流饮食。应指导和鼓励患者吃易消化、高蛋白、高热量、高维生素饮食。

（2）向患者解释术后半卧位的意义。在病情允许的情况下，应鼓励患者尽早下床活动。

（3）出院后如突然出现腹痛加重，应及时到医院就诊。

第八章　心胸外科护理

第一节　气　胸

一、概述

胸膜腔内积气称为气胸（图 8-1）。气胸是由于利器或肋骨断端刺破胸膜、肺、支气管或食管后，空气进入胸腔所造成。气胸分三种。

（1）闭合性气胸：即伤口伤道已闭，胸膜腔与大气不相通。

（2）开放性气胸：胸膜腔与大气相通，可造成纵隔扑动。吸气时，健侧胸膜腔负压升高，与伤侧压力差增大，纵隔向健侧移位；呼气时，两侧胸膜腔压力差减少，纵隔移向正常位置，这样纵隔随呼吸来回摆动的现象，称为纵隔扑动。

（3）张力性气胸：即有受伤的组织起活瓣作用，空气只能入不能出，胸膜腔内压不断增高，如抢救不及时，可因急性呼吸衰竭而死亡。

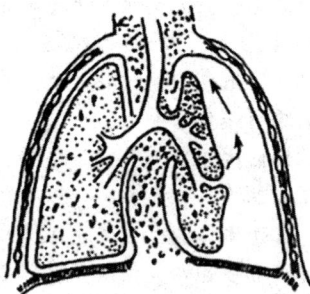

图 8-1　气胸示意图

二、护理评估

（一）临床症状评估与观察

（1）闭合性气胸：小的气胸多无症状。超过 30％ 的气胸，可有胸闷及呼吸困难，气管及心脏向健侧偏移，伤侧叩诊呈鼓音，呼吸渐弱，严重者有皮下气肿及纵隔气肿。

（2）开放性气胸：患者有明显的呼吸困难及发绀，空气进入伤口发出"嘶嘶"的响声。

（3）张力性气胸：重度呼吸困难、发绀，常有休克，颈部及纵隔皮下气肿明显。

（二）辅助检查

根据上述指征，结合 X 线胸片即可确诊，必要时做患侧第 2 肋间穿刺，常能确诊。

三、护理问题

（1）低效性呼吸形态：与胸壁完全受损及可能合并有肺实质损伤有关。

（2）疼痛：与胸部伤口及胸腔引流管刺激有关。

（3）恐惧：与呼吸窘迫有关。

（4）有感染的危险：与污染伤口有关。

四、护理措施

（一）维持或恢复正常的呼吸功能

（1）半卧位，卧床休息：膈肌下降利于肺复张、疼痛减轻及增加非必要的氧气需要量。

（2）吸氧：根据缺氧状态给予鼻导管及面罩吸氧，并及时发现患者有无胸闷、气短、烦躁、发绀等缺氧症状以及皮肤、黏膜的情况。

（3）协助患者翻身，鼓励其深呼吸及咳痰，及时排出痰液，可给予雾化吸入及化痰药，必要时吸痰，排出呼吸道分泌物，预防肺不张及肺炎的发生。

（二）皮下气肿的护理

皮下气肿在胸腔闭式引流第 3～7 d 可自行吸收，也可用粗针头做局部皮下穿刺，挤压放气。纵隔气肿加重时，要在胸骨柄切迹上作一 2 cm 的横行小切口。

（三）胸腔引流管的护理

（1）体位：半卧位，利于呼吸和引流。鼓励患者进行有效的咳嗽和深呼吸运动，利于积液排出，恢复胸膜腔负压，使肺复张。

（2）妥善固定：下床活动时，引流瓶位置应低于膝关节，运送患者时双钳夹管。引流管末端应在水平线下 2～3 cm，保持密封（图 8-2）。

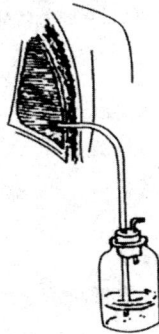

图 8-2 胸腔闭式引流

（3）保持引流通畅：闭式引流主要靠重力引流，水封瓶液面应低于引流管胸腔出口平面 60 cm，任何情况下不得高于胸腔，以免引流液逆流造成感染；高于胸腔时，引流管要夹闭；定时挤压引流管以免阻塞；水柱波动反应残腔的大小与胸腔内负压的大小，其正常时上下可波动 4～6 cm。如无波动，患者出现胸闷气促，气管向健侧移位等肺受压的症状，应疑为引流管被血块堵塞，应挤捏或用负压间断抽吸引流瓶短玻璃管，促使其通畅，并通知医师。

（4）观察记录：观察引流液的量、性状、颜色、水柱波动范围，并准确记录。若引流量多

≥200 mL/h，并持续 2～3 h 以上，颜色为鲜红色或红色，性质较黏稠、易凝血则疑为胸腔内有活动性出血，应立即报告医师，必要时开胸止血。每天更换水封瓶并记录引流量。

（5）保持管道的密闭和无菌：使用前注意引流装置是否密封，胸壁伤口、管口周围用油纱布包裹严密，更换引流瓶时双钳夹管，严格执行无菌操作。

（6）脱管处理：如引流管从胸腔滑脱，立即用手捏闭伤口处皮肤，消毒后油纱封闭伤口协助医师做进一步处理。

（7）拔管护理：24 h 引流液＜50 mL，脓液＜10 mL，X 线胸片示肺膨胀良好、无漏气，患者无呼吸困难即可拔管。拔管后严密观察患者有无胸闷、憋气、呼吸困难、切口漏气、渗液、出血、皮下气肿等症状。

（四）急救处理

（1）积气较多的闭合性气胸：经锁骨中线第 2 肋间行胸膜腔穿刺，或行胸膜腔闭式引流术，迅速抽尽积气，同时应用抗生素预防感染。

（2）开放性气胸：用无菌凡士林纱布加厚敷料封闭伤口，再用宽胶布或胸带包扎固定，使其转变成闭合性气胸，然后穿刺胸膜腔抽气减压，解除呼吸困难。

（3）张力性气胸：立即减压排气。在危急情况下可用一粗针头在伤侧第 2 肋间锁骨中线处刺入胸膜腔，尾部扎一橡胶手指套，将指套顶端剪一约 1 cm 开口起活瓣作用（图 8-3）。

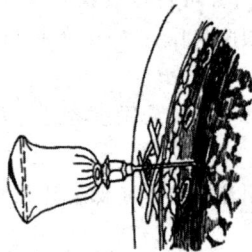

图 8-3　气胸急救处理

（五）预防感染

（1）密切观察体温变化，每 4 小时测体温一次。

（2）有开放性气胸者，应配合医师及时清创缝合。更换伤口及引流瓶应严格无菌操作。

（3）遵医嘱合理应用化痰药及抗生素。

（六）健康指导

（1）教会或指导患者腹式呼吸及有效排痰。

（2）加强体育锻炼，增加肺活量和机体抵抗力。

第二节　血　胸

一、概述

胸部穿透性或非穿透性创伤，由于损伤了肋间或乳内血管、肺实质、心脏或大血管而形成血胸。成人胸腔内积血量在 0.5 L 以下，称为少量血胸；积血 0.5～1 L 为中量血胸；胸积血 1 L 以上，称为大量血胸。内出血的速度和量取决于出血伤口的部位及大小。肺实质的出血常常能自行停止，但心脏或其他动脉出血需要外科修补。根据出血的量分为少量血胸、中量血胸、大量血胸，见图 8-4。

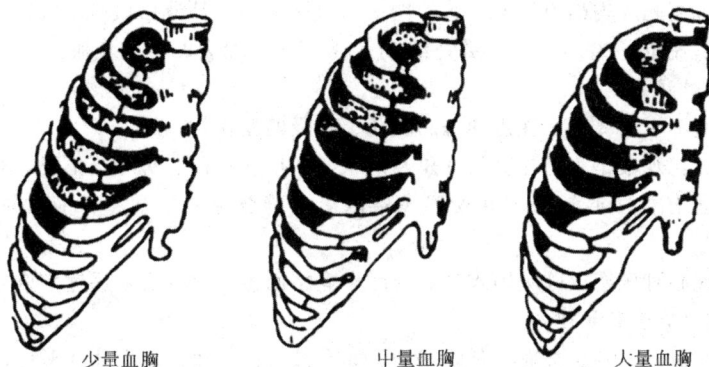

少量血胸　　　　　　　　中量血胸　　　　　　　　大量血胸

图 8-4　血胸示意图

二、护理评估

（一）临床症状的评估与观察

患者多因失血过多处于休克状态；胸膜腔内积血压迫肺及纵隔，导致呼吸系统循环障碍；患者严重缺氧。血胸还可能继发感染引起中毒性休克，如合并气胸，则伤胸部叩诊鼓音、下胸部叩诊浊音、呼吸音下降或消失。

（二）辅助检查

根据病史体征可做胸穿，如抽出血液即可确诊，行 X 线胸片检查可进一步证实。

三、护理问题

（1）低效性呼吸形态：与胸壁完全受损及可能合并有肺实质损伤有关。

（2）气体交换障碍：与肺实质损伤及有关。

（3）恐惧：与呼吸窘迫有关。

（4）有感染的危险：与污染伤口有关。

（5）有休克的危险：与有效循环血量缺失及其他应激生理反应有关。

四、护理措施

（一）维持有效呼吸

（1）半卧位，卧床休息：膈肌下降利于肺复张，减轻疼痛及非必要的氧气需要量。如有休克应采取中凹卧位。

（2）吸氧：根据缺氧状态给予鼻导管及面罩吸氧，并及时发现患者有无胸闷、气短、烦躁、发绀等缺氧症状以及皮肤、黏膜的情况。

（3）协助患者翻身，鼓励深呼吸及咳痰：为及时排出痰液可给予雾化吸入及化痰药，必要时吸痰以排出呼吸道分泌物，预防肺不张及肺炎的发生。

（二）维持正常心排血量

（1）迅速建立静脉通路，保证通畅。

（2）在监测中心静脉压的前提下，遵医嘱快速输液、输血、给予血管活性药物等综合抗休克治疗。

（3）严密观察胸腔内出血征象：脉搏增快，血压下降；补液后血压虽短暂上升，又迅速下降；胸腔闭式引流量＞200 mL/h，并持续2～3 h以上。必要时开胸止血。

（三）病情观察

（1）严密监测生命体征，注意神志、瞳孔、呼吸的变化。

（2）抗休克：观察是否有休克的征象及症状，如皮肤苍白、湿冷、不安、血压过低、脉搏浅快等情形。若有立即通知医师并安置一条以上的静脉通路输血、补液，并严密监测病情变化。

（3）如出现心脏压塞（呼吸困难、心前区疼痛、面色苍白、心音遥远）应立即抢救。

（四）胸腔引流管的护理

严密观察失血量，补足失血及预防感染。如有进行性失血、生命体征恶化，应做开胸止血手术，清除血块以减少日后粘连。

（五）心理护理

（1）提供安静舒适的环境。

（2）活动与休息：保证充足睡眠，劳逸结合，逐渐增加活动量。

（3）保持排便通畅，不宜下蹲过久。

第九章 血管外科护理

第一节 下肢静脉曲张

一、概述

下肢静脉曲张也称为下肢浅静脉瓣膜功能不全，是一种常见疾病，多见于从事持久体力劳动、站立工作的人员或怀孕妇女。青年时期即可发病，但一般以中、壮年发病率最高。我国15岁以上人群发病率约为8.6％，45岁以上人群发病率为16.4％。国际上报道中一般人的发病率为20％，女性较男性高。在工业化国家的发病率远高于发展中国家，据Beaglehole统计，其患病率在南威尔士为53％，热带非洲则为0.1％。而随着经济的发展，我国的发病率有上升的趋势。

静脉曲张对患者生活质量的影响类似于其他常见的慢性疾病如关节炎、糖尿病和心血管疾病，在法国和比利时，该病治疗的总成本占社会医疗总成本的2.5％。TenBrook在2004年报道中称，美国每年因此产生的医疗费用达数十亿。

下肢静脉曲张可分为单纯性和继发性两类，前者是指大隐静脉瓣膜关闭不全所致，而后者指继发于下肢深静脉瓣膜功能不全或下肢深静脉血栓形成后综合征所致。

二、病理生理

下肢静脉曲张的主要血流动力学改变是主干静脉和皮肤毛细血管压力升高。主干静脉高压导致浅静脉扩张；皮肤毛细血管压力升高造成皮肤微循环障碍、毛细血管通透性增加，血液中的大分子物质渗入组织间隙并聚集、沉积在毛细血管周围，形成阻碍皮肤和皮下组织细胞摄取氧气和营养的屏障，导致皮肤色素沉着、纤维化、皮下脂肪硬化和皮肤萎缩，最后形成溃疡。

当大隐静脉瓣膜遭到破坏而关闭不全后，可影响远侧和交通瓣膜，甚至通过属支而影响小隐静脉。静脉瓣膜和静脉壁距离心脏愈远、强度愈差，承受的压力却愈高。因此，下肢静脉曲张后期的进展要比初期迅速，曲张的静脉在小腿部远比大腿部明显。

三、病因与诱因

其病因较为复杂，常见的原因包括静脉壁薄弱或先天性瓣膜缺如、K-T综合征、基因遗传、浅静脉压力升高等，下腔静脉阻塞等是造成该病的主要原因。

静脉壁软弱、静脉瓣膜缺陷以及浅静脉内压力持续升高是引起浅静脉曲张的主要原因。静脉瓣膜功能不全是一种常见情况，约 30%的下肢静脉曲张患者是由下肢静脉瓣膜功能不全引起。相关因素如下。

（一）先天因素

静脉瓣膜缺陷和静脉壁薄弱是全身支持组织薄弱的一种表现，与遗传因素有关。有些患者下肢静脉瓣膜稀少，有的甚至完全缺如，造成静脉血逆流。

（二）后天因素

增加下肢血柱重力和循环血量超负荷是造成下肢静脉曲张的后天因素。任何增加血柱重力的因素，如长期站立、重体力劳动、妊娠、慢性咳嗽、习惯性便秘等，都可使静脉瓣膜承受过度的压力，逐渐松弛而关闭不全。循环血量经常超过负荷，造成压力升高，静脉扩张可导致瓣膜相对性关闭不全。

四、临床表现

下肢浅静脉扩张迂曲，站立时患者酸胀不适和疼痛，行走或平卧位时消失。病程进展到后期，下肢皮肤因血液循环不畅而发生营养障碍，出现皮肤萎缩、脱屑、瘙痒、色素沉着、皮肤和皮下组织硬结，甚至湿疹和溃疡形成，尤其是足背、踝部、小腿下段，严重时或外伤后皮肤溃烂，经久不愈。

五、辅助检查

（一）特殊检查

1. 大隐静脉瓣膜功能试验

患者平卧，抬高下肢排空静脉，在大腿根部扎止血带阻断大隐静脉，然后让患者倒立，10 秒钟内放开止血带，若出现自上而下的静脉充盈，提示瓣膜功能不全。若未放开止血带前，止血带下方的静脉在 30 秒内已充盈，则表明交通静脉瓣膜关闭不全。根据同样原理在腘窝部扎止血带，可检测小隐静脉瓣膜的功能。

2. 深静脉通畅试验

用止血带阻断大腿浅静脉主干，嘱患者连续用力踢腿或做下蹲活动 10 余次，随着小腿肌泵收缩迫使浅静脉向深静脉回流而排空。若在活动后浅静脉曲张更为明显、张力增高，甚至出现胀痛，提示深静脉不通畅。

3. 交通静脉瓣膜功能试验

患者仰卧，抬高下肢，在大腿根部扎上止血带，然后从足趾向上至腘窝第一根弹力绷带，再自止血带处向下，缠绕第二根弹力绷带，如果在第二根绷带之间的间隙出现静脉曲张，即意味着该处有功能不全的交通静脉。

（二）影像学检查

1. 下肢静脉造影

下肢静脉造影被认为是诊断下肢静脉疾病的金标准，但是一种有创伤性的检查方法，可伴有穿刺部位血肿、远端血管栓塞、下肢缺血加重等并发症，对碘过敏试验阳性患者、孕妇、肾功能损害及行动不便者无法进行。目前无创检查技术已应用于临床，且在一定程度上有取代静脉造影的趋势。

2. 彩色多普勒超声血管成像（CDFI）

此检查无创、安全、无禁忌证，而且成像直观、清晰、易于识别、结果准确，特别对于微小的和局部病变的动态观察，如瓣膜的活动、功能状态、血栓形成等更优于 X 线造影。

3. 磁共振血管造影（MRA）

近年来 MRA 技术发展迅速，作为无创性检查方法已逐渐受到人们重视。MRA 除无创外，尚可清晰显示动脉、静脉的走向及管径，其诊断的敏感性和特异性均较 X 线造影高。

六、治疗原则

目前，对下肢静脉曲张的治疗方法包括保守疗法和外科干预。静脉手术的目的是缓解症状和预防并发症的发生。治疗静脉曲张是否成功取决于消除静脉的反流和功能不全。保守治疗适合于病变轻微、妊娠期及极度体弱的患者，主要是抬高患肢休息或穿着医用型弹力袜。对于单纯性静脉曲张，传统的外科治疗是大隐静脉高位结扎和剥脱术，这已经成为治疗该病的金标准。其他的方法还包括硬化剂注射疗法、超声引导下泡沫硬化治疗法、射频消融和激光治疗等。

七、护理评估

（一）术前评估

1. 一般评估

（1）生命体征：术前评估患者的生命体征（T、R、P、BP）。

（2）患者主诉：询问患者是否存在长时间站立后小腿感觉沉重、酸胀、乏力和疼痛。

（3）相关记录：生命体征、皮肤情况。

（4）病史：如外科手术、内科疾病、药物服用等。

（5）诊断：如血管检查、实验室检查、放射性诊断。

（6）身体状况：活动性、下肢活动能力。

（7）营养状况：如肥胖。

（8）知识水平：有关下肢静脉曲张的形成及自我护理注意事项。

2. 身体评估

（1）视诊：双下肢皮肤有无皮肤萎缩、紧绷、脱屑、瘙痒、色素沉着、皮肤溃疡，有无静脉明显隆起、蜿蜒成团。

（2）触诊：双下肢皮肤有无肿胀，皮肤有无硬实，皮温，检查足背动脉、胫后动脉的搏动情况。

3. 心理社会状况

患者的适应能力、经济状况、家庭支持、社交活动、个人卫生、运动量、酒癖、烟癖、药物癖等。

4. 辅助检查阳性结果评估

（1）隐静脉瓣膜功能试验阳性，出现自上而下的静脉逆向充盈，如在止血带未放开前，止血带下方的静脉在 30 秒内已充盈，则表明有交通静脉瓣膜关闭不全。

（2）深静脉通畅试验阳性，活动后浅静脉曲张更为明显，张力增高，甚至有胀痛，则表明深静脉不畅。

5. 下肢静脉曲张临床分级（CEAP 分级）

0 级：无可见或可触及的静脉疾病体征。

1 级：有毛细血管扩张、网状静脉、踝部潮红。

2 级：有静脉曲张。

3 级：有水肿但没有静脉疾病引起的皮肤改变。

4 级：有静脉疾病引起的皮肤改变，如色素沉着、静脉湿疹及皮肤硬化。

5 级：有静脉疾病引起的皮肤改变和已愈合的溃疡。

6 级：有静脉疾病引起的皮肤改变和正在发作的溃疡。

6. 足踝指数评估（ankle brachial index，ABI）

测量患者休息时肱动脉压及足踝动脉压，足踝动脉压、肱动脉压，然后计算出指数。此方法被用作压力绷带或压力袜的一个指引，而并非诊断患者是否有原发性静脉或动脉血管病变。

（1）测量患者 ABI 用物：手提多普勒、传导性啫喱膏、血压计。

（2）测量 ABI 的操作步骤：向患者解释步骤；患者需平卧休息 10～20 分钟；置袖带于上臂，触摸肱动脉搏动；置传导性啫喱膏；开启多普勒超声，置探子 45°～60°，听取血流声音；加压于血压计直至声音消失；慢慢减压于血压计直至声音重现；记录此读数；重复此步骤于另一臂记录读数；采用较高的读数作为肱动脉压；置袖带于足踝之上；置探子于胫后动脉或足背动脉，重复以上步骤并记录读数；计算 ABI（足踝动脉压或肱动脉压）。

（3）ABI 值指引（表 9-1）。

表 9-1　ABI 值指引

ABI	临床解释	压力疗法
≥1	正常	可以安全使用压力疗法
≥0.8	可能有轻微动脉血管问题	征询医师意见才可使用压力疗法
<0.8	有动脉血管病变	不建议使用压力疗法
<0.5	有严重动脉血管病变	不可使用压力疗法

注：若 ABI 低于 0.8，应转介血管外科做进一步检查及治疗；如 ABI 太高，大于 1.3，可能由于动脉血管硬化所致，要再做进一步检查，不可贸然做压力疗法

（4）测量 ABI 注意点：若怀疑患者有深静脉血栓形成，不可做此检查，因为会增加患者疼痛及可能会使血栓脱离移位。患者一定要平卧以减少因流体静力压所致的误差，但有些患者因呼吸困难或关节炎而不能平卧，则应该记录下来，以便在下一次测量时做比较。血压计袖带尺寸一定要适中，若袖带太细，便不能令动脉血管完全压缩，从而导致 ABI 值增高。探子角度约为 45°～60°，不可将探子用力向下压，否则血管会因受压而影响血液流动，以至于难以听取声音。足部冰冷会影响血液流动，可先用衣物覆盖保暖。ABI 的读数与患者本身血压有重要关系，若患者有高血压病史，ABI 的读数会低，相反，读数会高。

7. 下肢静脉曲张弹力袜治疗效果评估

压力疗法的基本概念是足踝压力高于膝部压力，故此静脉血液便可由小腿推进至心脏。一般认为足踝压力要达到 40 mmHg 才可有效减低静脉高压。压力疗法有不同方式，包括弹力性绷带、非弹力性绷带、间歇性气体力学压力疗法及压力袜。

（1）弹力性绷带：弹力性绷带能伸展至多于 140% 原有长度，当患者活动时，腓肠肌收

缩，将血管压向外，当腓肠肌放松时，血管便会弹回至原位，弹力性绷带在任何时间均提供压力，故当患者休息时，压力依然存在，故活动压及休息压均高，尤其适合活动量少的患者。

（2）非弹力性绷带：非弹力性绷带也需要棉垫保护小腿及皮肤，但它的压力绷带只能伸展少许，故此形成坚实的管腔围在小腿外面，它的作用主要靠腓肠肌的收缩动作。非弹力性绷带的活动压很高，但休息压低，因此适用于活动量高的患者。

（3）间歇性气体力学压力疗法：此为一系统连接一个有拉链装置的长靴，患者将小腿及大腿放进长靴内，当泵开启时，便会有气流由足踝至大腿不停地移动，用以促进静脉血压回流及减少水肿。

（4）压力袜：压力袜同样可以帮助静脉血液回流至心脏，压力袜同样可以提供渐进式压力于小腿，英式标准的压力袜可以分为三级。① class I，提供 1.9～2.3 kPa（14～17 mmHg），适合于轻微或早期静脉曲张患者，容易穿着但只提供轻微压力，不足以抵挡静脉压高血压。②class II，提供 2.4～3.2 kPa（18～24 mmHg）压力，适合于中度或严重的静脉曲张，深静脉栓塞，可作为治疗及预防静脉性溃疡复发。③class III，提供 3.3～4.7 kPa（25～35 mmHg）压力，适合于慢性严重性静脉高血压，严重的静脉曲张、淋巴液水肿，可治疗及预防静脉性溃疡复发。

压力袜的作用：①降低静脉血压高，促进血液回流至心脏。②减轻下肢水肿。③促进静脉溃疡愈合，防止复发。④在静脉曲张患者，可以延缓静脉溃疡形成。⑤防止深静脉血栓形成。⑥减轻由淋巴液引起的下肢水肿症状。

压力袜的禁忌证：①动脉性血管病变，因会阻碍动脉血流。②下肢严重水肿，过紧橡皮筋会导致溃疡形成。③心脏病患者，因大量液体会由下肢回流致心脏，增加心脏负荷，引起心室衰竭，故征询医师意见方可使用。④糖尿病或风湿性关节炎患者，因为可能会有小血管病变，压力会导致小血管闭塞，组织缺氧而死。

使用压力袜时评估患者：①患者要明白因他人本身下肢有静脉高血压，需要长期穿着压力袜来防止静脉溃疡，但压力袜并不能治疗其静脉高血压。②下肢若有严重水肿，应先用压力绷带，待水肿减退后才穿压力袜。③皮肤情况，若有皮炎、湿疹等，应先治疗。④下肢感觉迟钝，可能患者不知道是否过紧，应教会其观察足趾温度及颜色改变。⑤观察下肢及足部是否有畸形异常。⑥患者的手部活动能力，因穿弹力袜需要特别的技巧。

压力袜的评估：评估压力袜的压力度、质量、长度、尺寸和颜色。

压力袜的测量：所有患者均需要测量下肢尺寸以购买合适的压力袜，测量压力袜时间最好是早上或解除压力绷带后，因此时下肢水肿消退，故测量比较准确。测量内容包括足踝最窄周径、腓肠肌最大周径、足的长度（由大足趾最尖端部位至足跟）、小腿长度（由足跟至膝下）、若压力袜长及大腿，患者需要站立，测量由足跟至腹股沟长度，并且测量大腿最大的周径。

压力袜穿着及除去的注意事项：①压力袜的穿着及除去均需依照厂家指引以避免并发症的发生。②穿着时间因人而异，一般来说早上起来时穿着，之后才下床，直至晚上沐浴或睡眠时除去。③一般来说，压力袜需要 3～6 个月更换（依厂家指引），但若破损，则应立即更换。④定期做 ABI 测量及由医护人员评估是否需要减低或加强压力度，患者不可自行改变压力度。

弹力袜的效果评价：使用医用弹力袜的患者其患肢的沉重感、酸胀感及疼痛感会消失。

（5）健康教育：压力疗法是保守性治疗静脉性高血压的最佳疗法。应保护下肢，避免损伤，穿着适当鞋袜。指导患者腓肠肌收缩运动，以促进静脉回流。不活动时，需要抬高下肢，高于心脏水平。

（二）术后评估

1. 患者的血液循环

评估包括患肢远端皮肤的温度、色泽、动脉搏动、感觉等有无异常。

2. 伤口敷料

评估伤口的敷料是否干洁，有无渗血、局部伤口有无红肿热痛等感染征象。能否早期离床活动及正常行走。

3. 尿管

评估尿管是否通畅，尿液的量、颜色、性质，有无导管相关性感染的症状。

八、主要护理诊断

（一）活动无耐力

活动无耐力与下肢静脉回流障碍有关。

（二）皮肤完整性受损

皮肤完整性受损与皮肤营养障碍、慢性溃疡有关。

（三）疼痛

疼痛与术后使用弹力绷带、手术切口有关。

（四）潜在并发症

潜在并发症如深静脉血栓形成、小腿曲张静脉破溃出血、下肢静脉溃疡。

九、护理措施

（一）促进下肢静脉回流，改善活动能力

1. 保持合适体位

采取良好坐姿，坐时双膝勿交叉过久，以免影响腘窝静脉回流；卧床休息时抬高患肢30°～40°，以利静脉回流。

2. 密切观察病情

术后 6 小时内测生命体征每小时 1 次，动态监测创面敷料，观察肢体有无肿胀、疼痛，注意肢端感觉、温度和颜色的变化。

3. 休息与锻炼

术后 6 小时内去枕平卧位，患肢抬高 20°～30°，同时进行脚趾屈伸运动，方法为尽量用力使脚趾背屈、趾屈，每次 1～2 分钟，每天 3～4 次。次日晨嘱患者必须下床活动，除自行洗漱外，根据年龄和身体状况要求患者进行行走练习，每次 10～30 分钟，当日活动 2～3 次。在此期间避免静卧或静立不动，以促进静脉血液回流，预防下肢深静脉血栓。回床上休息时，继续用枕头将患肢抬高同时做足背伸屈运动，以促进静脉血回流。另外，注意保持弹力绷带适宜的松紧度，弹力绷带一般需维持两周才可以拆除。

4. 避免引起腹内压和静脉压增高

保持大便通畅，避免长时间站立，肥胖者应有计划进行减轻体重。

（二）疼痛护理

1. 弹力绷带加压包扎过紧

弹力绷带加压包扎过紧可导致下肢缺血性疼痛。此时要检查足背动脉搏动情况，观察足趾皮肤的温度和颜色，如有异常及时通知医师给予处理。

2. 腹股沟切口疼痛

观察切口处敷料有无渗血，肢体有无肿胀，并及时通知医师，遵医嘱给予止痛剂。

（三）术后并发症的护理

1. 下肢深静脉血栓的形成

术后重视患者的主诉，如出现下肢肿胀、疼痛应警惕深静脉血栓的形成。术后鼓励患者早期活动，用弹性绷带包扎整个肢体，有利于血液回流。有条件则可以给予低分子肝素钙 5～7 天，能有效地预防血栓的形成。

2. 切口出血

术后严密观察切口敷料渗出情况及患肢包扎敷料情况，常规应用止血药 1～2 天。

3. 切口感染

术后评估切口渗液情况，监测体温变化，如体温升高，切口疼痛，检查切口红肿应警惕切口感染的发生，保持会阴部清洁，防止切口感染。

十、护理效果评估

（1）患者的下肢的色素沉着减轻，肿胀减轻。

（2）患者的活动量逐渐增加，增加活动量无不适感。

（3）患者的疼痛得到及时缓解。

（4）患者未出现下肢深静脉血栓、切口出血、感染等并发症。

第二节　血栓闭塞性脉管炎

一、概述

血栓闭塞性脉管炎是一种累及血管的炎症性、节段性和周期发作的慢性闭塞性疾病。主要侵袭四肢的中小动、静脉，尤其是下肢血管。好发于男性青壮年。表现为患肢缺血、疼痛、间歇性跛行、足背动脉搏动减弱或消失和游走性表浅静脉炎，严重者有肢端溃疡和坏死。

二、病理生理

病变主要累及四肢的中、小动脉与静脉，以下肢最为多见，通常始于动脉，然后累及静脉，由远端向近端进展。病变呈节段性分布，两段之间血管比较正常。活动期为血管全层非化脓性炎症，有内皮细胞和成纤维细胞增生，淋巴细胞浸润，管腔被血栓堵塞。后期炎症消退，血栓机化，新生毛细血管形成，动脉周围广泛纤维组织形成，常包埋静脉和神经，闭塞血管远端的组织可出现缺血性改变甚至坏死。受累静脉的病理变化与受累动脉大体相同。

三、病因

本病的确切病因尚未明确，相关因素可归纳为两方面，如下。

（一）外来因素

外来因素主要有吸烟、寒冷与潮湿的生活环境，慢性损伤和感染。

1. 吸烟

大多数患者有吸烟史，烟碱能使血管收缩，烟草浸出液可致实验动物的动脉发生炎性病变。主动或被动吸烟是本病发生和发展的重要环节，戒烟可使病情缓解，再度吸烟常致病情复发。

2. 寒冷、潮湿

长期寒冷刺激血管痉挛，致使血管炎症变性，内膜增生变厚以及血栓形成。

3. 外伤

外伤引起血管损伤，或因外伤刺激神经感受器，进而引起中枢神经功能失调，使其逐渐丧失对血管的调节作用，引起血管痉挛，长期痉挛而导致血栓阻塞。

（二）内在因素

内在因素包括自身免疫功能紊乱，性激素和前列腺素失调以及遗传因素。在患者的血清中有抗核抗体存在，罹患动脉中发现免疫球蛋白及 C_3 复合物，因而免疫功能紊乱可能是本病发病的重要因素。

四、临床表现

（一）临床表现

本病起病隐匿，进展缓慢，常呈周期性发作，较长时间后症状逐渐明显和加重。主要临床表现：①患肢怕冷，皮肤温度降低。②皮肤色泽苍白或发绀。③感觉异常。④患肢疼痛，早期因血管壁炎症刺激末梢神经，后期因动脉阻塞造成缺血性疼痛及间歇性跛行或静息痛。⑤营养障碍，严重缺血者，患肢末端出现缺血性溃疡或坏疽。⑥患肢远侧动脉搏动减弱或消失。⑦游走性浅静脉炎。

（二）临床分期

动脉狭窄的程度和范围不同，患肢缺血性疼痛和皮肤营养性改变的严重程度随之而异。结合 Fontaine 分类法，临床上可分为 4 期。

1. Ⅰ期

Ⅰ期患肢无明显临床症状，或仅有麻木、发凉自觉症状，检查发现患肢皮肤温度较低，色泽较苍白，足背和（或）胫后动脉搏动减弱。患肢已有局限性动脉狭窄病变。

2. Ⅱ期

Ⅱ期以患肢活动后出现间歇性跛行为主要症状。患肢皮温降低、色泽苍白更为明显，可出现皮肤干燥、脱屑、趾（指）甲变形、小腿肌萎缩等现象。足背和（或）胫后动脉搏动消失。下肢动脉狭窄的程度与范围较Ⅰ期严重，肢体靠侧支循环代偿而保持存活。

3. Ⅲ期

Ⅲ期以缺血性静息痛为主要症状。疼痛剧烈且为持续性，夜间更甚，迫使患者屈膝护足而坐，或辗转不安，或借助肢体下垂以求减轻疼痛。除Ⅱ期所有症状加重外，趾（指）腹色泽暗红，可伴有肢体远侧水肿。动脉已有广泛、严重的狭窄，侧支循环已不能代偿静息时的血供，组织濒临坏死。

4. Ⅳ期

Ⅳ期症状继续加重，患肢除静息痛外，出现趾（指）端发黑、干瘪、坏疽或缺血性溃疡。如果继发感染，干性坏疽转为湿性坏疽，出现发热、烦躁等全身毒血症状。病变动脉完全闭塞，踝/肱指数＜0.3，侧支循环所提供的血流，已不能维持组织存活。

五、辅助检查

（一）一般检查

1. 记录

记录跛行距离和时间。

2. 皮肤温度测定

双侧肢体对应部位皮肤温度相差 2 ℃以上，提示皮温降低侧有动脉血流减少。

3. 动脉搏动检查

患肢远侧动脉搏动减弱或不能扪及。

4. 肢体抬高试验（Buerger 试验）

Buerger 试验阳性者，提示患肢有严重供血不足。

（二）特殊检查

1. 肢体血流图

血流波形平坦或消失，表示血流量明显减少，动脉严重狭窄。

2. 超声多普勒检查

超声多普勒检查可显示动脉的形态、直径和流速、血流波形等；血流的波形幅度降低或呈直线状态，表示动脉血流减少或动脉闭塞。同时还能作节段动脉压测定，了解病变部位和缺血的程度。踝肱指数，即踝压（踝部颈前或颈后动脉收缩压）与同侧肱动脉压之比，正常值＞1.0。若比值为 0.5～1，为缺血性疾病；若比值＜0.5，为严重缺血。

3. 数字减影血管造影（DSA）

DSA 可以明确动脉阻塞的部位、程度、范围及侧支循环建立的情况。患肢中小动脉多节段狭窄或闭塞是血栓闭塞性脉管炎的典型征象。

六、处理原则

着重于防止病变进展，改善和增进下肢血液循环。

（一）一般疗法

严格戒烟、防止受冷、受潮和外伤，但不应使用热疗，以免组织需氧量增加而加重症状。疼痛严重者，可用止痛剂及镇静剂，慎用易成瘾的药物。患肢应进行适度锻炼，以利促使侧支循环建立。

（二）药物治疗

1. 抑制血小板聚集的药物

低分子右旋糖酐可降低血液黏稠度，对抗血小板聚集，故在防止血栓繁衍和改善微循环中能起一定作用。

2. 扩血管药物

（1）凯时（前列腺素 E1，PGE1），具有舒张血管和抑制血小板聚集作用，对改善患肢血供、缓解缺血性疼痛有一定效果。

（2）硫酸镁溶液，有较好的扩血管作用。

3. 抗生素

并发溃疡感染者，应选用广谱抗生素，或根据细菌培养及药物敏感试验，选用有效抗生素。

4. 中医中药

辨证论治的原则。常用温经散寒、活血通络；活血化瘀，清热利湿；补气养血，辅以活血化瘀等治疗方案。

（三）高压氧舱疗法

通过血氧量的提高，增加肢体的血氧弥散，改善组织的缺氧状况。

（四）手术治疗

目的是增加肢体血供和重建动脉血流通道，改善缺血引起的后果。

1. 腰交感神经节切除术

腰交感神经节切除术适用于腘动脉远侧动脉狭窄的患者。先施行腰交感神经阻滞试验，如阻滞后皮温升高超过 1～2 ℃者，提示痉挛因素超过闭塞因素，可考虑施行交感神经节切除术。该手术可解除血管痉挛和促进侧支循环形成。近期效果尚称满意，但远期疗效并不理想。

2. 动脉重建术

（1）旁路转流术，适用于主干动脉闭塞，但在闭塞动脉的近侧和远侧仍有通畅的动脉通道者。

（2）血栓内膜剥脱术，适用于短段的动脉阻塞。

3. 大网膜移植术

大网膜移植术适用于动脉广泛闭塞者。

4. 截肢术

肢体远端坏死已有明确界限者，或严重感染引起毒血症者，需做截肢（趾、指）术。

（五）创面处理

对干性坏疽创面，应在消毒后包扎创面，预防继发感染。感染创面可给予湿敷和换药。

七、护理评估

（一）非手术治疗患者的评估

1. 健康史及相关因素

（1）一般情况：患者的年龄、性别和职业。

（2）患肢疼痛和运动的关系：疼痛的性质、程度和持续时间；与行走的关系；是间歇性跛行，还是静息痛；跛行距离和跛行时间；是否伴有麻木、发凉、针刺等异常感觉；以往采取的止痛措施及效果。

（3）既往史：①吸烟史，如开始吸烟的年龄、每日吸烟量、烟草的种类等。②生活史，是否长期在湿冷环境中工作或生活。③有无外伤和感染史。

2. 身体状况

（1）患肢缺血情况：患肢皮温、色泽、动脉搏动情况；测量跛行距离和跛行时间。

（2）患肢营养改变及其他情况：有无肌萎缩、皮肤干燥脱屑、坏疽、溃疡和感染。

（3）辅助检查：影像学检查所示动脉闭塞的部位、范围、性质、程度和侧支循环建立的情况。

3. 心理社会支持状况

患者因患肢疼痛及病变加重而产生的忧虑、急躁、悲观反应；家庭成员能否给予足够的支持。

（二）手术治疗患者的评估

1. 术前评估

与非手术治疗患者的评估大致相同，术前患者还需评估以下内容。

（1）生命体征（T、P、R、BP）：患肢疼痛时血压可偏高；有无发热（患肢感染导致全身感染）。

（2）患者心理情况：患者因患肢反复出现剧烈疼痛，发生肢端坏死及感染甚至须截肢，对治疗、生活丧失信心的程度；对手术治疗有无焦虑、恐慌的心理及程度。

2. 术后评估

（1）手术情况：手术方式、范围和麻醉方式。

（2）局部伤口情况：有无切口渗血、渗液情况。

（3）各种引流管道：有无扭曲、折叠、脱落、堵塞情况。

（4）患肢血液循环：患肢远端皮肤的温度、色泽、感觉和足背动脉搏动的变化。

八、主要护理诊断

（一）疼痛

疼痛与患肢缺血、组织坏死有关。

（二）焦虑

焦虑与患肢剧烈疼痛、久治不愈、对治疗失去信心有关。

（三）组织完整性受损

组织完整性受损与肢端坏疽、脱落有关。

（四）活动无耐力

活动无耐力与患肢远端供血不足有关。

（五）潜在并发症

潜在并发症如术后切口出血和栓塞。

九、护理措施

（一）非手术治疗患者的护理

1. 疼痛护理

（1）绝对戒烟：告知患者吸烟的危害性，消除烟碱对血管的收缩作用。

（2）肢端保暖：告知患者应注意肢端保暖，避免受寒冷刺激，但应避免用热水袋或热水给患肢直接加温。寒冷可使血管收缩，而温度升高会使局部组织耗氧量增加，加重局部缺血缺氧。

（3）运动疗法：可促进患肢侧支循环的建立，对减轻疼痛有一定的疗效。

（4）有效镇痛：对早期轻症患者，可遵医嘱用血管扩张剂、中医中药缓解疼痛。对疼痛剧烈的中、晚期患者常需要使用麻醉性镇痛药。同时给予心理护理，提高患者对疼痛的耐受力。

2. 功能锻炼

（1）步行：鼓励患者坚持每天多走路，行走时以出现疼痛时的行走时间和行走距离作为活动量的指标，以不出现疼痛为度。

（2）指导患者进行 Buerger 运动，促进侧支循环的建立。①平卧位：抬高患肢 45°以上，维持 2～3 分钟。②坐位：双足自然下垂 2～5 分钟，同时做足背屈、跖屈和旋转运动。③患肢平放休息 2 分钟，重复练习 5 次，每日数次。

有以下情况时不宜运动：①腿部发生溃疡及坏死时，运动将增加组织耗氧。②动脉或静脉血栓形成时，运动可致血栓脱落造成栓塞。

3. 预防或控制感染

（1）保持足部清洁、干燥：每天用温水洗脚，告诉患者先用手试水温，勿用足趾直接试水温，以免烫伤。

（2）预防组织损伤：皮肤瘙痒时，切勿用手抓痒，以免皮肤破溃导致感染甚至形成经久不愈的溃疡，可涂止痒药膏。

（3）预防继发感染：患者有皮肤溃疡或组织坏死时应卧床休息，减少损伤部位的耗氧量；保持溃疡部位的清洁，避免受压及刺激；加强创面换药，并遵医嘱使用抗菌药。

4. 血管造影术后的护理

（1）体位：血管造影术后患者应平卧位，穿刺点加压包扎 24 小时，患肢制动 6～8 小时，患侧髋关节伸直，避免弯曲，以免降低加压包扎的效果。

（2）多饮水：血管造影术后鼓励患者多喝水，促进造影剂的排泄，必要时可给予补液。

5. 心理护理

由于患肢疼痛和趾端坏死使患者备受疼痛折磨，使患者产生痛苦和抑郁心理，甚至对治疗失去信心，医护人员应以极大的同情心关心体贴患者，给予心理支持，调动其战胜疾病的主观能动性，使之积极配合治疗和护理。

（二）手术治疗患者的护理

手术治疗患者的护理与非手术治疗患者的护理大致相同，术前患者还需做好以下护理措施。

1. 术前准备

按外科术前常规准备，需植皮者，做好植皮区的皮肤准备。

2. 心理护理

患者因手术治疗（甚至截肢）而产生恐慌、焦虑的情绪，对预后失去信心，医护人员应详细告知患者手术治疗的过程、术后的注意事项及预后情况，稳定患者的情绪，帮助其战胜疾病的信心。极度紧张者，可酌情使用安定类药物。

（三）术后护理

1. 麻醉护理

执行全麻或硬膜外麻醉术后护理常规。

2. 体位

术后平置患肢，血管重建术后卧床制动 1 周，动脉血管重建术后卧床制动 2 周，自体血管移植者若愈合较好，卧床制动时间可适当缩短。

3. 病情观察

(1) 观察血压、脉搏、体温、呼吸生命体征情况。

(2) 观察患肢远端的皮肤温度、色泽、感觉和脉搏强度以判断血管通畅度。

(3) 观察各种引流管道是否通畅及引流液情况。

(4) 观察患者伤口情况，若发现伤口有红肿现象，应及早处理，并遵医嘱合理使用抗生素，预防感染。

4. 功能锻炼

卧床制动患者，应鼓励其在床上作足背伸屈活动，以利小腿深静脉血液回流。

5. 并发症的观察及护理

由于手术方式的不同，其术后并发症也各有不同的表现。

(1) 动脉重建术及动脉血栓内膜剥除术后，若动脉重建术后出现肢体肿胀、皮肤颜色发紫、皮温降低，应考虑重建部位的血管发生痉挛或继发性血栓形成，应报告医师，协助其处理或做好再次手术准备工作。

(2) 静脉动脉化手术后常见的并发症有静脉回流障碍。在分期或一期下肢深组低位术后，由于有胫前、大隐、小隐静脉和膝关节静脉网的存在，静脉回流多无严重障碍，部分患者小腿可有轻度肿胀，多能在短期内消失。下肢深组高位手术的患者可有严重的静脉回流障碍，因为大隐静脉和股深静脉远不能代替股浅静脉的功能，甚至有发生缺血性坏死的趋势。观察患肢远端皮肤的温度、色泽及大隐静脉搏动情况。指导患者抬高患肢高于心脏水平 20～30 cm，术后遵医嘱继续使用抗血小板药物。

(四) 健康教育

1. 戒烟

劝告患者绝对戒烟。

2. 体位

患者睡觉或休息时取头高脚低位，使血液容易灌流至下肢。告知患者避免长时间维持同一姿势（站或坐）不变，以免影响血液循环。坐时应避免将一腿搁在另一腿膝盖上，以防腘动、静脉受压和血流受阻。

3. 保护患肢

(1) 切勿赤足行走，避免外伤。

(2) 注意患肢保暖，避免受寒。

(3) 鞋子必须合适，不穿高跟鞋。

(4) 穿棉袜子，勤换袜子，预防真菌感染。

4. 功能锻炼

指导患者进行患肢功能锻炼，促进侧支循环建立，改善局部症状。

5. 止痛药物

指导患者合理使用止痛药物，减轻疼痛。

十、护理效果评估

（1）患肢疼痛能有效控制或缓解。

（2）患者活动耐力逐渐增加。

（3）损伤的局部未出现继发感染。

（4）患者焦虑、悲观程度减轻。

（5）并发症得以预防或及时发现和治疗。

第十章　产科护理

第一节　流　产

流产是指妊娠不足 28 孕周，胎儿体重不足 1000 g 即终止者。流产分人工流产与自然流产：①人工流产是指应用人工方法使妊娠终止者；②自然流产：发生于妊娠 12 周以前者为早期流产，发生于妊娠 12 周至 27 孕周末者为晚期流产。

一、病因

（一）胚胎因素

由于卵子和精子本身的缺陷，胚胎染色体结构或数目异常，引起受精卵和胚胎发育异常或绒毛变性，是早期自然流产的最常见原因。

（二）母体因素

1. 内分泌失调

妊娠早期卵巢黄体功能不全，致孕激素产生不足；甲状腺功能异常、糖尿病等均可影响胚胎的正常发育，导致流产。

2. 全身性疾病

急性传染病、高热；孕早期病毒感染；慢性疾病如严重贫血、心力衰竭。

3. 子宫病变

子宫畸形、子宫发育不良、子宫肌瘤等可影响胚胎、胎盘生长发育导致流产；宫颈重度裂伤或宫颈内口松弛易致晚期流产。

4. 创伤及其他

外伤、妊娠早期腹部手术等易刺激子宫收缩而引起流产。免疫因素如母儿血型不合也可导致流产。

二、临床表现及各类型流产的鉴别诊断

流产的主要症状是停经后阴道流血和下腹痛。按流产发展过程分下列几种类型：

（一）先兆流产

停经后有少量阴道流血，伴轻微下腹胀痛、腰酸。妇科检查宫口未开，子宫大小与停经周数相符；尿妊娠试验阳性；B 型超声见胚囊大小、胎心、胎动情况与孕周相符。经保胎治疗后部分可继续妊娠。

（二）难免流产

由先兆流产发展而来，流产已不可避免。阴道流血量增多，常超过月经量，下腹痛呈阵发性加剧。妇科检查宫口已开大，有时可见胎膜或胚胎组织堵塞；子宫大小与妊娠周数相符或略小；尿妊娠试验阳性或阴性。

（三）不全流产

不全流产指妊娠产物已部分排出体外，尚有部分残留在宫腔内。多发生于妊娠 8～12 周间。残留组织影响宫缩血窦不能关闭，可致持续性流血，甚至休克，若不及时处理可危及生命。妇科检查宫口开大或有胎盘组织堵塞；子宫较停经月份小。尿妊娠试验阴性。反复出血易发生感染。

（四）完全流产

妊娠产物已全部排出。多发生于孕 8 周之前或孕 12 周以后。阴道流血逐渐停止，腹痛逐渐消失，妇科检查宫口已关闭，子宫接近正常大小。

（五）稽留流产

稽留流产指胚胎或胎儿在子宫内已死亡，尚未自然排出者。多数患者有过先兆流产症状，此后子宫不再增大反而缩小，可有少量咖啡色分泌物；妊娠试验阴性；妇科检查宫口闭，子宫明显小于停经周数；B 型超声提示无胎心。若胚胎死亡日久，胎盘组织机化与子宫粘连不易剥离，易感染；同时胎盘在自溶退变过程中，释放凝血活酶，消耗大量纤维蛋白原致凝血功能障碍，导致弥散性血管内凝血（DIC）的发生。

（六）习惯性流产

指自然流产连续发生 3 次或 3 次以上者。常发生在妊娠的同一时期，发展过程与一般流产相同。习惯性流产的诊断并不困难，难的是明确病因，才能防治。

几种流产的鉴别诊断要点见表 10-1。

表 10-1　各种类型流产的鉴别诊断要点

流产类型	病史			妇科检查		辅助检查	
	出血量	下腹痛	组织物排出	子宫颈口	子宫大小	妊娠试验	超声检查
先兆流产	少量	轻或无	无	闭	与孕周相符	阳性	有妊娠囊或胎心
难免流产	增多	加剧	无	扩张	与孕周相符或略小	阳性或阴性	有或无妊娠征象
不全流产	少量持续或大量、甚至休克	减轻	部分排出	有扩张或有组织堵塞	小于孕周	阴性	无胎心
完全流产	少量或已停止	消失	全部排出	闭	正常或略大于孕周	阴性	无胎心
稽留流产	少量色暗	轻或无	无	闭	明显小于孕周	阴性	无胎心

三、处理

（一）先兆流产

保胎治疗。若经 2 周治疗症状未见改善，或辅助检查提示胚胎已死亡，应及时终止妊娠。

保胎期间应卧床休息，禁性生活，保持会阴清洁，避免不必要的阴道检查。黄体功能不全者黄体酮 20 mg 肌内注射，每日1 次，至阴道流血停止，再减半量继续用药 1～2 周停药。维生素 E 30～50 mg，每日 3 次，促进胚胎发育。甲状腺功能低下者每日口服甲状腺粉 0.03～0.06 g。解除孕妇思想负担，给予精神安慰，加强营养等。

（二）难免流产

应尽快清除宫腔内容物。早期流产时应行吸宫术，失血多时应输血，并肌内注射缩宫素 5～10 U；晚期流产时缩宫素 5 U 每半小时肌内注射 1 次，共 6 次；或缩宫素 5～10 U 加入 5％葡萄糖液 500 mL 内静脉滴注。

（三）不全流产

确诊后立即清宫。必要时补液、输血，术后给抗生素预防感染。刮出物送病检。

（四）完全流产

如无感染征象，一般不需特殊处理。

（五）稽留流产

确诊后尽早排空子宫，同时警惕可能发生的凝血功能障碍。子宫小于妊娠 12 周者，行吸宫或钳刮术，术前应先作凝血功能检查，无异常时，可口服己烯雌酚 5～10 mg，每天 3 次，共 5 d，以提高子宫对缩宫素的敏感性，术时配血备用，并肌内注射缩宫素。子宫大于妊娠 12 周者，可用缩宫素 10～20 U 加于 5％葡萄糖液 500 mL 静脉滴注引产，逐渐增加缩宫素剂量，直至出现宫缩。也可用前列腺素或用乳酸依沙吖啶（利凡诺）等引产。

（六）习惯性流产

针对病因进行治疗。

四、护理评估

（一）健康史

有无停经史、早孕反应、阴道流血、阴道的排出物、腹痛，既往有无流产史等，以此来判断是否流产以及识别流产的类型。

（二）身心状况

1. 躯体状况

（1）阴道流血：先兆流产出血量少，血液能呈鲜红色，粉红色或深褐色；难免流产出血量多，超过月经量，色鲜红；不全流产阴道流血伴有胚胎组织的排出；完全流产阴道流血伴有胚胎组织的全部排出。

（2）腹痛：先兆流产轻微下腹痛，伴有腰酸及下坠感；难免流产或不全流产时腹痛加剧；完全流产时腹痛减轻或消失。

（3）体检：观察全身情况，检测有无贫血，出血多时可表现为血压下降，脉率加速等休克症状，有感染可能时体温升高。

2. 心理状况

被诊断为先兆流产的患者可能会为妊娠能否继续而焦虑、恐惧；妊娠无法进行者，可因阴道出血、腹痛等症状及失去胎儿的现实而愤怒、沮丧、悲伤。评估家属对事件的看法、心理感受以及情绪反应，评估家庭成员对孕妇的心理支持是否有利。

3. 实验室及其他检查

妇科检查重点检查宫口有无扩张、有无组织物堵塞，子宫大小是否与停经月份相符，有无压痛，双侧附件有无块状物。

（1）人绒毛膜促性腺激素（HCG）：测定若 HCG 低于正常值，提示将要流产。

（2）B 超检测：可显示有无胎囊、胎动、胎心，从而可诊断并鉴别流产及其类型。

五、护理诊断

（1）预感性悲哀：与即将失去胎儿有关。

（2）舒适改变：与腹胀痛、腰酸、下坠感有关。

（3）有组织灌注量不足的危险：与阴道流血造成失血性休克有关。

（4）潜在并发症：感染。

六、预期目标

（1）患者能维持稳定的心态，配合治疗。

（2）缓解不适症状。

（3）出血得到控制，生命体征能维持正常。

（4）出院时患者无感染症状发生。

七、护理措施

（一）心理疏导

引导患者说出焦虑和心理感受，鼓励患者提出有关疾病及胎儿安危问题。让患者情绪稳定，告知其治愈可能性，应以良好的心态面对下一次妊娠，并建议患者作相关的检查，尽可能查明流产的原因，以便在下次妊娠前或妊娠时及时采取处理、护理措施。

（二）严密观察出血量和休克的早期征象

（1）对难免流产、不全流产的患者应积极采取措施及时做好终止妊娠的术前准备，术中的积极配合，促使胚胎组织及早完全排出，同时开放静脉，做好输液、输血的准备。

（2）对稽留流产者应重视和协助做好有关凝血功能的检查，遵医嘱按时按量地应用已烯雌酚，以增加子宫肌对缩宫素的敏感性，并做好手术前的一切准备工作。

（三）缓解不适，做好保胎的护理

先兆流产与习惯性流产患者，应绝对卧床休息，保持足够的营养。按医嘱给予适量对胎儿无害的镇静剂和黄体酮等。保持粪便通畅，防止腹胀与便秘的产生。严密观察病情，尤应注意腹痛、阴道流血及有无妊娠物的排出。协助做好辅助检查的测定，对于习惯性流产者，保胎时间应持续到超过每次流产的妊娠周数之后。

（四）预防感染

手术时应严格执行无菌操作规程，指导患者保持外阴清洁，并用消毒溶液擦洗外阴每天 2 次，使用消毒的卫生垫，对出血时间长者，按医嘱给予抗生素。对流产合并感染者，先给予足量的抗生素，感染控制后再行手术"刮宫"。并嘱半卧位，严密观察患者体温、血象及阴道分泌物。

八、健康教育

(1) 先兆流产患者主要是卧床休息，减少对妊娠子宫的刺激，禁止性生活，注意营养。

(2) 手术后患者如有阴道流血，腹痛应及时到医院就诊。

(3) 有习惯性流产者，应在早期采取积极措施进行干预。

(4) 保持外阴清洁，禁止盆浴 2 周，禁止性生活 1 个月，以防感染。

(5) 指导避孕方法的实施，应告知若需再次妊娠者至少在流产 6 个月以后。

第二节　早　产

早产指妊娠在 28 孕周末至不足 37 周（196～258 日）期间终止妊娠者。此时娩出的新生儿，出生体重多在 2500 g 以下。早产占分娩总数的 5%～15%，围产儿死亡中约有 75% 与早产有关，故如何防治早产，对降低围产儿死亡率有重要临床意义。

一、原因

常见的原因有以下几种。

（一）孕妇因素

1. 生殖器官异常

如子宫畸形形成的鞍状子宫，双角子宫，宫颈内口松弛，子宫肌瘤等。

2. 感染

绒毛膜羊膜感染是早产的重要原因。感染的来源是宫颈及阴道的微生物（需氧菌、厌氧菌、沙眼衣原体、支原体等），部分来自宫内感染。有些学者认为早产是细菌内毒素作用的结果，由于细菌炎症的作用，使前列腺素分泌增加而导致早产。

3. 孕妇合并急性或慢性疾病

孕妇合并疾病常见的如肝炎、急性肾盂肾炎、急性阑尾炎，有时医师根据以下疾病情况计划提早分娩，如妊娠高血压综合征、慢性肾炎、心脏病、母儿血型不合、妊娠期肝内胆汁淤积症等。

4. 其他

如外伤，长途旅行，盆腔肿瘤等。

（二）胎儿、胎盘因素

常见的有双胎、羊水过多、胎膜早破、胎儿畸形、前置胎盘及胎盘早剥，胎盘功能不全等。

二、临床表现及诊断

早产的临床表现主要是子宫收缩，最初是不规则宫缩，伴少量阴道血性分泌物，渐转变为规则宫缩，间隔 5～6 分钟，持续 30 秒以上，伴宫颈管消退≥75% 及宫颈口扩张 2 cm 以上可诊断为早产临产。胎膜早破的发生较足月临产多。诊断早产应与生理性子宫收缩相区别，后者一般为不规则，无痛感，且不伴宫颈管消失等改变。

三、治疗

根据不同情况，采取不同措施。

（一）以下情况不宜继续维持妊娠

1. 严重的母亲疾病

子痫或先兆子痫的持续性高血压，严重的心血管疾病，中央性前置胎盘大出血，重型胎盘早剥，DIC 等危重情况。

2. 胎儿疾病

（1）如胎儿窘迫，胎儿溶血症及严重的胎儿宫内发育迟缓等。

（2）胎膜已破或胎膜已向阴道膨出或宫口扩张 3 cm 以上。

（二）如果没上述禁忌，治疗原则是设法抑制宫缩，尽可能使妊娠继续维持

如早产已不能避免，则应尽力提高早产儿的存活率。

1. 卧床休息

一般取左侧卧位，必要时给予适量的镇静剂，如安定 2.5 mg，每日 2～3 次，共 3～7 日。

2. 抑制宫缩药物

（1）β肾上腺素受体激动剂：这类药物可激动子宫平滑肌的受体，抑制子宫平滑肌收缩，使妊娠延续。但其有以下反应，心跳加快，血压下降，血糖增高，恶心，出汗、头痛等。故有糖尿病，心血管器质性病变，心动过速者禁用或慎用。目前临床常用药物有利君沙（安宝），150 mg 加于 5％葡萄糖液 500 mL 静脉滴注，保持在 0.15～0.35 g/min 滴速，待宫缩抑制后至少滴注 12 小时，再改为口服 10 mg，每日 4 次。沙丁胺醇（舒喘灵），2.4～4.8 mg 口服，每 4～6 小时 1 次，直至宫缩消失后，继续给药 2～3 天。

（2）硫酸镁：镁离子直接作用于子宫肌细胞，拮抗钙离子对子宫收缩的活性，从而抑制子宫收缩。25％硫酸镁 16 mL 加于 5％葡萄糖液 100～250 mL 中，30～60 min 内缓慢静脉滴注，然后用 25％硫酸镁 20～40 mL 加于 5％葡萄糖液 500 mL 中，以每小时 1～2 g 速度静脉滴注，直至宫缩停止。用药中应注意呼吸（每分钟不少于 16 次），膝反射存在及尿量（每小时不少于 25 mL）等。有条件者可作血镁浓度的快速测定监护。

（3）前列腺素合成酶抑制剂：前列腺素合成酶抑制剂可抑制前列腺素合成酶，减少前列腺素的合成或抑制前列腺素的释放以抑制宫缩。常用有消炎痛、阿司匹林等。由于药物通过胎盘抑制胎儿前列腺素的合成和释放，使胎儿体内前列腺素减少，缺乏前列腺素可能使胎儿动脉导管过早关闭而致胎儿血循环障碍。另外消炎痛有减少胎儿尿量而使羊水减少的作用。所以必要时仅短期（不超过 1 周）服用，并以 B 超监测羊水量是否减少。

3. 钙拮抗剂

抑制钙离子进入子宫细胞膜，抑制缩宫素及前列腺素的释放，达到治疗效果。硝苯地平（心痛定）10 mg 舌下含服，每日 3～4 次。

4. 镇静剂

仅在孕妇精神紧张时作为辅助用药。常用的有苯巴比妥及地西泮（安定），苯巴比妥有降低新生儿颅内出血的作用。因镇静剂能抑制新生儿呼吸，故临产后忌用。

5. 预防新生儿呼吸窘迫综合征

分娩前给孕妇地塞米松 5 mg 肌内注射，每日 3 次，连用 3 日。时间紧迫时也可用静脉注射或羊膜腔内注入地塞米松 10 mg。

6. 其他

产前给孕妇维生素 K_1 10 mg 肌内注射，每日 1 次，连用 3 日，减少新生儿颅内出血。产程中应给孕妇氧气吸入，慎用吗啡和哌替啶（度冷丁）。产时适时作会阴切开，缩短第二产程。早产原因中感染已日渐受到重视，有主张早产前给孕妇加以抗生素，以期改善产妇及新生儿的预后。

四、护理措施

（1）卧床休息，观察宫缩、胎心等情况，避免滥用镇静药物。

（2）预防早产儿颅内出血，尽量避免手术助产（胎头吸引器、产钳），第二产程必要时行会阴切开术。

（3）为预防早产儿颅内出血，可在产前给产妇肌内注射维生素 K_1 4 mg。

（4）胎儿娩出后，要等脐带搏动停止后再断脐。也可由助产者，用左手握住脐带近母体端，右手握住脐带，从胎盘端向婴儿端挤压，然后将左手松开后再握紧，右手再次将充血的脐带血推向婴儿体内，反复数次，可使早产儿多得些血液。

（5）早产儿应注意保暖、静卧，用抗感染药物，预防颅内出血。

（6）早产儿送入病房时，严格交班，避免发生意外。

第三节　前置胎盘

胎盘附着于子宫下段，部分或全部覆盖在子宫颈内口处，其位置低于胎儿先露部，称前置胎盘。为妊娠晚期严重的并发症之一。

一、分类与临床表现

（一）分类

根据胎盘边缘与子宫颈内口的关系，将前置胎盘分为 3 种类型。

1. 完全性前置胎盘

完全性前置胎盘又称中央性前置胎盘，即胎盘组织完全覆盖子宫颈内口。

2. 部分性前置胎盘

部分性前置胎盘为子宫颈内口部分被胎盘组织所覆盖。

3. 边缘性前置胎盘

边缘性前置胎盘又称低置胎盘，胎盘附着于子宫下段，边缘不超越子宫颈内口。

（二）临床表现

1. 症状

典型的临床症状是，妊娠晚期或临产时反复发生的无痛性阴道流血。出血是由于前置的胎盘不能随子宫下段的形成而相应伸展，两者发生错位，血窦开放所致。初次出血通常不多，剥离处血流凝固后出血停止，随着子宫下段不断伸展，出血次数及量均可增多。完全性前置胎盘往往初次出血时间早，约在妊娠 28 周即可发生，量多，间隔短，亦可一次大量失血而进入休克状态。边缘性前置胎盘初次出血发生较晚，多在妊娠 37～40 周或临产后，量也较少；破膜后，胎先露部如能迅速下降，直接压迫胎盘，流血可以停止。部分性前置胎盘出血量及发生时间介于两者之间。

由于反复多次或大量阴道流血，产妇可以出现贫血，其贫血的程度与出血量成正比，出血严重者可休克，胎儿可发生缺氧、窘迫，以致死亡。

2. 体征

出血多时可有面色苍白、脉搏细弱及血压下降等休克体征。腹部检查：腹软，子宫大小与妊娠月份相符，胎先露部常离浮，易发生胎位异常如臀位。有时可在耻骨联合上方听到胎盘杂音。

二、诊断、鉴别诊断

（一）诊断

妊娠晚期突然发生无痛性阴道流血，且反复发生，应首先考虑为前置胎盘；结合腹部检查、B 型超声胎盘定位，一般诊断不困难。

1. 阴道检查

如流血过多或诊断已明，则无需行阴道检查。阴道检查有扩大胎盘剥离面而引起大出血的危险。除确有必要（如终止妊娠前为进一步明确诊断并决定分娩方式时），但必须在有输液、输血及手术的条件下方可进行。

2. 超声检查

B 型超声胎盘定位准确、安全、迅速，并可定期随访，现普遍使用。

3. 产后检查胎盘及胎膜

对产前有异常出血患者，产后详细检查胎盘，若胎盘上附有黑紫色陈旧性血块，可证实前置胎盘的诊断；若经阴道分娩者还需测量胎膜破口与胎盘边缘的距离，小于 7 cm 者有诊断意义。

（二）鉴别诊断

需与子宫颈糜烂、子宫颈息肉、子宫颈癌鉴别；尚应与胎盘早期剥离相鉴别。

三、对母儿的影响

（一）产后出血

分娩时胎盘附着处的子宫下段及子宫颈内口血管丰富，组织脆弱，肌组织菲薄，收缩差，故常发生产后出血。

（二）产褥感染

出血处距阴道近；反复出血导致贫血；机体抵抗力下降易发生感染。

（三）植入性胎盘

偶见。胎盘绒毛植入子宫肌层，使胎盘剥离不全而发生大出血。

（四）早产及围生儿死亡率高

前置胎盘出血大多数发生在妊娠晚期，容易引起早产；因胎盘与子宫壁分离，胎儿缺血缺氧，易致胎儿宫内窘迫、胎死宫内或早产生活能力差等，使围生儿死亡率高。

四、处理

处理原则是制止出血、纠正贫血和预防感染。应根据出血量多少、有无休克、孕产次及产科情况综合考虑。

（一）期待疗法

目的是在保证孕妇安全的前提下让胎儿能达到或接近足月，以提高胎儿的成活率。适用于产妇一般情况良好、阴道流血不多、妊娠 37 周之前、胎儿体重估计小于 2300 g 者。住院观察，绝对卧床休息，可给镇静剂如利眠宁 10 mg，每天 3 次，纠正贫血，用硫酸亚铁 0.3 g，每天 3 次。有不规则宫缩，给舒喘灵2.4～4.8 mg，每天 3 次。严密观察，避免阴道检查，作好输血及手术准备，等待胎儿成熟或再次大出血时及时处理。

（二）终止妊娠

对大出血休克、反复多次出血、期待疗法中再次大出血者，应终止妊娠。

1. 剖宫产术

剖宫产术适用于完全性前置胎盘、部分性前置胎盘及阴道出血较多、短时间内不能从阴道分娩者。休克患者术前应积极纠正休克，输液、输血，能改善胎儿宫内缺氧状态。手术切口尽量避开胎盘。作好新生儿复苏的准备。

2. 阴道分娩

阴道分娩仅适用于边缘性前置胎盘且胎儿为头位者，利用胎先露部压迫胎盘达到止血的目的。决定阴道分娩后，行手术破膜，胎头下降，压迫胎盘而止血，并可促进子宫收缩，加速分娩。对可疑前置胎盘患者，如因当地条件所限，估计不能就地处理，应做阴道填塞，操作轻柔，并及时护送转院治疗。严禁作肛门检查和阴道检查。产褥期应注意纠正贫血，预防感染。

五、评估要点

（一）一般情况

详细询问有无剖宫产手术史、人工流产术及子宫内膜炎等病史，此次妊娠经过，特别是孕28 周后，是否出现无痛性、无诱因的反复阴道流血。

（二）专科情况

1. 评估出血量

患者一般情况与出血量有关，大量出血时出现贫血，甚至休克症状。

2. 评估胎儿情况

可有胎动、胎心消失或胎动频繁。

（三）辅助检查

（1）B 型超声检查可确诊并明确类型。

（2）阴道检查用于明确诊断。

（3）产后检查可见胎膜破口距胎盘边缘＜7 cm。

六、护理诊断

（1）自理能力缺陷：与患疾病需绝对卧床休息有关。

（2）有大出血危险：与完全性前置胎盘或部分性前置胎盘有关。

（3）有胎儿受伤的危险：与大出血时胎儿窘迫以致死亡有关。

（4）有感染的危险：与反复出血、贫血、抵抗力低、有伤口存在有关。

（5）焦虑、恐惧：与反复阴道出血，担心自身及胎儿安危有关。

七、护理措施

（一）期待疗法

1. 做好心理护理

2. 保证休息，减少刺激

孕妇需住院观察，绝对卧床休息，尤以左侧卧位为佳，并定时间断吸氧，以提高胎儿血氧供应。避免各种刺激，减少出血机会。医护人员进行腹部检查时动作要轻柔，禁做阴道检查及肛查。

3. 纠正贫血

除采取口服硫酸亚铁、输血等措施外，还应加强饮食营养指导，建议孕妇多食高蛋白以及含铁丰富的食物，如动物肝脏、绿叶蔬菜以及豆类等。一方面有助于纠正贫血，另一方面还可增强机体抵抗力，同时也促进胎儿发育。

4. 监测生命体征，及时发现病情变化

严密观察并记录孕妇生命体征，阴道流血的量、色、流血时间及一般状况，监测胎儿宫内状态，并按医嘱及时完成实验室检查项目，查血型，交叉配血备用。发现异常及时报告医师并配合处理。

5. 预防产后出血和感染

注意观察 T、P、R、BP、宫缩及阴道出血情况。及时更换会阴垫，以保持会阴部清洁、干燥。胎儿娩出后，及早使用宫缩剂以防止或减少产后出血。

（二）终止妊娠

根据病情需要立即终止妊娠的孕妇，安排去枕侧卧位，开放静脉，合血，做好输血准备。在抢救休克的同时，按腹部手术患者的护理进行术前准备，并做好母儿生命体征及抢救准备工作。

八、健康教育

（1）嘱患者绝对卧床休息，以左侧卧位为佳，保证睡眠 8～9 h/d，精神放松，减少紧张。

（2）多食粗纤维食物，保证大便通畅；进食高蛋白、高维生素、富含铁的食物，如动物肝脏、绿叶蔬菜以及豆类等，纠正贫血。

（3）嘱孕妇有宫缩、阴道流水、阴道出血时及时汇报以便及时处理。

（4）嘱孕妇勿揉搓乳房或腹部，以免诱发宫缩。

（4）保持会阴清洁，勤换卫生巾及内衣裤。

（5）产褥期如有体温升高、腹痛、阴道淋漓出血不止或突然大出血及时就诊。

第四节　羊水栓塞

羊水栓塞是指在分娩过程中羊水进入母体血液循环后引起的肺栓塞、休克、弥散性血管内凝血（DIC）、肾衰竭等一系列病理改变，是极其严重的分娩期并发症。发生在足月分娩者，其死亡率高达80%以上；也可发生在妊娠早、中期流产时，病情较轻，死亡少见。近年的研究认为羊水栓塞的核心问题是变态反应，故有人建议将羊水栓塞改名为"妊娠变态反应综合征"。

一、病因

羊膜腔内压力过高（过强宫缩）、胎膜破裂、宫颈或宫体损伤致静脉或血窦开放是导致羊水栓塞发生的基本条件。高龄初产妇、多产妇、急产是羊水栓塞的好发因素。胎膜早破、胎盘早剥、前置胎盘、子宫破裂、剖宫产手术是发生羊水栓塞的诱因。

二、病理生理

（一）肺动脉高压

羊水内有形成分经肺动脉进入肺循环阻塞小血管引起肺动脉高压，并刺激肺组织产生和释放血管活性物质，使肺小血管痉挛，加重肺动脉高压。羊水内含有大量激活凝血系统的物质，激活凝血过程，使小血管内形成广泛的血栓阻塞肺小血管，反射性引起迷走神经兴奋，使肺小血管痉挛加重；更重要的是羊水中的抗原成分可引起Ⅰ型变态反应，很快使小支气管痉挛，支气管内分泌物增多，使肺通气、换气量减少，反射性地引起肺内小血管痉挛。这种变态反应引起的肺动脉压升高有时起主要作用。肺动脉高压可引起急性右心衰竭，继而呼吸循环衰竭。

（二）过敏性休克

羊水内某些成分为致敏原，引起Ⅰ型变态反应，导致的过敏性休克多在羊水栓塞后立即出现血压骤降甚至消失，尔后方有心肺功能的衰竭。

（三）弥散性血管内凝血（DIC）

羊水含有多量促凝物质，进入母血后使血管内产生广泛微血栓，消耗大量凝血因子，发生DIC。羊水中也存在激活纤溶系统的物质可激活纤溶系统，发生纤溶亢进。此时因大量凝血物质消耗及纤溶亢进，最终可导致全身性出血及出血不凝。

（四）急性肾衰竭

由于休克和DIC，肾急性缺血导致肾功能障碍和衰竭。

三、临床表现

羊水栓塞的典型临床经过可分三个阶段。

（一）循环呼吸衰竭及休克

在分娩过程中，一般发生在第一产程末、第二产程宫缩较强时，有时也发生在胎儿娩出后短时间内。患者开始出现烦躁不安、寒战、恶心、呕吐、气急等先兆症状，继而出现呛咳、呼吸困难、发绀，肺底部出现湿啰音，心率加快，血压下降，面色苍白，四肢发冷等。严重者发病急骤，甚至没有先兆症状，产妇仅惊叫一声或打一哈欠，血压迅速下降或消失，多于数分钟内迅速死亡。

（二）弥散性血管内凝血

患者度过心肺功能衰竭和休克阶段之后，发生难以控制的大量阴道流血、切口渗血、全身皮肤黏膜出血，甚至出现消化道大出血。

（三）急性肾衰竭

羊水栓塞后期患者出现少尿（或无尿）和尿毒症的表现。主要是由于循环功能衰竭引起的肾缺血及 DIC 前期形成的血栓堵塞肾内小血管，引起肾脏缺血、缺氧，导致肾脏器质性损害。

典型病例临床表现通常按顺序出现，不典型者仅有阴道流血和休克，也有休克和出血的同时合并少尿、无尿者。钳刮术中出现羊水栓塞也可仅表现为一过性呼吸急促、胸闷后出现阴道大量出血。

四、诊断

根据分娩及钳刮时出现的上述临床表现，可初步诊断，并立即进行抢救。在抢救同时为确诊应做如下检查：①抽取下腔静脉血，镜检有无羊水成分；②床边胸部 X 线平片：见双肺有弥散性点片状浸润影，沿肺门周围分布，伴有右心扩大；③床边心电图检查：提示右心房、右心室扩大；④与 DIC 有关的实验室检查。

五、处理

一旦出现羊水栓塞的临床表现，应立即给予紧急处理。最初阶段主要是抗休克、抗过敏，解除肺动脉高压，纠正缺氧及心力衰竭。DIC 阶段应早期抗凝、补充凝血因子，晚期抗纤溶同时补充凝血因子。少尿或无尿阶段要及时应用利尿剂，预防及治疗肾衰竭。

（一）解除肺动脉高压，改善低氧血症

1. 保持呼吸道通畅及给氧

出现呼吸困难、发绀者，立即面罩给氧，如症状严重，应行气管插管正压给氧。保证供氧，是改善肺泡毛细血管缺氧、预防及缓解肺水肿的关键，也可改善心、脑、肾等重要脏器的缺氧状况。

2. 解痉药物的应用

解除支气管平滑肌及血管平滑肌痉挛，纠正机体缺氧。常用药物有以下几种。

（1）盐酸罂粟碱：为首选药物。可直接松弛血管平滑肌，使冠状动脉、肺和脑小动脉扩张，降低小血管阻力。盐酸罂粟碱 30～90 mg 加于 10%～25% 葡萄糖注射液 20～40 mL 中缓慢静脉推注，日量不超过 300 mg。

（2）阿托品：阿托品既可阻断迷走神经反射引起的肺血管痉挛及支气管痉挛，解除迷走神经对心脏的抑制，又可改善微循环，兴奋呼吸中枢，但心率＞120 次/分者慎用。阿托品 1 mg 加于 10%～25% 葡萄糖注射液 10 mL 中，每隔 15～30 分钟静脉注射 1 次，直至患者面部潮红、症状好转为止。

（3）氨茶碱：可扩张冠状动脉及支气管平滑肌。250 mg 加于 25% 葡萄糖注射液 10 mL 中缓慢推注，必要时重复应用。

（二）抗过敏

改善缺氧的同时，应迅速抗过敏。肾上腺皮质激素可稳定溶酶体，保护细胞以对抗变态反应。地塞米松 20 mg 加于 25％葡萄糖注射液中静脉推注后，再将 20 mg 加于 5％～10％葡萄糖注射液中静脉滴注。

（三）抗休克

1. 补充血容量

应尽快输新鲜血液和血浆以补充血容量。在抢救过程中应监测中心静脉压，既可了解心脏负荷状况，指导输液量及速度，又可抽取血液寻找羊水有形成分。

2. 升压药

多巴胺 10～20 mg 加于 5％～10％葡萄糖注射液 250 mL 中静脉滴注。通常滴速为 20～30 滴/分，根据血压调整滴速。

3. 纠正心力衰竭

常选用去乙酰毛花苷 0.2～0.4 mg 加于 25％葡萄糖注射液 20 mL 中静脉缓慢推注；或毒毛花苷 K 0.125～0.25 mg 同法静脉缓慢注射，必要时 4～6 h 重复一次。

4. 纠正酸中毒

在抢救过程中，及时做血气分析和血清电解质的测定。若有酸中毒可用 5％碳酸氢钠250 mL静脉滴注，并及时纠正电解质紊乱。

（四）防治 DIC

1. 肝素钠

用于治疗羊水栓塞早期的高凝状态，尤其在发病后 10 min 内使用效果更佳。肝素钠 25～50 mg 加于 0.9％氯化钠溶液 100 mL 中，静脉滴注 1 h，4～6 h 后再将 50 mg 加于 5％葡萄糖注射液 250 mL 中缓慢静脉滴注，在用药过程中将凝血时间控制在 20～25 min 左右。24 h 肝素钠总量控制在 100 mg 以内为宜。

2. 抗纤溶药物

羊水栓塞由高凝状态向纤溶亢进发展时，可在肝素化的基础上使用抗纤溶药物，如氨基己酸 4～6 g 加于 5％葡萄糖注射液 100 mL 中，15～30 min 滴完，维持量 1 g/h。

（五）预防肾衰

羊水栓塞的第三阶段为肾衰竭期，应注意尿量。当血容量补足的情况下仍少尿，应予20％甘露醇250 mL（滴速 10 mL/min），以扩张肾小球前小动脉。心力衰竭患者慎用。尿量仍少，可给予呋塞米20～40 mg缓慢静脉注射，并定时检测血电解质。

（六）预防感染

应选用对肾脏毒性较小的广谱抗生素，剂量要大。

（七）产科处理

原则上应在产妇呼吸循环功能得到明显改善，并已纠正凝血功能障碍后进行。在第一产程发病应立即考虑剖宫产终止妊娠，以去除病因。在第二产程发病应在抢救产妇的同时，及时阴道助产结束分娩。若有产后大出血，应积极采取措施，短时间内无法止血可行子宫切除术，以减少胎盘剥离大面积血窦开放出血，这对争取抢救时机有利。

六、护理

（一）护理评估

1. 健康史

应仔细评估与其发生有密切相关的诱因（如宫缩剂的应用不当，胎膜早破，引产时的剥膜或人工破膜，子宫收缩过强，前置胎盘，胎盘早剥，子宫破裂等）。

2. 身心状况

（1）躯体状况：与妊娠月份、羊水进入的量与速度有关。可分为：①急性休克期：胎儿娩出前后短时间内或中期妊娠引产中，患者突然发生烦躁不安、寒战、呕吐等先兆症状，随之有呛咳、呼吸困难、胸闷、发绀、心率快，血压下降，肺部有湿啰音，很快发生抽搐昏迷等；②出血期：休克后不久，继之可出现出血倾向而血液不凝，此时出血可有下列特征：自发的，无产科原因；多部位（包括阴道出血、黏膜、鼻、皮下和注射针孔）出血，呈不凝状态；③肾衰竭：在休克及出血的同时伴有少尿、无尿或尿毒症的征象。羊水栓塞对胎儿威胁也很大，胎儿均有窘迫现象，胎心缓慢甚至消失，胎死宫内。

（2）心理状况：本病起病急，病情险恶，产妇危在旦夕，易产生恐惧感。

3. 实验室及其他检查

（1）血凝障碍检查：血小板、凝血酶原时间及纤维蛋白原定量检查。

（2）腔静脉取血可查出羊水中的有形物质。

（3）X线可见肺部双侧弥漫性点状或片状浸润性阴影。

（二）护理诊断

（1）气体交换受损：与肺血管栓塞，肺动脉高压及肺水肿有关。

（2）组织灌流量改变：与出血多有关。

（3）潜在的并发症：肾衰竭。

（三）预期目标

（1）产妇经急救呼吸困难和缺氧症状得以改善。

（2）产妇能维持最基本的生理功能。

（3）出血情况被及时发现和救治。

（四）护理措施

1. 预防措施

（1）遵医嘱给予镇静剂及抑制子宫收缩剂，以缓解宫缩。

（2）协助做好人工剥膜与人工破膜，扩张宫颈和剥膜时均注意避免损伤；人工破膜时必须在宫缩间歇时进行，减少羊水进入母体血循环的机会。

（3）在使用缩宫素时应专人看护，以防止宫缩过强。

（4）对存在羊水栓塞诱因者，应严密观察，警惕羊水栓塞的发生。

2. 配合抢救

（1）解除肺动脉高压，遵医嘱首选盐酸罂粟碱 30～90 mg，稀释于 15％或 20％葡萄糖注射液 20 mL 内静脉缓慢推注；或用阿托品 1～2 mg，每 15～30 分钟静脉推注 1 次，两药并用效果更佳；氨茶碱 250 mg 稀释于 25％葡萄糖注射液 20 mL 内静脉缓慢推注；给予吸氧，严重者加压给氧，必要时气管插管或气管切开或使用呼吸机，注意维持有效的呼吸节律，使肺缺氧迅速得到改善；

（2）在补充血容量时，按医嘱给予新鲜血液或右旋糖酐（24 h 内输注 500～1000 mL）；为确保输液途径的通畅，开放静脉应选用粗针头。

羊水栓塞早期按医嘱给予肝素钠抗凝；晚期则按医嘱，以抗纤溶。

3. 严密观察

应专人护理，保持呼吸道的通畅，在抢救过程中正确有效及时地完成治疗计划。留置导尿管，保持导尿管的通畅，观察尿的排出量和性质，及时反映情况，采取措施，防止肾衰竭。定时测量血压、脉搏、呼吸，准确地测定出血量，并观察血凝情况，特别护理应详细记录情况和 24 h 的出入量。在各项操作中严格执行无菌操作，正确使用大剂量抗生素，防止肺部和生殖道感染。配合做好实验室检查，采取血小板、凝血酶原时间、纤维蛋白原定量、鱼精蛋白副凝试验、凝血时间测定的血样标本。在反复观察动态变化中做到遵照医嘱及时反复抽血送验，及时反映异常数据。

4. 提供心理支持

一旦发生羊水栓塞，医护人员均需冷静、沉着，抢救工作有条不紊；若产妇神志清醒，应加以鼓励，使其增强信心；理解家属焦虑的心理，耐心解答疑问并向家属介绍产妇病情的实际情况，同时指导避免其焦虑的状态影响产妇。待病情稳定后，针对具体情况，提供康复及出院指导。

第五节　胎盘早剥

妊娠 20 周后或分娩期，正常位置的胎盘在胎儿娩出前部分或全部从子宫壁剥离，称为胎盘早期剥离。胎盘早剥是妊娠晚期的一种严重并发症，往往起病急，进展快，如处理不及时，可威胁母儿生命。

一、类型

胎盘早剥的主要病理变化是宫底蜕膜出血，形成胎盘后血肿，致胎盘由附着处剥离，有 3 种类型。

（一）显性出血

胎盘剥离后形成血肿，血液冲开胎盘边缘，沿胎膜与子宫壁之间向子宫颈口外流出，即显性出血或外出血。

（二）隐性出血

胎盘边缘与子宫壁未因血肿而分离，使血流积聚于胎盘与子宫壁之间，形成胎盘后血肿，即隐性出血或内出血。内出血逐渐增多，压力也逐渐增大，而使血液浸入子宫肌层，引起肌纤维分离、断裂、变性，血液浸入子宫浆肌层时，子宫表面呈紫蓝色，称为子宫胎盘卒中。有时出血穿破羊膜溢入羊水中，形成血性羊水。

（三）混合性出血

隐性出血的血液冲破胎盘边缘，部分流向子宫颈口外，即隐性出血与显性出血同时存在，称混合性出血。

二、临床表现、诊断及鉴别诊断

（一）临床表现

典型症状是妊娠晚期突然发生的持续性腹痛和阴道流血。由于胎盘剥离面积的大小和出血情况的不同，患者的临床表现亦有轻重差异。

1. 轻型

以外出血为主，胎盘剥离面积一般不超过 1/3，多见于分娩期。主要症状为阴道流血，量较多，色暗红，贫血程度与外出血量呈正比，可伴有轻度腹痛。腹部检查：子宫软，压痛不明显或轻，子宫大小与妊娠月份相符，胎位、胎心清楚，出血多时胎心率可有改变。产后检查胎盘，可见母体面有凝血块及压迹。

2. 重型

以内出血为主，胎盘剥离面积超过 1/3，多发生于妊娠晚期。主要症状为突然发生的持续性腹痛，阴道无流血或少量流血，贫血程度与外出血量不成比例。严重时出现休克。腹部检查：子宫触诊硬如板状，有压痛，尤以胎盘附着处最明显；子宫底较前升高；胎位、胎心不清，胎儿多因严重宫内窘迫而死亡。

（二）诊断

重型胎盘早剥根据病史及临床表现即可确诊。对临床表现不典型患者，可作 B 型超声检查以助诊断。

（三）鉴别诊断

重型胎盘早剥应与先兆子宫破裂鉴别（表 10-2），轻型胎盘早剥应与前置胎盘鉴别。

表 10-2　重型胎盘早期剥离与先兆子宫破裂的鉴别诊断表

	重型胎盘早期剥离	先兆子宫破裂
发病情况	常较急，常有诱因如妊高征或外伤史等	有梗阻性难产或剖宫产史
腹痛	剧烈	剧烈、烦躁不安
阴道流血	有内、外出血，以内出血为主，外出血量与失血征不成正比	外出血量少，可出现血尿
子宫	宫底升高，硬如板状，有压痛	可见病理缩复环，子宫下段有压痛
胎位胎心	查不清	胎位尚清楚，胎儿宫内窘迫
B 型超声	示胎盘后液性暗区	无特殊
胎盘检查	有血块及压迹	无特殊发现

三、处理

（一）纠正休克

迅速补充血容量是纠正休克的关键。尽量输新鲜血液，同时注意保暖、吸氧、平卧位、改善患者状况。

（二）及时终止妊娠

一旦确诊，应尽快终止妊娠。因胎儿娩出前，子宫不能充分收缩，胎盘继续剥离，出血难以控制，时间越久，并发症越多。终止妊娠方式有以下几种。

1. 经阴道分娩

经阴道分娩适用于轻型患者，一般情况好，宫口已开大，估计在短期内能经阴道分娩者。先行人工破膜，后用腹带包裹腹部，严密观察阴道流血量、血压、脉搏、宫底高度、宫体压痛及胎心率的变化，必要时可静脉滴注缩宫素加强宫缩。待宫口开全，阴道手术助产；若胎儿已死亡行毁胎术。

2. 剖宫产

剖宫产适用于重型患者，出血多，尤其是初产妇，不能在短期内分娩者；破膜后产程无进展，病情恶化，不管胎儿存亡，均应及时行剖宫产术。

（三）并发症的防治

分娩后及时用缩宫素，以防止产后出血；严重观察病情，及早发现弥散性血内凝血以便及时处理；缩短休克时间，补充血容量，防止急性肾衰竭；纠正贫血，应用抗生素，预防产褥感染。

四、评估要点

（一）一般情况

询问孕妇有无外伤史，有无妊娠期高血压疾病、慢性高血压、慢性肾脏病及血管性疾病等病史。

（二）专科情况

（1）评估孕妇阴道流血的量、颜色；是否伴有腹痛，腹痛的性质、持续时间、严重程度；是否伴有恶心、呕吐。

（2）评估孕妇贫血的程度，与外出血是否相符。腹部检查：子宫的质地，有无压痛，压痛的部位、程度，子宫大小与妊娠周数是否相符，胎心音是否正常，胎位情况等。观察面色苍白、出冷汗、血压下降等休克体征。

（三）实验室及其他检查

（1）B超检查胎盘与子宫之间有无液性暗区。

（2）血常规检查了解孕妇的贫血程度。血小板计数、出凝血时间、凝血酶原时间、纤维蛋白原测定和3P试验等，了解孕妇的凝血功能。

（四）心理社会评估

评估时应了解孕妇及家属的心理状态，对大出血的情绪反应，有无恐惧心理，支持系统是否有力。

五、护理诊断

（1）潜在并发症：出血、凝血功能障碍，肾衰竭等。

（2）有受伤的危险（胎儿）：与大出血有关。

（3）恐惧：与大出血、担心胎儿及自身安危有关。

六、护理措施

（一）绝对卧床休息

建议左侧卧位，定时间断吸氧，加强会阴护理。

（二）心理护理

允许孕产妇及家属表达心理感受，并给予心理方面的支持，讲解有关疾病的知识，解除由于出血引起的恐惧，以期配合治疗。

（三）病情观察

（1）严密监测生命体征并及时记录。

（2）观察阴道流血量、腹痛情况及伴随症状，重点注意宫底高度、子宫压痛、子宫壁的紧张度及在宫缩间歇期能否松弛。

（3）监测胎心、胎动，观察产程进展。

（4）疑有胎盘早剥，或破膜时见有血性羊水，应密切观察胎心、胎动情况，观察宫底高度，密切注意生命体征。

（5）在积极抗休克治疗的同时，配合做必要的辅助检查。

（四）手术准备

一经确诊为胎盘早剥，立即配合做好阴道分娩或即刻手术的准备工作，积极准备新生儿抢救器材。

（五）治疗配合

确诊胎盘早剥后，应密切观察凝血功能，以防 DIC 的发生。及时足量输入新鲜血，补充血容量和凝血因子，根据医嘱给予纤维蛋白原、肝素或抗纤溶剂等药物治疗。

（六）尿量观察

重症胎盘早剥应观察尿量，防止肾衰竭，注意尿色，警惕 DIC 的发生。若出现少尿或无尿症状时，应考虑肾衰竭的可能。

（七）术后护理

分娩过程中及胎盘娩出后立即给予子宫收缩药物，防止产后出血。产后仍应注意观察生命体征和阴道流血量，若流出的血液不凝固，应考虑 DIC。

七、急救措施

（1）重型胎盘早剥患者可突然出现持续性腹痛、腰酸或腰背痛，以及面色苍白、四肢湿冷、脉细数、血压下降等休克症状，并伴恶心、呕吐。腹部检查见：子宫硬如板状，于宫缩间歇不松弛，胎位扪不清，胎心消失。此时应积极开放静脉通道，迅速补充血容量，改善血液循环。最好输新鲜血，既可补充血容量又能补充凝血因子。及时给孕妇吸氧。

（2）一旦确诊重型胎盘早剥应及时终止妊娠，根据孕妇病情及胎儿状况决定终止妊娠的方式。①阴道分娩：适于以外出血为主，Ⅰ度胎盘早剥，患者一般情况良好，宫口已扩张，估计短时间内能结束分娩者。护士应立即备好接产用物，密切观察胎心及产程进展情况。②剖宫产：适于Ⅱ度胎盘早剥，特别是初产妇，不能在短时间内结束分娩者；Ⅰ度胎盘早剥，出现胎儿窘迫征象，需抢救胎儿者；Ⅲ度胎盘早剥，产妇病情恶化，胎儿已死，不能立即分娩者；破膜后产程无进展者。要求护士在输血、输液的同时，迅速做好术前准备，配血备用。

（3）并发症的处理。①如患者阴道出血不止，且为不凝血，考虑为凝血功能障碍，遵医嘱补充凝血因子，应用肝素及抗纤溶药物。②肾衰竭：若尿量＜30 mL/h，应及时补充血容量，若血容量已补足而尿量＜17 mL/h，可给予甘露醇或呋塞米。出现尿毒症时，应及时行透析治疗挽救孕妇生命。③产后出血：胎儿娩出后立即给予子宫收缩药物，如缩宫素、麦角新碱等；胎儿娩出后行人工剥离胎盘、持续子宫按摩等。若仍有不能控制的子宫出血，或血不凝、凝血块较软，应快速输入新鲜血，同时行子宫次全切除术。

八、健康教育

（1）妊娠期定期产前检查，积极防治妊娠期高血压疾病、慢性高血压、慢性肾脏疾病等。

（2）妊娠晚期或分娩期，应鼓励孕妇适量活动，睡眠时取左侧卧位，避免长时间仰卧，避免腹部外伤。

（3）指导产妇出院后注意休息，加强营养，多进食富含铁的食物如瘦肉、动物内脏、豆类等，纠正贫血，增强抵抗力。

（4）死产者及时给予退乳措施，遵医嘱给予大剂量雌激素口服，嘱患者少进汤汁等。

第十一章　耳鼻喉科护理

第一节　外耳疾病

一、外耳道炎

外耳道炎是外耳道皮肤或皮下组织广泛的急、慢性炎症。由于在潮湿的热带地区发病率高，因而又被称为"热耳病"。根据病程可将外耳道炎分为急性弥漫性外耳道炎和慢性外耳道炎。较为常见的是急性弥漫性外耳道炎。

（一）病因

1. 温度与湿度

温度升高，空气湿度大，影响腺体分泌，降低局部防御能力。

2. 外耳道局部环境改变

外耳道局部环境的改变，如游泳、洗头或沐浴时水进入外耳道，浸泡皮肤，角质层被破坏，微生物侵入。同时改变了外耳道酸性环境使外耳道抵抗力下降。

3. 外耳道皮肤损伤

挖耳时损伤外耳道皮肤，引起感染。

4. 中耳炎

中耳炎分泌物的持续刺激使皮肤损伤感染。

5. 全身性疾病

全身性疾病使身体抵抗力下降，引起外耳道感染，如糖尿病、慢性肾炎、内分泌紊乱、贫血等。

（二）治疗原则

清洁外耳道，使局部干燥和引流通畅，并使外耳道处于酸性环境。合理使用敏感抗生素。外耳道红肿严重时，可用消炎消肿纱条置于外耳道。耳痛剧烈时可适当予以止痛剂。

（三）护理评估

1. 健康史

（1）评估患者耳部不适及疼痛、分泌物流出发生和持续的时间。

（2）有无明显诱因如挖耳损伤皮肤，游泳、洗头时污水进入外耳道等。

（3）有无全身性疾病史，如糖尿病、慢性肾炎、内分泌紊乱、贫血等。

2. 身体状况

（1）急性外耳道炎：①发病初期耳内有灼热感，随后疼痛剧烈，甚至坐卧不宁，咀嚼、说话、牵拉耳郭、按压耳屏时加重，伴有外耳道分泌物。②外耳道皮肤弥漫性肿胀、充血。③可伴发热，耳周淋巴结肿大。

（2）慢性外耳道炎：①自觉耳痒不适，可有少量分泌物流出。游泳、洗头或耳道损伤可使之转为急性。②检查可见外耳道皮肤增厚，有痂皮附着，去除后皮肤呈渗血状。耳道内可有少量稠厚或豆腐渣样分泌物。

3. 辅助检查

（1）耳窥镜检查，了解外耳道皮肤肿胀及鼓膜情况。

（2）分泌物细菌培养和药敏试验。

4. 心理社会状况

评估患者的文化层次、职业、卫生习惯、居住环境等。

（四）护理措施

1. 心理护理

向患者简单说明发病的原因和治疗的情况，并告知患者不要担心，密切配合医师治疗，使病情得到控制。

2. 用药护理

根据医嘱使用敏感抗生素，全身或局部使用，控制炎症。外耳道红肿可根据医嘱局部覆用鱼石脂甘油，消炎消肿。耳痛剧烈影响睡眠时，按医嘱给予止痛药和镇静剂。进食流质或半流质食物，减少咀嚼引起的疼痛。

3. 耳道清洁

仔细清除耳道内分泌物，可用无菌棉签蘸生理盐水擦拭，并教会患者或家属正确擦拭的方法，以保持局部清洁干燥，减少刺激，又不会损伤外耳道。

4. 健康指导

（1）教会患者或家属正确滴耳药的方法。

（2）用药后如有耳部症状加重，应及时就医，确定是否局部药物过敏。

（3）无论慢性或急性外耳道炎，均应坚持治疗至完全治愈，防止复发或迁延不愈。

（4）加强个人卫生，经常修剪指甲，避免挖耳损伤皮肤。

（5）炎症期间不要从事水上运动。

（6）游泳、洗头、沐浴时不要让水进入外耳道，如有水进入外耳道内，可用无菌棉签或柔软纸巾放在外耳道口将水吸出。或患耳向下，蹦跳几下，让水流出后擦干。保持外耳道清洁干燥。

（7）如有中耳疾病，应积极治疗。

（8）积极治疗全身性疾病。

二、外耳湿疹

外耳湿疹是发生在外耳道、耳郭、耳周皮肤的变态反应性皮炎。

（一）病因

病因不清，可能与变态反应因素、神经功能障碍、内分泌功能失调、代谢障碍、消化不良等因素有关。引起变态反应的因素可为食物（如牛奶、海鲜等）、吸入物（如花粉、动物的皮毛、油漆等）、接触物（如药物、化妆品、化纤织物、助听器的塑料外壳、眼镜架、肥皂、化学物质等）等，也可从头面部和颈部皮炎蔓延而来，潮湿和高温常是诱因。外耳道湿疹还可由化脓性中耳炎的脓性分泌物持续刺激引起。

（二）治疗原则

去除过敏原，口服抗过敏药，局部对症治疗。有继发感染加用抗生素。

（三）护理评估

1. 健康史

（1）评估患者外耳不适和出现红斑、丘疹、水疱等症状的时间，发作的频次。

（2）了解患者有无上述诱因或过敏体质等。

2. 身体状况

急性期主要表现为外耳奇痒、灼热感、有渗液。外耳皮肤红肿、红斑、粟粒状丘疹、小水疱等，慢性期患处皮肤增厚、粗糙、皲裂、有脱屑和色素沉着。易反复发作。

3. 心理社会状况

评估患者的年龄、性别、文化层次、职业、生活习惯、饮食习惯、生活和工作环境等。

（四）护理措施

1. 用药护理

根据医嘱指导患者服用抗过敏药和抗生素，减轻不适反应。

2. 局部用药

根据医嘱指导患者局部用药的方法，如下。

（1）急性期渗液较多时，用炉甘石剂清洗渗液和痂皮后，用 3% 硼酸溶液湿敷 1~2 天。干燥后可用 10% 氧化锌软膏涂擦。

（2）亚急性湿疹渗液不多时局部涂擦 2% 甲紫溶液。

（3）慢性湿疹局部干燥时，局部涂擦 10% 氧化锌软膏、抗生素激素软膏或艾洛松软膏等。干痂较多时先用双氧水清洗局部后再用上述膏剂。皮肤增厚者可用 3% 水杨酸软膏。

3. 饮食护理

进清淡饮食，禁忌食用辛辣、刺激或有较强变应原食物，如牛奶、海鲜类等。

4. 心理护理

向患者讲解发病的原因和治疗的方法、效果等预防再次发作的措施，使患者情绪稳定，密切配合医师治疗。

5. 耳道清洁

对慢性化脓性中耳炎患者尤应注意清除外耳道脓液，减少刺激。保持耳郭清洁干燥。

6. 健康指导

（1）嘱患者不要搔抓挖耳，不用热水肥皂擦洗患处。

（2）根据医嘱坚持用药和复诊，积极治疗慢性化脓性中耳炎、头颈面部湿疹。

（3）加强个人卫生，经常修剪指甲，避免挖耳损伤皮肤。

（4）不进行水上运动，洗头洗澡时注意保护耳郭。

（5）避免食用鱼、虾、海鲜类、牛奶等易过敏食物，不吃辛辣、刺激性食物。

（6）避免接触变应原物质，如化妆品、耳环、油漆和化纤织物等。

（7）锻炼身体，均衡营养，充足睡眠，提高机体抵抗力。

三、外耳道异物

外耳道异物多见于小儿，以学龄前儿童为最多。

（一）病因

（1）儿童将豆类、小珠粒等塞入外耳道。

（2）成人挖耳时将纸条、棉花球等不慎留在外耳道内。

（3）工作中因意外事故发生，将小石块、铁屑、木屑等飞入耳内。

（4）医师在对患者治疗时误留棉花或纱条在耳内。

（5）小飞虫等误入耳内。

（二）治疗原则

据异物大小、形状、性质和部位，采用不同的取出方法，并以不造成感染和损伤为原则。

（三）护理评估

1. 健康史

（1）评估患者耳内不适和疼痛发生的时间，有无异物进入及何种异物，它的形状和性质等。

（2）询问患者有无挖耳习惯或耳外伤史。

2. 身体状况

（1）小的非生物性异物可无症状，也可引起轻度耳内不适。

（2）遇水膨胀的异物在耳道内会很快引起胀痛或感染，疼痛剧烈，小儿会哭闹不停，并常以手抓挠患耳。

（3）昆虫等进入耳道，可引起疼痛、奇痒、噪声，甚至损伤鼓膜。

（4）异物刺激外耳道和鼓膜会引起反射性咳嗽或眩晕。

3. 辅助检查

耳镜检查了解异物的大小、性质、形状和位置。

4. 心理社会状况

评估患者的年龄、性别、文化层次、职业、生活习惯、生活环境、卫生习惯、对疾病的认知等。

（四）护理措施

1. 心理护理

向患者或小孩家属简单说明取异物的过程，可能出现的不适及如何与医师密切配合，对儿童应采取鼓励亲切的语言，减轻其恐惧感。

2. 异物取出

协助医师用合适的器械和正确的方法取出异物。如对活动的昆虫类异物，可先用油类滴入耳道内，将其杀死，再行取出或冲出。对较大或嵌顿的异物，需在全麻下取出。取异物的过程尽量避免损伤外耳道，如损伤无法避免，根据医嘱局部使用抗生素。

3. 健康指导

（1）指导家长不要把容易误塞入耳内的小玩具或小球类物品放在小孩容易拿得到的地方。

（2）因工作场所容易飞入铁屑或木屑者，应有保护意识，戴防护帽。

（3）如有小飞虫飞入耳内，应及时到专科医院取出，不要自行挖耳，防止残体遗留耳内引起感染。

（4）成人挖耳时不要将棉签等放入外耳道过深。

四、耵聍栓塞

由于耵聍在外耳道内积聚较多，形成较硬的团块，阻塞外耳道，称耵聍栓塞。

（一）病因

（1）尘土杂物进入外耳道构成耵聍的核心。

（2）习惯性挖耳，反复将耵聍块推向外耳道深部。

（3）外耳因各种刺激如炎症等致耵聍腺分泌过多。

（4）外耳道畸形、狭窄、肿瘤、异物等妨碍耵聍向外脱落。

（5）老年人肌肉松弛，下颌关节运动无力，外耳道口塌陷影响耵聍向外脱落。

（6）油性耵聍或耵聍变质。

（二）治疗原则

根据耵聍阻塞的部位、大小及性质采取不同的取出方法，并以保护外耳道和鼓膜为原则。常用方法是：①耵聍钩取出法。②外耳道冲洗法。③吸引法。

（三）护理评估

1. 健康史

（1）评估患者耳部不适、闷胀感持续的时间。

（2）了解患者有无挖耳、异物飞入耳内、外耳道畸形、狭窄、外伤史等。

2. 身体状况

（1）耳内不适，局部瘙痒感。

（2）耵聍完全阻塞外耳道，引起耳闷胀不适，伴听力下降，可有与脉搏一致的搏动性耳鸣。

（3）耳道内进水后，耵聍膨胀引起耳道胀痛。

（4）耳镜检查可见外耳道内棕黑色团块，质地不一。

3. 辅助检查

听力检查示传导性听力损失。

4. 心理社会状况

评估患者的年龄、文化层次、卫生习惯、饮食习惯、对疾病的认知状况等。

（四）护理措施

1. 耵聍取出

向患者解释耳部不适的原因及处理方法，配合医师采用正确方法将耵聍取出，取出过程预防外耳道和鼓膜损伤。

2. 滴耳指导

对需先用滴耳剂软化耵聍的患者，应教会患者或家属正确滴耳的方法，并告知患者，滴软化剂后，耳部胀痛感会加重，是正常反应，不必紧张。

3. 外耳道冲洗

耵聍软化后按外耳道冲洗法将耵聍冲洗干净。患者取坐位，解释操作目的和注意事项，取得配合。检查耵聍的位置、大小，确定耳膜完整，中耳无炎症，可以冲洗。将弯盘置于患耳耳垂下方，紧贴皮肤，头稍向患侧倾斜，协助医师固定弯盘。左手向后上方牵拉耳郭（小儿向后下方），右手将吸满温生理盐水、装有塑料管的橡皮球对准外耳道后上壁方向冲洗，使水沿外耳道后上壁进入耳道深部，借回流力量冲出耵聍。用纱布擦干耳郭，用铁棉签擦净耳道内残留的水，检查外耳道内是否清洁，如有耵聍残留，可再次冲洗至彻底冲净为止。

4. 健康指导

（1）养成良好的卫生习惯，避免用手挖耳。

（2）耵聍聚积较多，不易脱落时，应及时到专科医院取出，防止外耳道堆积过多，形成胆脂瘤。

（3）耵聍取出之后的短时期内，如有声响过高时，可用无菌棉花松松塞在外耳道口，半天到一天后取出。

（4）对皮脂腺分泌旺盛的患者，建议其减少食物中油脂的摄入。外耳道炎症患者积极治疗。

第二节　中耳疾病

一、分泌性中耳炎

分泌性中耳炎是以中耳积液（包括浆液、黏液、或浆黏液）及听力下降为主要特征的中耳非化脓性炎性疾病。可分为急性和慢性两种。急性中耳炎症未愈、病程大于 8 周者称为慢性分泌性中耳炎。

（一）病因

尚不完全明了。可能与咽鼓管功能障碍、感染、免疫反应等有关。

（二）治疗原则

清除中耳积液（鼓膜穿刺抽液、鼓膜切开、鼓室置管术等）；控制感染，改善咽鼓管通气引流，病因治疗。

（三）护理评估

1. 健康史

了解病程，询问患者发病前有无感冒、腺样体肥大、鼻炎、鼻窦炎、中耳感染等，近期有无乘坐飞机。

2. 身体状况

（1）听力下降：急性发病者大多于感冒后有听力减退，听力可因头位不同而改变。慢性者起病隐匿。

（2）耳痛：急性者可有隐隐耳痛，慢性者耳痛不明显。

（3）耳鸣：有"噼啪"声、"嗡嗡"声及流水声等。当头部震动时耳内可有气过水声。

（4）耳内闭塞感：本病尚有耳内闭塞或闷胀感，按压耳屏后可暂时减轻。

3. 辅助检查

(1) 耳镜检查：急性期可见鼓膜充血、内陷；鼓室积液时可见液平面或鼓膜呈淡黄、橙红或琥珀色。慢性者鼓膜可呈灰蓝或乳白色。

(2) 听力测试：示传导性聋。

(3) 声阻抗测定：鼓室压曲线常呈平坦型或高负压型。

(4) 乳突 X 线检查：多发现乳突气房模糊，密度增加。

(5) 鼓膜穿刺：可抽出积液。

4. 心理社会状况

评估患者年龄、性别、文化层次、对疾病的认知、家庭功能状况、情绪反应等。

(四) 护理措施

1. 心理护理

向患者及其家人介绍本病的致病原因和各种治疗方法，增强患者信心，使其积极配合治疗。

2. 用药护理

遵医嘱给予抗生素类、类固醇激素类药物以控制感染，减轻炎性渗出和机化。注意观察用药效果和不良反应。

3. 滴鼻指导

教会患者正确的滴鼻药方法，遵医嘱给予 1% 的麻黄碱滴鼻，保持鼻腔及咽鼓管通畅。

4. 操作配合

行咽鼓管吹张时，应先清除鼻腔分泌物。行鼓膜穿刺抽液时，严格按操作规程执行。行鼓膜切开或鼓室置管术者，向其解释目的及注意事项，以利其配合。

5. 健康指导

(1) 加强体育锻炼，增强体质，防止感冒。乘飞机起飞或降落时，做吞咽或张口说话动作，使咽鼓管两侧压力平衡。

(2) 嘱患者积极治疗鼻咽部疾病，如腺样体肥大、鼻窦炎、扁桃体炎等。

(3) 对 10 岁以下儿童告知家长定期行筛选性声阻抗检测。

(4) 掌握正确的擤鼻方法，压一侧鼻翼擤出或吸至咽部吐出。

(5) 行鼓室置管术后，勿自行用棉棒擦拭外耳道，以防小管脱出。通气管取出前或鼓膜切开者，禁止游泳及淋浴，以防耳内进水，导致中耳感染。

(6) 本病急性期，应尽早、彻底治愈，以免迁延成慢性。

二、急性化脓性中耳炎

急性化脓性中耳炎是中耳黏膜的急性化脓性炎症。

(一) 病因

主要致病菌为肺炎链球菌、流感嗜血杆菌、乙型溶血性链球菌、葡萄球菌及铜绿假单胞菌等。感染途径以咽鼓管途径为最常见，也可经外耳道鼓膜途径感染，血行感染者极少见。

(二) 治疗原则

控制感染、通畅引流、去除病因。

（三）护理评估

1. 健康史

评估患者是否有上呼吸道感染和传染病史。近期是否接受过鼓膜穿刺或置管、咽鼓管吹张等治疗。了解擤鼻习惯、婴幼儿吮乳姿势以及是否有污水入耳等情况。

2. 身体状况

（1）耳痛：早期患者感耳深部锐痛或搏动性跳痛，疼痛可向同侧头部或牙齿放射。鼓膜穿孔流脓后疼痛减轻。

（2）耳鸣及听力减退：患耳可有搏动性耳鸣，听力逐渐下降。耳痛剧烈者，轻度的耳聋可不被察觉。鼓膜穿孔后听力反而提高。

（3）耳漏：鼓膜穿孔后耳内有液体流出，初为血水脓样，以后变为脓性分泌物。

（4）全身症状：轻重不一。可有畏寒、发热、怠倦、食欲减退。小儿症状较成人严重，可有高热、惊厥，常伴有呕吐，腹泻等消化道症状。鼓膜穿孔后，体温逐渐下降，全身症状亦明显减轻。

3. 辅助检查

（1）耳镜检查：可见鼓膜充血、肿胀，鼓膜穿孔后可见穿孔处有搏动亮点，为脓液从该处涌出。

（2）耳部触诊：乳突部可有轻压痛，鼓窦区较明显。

（3）听力检查：多为传导性聋。

（4）血常规检查：显示白细胞总数和多形核白细胞增加，鼓膜穿孔后血象恢复正常。

（5）乳突 X 线检查：乳突部呈云雾状模糊，但无骨质破坏。

4. 心理社会状况

注意评估患者的年龄、文化层次、生活习惯、心理状态及对疾病的认知程度。

（四）护理措施

1. 用药护理

（1）遵医嘱给予足量广谱抗生素控制感染，同时观察药物的疗效及不良反应。

（2）耳痛剧烈者，遵医嘱酌情应用镇静、止痛药物。

（3）观察体温变化，高热者给予物理降温或遵医嘱使用退热药。

2. 滴耳护理

正确使用滴耳药。禁止使用粉剂滴耳，以免其与脓液结块而影响引流。

3. 滴鼻护理

并发上呼吸道感染或有鼻炎鼻窦炎者给予血管收缩药滴鼻，以利咽鼓管引流通畅。

4. 病情观察

注意观察耳道分泌物性质、量和伴随症状，注意耳后是否有红肿、压痛。如出现恶心、呕吐、剧烈头痛、烦躁不安等症状时，应警惕并发症的发生。必要时配合医师做鼓膜切开术，以利排脓。

5. 饮食护理

注意休息，多饮水，进食易消化营养丰富的软食，保持大便通畅。

6. 健康教育

（1）告知正确的擤鼻方法，指导母亲采取正确的哺乳姿势。

（2）及时清理外耳道脓液，指导正确的滴耳药方法。嘱患者坚持治疗，按期随访。

（3）有鼓膜穿孔或鼓室置管者避免游泳等可能导致鼓室进水的活动。禁滴酚甘油。

（4）加强体育锻炼，增强抗病能力，做好各种传染病的预防接种工作。患上呼吸道感染等疾病时积极治疗。

三、急性坏死性中耳炎

急性坏死性中耳炎是中耳黏膜、鼓膜和听小骨急性的严重破坏，炎症深达骨质。

（一）病因

常为小儿流感、麻疹尤其是猩红热的并发症。

（二）治疗原则

全身应用大剂量抗生素控制感染，手术引流、清除病灶。

（三）护理评估

1. 健康史

评估近期有无患流感或猩红热、麻疹等传染病等。

2. 身体状况

与急性化脓性中耳炎类似，但程度更严重。听力下降明显，鼓膜穿孔较大，鼓室内常伴有肉芽形成，脓液稀，有臭味。

3. 辅助检查

（1）耳镜检查：可见鼓膜穿孔较大，多呈肾形。

（2）听力检查：常为较严重的传导性耳聋。

（3）乳突 X 线或颞骨 CT 检查：显示听骨链、乳突气房、鼓室和乳突天盖及乙状窦骨质破坏。

4. 心理社会状况

评估患者的年龄、文化层次、生活习惯和心理状况及家属的支持情况等。

（四）护理措施

1. 心理护理

耐心倾听患者主诉，向患者和家属讲解疾病发生的原因和治疗方法，消除其紧张焦虑情绪，鼓励患者积极配合治疗。

2. 用药护理

遵医嘱给予大剂量广谱抗生素控制感染，注意药物的疗效及不良反应。

3. 疼痛护理

评估患者疼痛程度，给予精神安慰，分散注意力，必要时按医嘱给予镇痛剂。

4. 滴鼻、滴耳护理

正确使用滴鼻药和滴耳药。鼓膜穿孔、持续流脓者可局部滴用无耳毒性抗生素，如泰利必妥滴耳液，滴前先用 3% 过氧化氢溶液清洗外耳道脓液。

5. 病情观察

注意观察病情变化，注意有无恶心、呕吐、头痛、表情淡漠或耳后红肿、明显压痛等症状，防止发生颅内、外并发症。

6. 健康教育

（1）向患者及家属讲解疾病的危害，嘱患者积极治疗，按期随访，病情变化时及时就医。

（2）告知鼓膜穿孔或鼓室成形术后不宜游泳，洗头和沐浴时可用干棉球塞于外耳道口，谨防污水流入耳内。

（3）忌用氨基糖苷类抗生素滴耳液（如新霉素、庆大霉素等）滴耳，以防耳中毒。

（4）行鼓室成形术患者术后 2～3 个月内不要乘坐飞机，以防气压突然变化影响手术效果。并告知其术后 3 个月耳内会有少量渗出，此为正常现象，注意保持外耳道清洁，防止感染。

（5）加强锻炼，增强机体抵抗力，认真做好各种传染病的预防接种工作。

四、慢性化脓性中耳炎

急性化脓性中耳炎病程超过 6～8 周时，病变侵犯中耳黏膜、骨膜或深达骨质，造成不可逆损伤，常合并存在慢性乳突炎，此谓慢性化脓性中耳炎。

（一）病因

与急性化脓性中耳炎治疗不及时或用药不当，全身或局部抵抗力下降，致病菌毒力过强，鼻、咽部存在慢性病灶致中耳炎反复发作等有关。

（二）治疗原则

去除病因、控制感染、通畅引流、消除病灶、提高听力。

（三）护理评估

1. 健康史

认真评估患者是否曾患急性化脓性中耳炎，是否有鼻咽部慢性疾患，是否有免疫力低下等情况。

2. 身体状况

可分为三型，即单纯型、骨疡型、胆脂瘤型。

（1）单纯型：间歇性耳流脓，量多少不等。脓液呈黏液性或黏脓性，一般不臭，鼓膜穿孔常呈中央性。听觉损伤为轻度传导性耳聋。

（2）骨疡型：耳持续性流脓，脓液黏稠，常有臭味，可有血丝或耳内出血。鼓膜边缘性穿孔、紧张部大穿孔或完全缺失。患者多有较重的传导性耳聋。

（3）胆脂瘤型：长期耳流脓，脓量多少不等，有特殊臭味。鼓膜松弛部穿孔或紧张部后上方边缘性穿孔。听力检查一般为不同程度的传导性耳聋。

（4）颅内并发症：患者可有头痛、恶心、呕吐、发热等症状，示炎症已由骨质破坏向颅内扩散。胆脂瘤型慢性化脓性中耳炎最易出现颅内并发症。

3. 辅助检查

（1）耳镜检查：可见鼓膜穿孔大小不等，可分为中央性和边缘性两种。穿孔处可见鼓室内壁黏膜充血、肿胀或有肉芽、息肉循穿孔伸展于外耳道。鼓室内或肉芽周围及外耳道有脓性分泌物。

（2）听力检查：显示传导性或混合性耳聋，程度轻重不一，少数可为重度感音性听力丧失。

（3）乳突 X 线或颞骨 CT 检查：单纯型无骨质破坏征。骨疡型有骨质破坏征象。胆脂瘤型可见圆形或椭圆形透亮区。

4. 心理社会状况

注意评估患者的文化层次、性格特征、对疾病的认知程度等。

（四）护理措施

1. 滴耳、滴鼻护理

按医嘱指导患者正确使用滴耳液，用药前先用 3‰过氧化氢溶液彻底清洗外耳道内脓液，然后再滴用抗生素耳剂。正确使用 1‰麻黄碱液滴鼻，保持咽鼓管通畅。

2. 病情观察

密切观察病情变化，注意有无头痛、恶心、呕吐、发热及耳后红肿、明显压痛等症状，防止发生颅内、外并发症。对疑有颅内并发症者，禁止使用止痛、镇静类药物，以免掩盖症状。应密切观察生命体征变化，及时、准确使用降压药物，全身使用足量抗生素，保持大便通畅，以防止发生脑疝。

3. 健康教育

（1）向患者及家属讲解慢性化脓性中耳炎的危害，特别是引起颅内、外并发症的严重性，引起患者对疾病治疗的重视。嘱患者积极配合治疗，按期随访，病情变化时及时就医。

（2）教会患者正确的滴耳和洗耳方法及注意事项。忌用氨基糖苷类抗生素滴耳液（如新霉素、庆大霉素等）滴耳，以防耳中毒。脓液多或穿孔小者，忌用粉剂，以免影响引流。

（3）加强锻炼，增强机体抵抗力，积极治疗鼻咽部慢性疾患。

第三节　内耳疾病

一、耳硬化症

耳硬化症是内耳骨迷路发生反复的局灶性吸收并被富含血管和细胞的海绵状新骨所代替，继而血管减少，骨质沉着，形成骨质硬化病灶而产生的疾病。好发于前庭窗前区和圆窗边缘。好发年龄为 20～40 岁，女性多于男性。

（一）病因

尚无定论，可能与遗传、种族、代谢紊乱及内分泌障碍等因素有关。

（二）治疗原则

各期镫骨硬化患者以手术治疗为主，可采用镫骨部分或全部切除、人工镫骨术等。另可选配助听器和采用药物治疗。据报道氟化钠肠衣片、硫酸软骨素片等药物对本病有一定的防治作用。

（三）护理评估

1. 健康史

仔细询问患者是否有代谢紊乱、内分泌障碍等疾病，家族中是否有类似病例，女性患者是否怀孕。

2. 身体状况

(1) 缓慢进行性听力下降：可因妊娠、分娩、外伤、过劳及烟酒过度等而致听力减退加剧。

(2) 耳鸣：一般以"轰轰"或"嗡嗡"低音调为主，可为持续性或间歇性。

(3) 韦氏错听（闹境返聪）：在嘈杂环境中，患者的听觉反较在安静环境中为佳，此现象称为韦氏错听。

(4) 眩晕：少数患者在头部活动时出现轻度短暂眩晕。

3. 辅助检查

(1) 耳镜检查：可见外耳道宽大，皮肤菲薄，鼓膜完整，标志清楚，可见 Schwartze 征。

(2) 听力检查：可表现为单纯传导性聋或伴有不同程度耳蜗功能损失之混合性聋。

(3) 声导抗测试：显示 A 型鼓室导抗图。

(4) 颞骨 CT 扫描：明确病变部位。

4. 心理社会状况

注意评估患者的性别、年龄、文化层次、对疾病的认知程度以及压力应对方式等。

(四) 护理措施

1. 心理护理

多与患者接触，了解患者焦虑的原因、程度，让家人经常探望和陪伴患者。告知其治疗方法和目的，鼓励患者勇敢面对疾病，积极配合治疗。

2. 安全护理

注意患者安全，避免车辆等物体的撞击。外出检查和活动要有人陪伴。在可能出现危险的地方安置警示牌。

3. 佩戴助听器

不宜手术或不愿意接受手术的患者，可佩戴助听器。应告知患者助听器的类型、适配对象和佩戴效果，协助患者选配合适的助听器。

4. 健康教育

(1) 佩戴助听器的患者应每天清洗耳模和套管，耳部感染时不可佩戴。不用时关闭助听器，准备备用电池，夜间将电池盖打开，以免漏电。

(2) 口服氟化钠肠衣片等药物者应注意饭后服用。

(3) 手术后注意休息，避免剧烈活动，尤其是头部过度晃动和撞击。

(4) 伤口未愈不可洗头，以防污水流入耳内。

(5) 注意保暖，防止感冒，防止致病菌进入鼓室。

二、梅尼埃病

梅尼埃病是一种原因不明的以膜迷路积水为主要病理特征，以发作性眩晕、波动性耳聋、耳鸣、耳内胀满感为临床特征的内耳疾病。多见于 50 岁以下的中青年。

(一) 病因

病因未明，主要学说有耳蜗微循环障碍，内淋巴液生成、吸收平衡障碍，变态反应与自身免疫异常，另外可能与遗传、病毒感染等有关。

（二）治疗原则

采用以调节自主神经功能、改善内耳微循环以及解除迷路积水为主的药物综合治疗或手术治疗。手术有保存听力的颈交感神经节普鲁卡因封闭术、内淋巴分流术、前庭神经切除术及非听力保存的迷路切除术等。

（三）护理评估

1. 健康史

评估患者是否患过各种耳病，有无其他自身免疫性疾病，有无家族遗传史，有无反复发作的眩晕、耳鸣和听力障碍等情况。

2. 身体状况

（1）眩晕：多为无先兆突发旋转性眩晕，伴有恶心、呕吐、面色苍白、出冷汗、脉迟缓、血压下降等症状。

（2）耳鸣：多出现在眩晕发作之前，眩晕发作时加剧，间歇期自然缓解，但常不消失。

（3）耳聋：一般为单侧，多次发作后明显。发作期加重，间歇期减轻，呈明显波动性听力下降，耳聋随发作次数增加而加重。

（4）耳胀满感：发作期患侧头部或耳内有胀满、沉重或压迫感，有时感耳内灼热或钝痛。

3. 辅助检查

（1）耳镜检查：鼓膜多正常，咽鼓管功能良好。

（2）听力检查：呈感音性聋，多年长期发作者可能呈感音神经性聋。

（3）前庭功能试验：早期患者前庭功能正常或轻度减退。发作期可见自发性水平型或水平旋转型眼震，发作过后，眼震逐渐消失。多次发作后，可出现向健侧的优势偏向。晚期出现半规管轻瘫或功能丧失。

（4）甘油试验：阳性反应提示耳聋系膜迷路积水引起。

（5）颞骨 CT 扫描：偶显前庭导水管周围气化差，导水管短而直。

4. 心理社会状况

注意评估患者的年龄、文化层次、心理状况及对本病的认知程度。

（四）护理措施

1. 心理护理

向患者讲解本病的有关知识，使其主动配合治疗和护理，消除其紧张、恐惧心理，使之心情愉快、精神放松。对久病、频繁发作、伴神经衰弱者要多作耐心解释，消除其思想负担。心理精神治疗的作用不容忽视。

2. 病情观察

观察眩晕发作的次数、持续时间、患者的自我感觉以及神志、面色等情况。眩晕发作前，可有耳鸣为先发症状。

3. 用药护理

按医嘱给予镇静药、改善微循环药及减轻膜迷路积水等药物，同时观察药物疗效和不良反应，如长期使用利尿剂，应注意补钾。

4. 饮食护理

给予高蛋白、高维生素、低脂肪、低盐饮食，适当减少饮水量。

5. 休息护理

急性发作时应卧床休息，避免意外损伤。休养环境宜暗并保持安静舒适。对症状重或服用镇静药者，起床时动作要慢，下床活动时有人搀扶，防止跌倒。

6. 手术护理

对发作频繁、症状重、保守治疗无效而选择手术治疗者，应告知其手术目的和注意事项，做好各项术前准备，围术期护理按耳科手术患者护理常规。

7. 健康教育

（1）指导患者在治疗的同时配合适当的体育运动，如做呼吸操、散步、做静功等助气血运行的运动，增强体质。

（2）指导患者保持健康的心理状态和良好的生活习惯，起居规律、睡眠充足。戒除烟酒，禁用耳毒性药物。

（3）对眩晕发作频繁者，告知其不要骑车、登高等，以免发生危险。

（4）积极治疗因病毒引起的呼吸道感染及全身性疾病。

第四节　鼻　炎

一、急性鼻炎

急性鼻炎是由病毒感染引起的鼻黏膜急性炎症性疾病，俗称"伤风""感冒"。

（一）病因

主要为病毒感染，继之合并细菌感染。最常见的是鼻病毒，其次是流感和副流感病毒、腺病毒等。病毒主要经飞沫传播，其次是通过被污染的物体或食物进入鼻腔或咽部而传播。病毒常于人体处在某种不利的因素下侵犯鼻黏膜。

1. 全身因素

受凉、过劳、烟酒过度、维生素缺乏、内分泌失调或其他全身性慢性疾病等。

2. 局部因素

鼻中隔偏曲、慢性鼻炎等鼻腔慢性疾病，邻近的感染灶如慢性化脓性鼻窦炎、慢性扁桃体炎以及小儿腺样体肥大或腺样体炎等。

（二）治疗原则

以支持和对症治疗为主，同时注意预防并发症。全身应用抗生素和抗病毒药物，局部使用血管收缩剂滴鼻。

（三）护理评估

1. 健康史

（1）评估患者有无与感冒患者密切接触史。

（2）了解患者最近有无受凉、过劳、烟酒过度等诱因。

（3）了解患者有无全身慢性病或鼻咽部慢性疾病。

2. 身体状况

（1）发病初期鼻内有灼热感、喷嚏，接着出现鼻塞、水样鼻涕、嗅觉减退及闭塞性鼻音。

（2）继发细菌感染后鼻涕变为黏液性、黏脓性，进而脓性。

（3）大多有全身不适、倦怠、发热（37～38 ℃）和头痛等。小儿全身症状较成人重，多有高热（39 ℃以上），甚至惊厥，常出现消化道症状，如呕吐、腹泻等。

（4）鼻腔检查可见鼻黏膜充血、肿胀、总鼻道或鼻底有较多分泌物。

3. 辅助检查

实验室检查可见合并细菌感染者可出现白细胞升高。

4. 心理社会评估

评估患者（家属）对疾病的认知程度、文化层次、卫生习惯、饮食习惯、有无不良嗜好、情绪反应等。

（四）护理措施

1. 饮食护理

嘱患者多饮水，清淡饮食，疏通大便，注意休息。可用生姜、红糖、葱白煎水热服。

2. 用药护理

指导患者正确使用解热镇痛药、抗生素和抗病毒药物。

3. 滴鼻护理

指导患者正确滴鼻，改善不适，也可按摩迎香、鼻通穴，减轻鼻塞。告知患者注意血管收缩剂的连续使用不宜超过 7～10 天。

4. 健康指导

（1）告知患者急性鼻炎易传播给他人，指导其咳嗽、打喷嚏时用纸巾遮住口鼻，急性炎症期间食具与家人分开。室内经常通风换气，不与他人共用毛巾，不到人多的公共场合，与他人接触时尽量戴口罩等，防止传播给他人。

（2）嘱患者平时养成良好的生活习惯，注意保暖，不过度熬夜和烟酒，不挑食，保证营养均衡，适当锻炼身体，讲卫生，积极治疗局部和全身其他疾病，提高机体抵抗力。

（3）指导患者锻炼对寒冷的适应能力，提倡冷水洗脸，冬季增加户外活动。

二、慢性鼻炎

慢性鼻炎是发生在鼻腔黏膜和黏膜下层的慢性炎症。可分为慢性单纯性鼻炎和慢性肥厚性鼻炎。

（一）病因

1. 局部因素

（1）急性鼻炎反复发作或未获彻底治愈。

（2）鼻腔解剖变异及鼻窦慢性疾病。

（3）邻近感染病灶如慢性扁桃体炎、腺样体肥大或腺样体炎。

（4）鼻腔用药不当或过久等。

2. 职业及环境因素

长期或反复吸入粉尘（如水泥、石灰、煤尘、面粉等）或有害化学气体，生活或生产环境中温度和湿度的急剧等。

3. 全身因素

全身因素包括全身慢性疾病如贫血、糖尿病、风湿病、慢性便秘等，营养不良如维生素A、C缺乏，内分泌疾病或失调等。

4. 其他因素

烟酒嗜好、长期过度疲劳、先天或后天性免疫功能障碍。

（二）治疗原则

根除病因，合理应用鼻腔减充血剂，恢复鼻腔通气功能。慢性肥厚性鼻炎可行下鼻甲激光、射频消融术或部分切除术。

（三）护理评估

1. 健康史

（1）评估患者有无鼻咽部的慢性炎症性疾病，有无鼻部长期不当用药等。

（2）了解患者有无贫血、风湿病、慢性便秘等慢性疾病。

（3）评估患者有无长期过劳等诱因。

2. 身体状况

（1）慢性单纯性鼻炎表现为间歇性或交替性鼻塞，较多黏液性鼻涕，继发性感染时有脓涕。鼻黏膜充血、下鼻甲肿胀，表面光滑、柔软而富有弹性，探针轻压可现凹陷，但移开探针则凹陷很快复原，对血管收缩剂敏感。

（2）慢性肥厚性鼻炎呈单侧或双侧持续性鼻塞，通常无交替性。鼻涕呈黏液性或黏脓性，不易擤出。有闭塞性鼻音、耳鸣和耳堵塞感，并伴有头痛、头昏沉、咽干、咽痛。少数患者可能有嗅觉减退。下鼻甲黏膜肥厚、充血，严重者黏膜呈紫红色，黏膜表面不平，探针轻压凹陷不明显，触之有硬实感。对血管收缩剂不敏感。

3. 心理社会评估

评估患者的性别、年龄、文化程度、对疾病的认知程度，患者的心理状况、职业、工作环境及生活习惯等。

（四）护理措施

（1）指导患者正确用药，改善鼻塞、头痛等不适。

（2）嘱患者及时治疗原发病，如全身慢性疾病、鼻窦炎、邻近感染病灶和鼻中隔偏曲等。

（3）增加营养、补充维生素，禁烟、酒，锻炼身体，增强机体的抵抗力。

（4）注意休息，勿过度劳累，远离粉尘或有害化学气体。

第五节　鼻窦炎

鼻窦炎是鼻窦黏膜的炎症性疾病，多与鼻炎同时存在，所以也称为鼻-鼻窦炎，发病率15%左右，是鼻科最常见的疾病之一。

一、急性鼻窦炎

（一）病因

1. 局部因素

鼻腔疾病（如急或慢性鼻炎、鼻中隔偏曲、异物及肿瘤等）、邻近器官的感染病灶（如扁桃体炎、上列第 2 双尖牙和第 1、2 磨牙的根尖感染、拔牙损伤上颌窦等）、直接感染（鼻窦外伤骨折、异物进入窦腔、跳水不当或游泳后用力擤鼻导致污水进入窦腔）、鼻腔填塞物留置过久、气压骤变（航空性鼻窦炎）等。

2. 全身因素

全身因素如过度疲劳、营养不良、维生素缺乏、变应性体质、贫血及糖尿病、内分泌疾病（甲状腺、脑垂体或性腺功能不足）等。

（二）治疗原则

消除病因，清除鼻腔、鼻窦分泌物，促进鼻腔和鼻窦的通气引流，控制感染，防止并发症或病变迁延成慢性鼻窦炎。

1. 全身治疗

全身治疗包括对症处理、抗炎治疗、中医治疗等。

2. 局部治疗

局部治疗包括鼻内用药、上颌窦穿刺冲洗、物理疗法等。

（三）护理评估

1. 健康史

（1）评估患者有无上呼吸道感染史，有无鼻部疾病。

（2）了解患者以往健康状况，有无全身其他疾病。

（3）了解患者最近有无乘坐飞机、潜水或跳水等。

2. 身体状况

（1）全身症状：畏寒、发热、食欲减退、周身不适等。儿童可出现咳嗽、呕吐、腹泻等。

（2）局部症状：①持续性鼻塞，常有闭塞性鼻音。②大量黏液脓性或脓性涕，牙源性上颌窦炎有恶臭脓涕。③涕中带血或自觉有腥臭味。④局部疼痛和头痛。不同鼻窦炎疼痛的程度、位置和规律不同。急性上颌窦炎疼痛部位在颌面部或上列牙，晨起时不明显，后逐渐加重，至午后最明显；急性额窦炎为前额部疼痛，晨起后明显，渐加重，中午最明显，午后渐减轻；筛窦炎为内眦或鼻根处疼痛，程度较轻，晨起明显，午后减轻；蝶窦炎表现为枕后痛或眼深部痛，晨起轻，午后重。

（3）体征：鼻镜检查可见鼻黏膜充血肿胀，中鼻道或嗅裂有脓性分泌物。局部压痛，额窦炎压痛点在眶内上壁，筛窦压痛点在内眦，上颌窦压痛点在犬齿窝。

3. 辅助检查

（1）实验室检查。

（2）鼻内镜检查、鼻窦 X 线或 CT 检查了解炎症程度和范围。

4. 心理社会评估

评估患者的年龄、性别、文化层次、对疾病认知程度、职业、情绪状态、生活方式、饮食习惯等。

（四）护理措施

1. 用药护理

向患者解释疼痛的原因和缓解方法，遵医嘱指导患者正确用药，尤其是抗生素使用要及时、足量、足够时间，不可随意停药，并教会患者正确的点鼻和擤鼻的方法，同时告知患者不宜长期使用鼻内血管收缩剂类药物。

2. 饮食护理

嘱患者注意休息，多饮水，多食柔软易消化、富含维生素的食物，避免辛辣刺激性食物。

3. 健康指导

（1）嘱患者注意生活环境的卫生，保持适宜的温度和湿度，要多开窗通风。

（2）治疗期间要定期随访至痊愈。

（3）对于抵抗力低下或者年老、体弱、婴幼儿，应当注意预防上呼吸道感染，增强体质。

（4）养成良好的生活和饮食习惯，不熬夜，不过度疲劳，饮食均衡，保证营养全面摄入。

（5）对于有鼻部或全身疾病的患者，应嘱其积极治疗原发病。

（6）飞行员、乘务员、潜水员应指导其及时保持鼻窦内外压力平衡的方法。

二、慢性鼻窦炎

急性鼻窦炎反复发作或急性鼻窦炎、鼻炎治疗不当，病程超过 2～3 个月，即为慢性鼻窦炎，以筛窦和上颌窦最为多见。

（一）病因

主要发病因素有细菌感染、变态反应、鼻腔和鼻窦的解剖变异、全身抵抗力差、鼻外伤、异物、肿瘤等。

（二）治疗原则

控制感染和变态反应导致的鼻腔鼻窦黏膜炎症。改善鼻腔鼻窦的通气、引流。病变轻者及不伴有解剖畸形者，采用药物治疗（包括全身和局部药物治疗）即可取得较好疗效；否则应采取综合治疗手段，包括内科和外科治疗。

1. 全身用药

抗生素、糖皮质激素、黏液稀释及改善黏膜纤毛活性药、抗组胺类药物。

2. 局部用药

鼻腔减充血剂、局部糖皮质激素、生理盐水冲洗。

3. 局部治疗

上颌窦穿刺冲洗、额窦环钻引流、鼻窦置换治疗、鼻内镜下吸引。

4. 手术治疗

手术治疗以解除鼻腔鼻窦解剖学异常造成的机械性阻塞、结构重建、通畅鼻窦的通气和引流、黏膜保留为主要原则。

（三）护理评估

1. 健康史

（1）了解患者有无急性鼻窦炎反复发作史，了解其治疗过程。

（2）了解患者有无鼻部其他疾病或全身病。

2. 身体状况

（1）全身症状：可有头昏、易倦、精神抑郁、记忆力减退、注意力不集中等现象。

（2）局部症状：鼻塞；流脓涕，牙源性鼻窦炎时，脓涕多带腐臭味；嗅觉障碍；局部疼痛及头痛，多在低头、咳嗽、用力或情绪激动时症状加重。

（3）后组筛窦炎和蝶窦炎偶可引起视力减损、视野缺损或复视等。

（4）检查可见鼻黏膜充血、肿胀，中鼻道、嗅裂及鼻咽部有脓。

3. 辅助检查

（1）鼻内镜检查和鼻窦 CT 扫描可帮助了解鼻腔解剖学结构异常、病变累积的位置和范围。

（2）细菌培养或免疫学检查可进一步确定鼻窦炎的主要致病因素和特征。

4. 心理社会评估

评估患者年龄、性别、文化层次、对疾病的认知程度、职业、性格特点、生活方式、情绪反应等。

（四）护理措施

1. 鼻腔冲洗指导

向患者解释鼻腔冲洗的目的及操作方法，协助并指导患者进行鼻腔冲洗，使患者熟练掌握正确的冲洗方法。

2. 病情观察

注意观察患者体温变化，有无剧烈头痛、恶性、呕吐等，鼻腔内有无清水样分泌物流出，如发现应及时报告医师处理。

3. 饮食护理

饮食要清淡易消化，禁烟酒，禁辛辣刺激性食物。

4. 健康指导

（1）告知患者尽量克制打喷嚏，如果克制不住，打喷嚏时一定把嘴张大。

（2）告知患者不用手挖鼻，防止损伤鼻黏膜。

（3）防止感冒，避免与患感冒的人接触。冬春季外出时应戴口罩，减少花粉、冷空气对鼻黏膜的刺激。

（4）保持大便通畅，勿用力排便。

（5）定期门诊随访鼻腔黏膜情况，清理痂皮。

第六节　鼻息肉

鼻息肉是鼻、鼻窦黏膜的慢性炎性疾病，以极度水肿的鼻黏膜在中鼻道形成息肉为临床特征。

一、病因

尚未完全清楚。由鼻部黏膜长期水肿所致，以变态反应和慢性炎症为主要原因。

二、治疗原则

现多主张以手术为主的综合治疗，使用糖皮质激素及功能性鼻内镜手术。

三、护理评估

（一）健康史

评估患者以往健康状况，是否有过敏性鼻炎、慢性鼻炎、哮喘史。有无慢性炎症刺激及诱发因素。

（二）身体状况

（1）进行性鼻塞，逐渐转为持续性鼻塞、流涕。有鼻塞性鼻音。

（2）嗅觉障碍及头痛。

（3）外鼻可形成"蛙鼻"。

（4）前鼻镜检查可见鼻腔内有一个或多个表面光滑呈灰白色或淡红色、半透明的新生物，触之柔软，可移动，不易出血，不感疼痛。

（三）辅助检查

（1）鼻内镜检查。

（2）X线鼻窦摄片，明确病变的部位和范围。

（3）病理学检查。

（四）心理社会评估

评估患者的年龄、性别、对疾病的认知程度、文化层次、生活习惯、饮食习惯等。观察患者对疾病的情绪反应。

四、护理措施

（一）心理护理

向患者及家属介绍疾病的特点，治疗方法和一般预后情况，如何预防复发等，使患者增加对疾病的认识，树立战胜疾病的信心。

（二）用药护理

鼓励患者多喝水，口唇干燥时涂以润唇膏。根据医嘱使用糖皮质激素，减轻鼻塞症状，缓解不适。

（三）术前护理

1. 一般准备

（1）术前检查各项检验报告是否正常，包括血尿常规、出凝血试验、肝肾功能、胸片、心电图等，了解患者是否有糖尿病、高血压、心脏病或其他全身疾病，有无手术禁忌证，以保证手术安全。

（2）准备好鼻部CT或X线片。

（3）根据需要完成药物皮肤敏感试验。

（4）预计术中可能输血者，应做好定血型和交叉配血试验。

（5）术前一日沐浴、剪指（趾）甲，做好个人卫生工作。

（6）术前晚可服镇静剂，以便安静休息。

（7）按医嘱予术前用药，并做好宣教工作。

（8）局麻患者术晨可进少量干食。全麻者术前 6 小时开始禁食、禁水。

（9）术前有上呼吸道感染者、女患者月经来潮者，暂缓手术。

（10）术前禁烟酒及刺激性食物。

2. 鼻部准备

（1）剪去术侧鼻毛，男患者需理发，剃净胡须。如果息肉或肿块过大，已长至鼻前庭，则不宜再剪鼻毛。

（2）检查患者有无感冒、鼻黏膜肿胀等急性炎症，如有应待其消失后手术。

（四）术后护理

1. 麻醉护理

局麻患者术后给予半卧位，利于鼻腔分泌物渗出物引流，同时减轻头部充血。全麻按全麻护理常规至患者清醒后，改为半卧位。

2. 用药护理

按医嘱及时使用抗生素，预防感染。注意保暖，防止感冒。

3. 病情观察

注意观察鼻腔渗血情况，嘱患者如后鼻孔有血液流下，一定要吐出，以便观察出血量，并防止血液进入胃内，刺激胃黏膜引起恶心呕吐。24 小时内可用冰袋冷敷鼻部和额部。如出血较多，及时通知医师处理，必要时按医嘱使用止血药，床旁备好鼻止血包和插灯。

4. 饮食护理

局麻患者术后 2 小时、全麻患者术后 3 小时可进温、凉的流质或半流质饮食，可少量多餐，保证营养，避免辛辣刺激性食物。

5. 口腔护理

因鼻腔不能通气，患者需张口呼吸，口唇易干裂，所以要做好口腔护理，保持口腔清洁无异味，防止口腔感染，促进食欲。

6. 病情指导

（1）因鼻腔内有填塞物，患者会感觉非常不舒适，如鼻部疼痛、头痛、头胀、流泪、咽痛、咽干等，向患者解释不舒适的原因、可能持续的时间、适当吸氧、雾花吸入等方法减轻不舒适症状。

（2）叮嘱患者不要用力咳嗽或打喷嚏，以免鼻腔内纱条松动或脱出而引起出血。教会患者如果想打喷嚏，可用手指按人中、作深呼吸或用舌尖抵住硬腭以制止。

（3）鼻腔填塞纱条者，第二天开始滴液状石蜡以润滑纱条，便于抽取。纱条抽尽后改用呋麻滴鼻液，防止出血并利于通气。

（五）健康指导

（1）保持良好的心理状态，避免情绪激动，适当参加锻炼。

（2）选择含有丰富维生素、蛋白质的饮食增强机体抵抗力，促进疾病康复。

（3）避免挤压、挖鼻、大力擤鼻等不良习惯。

（4）冬春季外出时可戴口罩，减少花粉、冷空气对鼻黏膜的刺激。

（5）遵医嘱按时正确做鼻腔冲洗，定时服药、滴鼻。

（6）尽量避免上呼吸道感染，减少对鼻腔的强烈刺激。

（7）术后定期进行窥镜检查。

（8）2个月内避免游泳。

第七节　鼻出血

鼻出血又称鼻衄，是临床常见症状之一，冬季好发。儿童及青壮年的出血部位大多在鼻中隔前下部的易出血区（Little区）；中老年人，尤其是伴有高血压和动脉硬化的男性，出血部位多见于鼻腔后部，位于下鼻甲后端附近的鼻咽静脉丛。

一、病因

（一）局部原因

局部原因包括外伤、解剖异常、鼻部炎性疾病、鼻腔异物、肿瘤、动脉瘤等。

（二）全身原因

1. 心血管疾病

心血管疾病如高血压、动脉硬化等。

2. 血液病

血液病如血小板减少性紫癜、白血病、再生障碍性贫血、血友病、大量应用抗凝血药物等。

3. 其他

如滥用酒精、发热性传染病（流感、鼻白喉、麻疹、疟疾、猩红热、伤寒及传染性肝炎）、毒性药物（磷、汞、砷、苯）、内分泌失调、遗传性出血性毛细血管扩张症等。

二、治疗原则

（一）止血

首先止血，再对病因检查和治疗。临床上常用的止血方法包括烧灼法、电灼法、鼻腔填塞法、血管结扎法、血管栓塞法等。

（二）全身治疗

较严重的鼻出血可予以镇静剂、止血剂、维生素、抗生素全身用药。有贫血或休克者应纠正贫血或抗休克治疗。

三、护理评估

（一）健康史

（1）评估患者的既往史，有无出血的全身或局部诱因。

（2）了解患者出血的频率、量等情况。

（二）身体状况

（1）轻者可仅为涕中带血或仅少量从前鼻孔滴出；重者一侧或双侧鼻腔血流如注，同时经口涌出。

（2）可伴有病因本身的临床表现。如头鼻部创伤、医源性损伤、鼻－鼻窦肿瘤或鼻咽和鼻颅底肿瘤以及其他全身性疾病等。

（3）反复多次或大量出血表现为贫血、休克等。

（三）辅助检查

（1）鼻镜、间接鼻咽镜、纤维鼻咽镜的检查。

（2）鼻窦 X 线摄片或 CT 扫描可明确出血部位。

（3）实验室检查了解患者全身情况。

（四）心理社会评估

评估患者的年龄、性别、文化层次、对疾病的认知程度、情绪反应等，还应评估家属的心理状态和认知程度。

四、护理措施

（一）心理护理

医护人员应耐心安慰患者，消除恐惧，安定情绪，使其沉着镇静地配合治疗，防止因情绪波动加重出血，同时做好家属的解释工作，及时更换污染的衣服、被褥，避免对患者产生不良刺激。

（二）病情观察

严密观察血压、脉搏、呼吸、神志及出血情况，评估出血量。及时配合医师为患者采取合适的方法止血。外伤所致鼻出血要注意呼吸道通畅，及时解除呼吸道梗阻，必要时吸氧。

（三）一般护理

（1）鼻腔填塞后应避免打喷嚏，防止填塞物脱出而引起出血。

（2）鼻腔纱条应在 24～48 小时抽出，一般不超过 72 小时，严重者可用碘仿纱条填塞 5～7 天。

（3）鼻内镜下电灼止血者术后注意观察患者有无再次出血，按医嘱使用滴鼻药，注意卧床休息，进温凉半流质，教会患者避免打喷嚏的方法。

（4）行血管结扎术或血管栓塞术者，按照相应的手术前后护理措施，注意观察手术效果和术后有无并发症出现，及时通知医师处理。

（四）用药护理

建立静脉通道，遵医嘱输液或输血，补充血容量。高血压所致鼻出血，遵医嘱应用降压药、注意全身护理、预防合并症。按医嘱使用抗生素，做好口腔护理，防止感染。准备好抢救物品及药品，如吸引器、鼻内镜及光源、止血油纱条、止血药、升压药、备血等。

（五）体位护理

填塞止血后应取半坐位，如患者虚弱，为防止休克发生可给予平卧位，活动性出血时，应绝对卧床休息。

（六）饮食护理

鼻出血患者给予冷流食或温半流食，止血后给高蛋白、高维生素饮食，补充含铁食物，必要时给予铁剂。预防便秘，以免用力大便诱发鼻出血。

（七）休息环境

创造清洁、安静、舒适的环境，避免噪声刺激，病室应避光通风，温度适宜。

（八）健康指导

（1）嘱患者保持良好的心理状态，避免紧张激动的情绪，预防鼻出血再次发生。

（2）注意合理的饮食搭配，选择富含铁、蛋白质、维生素、纤维素的食物，保持大便通畅。避免辛辣刺激性食物。

（3）避免挤压碰撞鼻部，改掉挖鼻、用力擤鼻等不良习惯。指导正确滴鼻的方法。

（4）积极治疗原发病，定时监测血压。

（5）教会患者少量鼻出血的紧急处理方法手指捏紧两侧鼻翼10～15分钟，同时用冷水袋或湿毛巾敷前额和后颈，身体放松，口腔里有血液应吐出勿咽下；如果出血量多，不能止住，应及时来院急诊。

第八节　喉　炎

一、急性喉炎

急性喉炎是喉黏膜的急性卡他性炎症，好发于冬春季，是一种常见的急性呼吸道感染性疾病。

（一）病因

主要为感染，常发生于感冒之后，先由病毒入侵，再继发细菌感染；用声过度也可引起急性喉炎；吸入有害气体、粉尘或烟酒过度等；烟酒过度、受凉、疲劳也可诱发。

（二）治疗原则

全身应用抗生素和激素治疗；使声带休息；超声雾化吸入治疗；结合中医治疗。

（三）护理评估

1.健康史

了解患者最近有无感冒史，有无用声过度、吸入有害气体、机体抵抗力下降等诱因。

2.身体状况

声嘶是急性喉炎的主要症状，患者可出现咳嗽、咳痰但不严重，喉部不适或疼痛，不影响吞咽。喉镜下可见喉部黏膜呈弥漫性红肿。

3.辅助检查

间接喉镜检查。

4.心理社会状况

评估患者的年龄、性别、职业、工作环境、文化层次、有无不良生活习惯，评估患者的心理状态以及对疾病的认知程度。

（四）护理措施

1.心理护理

向患者解释引起声音嘶哑和疼痛的原因、治疗方法和预后，使患者理解并坚持治疗。

2. 用药护理

根据医嘱指导患者及时用药或应用超声雾化吸入。

3. 健康指导

（1）告知患者多饮水，避免刺激性食物，禁烟酒，保持大便通畅。

（2）保持室内温湿度适中。

（3）养成良好的生活习惯，均衡营养，劳逸结合，不熬夜，避免过度劳累。

（4）嘱尽量少说话或禁声，使声带休息。避免发声不当和过度用声等。

二、慢性喉炎

慢性喉炎是指喉部黏膜慢性非特异性炎症。

（一）病因

（1）继发于鼻、鼻窦、咽部感染、下呼吸道感染和脓性分泌物刺激。

（2）急性喉炎反复发作或迁延不愈。

（3）用声过度，发声不当。

（4）长期吸入有害气体，烟酒刺激。

（5）胃食管咽反流。

（6）全身性疾病，如糖尿病、心脏病、肝硬化等使血管收缩功能紊乱，喉部长期处于充血状态，可继发本病。

（二）治疗原则

去除病因，积极治疗局部或全身疾病；避免过度用声，使用正确发声方法；避免在粉尘或有害气体环境中工作；局部用抗生素和糖皮质激素雾化吸入；中药治疗等。

（三）护理评估

1. 健康史

（1）询问患者发病前是否有各种局部和全身慢性病史及长期接触有害气体等。

（2）了解喉部不适发生的时间。

2. 身体状况

（1）声音嘶哑，喉部不适、干燥感或喉痛感。

（2）间接喉镜可见喉黏膜弥漫性充血，有黏稠分泌物附着。

3. 辅助检查

喉镜检查。

4. 心理社会状况

评估患者的年龄、性别、性格特点，对疾病的认知程度，生活工作环境和职业，有无烟酒嗜好等情况。

（四）护理措施

1. 心理护理

耐心向患者介绍疾病的发生、发展以及转归过程，坚持治疗，放松心情，促进康复。

2. 用药护理

根据医嘱给予抗生素和糖皮质激素治疗，并注意观察患者的用药效果。

3. 健康指导

（1）积极治疗全身及鼻、咽、喉部的慢性疾病，合理用声，避免疲劳。

（2）改善生活和工作环境，避免接触有害气体。

（3）避免辛辣饮食，禁烟酒，进食营养丰富的饮食，增强体质，提高免疫力。

三、小儿急性喉炎

小儿急性喉炎好发于6个月～3岁的儿童，易发生喉阻塞，引起呼吸困难，诊断治疗不及时，会引起患儿死亡。

（一）病因

多继发于上呼吸道感染，如普通感冒，也可继发于某些急性传染病，如流行性感冒、百日咳等。

（二）治疗原则

及早使用足量抗生素和糖皮质激素；重度喉阻塞，药物治疗无好转，行气管切开术；补充液体，维持电解质平衡。

（三）护理评估

1. 健康史

了解患儿最近有无上呼吸道感染，急性传染病史等。

2. 身体状况

（1）声嘶，出现"空空"的犬吠样咳嗽。

（2）哭闹时出现吸气性喉喘鸣、吸气性呼吸困难和"四凹征"。

（3）全身症状，如发热、全身不适、乏力等。

3. 心理社会状况

患儿家长常非常紧张和担心，评估患者的年龄、性格特点、家属的心情及对疾病的认知程度。

（四）护理措施

1. 一般护理

（1）使患儿尽量卧床休息，保持安静，避免哭闹，减少体力消耗，减轻呼吸困难。

（2）及时准确按医嘱给予抗生素和激素治疗，密切观察呼吸变化，及时汇报医师。

（3）必要时吸氧，做好气管切开术的准备。如做气管切开术，按气管切开术护理。

（4）病室内保持适当的温度和湿度，采用超声雾化或蒸汽吸入。

（5）注意患儿水、电解质的变化，遵医嘱予补液支持。

（6）注意患儿的体温变化，给予物理降温或根据医嘱予药物降温。

2. 健康指导

（1）指导家属学会观察患儿的呼吸及咳嗽情况，发现异常及时与医护人员沟通。

（2）气管切开的患儿应教会家属相关的知识和技能。

（3）督促幼儿平时不要过度喊叫，上呼吸道和传染病高峰季节不去公共场合，如有不适及早就医。

第十二章　口腔护理

第一节　牙髓病和根尖周病

牙髓是疏松结缔组织，富含神经和血管，位于牙髓腔内，是牙体组织中唯一的软组织，仅通过狭窄的根尖孔与牙周组织相连。由于这些解剖特点，决定了牙髓组织一旦受到损伤即难以恢复，并易产生疼痛，须经专业治疗才能康复。根尖周组织是指牙体根尖部周围的组织，主要包括牙骨质、牙周膜和牙槽骨，其生理特点与牙髓有很大区别，因此，其病变表现及预后也具有一定的特殊性。牙髓病和根尖周病患者的护理是在口腔内科患者常规护理的基础上进行的专科护理。

一、病因与病理分类

（一）病因

引起牙髓病和根尖周病的因素很多，主要包括细菌感染、物理和化学因素的刺激以及免疫反应等，其中细菌感染是最主要的因素。主要致病菌为厌氧菌。主要感染途径有牙本质小管或牙髓暴露、牙周途径和血源性感染。而根尖周的感染一般继发于牙髓感染。

（二）病理分类

1. 根据牙髓病的临床表现和治疗预后分类

（1）可复性牙髓炎。

（2）不可复性牙髓炎，又分为急性牙髓炎（包括慢性牙髓炎急性发作）、慢性牙髓炎（包括残髓炎）、逆行性牙髓炎。

（3）牙髓坏死。

（4）牙髓钙化，包括髓石、弥漫性钙化。

（5）根内吸收。

2. 根据根尖周病的临床表现和病理过程分类

急性根尖周炎和慢性根尖周脓肿。根尖周病依机体抵抗力与致病因素的强弱不同，可表现为急性炎症，或慢性炎症急性发作，或急性炎症转变为慢性炎症。急性根尖周炎临床上可分别表现为3个阶段：①根尖脓肿；②骨膜下脓肿；③黏膜下脓肿。

二、发病机制

当牙釉质和牙骨质的完整性受到破坏时，牙本质甚至牙髓暴露而导致牙髓感染。进入牙髓或根尖周组织中的细菌可产生多种有害物质（包括荚膜、纤毛、胞外小泡、内毒素、酶和代谢产物），它们可直接损害组织细胞，或通过引发炎症和免疫反应间接导致牙髓组织和根尖周组织的损伤。

三、护理评估

（一）健康史

（1）患者有无心血管疾病、内分泌系统疾病、血液病、传染性疾病及免疫缺陷等相关性疾病，有无家族史、过敏史等，女性患者还应了解月经史和生育史。

（2）患病后的诊疗经过，有无其他并发症。

（二）身体状况

患者可合并发热、疲乏、精神不振、虚弱无力等全身症状。

口腔状况。

1. 可复性牙髓炎（reversible pulpitis）

（1）患牙常有深龋、楔状缺损或可查及较深的牙周袋，或有咬合创伤等。

（2）患牙对温度测试及牙髓电活力测试呈一过性敏感，尤其对冷测试反应较强烈。当刺激去除后，症状随即缓解。

（3）叩诊为阴性。

2. 不可复性牙髓炎（irreversible pulpitis）

（1）急性牙髓炎（acute pulpitis）：①患牙常可查及深龋或其他牙体硬组织疾患。②探诊常可引起剧烈疼痛。有时可探及小穿髓孔，并可见少许脓血自穿髓孔溢出。③温度测验时，患牙表现为激发痛，刺激去除后疼痛仍持续一段时间。④若是早期的牙髓炎症，患牙对叩诊无明显不适；若是晚期，患牙可出现轻度叩痛。

（2）慢性牙髓炎（chronic pulpitis）：①患牙可查及深龋、充填物或其他近髓的牙体硬组织疾患。②去除腐质后可见穿髓孔，探诊感觉较为迟钝或深探剧痛，并有少量暗红色血液渗出。③若为增生型（息肉型）牙髓炎，可见龋洞内有红色肉芽组织即牙髓息肉，探之无痛，但极易出血。④患牙多有不适感或轻度叩痛。⑤温度测验反应多为迟缓性反应或迟钝。

3. 牙髓坏死（pulp necrosis）

患者一般无自觉症状。检查时可见：①牙冠变色，呈暗黄色或灰色，无光泽。②牙髓活力试验无反应。

4. 牙内吸收（internal resorption）

（1）一般无自觉症状。

（2）主要依靠 X 线检查，摄片后可显示根管内有局限性、不规则的膨大透光区域，严重者可见内吸收后髓腔壁穿孔（图 12-1）。

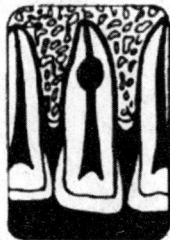

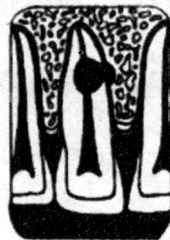

根管壁吸收　　　　　　内吸收造成髓腔壁穿孔

图 12-1　牙内吸收

5. 急性根尖周炎（acute periapical periodontitis）

（1）根尖脓肿，患牙叩痛（＋＋）～（＋＋＋），松动Ⅱ～Ⅲ度。根尖部牙龈潮红，但无明显肿胀，扪诊感微痛。可伴有同侧颌下或颏下淋巴结肿大及压痛。

（2）骨膜下脓肿，患者呈痛苦面容，精神疲倦，可有体温升高。患牙叩痛（＋＋＋），松动Ⅲ度，牙龈红肿，移行沟变平，压痛明显，扪诊深部有波动感，可有同侧淋巴结肿大和压痛。严重者可发展为颌面部蜂窝织炎。

（3）黏膜下脓肿，患牙叩痛（＋）～（＋＋），松动Ⅰ～Ⅱ度。黏膜下脓肿为明显的球形隆起，波动感明显，脓肿较表浅，且容易溃破。

6. 慢性根尖周炎（chronic periapical periodontitis）

患牙可查及深龋、大面积充填物或其他牙体疾患。牙冠变色、无光泽，牙髓活力测验无反应。患牙叩诊轻微不适。有瘘型根尖周炎者可查及瘘管开口。X线检查显示患牙根尖区骨质发生变化。根尖周囊肿表现为根尖部圆形、边界清晰的透射阴影；而慢性根尖周脓肿的边界不清，形状也不规则。

（三）辅助检查

（1）X线检查：协助了解髓腔形态、根尖周病变的范围以及根管治疗情况等。

（2）实验室检查：如血常规，出、凝血时间等，为根尖周疾病提供治疗依据。

（四）心理—社会状况

患者因疼痛影响进食和睡眠而产生恐惧、焦虑等心理，求治、根治愿望迫切。

四、治疗要点

治疗原则：牙髓病和根尖周病的治疗原则是保存具有正常生理功能的牙髓或保留患牙。

五、护理诊断

（一）疼痛

疼痛与牙髓、根尖周炎症有关。

（二）舒适的改变

舒适的改变与疼痛影响进食、睡眠，以及治疗的刺激有关。

（三）焦虑

焦虑与担心预后有关。

（四）有感染的危险

有感染的危险与患者抵抗力下降及细菌入侵有关。

（五）潜在并发症

潜在并发症误吞、口腔黏膜受损，与根管治疗有关。

（六）知识缺乏

知识缺乏缺乏牙髓疾病治疗和自我护理的相关知识。

六、护理目标

（1）牙痛缓解或消除。

（2）体温恢复正常。

（3）无颞颌关节功能混乱发生。

（4）无牙折裂。

（5）患者掌握根管治疗后牙齿保健常识。

七、护理措施

（一）盖髓术患者的护理

盖髓术即在接近牙髓的牙本质表面或已暴露的牙髓创面上覆盖材料（使牙髓恢复的制剂），以保护牙髓、消除病变。盖髓制剂种类较多，临床上最为常用、疗效较好的是氢氧化钙。盖髓术分为直接盖髓术和间接盖髓术。直接盖髓术是将材料覆于牙髓创面，以保护牙髓活力的方法，主要适用于因机械性或外伤性因素露髓的年轻恒牙及意外穿髓，但穿髓孔直径不超过0.5 mm的恒牙。间接盖髓术是将盖髓剂覆盖在接近牙髓的牙本质上，以保存活髓的方法，主要用于治疗深龋引起的可复性牙髓炎的近髓恒牙龋（图12-2）。

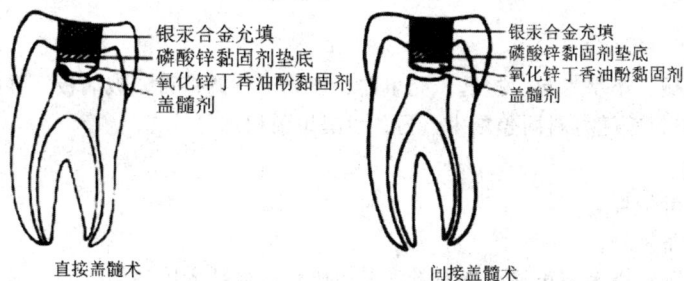

直接盖髓术　　　　　银汞合金充填
　　　　　　　　　　磷酸锌黏固剂垫底
　　　　　　　　　　氧化锌丁香油酚黏固剂
　　　　　　　　　　盖髓剂

间接盖髓术　　　　　银汞合金充填
　　　　　　　　　　磷酸锌黏固剂垫底
　　　　　　　　　　氧化锌丁香油酚黏固剂
　　　　　　　　　　盖髓剂

图12-2 盖髓术

1. 用物准备

口腔检查的基本器械、暂封器械、调拌器械、局部麻醉药物、氢氧化钙盖髓剂、氧化锌丁香油糊剂。

2. 护理配合

（1）局部麻醉护理。

（2）去腐及备洞：快速手机装上合适的车针递给医师备洞，及时吸唾，保持术区清晰，必要时递锐利挖匙去腐。

（3）调拌盖髓剂（氢氧化钙）：粉液体积比例2：1，将粉剂分为3份逐次加入，用旋转推开法调拌成糊状。注意忌与油性物质（如丁香油）接触，防材料变性。也可选用成品的氢氧化钙糊剂直接使用。

（4）盖髓：严格执行无菌操作，避免发生感染。传递探针或充填器供医师取盖髓剂置于患牙处。遵医嘱调拌氧化锌丁香油糊剂暂封窝洞，夹一小湿棉球给医师修整多余的暂封材料。

3. 健康指导

（1）盖髓治疗后避免用患侧咀嚼，防止暂封物脱落，影响疗效。

（2）急性龋间接盖髓者观察1～3个月，慢性龋观察3～6个月后复诊。观察期间若出现自发痛，即复诊进行牙髓治疗。

（3）盖髓治疗后若出现自发痛、夜间痛等症状，表明病情已向不可复性牙髓炎发展，应随时复诊，改用其他治疗方法。

（二）牙髓切断术患者的护理

牙髓切断术是指切除炎症牙髓组织，以盖髓剂覆盖牙髓断面以保留健康牙髓组织，维持根尖继续发育完成（图 12-3）。

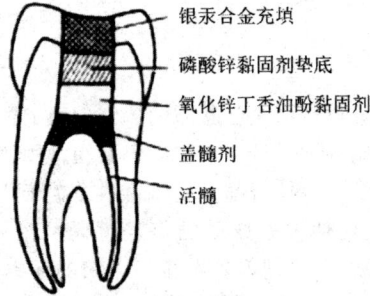

图 12-3　牙髓切断术

1. 用物准备

窝洞预备器械，小手术包（挖匙、充填器、雕刻刀、调拌刀、玻璃板、强吸管、棉卷、手术小孔巾），暂封、盖髓材料同盖髓术，另备甲醛甲酚棉球等。

2. 护理配合

（1）局部麻醉护理。

（2）窝洞预备护理。

（3）揭髓室顶：遵医嘱更换合适车针，及时吸唾，保持术野清晰。

（4）切除冠髓：递生理盐水冲洗窝洞、吹干，递锐利挖器切除冠髓，用小棉球止血。

（5）盖髓：调拌盖髓剂，递甲醛甲酚棉球消毒牙髓断面，递充填器及适量盖髓剂覆盖于牙髓断面。

（6）永久充填或暂封：遵医嘱盖髓后即行永久充填，或氧化锌丁香油糊剂暂封后观察 1～2 周。若无不适，再行永久充填。

3. 健康指导

（1）嘱患者观察若有自发痛、夜间痛的症状，随时复诊，改用其他治疗方法。

（2）定期复查，检查牙根发育情况和牙髓活力情况。

（三）牙髓失活术的护理

牙髓失活术是局部麻醉下进行开髓后，在牙髓腔内放置牙髓失活药物，用氧化锌丁香油糊剂暂封，2 周后复诊。此方法多用于治疗磨牙。

1. 用物准备

窝洞预备器械，暂封器械、材料，失活剂（多聚甲醛）、丁香油小棉球、氧化锌丁香油糊剂。

2. 护理配合

（1）开髓：根据龋损的大小选择合适的车针并装上高速手机递给医师，协助暴露术野，及时吸唾。

（2）封失活剂：递棉卷进行隔湿，用探针取适量失活剂递给医师放于牙髓断面，递一丁香油小棉球置于失活剂表面，递充填器、氧化锌丁香油黏固剂暂封，递镊子夹一小湿棉球给医师修整暂封糊剂。

（3）做好术后常规护理。

3. 健康指导

（1）告知患者封药的目的和药物的毒副作用，嘱按时复诊，使用多聚甲醛一般2周左右复诊，三氧化二砷封药后24～48 h复诊。如有不适或封药脱落，随时复诊。

（2）封药后2 h内不能进食，封药期间避免患侧咀嚼，防止暂封物脱落。

（四）牙髓塑化治疗的护理

1. 用物准备

口腔检查基本器械、揭髓顶车针、垫底器械及材料、充填器械及材料。根管预备器械：拔髓针、15～20号扩大针（或根管锉）、光滑髓针柄及光滑髓针、塑化剂（现配现用）、根管冲洗液（3%过氧化氢和生理盐水）。

2. 护理配合

（1）去除暂封物：选择合适的车针装于快速手机上递给医师，协助暴露术区，及时吸唾。

（2）根管预备：递拔髓针拔髓，递15～20号扩大针（或根管锉），通畅到达近根尖处即可，无需扩大根管。然后递冲洗液给医师进行根管冲洗。

（3）配置塑化剂：根据塑化剂产品使用说明书的配置要求，按比例调配塑化剂，用一次性1 mL注射器抽吸备用。因塑化剂在体外的凝固时间为5～15 min，需现配现用。

（4）隔湿：协助医师用棉卷隔湿及保护口腔黏膜，避免唾液污染根管及塑化剂灼伤黏膜。

（5）导入塑化液：递光滑髓针和塑化剂。每个根管注入塑化剂后，用光滑髓针或扩大针反复导入。每次导入后递一小干棉球抹去根管口多余塑化剂，反复3～4次，最后一次不用擦干根管口的塑化剂，使其尽量充满整个根管，以保证疗效。

（6）封闭根管口：递充填器取适量氧化锌丁香油糊剂暂封。用蘸满塑化剂的小棉球按压暂封糊剂，以防将根管内的塑化剂吸出。

3. 健康指导

（1）术前指导患者使用𬌗支撑器，向患者解释塑化治疗预后，避免医疗纠纷。

（2）塑化治疗后未行永久充填前应避免患侧咀嚼，以防暂封物脱落。

（3）5～7天后按时复诊，行永久充填。

（4）牙齿避免咬硬物，以防牙体硬组织崩裂。

（五）根管治疗术患者的护理

1. 用物准备

（1）窝洞预备器械、揭髓顶车针。

（2）根管预备器械：选用时应检查根管锉或扩大针有无弹性、螺纹是否松懈等，若有以上折断迹象应立即更换。

（3）拔髓针：型号分为0、00、000。前牙和年轻人恒牙根管较宽，一般选用0～00，成年人磨牙一般选用00～000。

（4）扩大针和根管锉：常用型号为15～40号。根管过细者可选用特殊型号10号、8号、6号；根管过粗者可选用40以上型号，如45～100号以上系列根管锉。以及根尖定位仪、唇钩、纸尖、尺子。

（5）根管预备冲洗液：3%过氧化氢、生理盐水、2%氯胺T钠、0.5%～5.25%次氯酸钠、EDTA 等。

（6）根管充填器械：光滑髓针及手柄、根充侧压器、烧器、酒精灯、火柴等。

（7）根管充填材料：遵医嘱选用合适的根管充填糊剂，与根管锉型号相对应的各型号牙胶尖。

（8）暂封材料及器械。

2. 护理配合

（1）根管预备。①准备根尖定位仪，连接唇钩，打开电源，放在医师操作方便的位置上。协助医师进行根管工作长度的测量，根据根管锉工作长度做好标记并逐号排放在治疗盘中。②每更换一次不同型号的根管器械，配合用 3% 过氧化氢或 2% 氯胺 T 钠或 2.5% 次氯酸钠与生理盐水交替冲洗根管一次，并及时吸唾。③根管预备完成后，用生理盐水冲洗，尽量冲净根管内的碎屑。④根管较细小难以操作时，按医嘱递 10%EDTA 辅助疏通、润滑根管。

（2）根管封药：用光滑髓针卷好棉捻（或纸尖），递给医师干燥根管。按医嘱准备合适的根管消毒小药球如樟脑酚，待医师将药物放入髓腔后，递氧化锌丁香油糊剂暂封。嘱患者 1 周后复诊。

（3）根管充填。①调拌根管充填糊剂：遵医嘱选用并按产品说明调拌合适根管充填糊剂。②牙胶尖准备：遵医嘱根据根管的工作长度和根管预备后主尖锉的型号选择相应型号的主牙胶尖，测量长度并做好标记，同时准备数根副牙胶尖。③充填配合：递光滑髓针（光滑髓针装上手柄）给医师进行根管内糊剂的充填，随后递主、副牙胶尖及根充侧压器。根管充填完成后，及时递送已烧热的挖器（注意不要烫伤患者口腔组织），切断多余的牙胶尖。最后递氧化锌丁香油糊剂暂封。④协助医师填写 X 线申请单，嘱患者到放射科拍摄根管充填后牙片，取回牙片供医师判断根管充填效果是否满意。

（六）机用镍钛根管预备和热牙胶充填术患者的护理

随着根管治疗器械和根管充填材料的发展，目前国内外比较推荐使用的机用根管治疗器械为镍钛根管锉，它具有弹性好、切割效率高及省时、省力等优点，充分提高了工作效率。常用的品牌有 Hero 642、Profile、Protaper 等。热牙胶充填材料具有可塑性强、流动性大、封闭性好等优点，常用的有 Thermefil、Obtura Ⅱ 等。

1. 常规物品及患者准备

详见根管治疗术的护理。

2. 特殊仪器和材料的准备（以 Hero 642 和 Thermerfil 为例）

机动马达、减速手机、镍钛根管锉一套。热牙胶加热炉、各种型号的热牙胶尖、测试锉、切断车针、根充糊剂等。

3. 护理配合

（1）预备与消毒。①协助医师将量好工作长度的镍钛根管锉装上减速手机。工作顺序如下：普通根管为 0630#→0430#→0230#；中等弯曲根管为 0625#→0425#→0225#→0430#→0230#；严重弯曲根管为 0620#→0420#→0220#→0425#→0225#→0230#。以上型号前半部分 06、04、02 表示镍钛根管锉的锥度，数字越大，锉的锥度越大；后半部分型号 20#、25#、30# 等为镍钛根管锉的型号，数字越大，锉的直径越大。②每更换一次不同型号的根管器械，配合用 3% 过氧化氢或 2% 氯胺 T 钠或 2.5% 次氯酸钠与生理盐水交替冲洗根管，并及时吸唾。

③根管预备完成后，递3%过氧化氢和生理盐水，彻底冲洗根管。

（2）Thermefil热牙胶充填。①牙胶尖准备：根据主尖锉型号及工作长度，选择合适的测试锉并做好标记，递给医师测试根管。测试合适后，再选择相应型号的热牙胶尖并做好标记备用。一般测试锉、热牙胶尖型号与镍钛根管锉主尖锉型号相对应。②干燥根管：用光滑髓针卷好棉捻或用已消毒的纸尖，递给医师干燥根管。③调拌根充糊剂：递光滑髓针给医师将糊剂涂布于根管壁。④加热热牙胶尖：用加热炉按操作程序加热热牙胶尖，加热完毕及时用镊子夹稳，递给医师行根管充填。⑤切断牙胶尖：用镊子夹稳热牙胶柄，注意保持充填长度，用快速手机从根管口切除多余的热牙胶尖。⑥暂封：递氧化锌丁香油糊剂暂封，嘱患者到放射科拍摄X线片。

4. 健康指导

（1）告知患者治疗后如有明显疼痛、肿胀等，应及时就诊。

（2）根管充填后约1周复诊进行牙体修复。若长时间未做牙体修复，暂封物松动或脱落产生渗漏，将影响根充效果。

（3）根管治疗后牙体组织变脆，嘱患者避免用患牙咬硬物。防止牙体崩裂，建议行冠修复。

（七）根管显微镜治疗的护理

根管显微镜是将显微镜技术应用于牙髓治疗的一项较新技术。主要用于根管内异物的取出、根管再处理、钙化根管再通、根折及根管侧穿的诊断与修补、寻找并定位根管口以及进行根尖手术等。

1. 用物准备

（1）详见根管治疗患者的用物准备。

（2）特殊用物准备：显微镜、压电陶瓷超声治疗仪、带柄根管锉、超声机手柄及工作尖、强吸管、纸尖、显微镜专用口镜和探针以及橡皮障、简易开口器等。

（3）根管显微镜的准备。①镜体的准备：可移动式的显微镜，镜体离操作者越近则越稳定。根据医师的瞳距调整好目镜，把显微镜的关节旋钮锁好，以固定视野。②摄像机准备：显微镜装有内置式摄像机者，需将信号输出端接入录像机或计算机，供术中观察和拍摄图片。

2. 护理配合

（1）安置橡皮障：协助医师安置橡皮障，隔离患牙和唾液，保持术野清晰。

（2）放置简易开口器：在患牙对侧磨牙上放置简易开口器，固定开口度，减轻患者面部肌肉和关节的疲劳。

（3）保持术野清晰：及时吸唾，使用三用枪吹干术区，保持术区干燥。

（4）传递显微器械：使用超声手柄时，因工作尖非常细小，且容易折断，必须把超声工作尖固定好并调整到恰当的功率范围。不同的工作尖所需的功率不一样，更换工作尖时一定要对功率进行调整。尽量将工作端放入髓腔或根管口，进入医师操作视野，便于操作。

（5）协助医师拍摄或录制图片。

（6）术后根管显微镜的保养：使用完毕需关闭光源、机身开关和电源，各臂回到自然状态。保护显微口镜的镜面，避免刮伤。显微器械应分类进行消毒灭菌。

3. 健康指导

嘱患者术后勿进食硬食物，适当休息颞颌关节。

（八）根尖手术的护理

1. 术前护理

（1）资料的准备：拍牙片了解牙根形态、病变部位、范围大小，以确定诊断和手术范围。

（2）患者准备：术前洁牙，询问过敏史、既往病史，女性患者月经期间不宜手术。

（3）环境准备：手术在独立的小手术间进行，术前空气消毒，环境安静、舒适，使患者身心放松，有利于配合手术治疗。

（4）医护人员准备：巡回护士、洗手护士、医师各 1 名。

（5）用物准备：①遵医嘱备局部麻醉药、牙周塞治剂。②灭菌手术衣、手套、口罩、帽。③小手术包，包括刀柄及 11 号刀片、眼科剪、1 号丝线、7×12 圆针、牙龈分离器、骨膜分离器、骨凿、骨锉、咬骨钳、刮匙、挖匙、组织镊、持针器、直蚊式钳、弯蚊式钳、口镜、探针、牙科镊、骨锤、强吸管、小方纱数块、手术孔巾一条等。④需行根尖倒充填术者，增加雕刻刀、双头银汞充填器、黏固粉充填器等。必要时准备开口器、快速和慢速手机及车针。

（6）调整医师、护士与患者位置，使患者仰卧于手术牙椅上，充分暴露手术视野。手术器械台与术区相连，形成一个无菌区，且方便术者操作。

（7）局部麻醉护理：递 1%碘酊棉签及局部麻醉药，协助扩大手术视野。

（8）术区消毒：0.2%氯己定 20 mL 嘱患者含漱 1 min，协助医师用 1%氯己定消毒棉球消毒手术区（包括口唇周围半径 5 cm 的范围）。

（9）若手术在根管显微镜下进行，须注意显微镜的防护，用一次性显微镜保护套套住显微镜，在目镜、物镜处开口即可。

2. 护理配合

（1）巡回护士打开无菌手术包，洗手护士及医师应穿手术衣，戴帽、口罩、手套。

（2）洗手护士为患者铺无菌手术孔巾。

（3）切开：传递手术刀，协助医师在根尖部位切开并止血，牵拉唇、颊侧黏膜，充分暴露术野。

（4）翻瓣：传递骨膜分离器，协助翻瓣，暴露被破坏的根尖区牙槽骨板。

（5）去骨（开窗）：递骨凿或慢速手机接上球钻，去除部分骨块（开窗），暴露根尖病灶。

（6）肉芽、囊肿摘除：传递挖匙和（或）刮匙，完整刮除肉芽肿或囊肿。

（7）根尖切除：用裂钻或骨凿，切除根尖 2～3 mm，传递打磨车针修整牙根断面。

（8）根尖倒充填：传递快速手机，协助医师在根尖部备一倒充填洞型，遵医嘱准备银汞合金、IRM、MTA 等材料。倒充填后完全封闭根尖。

（9）冲洗：刮治及充填完毕后，递无菌生理盐水充分冲洗术区，去除残余的肉芽组织和充填材料，及时吸水、吸唾。

（10）缝合：传递持针器、缝针、缝线，进行创口缝合。缝合完毕，遵医嘱调拌牙周塞治剂，敷于创口部位，保护创面，促进愈合。

（11）病情观察：手术过程中，随时观察患者的生命体征及其他情况，以防发生并发症。术后创口无出血方可离院。

3. 健康指导

（1）告知患者术后避免牵拉口唇，1周内不可用患侧咬硬物，使患牙得到休息。饭后用生理盐水或氯己定溶液漱口，保持口腔清洁，预防感染。

（2）术后5～7天复诊，拆除缝线。

（3）嘱进高蛋白软质饮食，增加机体抵抗力，促进创口愈合。

（4）定期复查，术后6个月、1年分别复诊拍摄X线平片，观察根尖周组织的愈合情况。

八、护理评价

通过治疗护理计划的实施，评价患者是否能够达到：①掌握配合治疗的方法；②焦虑情绪得到缓解；③无感染发生；④治疗过程中无颞颌关节紊乱，无牙折裂发生。

第二节　牙周病

牙周病（periodontal diseases）是指发生于牙周支持组织（牙龈、牙周膜、牙槽骨和牙骨质）的各种疾病。这些疾病包括两大类，即牙龈病（gingival diseases）和牙周炎（periodontitis）。牙龈病是指只发生于牙龈组织的疾病，而牙周炎则是累及4种牙周支持组织的炎症性、破坏性疾病。牙龈病与牙周炎在病因、发病机制、症状和治疗护理上多有相似之处，但预后是不同的。牙龈病的病变可逆转，一旦病因被除去，炎症可以完全消退，牙龈组织恢复正常。但如果病因未去除，炎症未被控制，部分牙龈病可进一步发展成牙周炎。

一、牙龈炎

（一）病因病理

牙龈炎是多因素疾病，其病因分为局部因素和全身因素。局部因素中，牙菌斑是最主要的病因，牙石、食物嵌塞、不良修复体等，均可促使菌斑积聚，引起或加重龈缘炎症。全身因素可改变宿主对局部因素的反应。

牙龈炎病变局限于牙龈上皮组织和结缔组织内，组织学可见牙龈血管丛的小动脉、毛细血管和小静脉扩张。但结合上皮附着水平仍位于正常的釉牙骨质界。龈沟的加深是由于牙龈的肿胀或增生使龈缘位置向牙冠方向移动，而结合上皮的位置并未向根方迁移，此为假性牙周袋，或称为龈袋。

（二）护理评估

1. 健康史

评估患者有无牙龈病、药物过敏以及长期服用激素、避孕药病史等。

2. 身体状况

（1）牙龈炎：慢性龈缘炎多发生于前牙区，尤其下前牙区最为显著。病损局限于游离龈和龈乳头，严重者波及附着龈。①牙龈改变：牙龈变为鲜红或暗红色，严重时可以波及附着龈；龈乳头变为圆钝肥大，点彩消失，表面光滑发亮；质地松软脆弱，缺乏弹性。②龈沟深度：龈沟探诊可加深达 3 mm 以上，形成假性牙周袋。③探诊出血：牙龈轻触（或探诊）即出血。④龈沟液增多：龈沟液渗出增多，重者牙龈沟溢脓。⑤自觉症状：常有刷牙或咬硬物时出血，并有口臭，局部牙龈发痒、肿胀等不适。

（2）青春期牙龈炎：好发于前牙唇侧的牙龈乳头及龈缘，唇侧牙龈乳头肿胀呈球状突起，牙龈暗红或鲜红色，光亮，质地软，诊易出血，刷牙或咬硬物时有出血，伴口臭等。

（3）妊娠期牙龈炎：患者妊娠期全口牙龈缘和龈乳头充血呈鲜红色或发绀、松软而光亮，触探极易出血。吮吸或进食时易出血，一般无疼痛。严重者龈缘可有溃疡和假膜形成。通常患者妊娠前已有龈缘炎，妊娠 2~3 个月后开始出现明显症状，至 8 个月时达到高峰。妊娠期牙龈瘤常发生于单个牙的牙间龈乳头，有蒂或无蒂，生长较快，易误诊为肿瘤。一般出现于妊娠4~6 个月。

3. 辅助检查

X 线检查示无牙槽骨吸收。

4. 心理－社会状况

（1）了解患者是否因牙龈慢性红肿、出血、口臭等产生压抑、自卑心理。妊娠者担忧疾病会影响到胎儿的健康和发育，极易产生焦虑状态。

（2）评估患者对疾病的治疗程序、配合方法、费用、预后了解情况以及对口腔卫生保健掌握情况等。

（三）治疗要点

控制菌斑，消除炎症，恢复牙周组织的生理形态和功能，维持长期疗效，防止复发。

（四）常见的护理诊断及医护合作问题

1. 牙龈组织受损

牙龈组织受损与牙龈炎症有关。

2. 舒适的改变

舒适的改变与牙龈红肿、出血等有关。

3. 自我形象紊乱

自我形象紊乱与口臭、牙龈红肿有关。

4. 知识缺乏

知识缺乏与缺乏牙龈疾病及自我护理的相关知识有关。

5. 焦虑

焦虑与担心疾病预后，妊娠期牙龈炎患者担心影响胎儿健康有关。

（五）护理目标

（1）患者了解牙龈炎特点、治疗方法及预后。

（2）能掌握自我控制菌斑的方法。

（3）牙龈炎症逐渐减轻或消失，口臭消除。

（4）青春期牙龈炎患者纠正用口呼吸的习惯。

（六）护理措施

1. 心理护理

详见口腔内科患者的常规护理。

2. 保持诊室清洁

治疗前予 0.2%氯己定液含漱 1 min，减少洁治时喷雾的细菌数量，减少诊室的空气污染；尽量打开门窗，使诊室内空气流通；每天用清水加入洗涤剂拖地两次，地面污染及时用 0.5%含氯消毒液拖地；每天用紫外线空气消毒两次，每次 1 小时，或装置空气过滤设备。

3. 龈上洁治术的护理

（1）用物准备：超声波洁牙手机及龈上工作尖 1 套、慢机弯机头 1 个、抛光杯、抛光膏、3%过氧化氢液及 0.2%氯己定冲洗液。

（2）护理配合：协助患者用 0.2%氯己定含漱清洁口腔。向患者解释术中可能引起的不适，如酸、痛、胀、牙龈出血等，取得合作。保持术野清晰，调节体位及光源，及时吸唾。

洁治：开机后根据牙石厚薄调节洁牙机频率和功率，踩脚踏开关，左手握持口镜牵拉口角，右手以握笔式握持洁牙机手柄，使龈上工作尖的前端与牙面平行或<15°角接触牙石的下方来回移动，利用超声振动击碎并震落牙石。对于牙间隙难以清除的牙石，可用手动洁治器清除。对种植牙应换特殊仪器，如塑料器械和钛刮治器等处理。

抛光：安装抛光杯于慢机弯机头上，蘸抛光膏于牙面进行抛光。可稍施压力使抛光杯的薄边缘伸入龈下，使牙面光洁无刻痕。

清洁口腔：用三用枪进行口腔冲洗，并及时吸干液体。

冲洗消毒：用 3%过氧化氢液及 0.2%氯己定冲洗液进行龈袋交替冲洗，冲洗完毕嘱患者漱口。

（3）健康指导：①告知患者洁牙后短期内可能出现冷热敏感不适，随着时间的延长会好转。如症状加重，应随诊。②出血观察及处理，术后 24 h 内有少量渗血属正常，嘱术后当天勿进食过热食物。③预防感染，进食后注意漱口，保持口腔清洁，正常刷牙，预防感染。④准确记录，嘱患者 1 周后复诊。

4. 牙龈手术的护理

常用的牙龈手术方法包括牙龈切除术、牙龈成形术。

（1）用物准备：灭菌手术衣、手套、口罩、帽子、牙龈手术包 1 个（口镜、探针、镊子、刀柄、牙龈分离器、弯血管钳、方纱、孔巾、斧形刀、龈乳头刀、强吸管、弯眼科剪、牙周探针），以及刀片、无菌手套、龈上洁治器、局部麻醉药、0.2%氯己定、生理盐水、注射器、牙周塞治剂。

（2）护理配合。

心理护理：患者术前多有紧张、恐惧心理，表现在担心术中出血多、疼痛、术后影响饮食、发音和美观等。针对患者的实际情况做好解释工作，给予理解、关心、安慰，让患者有安全感。帮助患者了解手术意义、预后及风险。

环境准备：手术在门诊独立治疗室或专用小手术室进行，室内应舒适、安静，使患者身心放松，配合手术治疗。

患者准备：协助患者用 0.2%氯己定含漱，调整患者位置，使患者仰卧在手术牙椅上，充分暴露手术视野。

麻醉：协助医师局部麻醉。

术前消毒：协助医师用 0.2%氯己定消毒棉球消毒手术区，消毒范围为口唇周围半径 5 cm。

术中配合：①巡回护士：打开无菌手术包；添加手术所需用品、敷料；涂消毒凡士林或石蜡油在患者口角及上下唇，防干燥皲裂及牵拉时间过长受损伤；术中注意观察患者的脸色及生命体征，及时询问、了解患者的感觉，发现异常，及时配合处理；随时提供手术需要的器械、用物；保持术野清晰，及时调节光源；手术结束后，调拌牙周塞治剂，与洗手护士共同清点器械、敷料。②洗手护士：铺孔巾，与手术区域相连形成一个无菌区，且方便手术者操作为宜；标定手术切口的位置，递牙周探针给医师检查牙周袋情况，用探针或印记镊在袋底位置相应的牙龈表面刺一出血点，作为切口位置；递15号刀片或斧形刀做连续切口，使龈缘成扇贝状外形，递龈乳头刀或11号尖刀将牙龈乳头切断，从而切除增生的牙龈；递龈上洁治器刮除切下的边缘龈组织和邻面牙间龈组织，然后刮净牙面残留的牙石、病理肉芽组织及病变的牙骨质；修整牙龈，递弯眼科剪修整牙龈边缘，恢复正常生理外形；递生理盐水冲洗创面，纱布压迫止血，检查创面，外敷牙周塞治剂；与巡回护士清点器械、敷料，确保无误；用湿纱布清洁患者唇周血渍，揭去孔巾，撤离手术用物。

（3）健康指导：①嘱患者按医嘱服药；术后24 h内术区相应面部间断放置冰袋，以减轻组织水肿。②术后1～2天内唾液会有淡红色血丝，属正常，无需处理。③嘱患者术后不要反复吸吮伤口或吐唾液，以免口内负压增加，引起出血。④术后当日可进食温凉软食或流质饮食，不宜进食过热、过硬的食物，防止出血。⑤1周内不刷术区牙。⑥进食后漱口，保持口腔清洁，使用0.2%氯己定每日含漱2次，至恢复正常刷牙；去除塞治剂后可用软毛牙刷轻轻刷牙，用牙线轻柔地清洁牙邻面。⑦男性患者应戒烟。⑧嘱患者1周后复诊，去除塞治剂。

（七）护理评价

通过治疗护理计划的实施，评价患者是否能够达到：①了解牙龈病特点、治疗方法及预后等相关知识；②口腔卫生良好；③患者口臭消失，自信加强；④口呼吸的习惯得到纠正。

二、牙周炎

牙周炎是牙龈、牙周膜、牙槽骨和牙骨质这4种牙周支持组织的炎症性破坏性疾病。

（一）病因及发病机制

微生物是引发牙周炎的始动因子。堆积在龈牙结合部的牙面和龈沟内的菌斑微生物及其产物引发牙龈的炎症和肿胀，更有利于一些厌氧菌的生长。牙石、食物嵌塞、不良修复体可加重和加速牙周炎的进展。当炎症扩延到深部牙周组织，引起牙槽骨吸收和牙周膜纤维的破坏，导致牙周袋的形成（图12-4）。

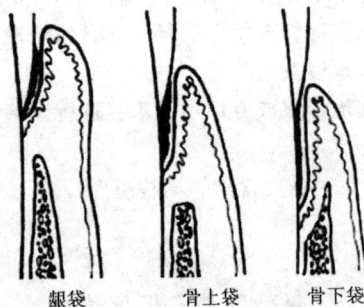

龈袋　　骨上袋　　骨下袋

图 12-4　牙周袋的类型

（二）护理评估

1.健康史

详见牙龈炎的健康史。

2.身体状况

（1）慢性牙周炎：有牙龈炎症、牙周袋形成、牙槽骨吸收和牙齿松动四大典型症状。重度牙周炎还伴有牙龈萎缩、牙根暴露、根面暴露、根面龋、牙周脓肿、牙周溢脓、口臭、食物嵌塞以及逆行性牙髓炎等。

（2）侵袭性牙周炎：早期口腔卫生状况一般较好，牙周组织破坏程度与局部刺激物的量不成正比。病变好发于第一恒磨牙和上下切牙，左右对称。一般不侵犯乳牙。早期出现牙齿松动和移位，病程进展很快。20岁左右牙齿松动严重，自动脱落或需拔除。

（3）牙周脓肿：患者就诊时可有急性面容、体温升高、淋巴结肿大等。急性牙周脓肿发病突然，在患牙的唇颊侧或舌腭侧牙龈形成椭圆形或半球状的肿胀。牙龈发红、水肿，表面光亮。脓肿的早期炎症浸润广泛，组织张力较大，疼痛较剧烈，可有搏动性疼痛。因牙周膜水肿，患牙有"浮起感"、叩痛、松动明显。脓肿的后期脓液局限，扪诊有波动感，疼痛稍减轻。此时指轻压牙龈可有脓液自袋内流出，或脓肿自行从表面破溃，肿胀消退。脓肿可以发生于单个牙齿，也可同时发生于多个牙齿，或此起彼伏。慢性牙周脓肿一般无明显症状，可见牙龈表面有窦道开口，挤压时有少许脓液流出。

3.辅助检查

X线检查显示，慢性牙周炎牙槽嵴顶高度降低，有水平及垂直骨吸收。侵袭性牙周炎可见第一磨牙邻面有垂直型骨吸收，在切牙区多为水平骨吸收。牙周脓肿可见骨嵴破坏，可有骨下袋。

4.心理－社会状况

患者因口臭、牙龈红肿、出血可有自卑、焦虑心理，因疼痛患者可出现烦躁、性格变化等。

（三）治疗要点

通过洁治术、刮治术，彻底清除牙石，平整根面，控制菌斑，改善咀嚼功能，止痛，控制感染，脓肿切开引流，牙周手术。

（四）常见的护理诊断及医护合作问题

1.牙周组织受损

牙周组织受损与牙周组织炎症有关。

2.舒适的改变

舒适的改变与牙齿松动、牙根暴露、牙列缺失有关。

3.自我形象紊乱

自我形象紊乱与牙龈红肿、牙齿松动、移位、脱落、戴义牙等有关。

4.营养失调

营养失调与牙齿松动脱落及拔牙影响进食，导致机体摄入减少有关。

5.体温过高

体温过高与炎症有关。

（五）护理目标

（1）患者掌握自我控制菌斑方法。

（2）牙周炎症减轻或消失，口臭消除。

（3）患者掌握保持口腔卫生的方法。

（4）营养状况得到改善。

（5）体温恢复正常。

（六）龈下刮治术（根面平整术）的护理

龈下刮治术通常在洁治术后待龈炎减轻、出血减少时进行。

1．用物准备：麻醉药品，3％过氧化氢、0.2％氯己定冲洗液，洁牙机手柄及龈下工作尖，龈下刮治器1套，超声治疗仪。

2．护理配合

（1）患者准备：调节体位与光源，暴露术野，观察局部黏膜健康状况；告知患者术中配合事项，减少患者心理负担；协助患者用0.2％氯己定冲洗液含漱；协助医师进行局部麻醉。

（2）安装洁牙机手柄及龈下工作尖并传递给医师。

（3）保持术野清晰：调节光源，协助牵拉口角，用弱吸及时吸唾，用细头的强吸管及时吸除术区的血液。

（4）根据患牙的位置选择合适的刮治器并及时传递，用乙醇棉球擦拭器械表面血液及肉芽组织。

（5）术区冲洗：递3％过氧化氢、0.2％氯己定液交替冲洗，牙周袋上药。

（6）观察病情：密切观察患者全身情况，及时向医师汇报。

3．健康指导

（1）指导患者正确刷牙及使用牙线、牙缝刷，控制菌斑。

（2）麻醉过后可能会有疼痛，嘱患者按医嘱服用镇痛药，缓解疼痛。

（3）术后患者休息30 min无明显渗血方能离开。

（4）术后不要反复吸吮或吐唾，以免口内负压增加，引起出血。

（5）术后当日可进食温凉软食或流质饮食，不宜进食过热、过硬的食物，防止出血。

（6）按医嘱服用抗生素，并观察服药后有无不良反应。

（7）进食后注意漱口，保持口腔清洁，术后当天正常刷牙，预防感染。

（8）嘱患者1周后复诊，分区刮治，刮治完成后1、3、6个月复诊。

（七）调𬌗的护理

1．用物准备

快速手机、慢速手机、各种车针、咬合纸、蜡片、抛光杯、抛光膏等。

2．护理配合

（1）传递咬合纸，嘱患者做各种咬合动作，协助医师找出早接触或𬌗干扰的牙和部位。

（2）调磨：根据调𬌗的部位，高速手机安装合适的车针，递给医师调磨。

（3）抛光：慢速手机装上抛光杯，蘸抛光膏递给医师，抛光调磨的牙齿。

（4）余同口腔内科患者的一般术后护理常规。

（八）松牙固定术的护理

1．用物准备

结扎钢丝（多用不锈钢软细丝）、钢丝剪1把、钢丝结扎钳2把（平头）、持针钳1把、推压器 1 支、复合树脂等。

2. 护理配合

（1）保持视野清晰：及时调节光源、吸唾，协助暴露术野。

（2）选择合适直径的不锈钢丝，长度为结扎牙长度的 2 倍多，5 cm 左右，并从中央弯成"U"形，传递给医师。

（3）钢丝结扎：及时传递持针钳、结扎丝、钢丝剪、推压器等。

（4）选用光固化树脂加强固定，按光固化树脂修复术护理。

3. 健康指导

（1）指导患者加强口腔卫生的方法，严格控制菌斑。

（2）嘱患者勿用患牙咬硬物。

（九）牙周手术的护理

常用的牙周手术方法有翻瓣术、磨牙远中楔形瓣手术、骨成形术、骨切除术、植骨术等。

1. 用物准备

牙周手术包 1 个（内置骨膜分离器、龈下刮治器、牙周探针、骨凿、骨挫、小弯剪刀、线剪、吸唾管、刀柄、缝合用物 1 套、纱布等），遵医嘱备特殊材料如人工骨、组织再生膜等。

2. 护理配合

（1）巡回护士：需植入人工骨或组织再生膜者，应备好灭菌生理盐水。

（2）洗手护士：洗手护士应戴无菌手套，配合手术护理。

铺孔巾：与手术区域相连形成一个无菌区，且方便手术者操作为宜。

切口：递手术刀给医师进行切口，牵拉口角。暴露术野。及时用强吸管吸除术区血液，保持术野清晰。吸引器必须保持通畅，及时用蒸馏水抽吸冲洗管道，防止血凝块堵塞管腔。

翻瓣：递骨膜分离器进行龈瓣的翻开，暴露病变区。

刮治和根面平整：递刮治器刮除暴露根面和病变处的肉芽组织，刮净牙根表面的牙石及牙骨质。

手术部位冲洗：0.2%氯己定与生理盐水递给医师进行交替冲洗，及时清除术中刮除的结石及炎性组织。

协助龈瓣复位：用湿纱布压迫，使之与根面贴合。

协助缝合：缝合完毕检查口腔内是否有残留的物品，防止发生意外。协助在创口处敷牙周塞治剂。

清点器械：与巡回护士清点器械、敷料，确保无误。用湿纱布清洁患者唇周血渍，揭去孔巾，撤离手术用物。

3. 健康指导

嘱患者 1 周后复诊拆线，植骨术后 10～14 天拆线，6 周复诊观察牙周情况。

（十）牙周脓肿的护理

患者就诊时局部肿胀明显，疼痛难忍，甚至伴有发热等全身症状，接诊时应注意病情观察，安排优先就诊。体温异常者，注意监测体温变化，及时对症处理。需切开排脓时，遵医嘱准备局部麻醉药并协助注射，递 11 号刀片进行脓肿切开，递生理盐水、3%过氧化氢、0.2%氯己定溶液交替冲洗，用棉球协助擦干脓血，递引流条置切口引流脓液。嘱患者 24～48 h 内复诊，拔除引流条。

（十一）护理评价

通过治疗和护理计划的实施，患者是否能够达到：①了解慢性牙周炎的相关知识，保持口腔卫生及定期复查；②掌握自我控制菌斑方法；③牙周炎症状减轻或消失；④能及时修复缺失牙齿，恢复美观；⑤营养失调改善；⑥体温恢复正常。

三、牙周病健康指导

（1）保持良好的口腔卫生习惯：每天早晚两次彻底刷牙，每次 3 分钟。饭后漱口，少食糖类食物，不能口含食物睡觉。

（2）采用正确的刷牙方法。

（3）正确使用牙线。

（4）控制菌斑：坚持不懈采用正确方法刷牙，并定期到医院检查、治疗，及时清除菌斑，预防牙周病的发生。

（5）去除和控制与牙周病关系密切的不良因素：积极改善食物嵌塞，对殆创伤的牙齿进行调殆，有吸烟嗜好者应戒烟，预防和矫治错颌畸形。

（6）疾病常识及巩固疗效的指导：牙周病是一种反复发作的疾病，需定期检查预防复发。牙周治疗完成后，一般 2～3 个月后复查一次，每 6～12 个月做一次洁治术。维护牙周组织健康。

（7）口腔卫生保健知识指导：建议均衡饮食，经常补充富含蛋白质、维生素 A、维生素 D、维生素 C 及钙和磷的营养食物，增强牙周组织对致病因子的抵抗力和免疫力。

四、牙周专科器械养护

洁治器和刮治器的锐利与否和治疗工作密切相关。为了确保有效地去除牙石，必须保持其正常的外形、结构和锋利度，以减少患者在治疗中的创伤和痛苦，减轻操作者的劳动强度，提高工作效率。因此在治疗前及治疗中，需检查器械刃部是否锋利，并及时加以琢磨。

（一）琢磨的原则

（1）根据器械的特点选择合适的磨石。

（2）在磨锐前、后器械需进行严格消毒。

（3）器械在琢磨时需要水或矿物油，琢磨刀缘时必须保持器械原有的角度，尽量避免破坏器械的原有形态，尤其是正面和侧面的夹角角度，要正确掌握磨石与器械的用力方向（图 12-5）。

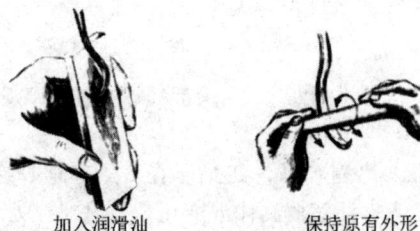

加入润滑油   保持原有外形

图 12-5　牙科洁治器械琢磨方法

（4）琢磨时器械和磨石需握持稳定，用力均匀，避免过大的压力，切忌刻刺磨石。

（二）磨石

器械琢磨的磨石按其质粒的大小分为粗细两种。粗磨石的磨削作用较快，常用于钝器械的磨锐；细磨石的磨削作用较慢，用于器械最后的琢磨或轻度变钝的器械。

（三）超声洁牙器械

1. 清洁

超声洁牙手柄使用后及时用乙醇棉球将表面的血迹清洁干净，用卸针器将工作尖卸下，工作尖及超声手柄分别放在多酶液中超声清洗。超声洁牙手柄由于带有小电机，柄部不能浸泡于水中。工作尖连接处用小刷子清洗，擦干。

2. 包装

工作手柄用纸塑袋包装封口，工作尖使用专用的工作尖盒消毒，以免损坏。

3. 灭菌

压力蒸汽灭菌法灭菌。

4. 使用前准备

将工作尖装在超声手柄上，并检查超声洁牙手柄连接牙椅电源处是否干燥，保证电源不出故障。

第三节　口腔黏膜病

口腔黏膜病是指发生在口腔黏膜及软组织上的类型各异、种类繁多的疾病总称。口腔黏膜病患者的护理是在口腔内科常规护理的基础上，注重心理护理和药物护理。

一、分类

（1）感染性疾病：如单纯性疱疹、带状疱疹、手足口病、口腔念珠菌病、口腔结核等。

（2）变态反应性疾病：如药物过敏性口炎、过敏性接触性口炎、血管神经性水肿、多形性红斑等。

（3）溃疡类疾病：如复发性阿弗他溃疡、贝赫切特综合征（白塞病）、创伤性血疱及创伤性溃疡、放射性口炎等。

（4）大疱类疾病：如天疱疮、瘢痕性类天疱疮、大疱性类天疱疮等。

（5）斑纹类疾病：如扁平苔藓、白色角化病、白斑病、红斑病、盘状红斑狼疮、口腔黏膜下纤维变性等。

（6）肉芽肿性疾病：如化脓性肉芽肿、结节病、嗜酸性肉芽肿、浆细胞肉芽肿等。

（7）唇舌部疾病：如唇炎、口角炎、地图舌、沟纹舌、毛舌、正中菱形舌、舌淀粉样变、萎缩性舌炎、灼口综合征等。

（8）性传播疾病的口腔表现：如梅毒、淋病、尖锐湿疣。

（9）全身疾病的口腔表现以及口腔黏膜色素异常。

二、特点

（一）病损特点

1. 更迭与重叠性

同一病变其损害在病变的不同阶段可发生不同类型的损害。同时，不同的病变在损害的不同阶段也可能出现相同的病损。

2. 部位的差异性

同一疾病在口腔黏膜的不同部位具有不同的临床表现。预后也具有部位的特点，发生在口底—舌腹的"U"形区、颊黏膜内侧口角区的三角形区域、软腭复合体的口腔黏膜病变极易恶变。

3. 病损的共存性

不同的黏膜—皮肤病损可以同时存在，即所谓的共存现象。

（二）诊断方法上的特点

除了从临床表现进行横向比较诊断和鉴别诊断外，还需要结合病理检查进行诊断。

（三）治疗上的特点

由于口腔黏膜疾病的发生原因多不清楚，因此，对其治疗多为相应的病因治疗和对症治疗。这些治疗特点有：①同病异治；②异病同治；③局部疾病全身治疗；④中西医结合治疗。

（四）转归上的特点

多数口腔黏膜病具有良好的预后。某些口腔黏膜病可能是癌前病损，如口腔白斑；某些口腔黏膜病也可能是一些严重全身性疾病的先兆，如口腔黏膜毛状白斑可能是艾滋病的先兆，因此，在临床上对于可疑患者应当高度警惕。

（五）性别年龄特点

从发病频率来看，某些疾病具有明显的性别差异。比如，复发性阿弗他溃疡发生于女性者明显多于男性，多好发于青壮年，而且随着年龄的增加具有自愈倾向。

三、口腔黏膜疾病的基本临床表现

（一）斑与斑片

斑（macule）与斑片（patch）都是指皮肤黏膜上的颜色改变。如果直径小于 2 cm 的局限的颜色异常，称之为斑；若斑密集融合成直径大于 2 cm 的损害，称之为斑片。斑与斑片一般不高出黏膜表面，不变厚，亦无硬结改变，其颜色常较周围正常黏膜为深，可呈红色、红棕色或棕黑色。

（二）丘疹与斑块

丘疹（papule）是黏膜上一种小的实体性突起，针头大小，直径一般小于 1 cm。口腔黏膜的丘疹，一般都由大量排列不一的针头大小的病损组成，颜色呈灰白色或红色，消退后不留痕迹。扁平苔藓在口腔的表现为典型的丘疹，它排列成带状、斑块和环状。

斑块（plaque）又称为丘斑，常由多个丘疹密集融合而成，直径大于 1 cm，其界限清楚，大小不等，稍隆起而坚实，为白色或灰白色，表面比较平滑或粗糙，可看到有沟裂将病损分割开来。

（三）疱

黏膜内贮存液体而成疱（vesicle），呈圆形，突起，直径小于 1 cm，表面为半球形。疱在不同的形成和愈合时期，可为单个或多个病损，疱内的液体可以是透明的或微红色的，这取决于疱基底炎性反应的严重程度。疱壁一旦破裂，则形成糜烂或溃疡。疱性损害，可见于病毒感染、药物反应、烫伤和疱性皮肤病。

（四）大疱

若疱损害直径大于 1 cm，称之为大疱（bulla）。大疱壁的厚薄，取决于大疱的部位是上皮下还是上皮内。大疱被膜的紧张或松弛度，取决于疱内液量多少。大疱性病损，可直接发生或由数个邻接的小疱融合而成。典型的大疱，见于天疱疮或类天疱疮。有时大疱也可见于典型的疱性疾病，如多形红斑、疱疹性口炎。

（五）脓疱

脓疱（pustule）也是一种疱性病损，其内由脓液取代了透明的疱液。除脓性口炎外，口腔黏膜的脓疱较少见。

（六）溃疡

溃疡（ulcer）是黏膜上皮的完整性发生持续性缺损或破坏，因其表面坏死脱落而形成凹陷。浅层溃疡只破坏上皮层，愈合后无瘢痕，如轻型阿弗他溃疡。深层溃疡则病变波及黏膜下层，愈合后遗留瘢痕，如复发坏死性黏膜腺周围炎。基底可呈黄色并化脓，或发红呈灰白色。溃疡的外形一般是圆的，但也可出现狭长带状溃疡，特别见于机械或化学性损伤的反应。溃疡的边缘可能不整齐呈潜掘形，如结核性溃疡，或者突出和硬化，如恶性肿瘤。溃疡可由疱或大疱破裂后形成。

（七）糜烂

糜烂（erosion）是黏膜的一种表浅缺损，为上皮的部分损伤，不损及基底细胞层。其大小形状不定，边界不清，表面光滑。黏膜糜烂常见于上皮内疱破溃后，如单纯疱疹、天疱疮，或由机械创伤所造成，并可呈边缘模糊的线形。糜烂可能有痛感。

（八）结节

结节（nodule）是一种突起于口腔黏膜的实体病损。它是一个团块，迫使其表面上皮向外突起，形成表浅损害，其大小不等，一般直径为 5 cm。颜色从粉红色至深紫色，如纤维瘤或痣。

（九）肿瘤

口腔黏膜的肿瘤（tumor）是一种起自黏膜而向外突起的实体性生长物，其大小、形状、颜色不等。肿瘤按组织病理学可分为真性肿瘤和各种肿瘤样病变。

（十）萎缩

萎缩（atrophy）为组织细胞的体积变小，但数量不减少。可呈现发红的病变，表面所覆盖的上皮变薄，结缔组织内丰富的血管分布清楚可见，病变部位略呈凹陷，其特有的一些上皮结构消失，被一薄层上皮所取代。如舌乳头的萎缩，可使舌面光滑而发红。

（十一）皲裂

皲裂（rhagades）为黏膜表面的线状裂口，由炎性浸润使组织失去弹性变脆而成。皲裂线仅限于上皮内，痊愈后不留瘢痕。若深达黏膜下层，能引起出血、灼痛，愈合后有瘢痕。

（十二）假膜

假膜（pseudomenbrane）为灰白色或黄白色膜，由炎性渗出的纤维素、坏死脱落的上皮细胞和炎性细胞聚集在一起形成。它不是组织本身，故可以擦掉或撕脱。溃疡表面常有假膜形成。

（十三）痂

痂（crust）通常发生于皮肤，也可出现于唇红部，多为黄白色痂皮，如有出血则变成深褐色，为纤维素性及炎性渗出物与上皮表层粘连凝固而成。

（十四）鳞屑

鳞屑（scale）为已经或即将脱落的表皮角质细胞，常由角化过度和角化不全而来。

（十五）坏死和坏疽

体内局部细胞的病理性死亡，称为坏死（necrosis）。较大范围的坏死，又受腐物寄生菌作用而发生腐败，称为坏疽（gangrene）。黏膜组织坏死或坏疽时形成腐肉而脱落，遗留深溃疡。坏死组织腐败后产生的硫化氢与红细胞崩解后的铁，形成硫化铁沉淀，使组织变黑，坏死腐败时有恶臭。坏死性龈口炎、复发坏死性黏膜腺周围炎、口腔黏膜的坏死性溃疡皆属坏死性的范畴；走马牙疳（坏死性口炎）为坏疽。

四、单纯疱疹患者的护理

单纯疱疹（herpes simplex）是由单纯疱疹病毒（herpes simplex virus，HSV）所致的皮肤黏膜病。临床上以出现簇集性小水疱为特征，有自限性、易复发的特点。

（一）病因病理

由单纯疱疹病毒感染引起的口腔黏膜感染性疾病。病毒入侵上皮细胞，显示出特殊的细胞学改变，产生核的包涵体和多核巨细胞及细胞的破坏。上皮细胞胞质水肿，产生气球样退变，并有显著的细胞间水肿，最后形成上皮内疱，而由于疱底的上皮细胞常被破坏，故也形成上皮下疱。疱壁破裂形成浅溃疡或糜烂。

（二）发病机制

口腔单纯疱疹病毒感染的患者及无症状的病毒携带者为传染源，主要通过飞沫、唾液及疱疹液直接接触传播，经呼吸道、口腔、鼻、眼结膜、生殖器黏膜或破损皮肤进入人体。单纯疱疹病毒初次进入人体引起原发性感染。其 DNA 进入宿主细胞核，造成宿主细胞的急剧溶解破坏，形成病损。当单纯疱疹病毒在口腔黏膜造成原发损害后，病毒沿三叉神经鞘进入半月神经节细胞或周围细胞内潜伏。当全身状况改变影响免疫功能，或局部受到外伤、过度日照等刺激时，引起局部的复发性疱疹损害。

（三）护理评估

1. 健康史

详细询问患者有无发热、咳嗽、咽痛等前驱症状，了解有无诱使复发的刺激因素，如洁牙等局部机械损伤。了解患者患病后是否曾做过诊治，使用何种药物，疗效如何。评估患者有无高血压、冠心病等全身性疾病，肝、肾功能如何，有无贫血貌等。

2. 身体状况

（1）全身状况。①原发性疱疹性口炎：以 6 岁以下儿童多见，尤其是 6 个月至 2 岁更多。发病前多有发热、头痛、疲乏不适、全身肌肉疼痛，甚至咽喉肿痛等急性症状，颌下及颈上淋巴结肿大、触痛。患儿流涎、拒食、烦躁不安。②复发性疱疹性口炎：患者可感到轻微的疲乏与不适。

（2）口腔局部状况：口腔黏膜充血水肿，特别是牙龈充血水肿明显，随后黏膜出现簇集性小水疱，疱破后成为表浅溃疡。溃疡在 10～14 天愈合，不留瘢痕。原发性疱疹感染后有30％～50％的病例可能发生复发性损害。一般复发感染的部位在口唇或接近口唇处。

3. 辅助检查

（1）非特异性疱疹病毒检查：包括水疱组织涂片染色观察有无含嗜酸性包涵体的多核巨细胞，电镜检查受损细胞中是否含有不成熟的病毒颗粒等。

（2）特异性疱疹病毒检查：①病毒的分离培养。②应用荧光素标记或酶标记的单克隆抗体直接对病损涂片进行染色。③应用原位核酸杂交法和聚合酶链反应（PCR）法检测标本中的疱疹病毒 DNA，以区分 HSV1 和 HSV2 感染等。

4. 心理－社会状况

患者因口腔黏膜充血水肿，影响进食，且反复发作不愈，故表现出烦躁不安、焦虑、悲观等心理反应。

（四）治疗要点

（1）全身抗病毒治疗：目前认为核苷类药物是抗 HSV 最有效的药物。主要有阿昔洛韦、伐昔洛韦、泛昔洛韦和更昔洛韦。

（2）口腔局部治疗：可选用 0.1％～0.2％氯己定漱口液、3％阿昔洛韦局部涂擦。

（3）对症处理：疼痛剧烈或有全身症状者可给予止痛等。

（五）常见的护理诊断及医护合作问题

（1）疼痛：与疱破裂形成溃疡有关。

（2）潜在并发症：感染。

（3）口腔黏膜异常：与黏膜的病理改变有关。

（4）知识缺乏：缺乏疱疹相关疾病与自我护理知识。

（六）护理目标

（1）患者掌握减轻疼痛的方法。

（2）减少或避免感染的发生。

（3）患者及家属掌握该病的注意事项及预防保健知识。

（七）护理措施

（1）心理护理：向患者介绍单纯疱疹感染的病因、治疗方法、疗效及预后，消除患者的紧张情绪，配合治疗。

（2）口腔局部护理：保持口腔卫生，可用 0.2％氯己定溶液含漱，有消炎防腐作用。有唇部及口周病损者可局部湿敷，每日 2～3 次。告诉患者不可用手撕痂皮，防止感染。

（3）药物应用护理：护士应熟悉常用抗病毒药物和免疫调节剂的作用原理、剂型及剂量，遵医嘱向患者说明药物的用量和用法，切勿滥用药物，忌用肾上腺皮质类固醇激素。

（4）对症护理：婴幼儿高热时可冰敷、乙醇擦浴或按医嘱服用水杨酸类药物退热，疼痛剧烈者按医嘱在含漱剂中添加适量 2％利多卡因，含漱 1～2 min，以减轻疼痛。必要时可服止痛药。

（5）健康指导：告知患者家属原发性单纯疱疹感染患儿应避免接触其他婴幼儿。

（八）护理评价

通过治疗和护理计划的实施，评价患者是否能够达到：①掌握减轻疼痛的方法；②积极配合治疗，紧张心理得到缓解；③掌握正确的用药方法；④无继发感染。

五、口腔念珠菌病

口腔念珠菌病（oral candidosis）是由念珠菌感染所引起的口腔黏膜疾病，是人类最常见的口腔真菌感染。

1. 病因病理

念珠菌是一种常见的条件致病菌，引起人类念珠菌病的主要是白念珠菌、热带念珠菌的高里念珠菌，占 60％～80％。其病理特征是增厚的不全角化上皮，其中有白念珠菌菌丝侵入，称为上皮斑。

2. 发病机制

念珠菌为条件致病菌，健康人可携带，但不发病。病原体侵入机体后能否致病，取决于其毒力、数量、入侵途径与机体的适应性、机体的抵抗能力及其他相关因素。白念珠菌的毒力主要在于侵袭力，其中黏附力和细胞外酶作用较肯定，而菌丝形成、抗吞噬作用也可能增强其侵袭力。

（三）护理评估

1. 健康史

详细评估患者有无营养不良、内分泌紊乱、白血病、肿瘤化疗后等慢性消耗性疾病，有无长期使用抗生素和免疫抑制剂，了解患儿有无接触被白念珠菌污染的人工哺乳器具。

2. 身体状况

（1）全身状况：全身反应一般较轻，患儿可有轻度发热、烦躁不安、啼哭、哺乳困难。

（2）口腔局部状况：①新生儿急性假膜型念珠菌口炎（又称鹅口疮或雪口病），患儿颊、舌、软腭及唇损害区黏膜有出血及厚白能揭去的假膜。②成年患者舌背乳头萎缩，口腔黏膜可有白色凝乳状斑膜，黏膜发红，口角湿白潮红、皲裂、糜烂、斑块及结节状增生等。

3. 辅助检查

念珠菌实验室检测方法包括涂片法、分离培养、组织病理学检查、免疫学和基因诊断等。

4. 心理－社会状况

同单纯疱疹。

（四）治疗要点

（1）局部药物治疗：应用碱性液体、抗真菌药物溶液含漱或局部涂布。

（2）全身抗真菌药物治疗：口服抗真菌药物，如酮康唑、氟康唑等。

（3）增强机体免疫力：对于身体衰弱、有免疫缺陷或与之有关的全身性疾病，或长期使用免疫抑制剂的念珠菌感染患者，需辅以增强免疫力的治疗措施。

（4）手术治疗：对于念珠菌白斑轻、中度上皮异常增生的癌前损害，若治疗效果不明显或患者不能耐受药物治疗，则考虑手术切除。

（五）常见的护理诊断及医护合作问题

（1）疼痛：与病损皲裂、糜烂有关。

（2）口腔黏膜异常：与疾病有关。

（3）知识缺乏：缺乏口腔念珠菌相关疾病及自我护理知识。

（六）护理目标

（1）患者疼痛缓解或消失，紧张心理消除。

（2）患者按医嘱坚持用药，定期复诊，配合治疗。

（3）患者掌握口腔卫生及局部护理方法。

（七）护理措施

（1）维护良好卫生的心理状态。

（2）老年患者若有活动义齿，可指导用 2%～4% 碳酸氢钠溶液浸泡义齿及漱口。唇红部及口周皮肤损害者用敏感抗真菌霜剂或糊剂局部涂擦。

（3）抗生素性口炎患者应按医嘱停用抗生素，服用抗真菌药物，注意观察有无不良反应。建议在症状和体征消失后仍需维持用药 1 周，防止复发。

（4）有疼痛症状的可用氯己定溶液加适量 2% 利多卡因与碳酸氢钠溶液交替漱洗，可减轻疼痛和消除白念珠菌的协同致病菌。

（5）健康指导：对于念珠菌白斑中的轻、中度上皮异常增生者，嘱患者定期复查，密切观察白斑的变化。告知家长要重视喂养卫生，喂养用具可用消毒碗柜或煮沸 30 min 消毒。哺乳前后注意洗手，并用 2%～4% 碳酸氢钠溶液洗净乳头。哺乳完后擦拭或洗涤患儿口腔，并嘱其擦洗时防止幼儿误吞。

（八）护理评价

通过治疗护理计划的实施，评价患者是否能够达到：①紧张情绪得到缓解或消除；②掌握正确的口腔护理方法，能够正确用药，积极配合治疗。

六、多形性红斑

多形性红斑（erythema multiforme）又称多形性渗出性红斑，是黏膜皮肤的一种急性渗出性炎症性疾病。发病急，具有自限性和复发性。黏膜和皮肤可以同时发病，或单独发病。病损表现为多种形式，如红斑、丘疹、疱疹、糜烂及结节等。

（一）病因病理

药物、蛋白、花粉、灰尘、精神紧张、病毒感染、恶性肿瘤等因素均可作为变应原而引发此病。但一般认为发病和超敏体质有关。一般可见皮肤的表皮和真皮以及黏膜上皮及结缔组织均有细胞间及细胞内水肿，上皮下有疱形成，且有炎症细胞浸润。早期嗜酸性粒细胞多，以后中性粒细胞增多，主要为淋巴细胞，有时可见渗出的红细胞。

（二）发病机制

过去人们认为多形性红斑是一种或多种因素引起的Ⅲ型变态反应，近年研究则认为细胞介导的免疫反应也在多形性红斑的发病中起重要作用。多形性红斑病损中可见细胞毒性或抑制 T 细胞占主导地位。

（三）护理评估

1. 健康史

详细询问患者的全身健康状况，有无慢性病灶，全身性疾病或变态反应史。

2. 身体状况

（1）全身状况：轻型患者一般无全身症状，个别患者偶有轻度头痛、低热、乏力、关节痛等前驱症状。重型患者常有高热、全身无力、肌肉痛、关节痛等全身症状。

（2）口腔局部状况：口腔黏膜病损分布广泛，好发于唇、颊、舌、腭等部位。黏膜充血、水肿、红斑及水疱，大量渗出物形成厚的假膜。唇部出血常形成血痂，患者唾液增多，口臭明显。颌下淋巴结肿大，有压痛。

（3）皮肤病损：呈对称散在分布，好发于颜面、头颈、手掌、足背及四肢伸侧，躯干亦可发生。常见病损为红斑、丘疹、水疱，典型的为虹膜状红斑，即直径为 0.5 cm 左右的圆形红斑，其中心有粟米大小的水疱，又称靶形红斑。重型患者皮肤病损除红斑外，还可出现大疱、丘疹、结节等。疱破后形成大片糜烂，疼痛明显。可伴有眼、生殖器、肛门等多个器官损害。

3. 心理－社会状况：同单纯疱疹。

（四）治疗要点

（1）隔离可疑致敏物质，积极治疗口腔炎症及其他全身疾病，去除诱发因素。

（2）采用激素、抗组胺药物治疗。

（3）营养支持。

（4）中医中药辅助治疗。

（五）常见的护理诊断及医护合作问题

（1）疼痛：与黏膜病损有关。

（2）口腔黏膜异常：与自身免疫系统高致敏状态有关。

（3）潜在并发症：感染。

（4）营养失调：由于口腔病变，影响进食。

（5）知识缺乏：缺乏多形性红斑相关疾病及自我护理知识。

（6）自我形象紊乱：与病损广泛分布及病变致口臭有关。

（7）体温过高：与自身免疫反应有关。

（8）自理能力下降：与疾病致严重的全身症状有关。

（六）护理目标

（1）患者及家属充分了解本病为变态反应性疾病，能积极配合治疗。

（2）患者能采取有效口腔清洁方法。

（3）患者了解致病因素，掌握预防保健知识。

（七）护理措施

（1）心理护理：向患者介绍本病的病因、诱发因素、治疗过程及今后如何预防，消除其焦虑情绪，积极配合医护治疗。

（2）口腔局部护理：保持口腔卫生，指导用软毛刷刷牙，在进餐前后及睡前用 2％～4％碳酸氢钠或 0.2％氯己定漱口液含漱。病情严重者可用棉签蘸漱口液轻拭口腔黏膜及牙齿，以防口腔炎及呼吸道感染。进行口腔检查时动作要轻柔，尽量避免引起出血和继发感染。唇红部及口角病损可用 0.1％依沙吖啶（利凡诺）溶液、0.05％氯己定溶液等唇部湿敷，局部涂抹含抗生素、肾上腺皮质激素等消炎、防腐、止痛药膏。

（3）药物应用护理：按医嘱合理用药，避免使用致病的药物。

（4）对症护理：含漱剂中添加适量 2％利多卡因，在进餐前 30 min 含漱 1～2 min，可缓解疼痛，帮助进食。疼痛难忍者，必要时可按医嘱服用止痛药。

（5）饮食护理：避免食用致敏的食物如鱼、虾等，鼓励其进食营养丰富及富含维生素的食物。

（6）皮肤护理：维护皮肤清洁，及时修剪指甲，预防感染。禁止用手搔抓皮肤，避免外伤。

（7）健康指导：指导患者寻找病因，减少接触；若必须接触，则应让患者做好预防措施，注意观察，出现症状随时就诊。

（八）护理评价

通过治疗护理计划的实施，评价患者是否能够达到：①了解疾病一般常识，紧张情绪消除，配合治疗；②掌握预防保健知识，积极应对；③治疗过程中无继发感染。

七、复发性阿弗他溃疡

复发性阿弗他溃疡（recurrent aphthous ulcer，RAU）又称为复发性阿弗他性口炎（recurrent aphthous stomatitis，RAS）、复发性口腔溃疡（recurrent oral ulcer，ROU）。发病率高达20％，具有周期性、复发性、自限性特征，溃疡灼痛明显。

（一）病因病理

病因及致病机制仍不清楚，存在明显的个体差异。目前普遍看法是，其发生是多种因素综合作用的结果，可能与免疫、遗传、感染、环境等因素有关。病理表现为病损的早期黏膜上皮细胞内及细胞间水肿，形成上皮内疱。上皮内及血管周围有密集的淋巴细胞、单核细胞浸润，随后有多形核白细胞、浆细胞浸润，上皮溶解破溃脱落，形成溃疡。

（二）护理评估

1. 健康史

评估患者有无糖尿病、胃十二指肠溃疡、肝胆疾病及由寄生虫引起的各种消化道疾病或功能紊乱，有无吸烟史、戒烟史、家族史等。评估病程长短，溃疡发作的频率、疼痛程度，有无自限性及复发性，是否与睡眠、饮食、劳累、消化等因素相关，女性患者与月经周期有无关系。

2. 身体状况

（1）全身状况：轻型RAU一般无明显的全身症状与体征。重型RAU和疱疹样RAU常伴有低热、乏力、头痛等全身不适症状和病损局部区域的淋巴肿痛等。

（2）口腔局部状况。

轻型RAU：好发于唇、舌、颊、软腭等无角化较差的黏膜，附着龈及硬腭等角化黏膜很少发病。RAU初起为局灶性黏膜充血水肿，呈粟粒状红点，灼痛明显，继而形成浅表溃疡，圆形或椭圆形，直径＜5 mm。溃疡7～10天愈合，不留瘢痕。溃疡复发的间隙期从半个月至数月不等，有的病程迁延不愈。

重型复发性阿弗他溃疡（MaRAU）：亦称复发性坏死性黏膜腺周围炎或腺周口疮。溃疡大而深，愈合后可形成瘢痕或组织缺损，故也称复发性瘢痕性口疮。好发于青春期。溃疡大、面积深，似"弹坑"，直径可＞1 cm，周围组织红肿微隆起，基底微硬，表面有灰黄色假膜或灰白色坏死组织。溃疡期持续时间较长，可达1～2个月或更长。通常是1～2个溃疡，但在愈合过程中又可出现数个小溃疡。疼痛剧烈，愈后可留瘢痕。初始好发于口角，其后有向口腔后部移行的发病趋势，在舌腭弓、软硬腭交界处等口腔后部可造成组织缺损，影响言语及吞咽。

疱疹样复发性阿弗他溃疡（herpetiform nlces，HU）：亦称口炎型口疮。多发于成年女性，好发部位及病程与轻型相似。但溃疡直径较小，约 2 mm，溃疡数目多，可达十几个或几十个，散在分布，似"满天星"。相邻的溃疡可融合成片，黏膜充血发红，剧痛，唾液分泌增加。

3. 心理-社会状况

同单纯疱疹。

（三）治疗要点

目前对 RAU 患者的治疗是以减少复发次数、延长间歇期、减轻疼痛、促进愈合为主要目标。

（1）局部治疗：局部治疗是改善 RAU 症状的有效方法，常用的剂型有膜剂、软膏或凝胶、含漱剂、含片等。对经久不愈或疼痛剧烈者，可用曲安奈德混悬液或醋酸泼尼松龙混悬液加等量 2% 利多卡因于溃疡黏膜下局部封闭。

（2）全身治疗：对因治疗，减少复发，争取缓解。常用的药物有：①肾上腺皮质激素及免疫抑制剂，如细胞毒类药物和沙利度胺等；②免疫增强剂，如转移因子、左旋咪唑等；③中医中药治疗等。

（四）常见的护理诊断及医护合作问题

（1）疼痛：与发病机制有关。

（2）口腔黏膜异常：与黏膜的病理改变有关。

（3）潜在并发症：感染。

（4）营养失调：与口腔黏膜病变，影响进食有关。

（5）知识缺乏：缺乏疾病及自我护理知识。

（五）护理目标

（1）患者疼痛减轻或消失。

（2）了解本病相关知识，积极配合治疗。

（3）掌握用药方法，减少诱发因素。

（六）护理措施

（1）心理护理：耐心解释，让患者了解 RAU 具有自限性、不传染、不恶变的特点，虽不能根治，但通过适当、长期的治疗是可以控制的，减轻患者的心理负担。

（2）口腔局部护理：保持口腔清洁，用 0.2% 氯己定液漱口。

（3）药物应用护理：指导患者正确用药，介绍药物的作用和不良反应。如出现不良反应及时就医，以调整药物及药量。

（4）对症护理：同多形性红斑。

（5）饮食护理：合理饮食，补充维生素及微量元素。

（6）健康指导：提倡健康的生活方式，不过度劳累，不酗酒，保证良好的睡眠与休息。

（七）护理评价

通过治疗和护理计划的实施，评价患者是否能够达到：①了解本病相关知识，积极配合治疗，消除紧张心理；②能保持健康的生活方式，掌握正确用药方法。

八、天疱疮

天疱疮（pemphigus）是一类严重的、慢性的黏膜皮肤自身免疫大疱性疾病。临床上根据皮肤损害特点可以分为寻常型、增殖型、落叶型和红斑型。本病可发生于任何年龄，临床上最多见于 40～60 岁的人群，儿童少见。无性别差异或女性较男性稍多。

（一）病因病理

学者提出了多种不同的致病学说，目前多趋向于自身免疫学说。各型天疱疮的组织病理学改变，都是以上皮内棘细胞层松解和上皮内疱（或裂缝）为特征。病损的早期，在棘细胞层深部上皮细胞间水肿，细胞间桥消失，从而形成裂隙或水疱，裂隙扁平，并横向分开。电镜下见棘细胞松解的最初过程，首先是棘细胞间黏合物质毁坏，以后表皮细胞间"棘突"消失，最终桥粒遭到破坏，但半桥粒结构完整。

（二）护理评估

1. 健康史

详细询问患者有无高血压、糖尿病、肝肾疾病等全身性疾病。

2. 身体状况

（1）全身状况：患者可有发热、无力、厌食等全身症状，体质瘦弱，甚至恶病质。

（2）口腔局部状况：口腔是早期出现病损的部位，口腔黏膜出现薄壁水疱，水疱易破，出现不规则的糜烂面；破后留有残留的疱壁，并向四周退缩；若将疱壁撕去，常连同邻近外观正常的黏膜一并无痛性地撕去，并遗留下一鲜红的创面，这种现象被称为揭皮试验阳性。若在糜烂面的边缘处将探针轻轻置入黏膜下方，可见探针无痛性伸入，这是棘层松解的现象。

口腔糜烂面不易愈合，病情严重者口内难以找到正常黏膜。糜烂面易感染，继发感染则疼痛加重。长期的糜烂面存在，患者咀嚼、吞咽，甚至说话均有困难。有非特异性口臭出现，淋巴结肿大，唾液增多并带有血迹。

（3）皮肤：前胸、躯干以及头皮、颈、腋窝、腹股沟等易受摩擦处有 1～2 个水疱，用手指侧向推压外表正常的皮肤或黏膜，即可迅速形成水疱，推赶水疱能使其在皮肤上移动。在口腔内，用舌舔及黏膜，可使外观正常的黏膜表层脱落或撕去，这些现象称尼科尔斯基（Nikol-sky）征，即尼氏征。除口腔外，鼻腔、眼、外生殖器、肛门等处黏膜均可发生与口腔黏膜相同的病损，往往不易恢复正常。

3. 心理－社会状况

同多形性红斑。

（三）治疗要点

（1）支持疗法：给予高蛋白富含营养的食物，进食困难者可由静脉补充。

（2）肾上腺皮质激素：是治疗该病的首选药物，根据用药过程，可动态地分为起始、控制、巩固、维持 4 个阶段。泼尼松具体用量可视病情而调整，但切忌由低量再递加。待病情明显缓解，病损大部分愈合（80%）后泼尼松才可递减。为预防和减轻激素治疗的并发症，应适当给予辅助药物，如钙片预防骨质疏松，给予硫糖铝、氢氧化铝保护胃黏膜，适当补钾，给予碱性溶液漱口，防止白色念珠菌感染。对于严重的天疱疮患者，为加快显效时间，降低不良反应，可以采用冲击疗法，即短期内静脉给予大剂量皮质类固醇。

（四）常见的护理诊断及医护合作问题

（1）疼痛：与口腔黏膜病损破溃有关。

（2）口腔黏膜异常：与疾病的病理改变有关。

（3）潜在并发症：感染。

（4）营养失调：由于口腔病变，影响进食。

（5）焦虑：与疼痛、病程长、难以痊愈有关。

（6）自我形象紊乱：与病损累及皮肤和长期应用激素治疗有关。

（五）护理目标

（1）患者疼痛缓解或消失。

（2）患者了解本病相关知识，积极配合治疗。

（3）患者掌握正确的用药方法，了解病损外观及药物不良反应。

（六）护理措施

（1）心理护理：关心体贴、安慰和鼓励患者，劝导其以良好的心态对待疾病，减轻患者心理负担。

（2）口腔局部护理：保持口腔清洁，指导患者进食前后均用清水漱口。发生口腔溃疡时，可局部涂擦药膏。合并念珠菌感染时，用 2%～4%碳酸氢钠溶液含漱。

（3）药物应用护理：嘱患者按医嘱坚持服药，不可擅自改变药物剂量或突然停药。注意监测皮质激素的各种不良反应，常见的有消化道溃疡、糖尿病、高血压、骨质疏松、各种感染等。定期检查血压、血糖、尿糖、电解质、白细胞计数等。

（4）对症护理：同多形性红斑。

（5）皮肤护理：尽可能保持皮肤干燥清洁。水疱直径超过 2 cm 者，用无菌注射器进行抽液处理，使疱壁紧贴创面起保护作用。创面较大者，可用具有收敛作用的含漱液湿敷。

（6）饮食护理：进食富含各种维生素、营养丰富的流质或半流质饮食，视病情可少量多餐，注意色、香、味合理调配，增进患者食欲，保持机体的营养需要和水电解质平衡，增强机体抵抗力，促进康复。

（7）预防感染：各项治疗护理操作技术均严格无菌，合理应用抗生素，有效控制感染，防止并发症。

（8）健康指导：嘱患者保持充足的睡眠和愉快的情绪，防止受凉和感染。

（七）护理评价

通过治疗和护理计划的实施，评价患者是否能够达到：①疼痛得到缓解，消除紧张心理；②了解本病相关知识，掌握正确的用药方法，无擅自改变药物剂量或突然停药现象，积极配合治疗；③掌握预防感染的方法；④了解营养饮食对疾病康复的重要性，保持机体的营养需要和水电解质平衡。

九、口腔扁平苔藓

口腔扁平苔藓（oral lichen planus，OLP）是一种常见的口腔黏膜慢性炎性疾病，其患病率约为 0.51%。该病好发于中年人，女性多于男性。皮肤及黏膜可单独或同时发病。因其长期糜烂病损有恶变现象，WHO 将其列入癌前病变。

（一）病因病理

病因不明。可能与心理因素、内分泌因素、免疫因素等密切相关。也有学者认为与糖尿病、肝炎有关，也有学者报道锌、碘、镁等微量元素的异常可能与 OLP 发病有关。上皮过度不全角化变性、基底层液化，固有层有密集的淋巴细胞呈带状浸润为 OLP 的典型病理表现。电镜观察基底细胞内线粒体和粗面内质网肿胀，胞质内出现空泡。基底细胞之间的桥粒及与基底膜之间的半桥粒松解变性，基底膜增殖、变性、破坏。免疫病理的研究表明 OLP 上皮基底膜区有免疫球蛋白沉积，主要为 IgM，也可有 IgC 和 C_3 的胶样小体沉积。

（二）护理评估

1. 健康史

详细评估患者有无糖尿病、高血压、消化道功能紊乱等全身性疾病。

2. 身体状况

（1）全身状况：无明显不适。

（2）口腔局部状况：OLP 病损可发生在口腔黏膜的任何部位，以颊部最为多见。病损为小丘疹连成的线状白色、灰白色花纹，白色花纹可组成网状、树枝状、环状等多种形状，也可表现为白色斑块。病损大多左右对称，黏膜同时表现为多样病损，相互交错和转变。病损区黏膜充血、糜烂、溃疡、萎缩和水疱等。OLP 患者遇刺激性食物时感灼痛，自觉黏膜粗糙、发涩、口干和烧灼感。

（3）皮肤：紫红色或暗红色的扁平丘疹，发生在头皮时破坏毛囊可致秃发。皮损痊愈后可遗留褐色色素沉着，或因色素减少而变成稍微萎缩的淡白色斑点。

3. 辅助检查

舌缘及舌腹部充血糜烂病损并伴有自发性疼痛者，应行活检。

4. 心理－社会状况

患者可有悲观、抑郁、失望、焦虑等心理反应。

（三）治疗要点

1. 心理治疗

身心调解在治疗 OLP 中的作用，目前已越来越受到重视。

2. 局部治疗

去除局部刺激因素，消除感染性炎症。对于角化程度高的患者，可用维 A 酸类药物局部涂擦。糜烂溃疡型，可在病损区黏膜下基底部选用醋酸泼尼松或曲安奈德加入等量 2‰利多卡因注射有较好疗效。对迁延不愈的应注意有白念珠菌感染的可能。

3. 全身治疗

（1）免疫抑制剂：可慎重考虑采用口服肾上腺皮质激素、雷公藤与昆明山海棠、羟氯喹（氯喹）等。

（2）免疫调节剂：临床常用的有胸腺肽肠溶片、左旋咪唑、转移因子和多抗甲素等。

（3）中医中药治疗。

（四）常见的护理诊断及医护合作问题

（1）疼痛：与黏膜病损有关。

（2）口腔黏膜异常：与疾病的病理改变有关。

（3）潜在并发症：感染。

（4）知识缺乏：缺乏疾病相关知识及自我护理知识。

（5）焦虑：与疾病迁延反复及担心恶变有关。

（6）自我形象紊乱：与病损累及皮肤有关。

（五）护理目标

（1）疼痛得到缓解。

（2）患者了解疾病的相关知识，掌握正确的用药方法。

（3）患者了解本病预防保健知识，自觉定期门诊复查，坚持治疗。

（4）患者学会观察药物不良反应并及时就医。

（六）护理措施

（1）心理护理：与患者进行良好的沟通，告诉其扁平苔藓病情虽反复迁延，但是一种预后较良好的慢性疾病，若产生悲观等心理反应，只会加重病情。鼓励自我身心调节，有利于缓解病情，促进恢复。

（2）口腔局部护理：可使用氯己定漱口液或碳酸氢钠液含漱，预防白念珠菌感染。对糜烂型 OLP，应协助医师局部封闭。严格执行"三查、七对"制度和无菌操作原则。

（3）药物应用护理：注意观察药物的疗效和不良反应，如硫酸羟氯喹可能会有头晕、耳鸣、视物模糊等不良反应，嘱患者出现上述症状应及时报告医护人员，以便调整药量或治疗方案。嘱患者坚持用药，定期检查血象变化。

（4）皮肤护理：禁止用手搔抓皮肤，防止感染。

（5）饮食护理：戒烟，限制饮酒，避免辛辣等刺激性食物。

（6）健康指导：告诫患者在症状缓解后，仍应遵循治疗方案，定期检查。注意调节睡眠、月经状况，纠正高黏血症等。

（七）护理评价

通过治疗和护理计划的实施，评价患者是否能够达到：①疼痛缓解；②心理状态良好，了解疾病相关知识，睡眠充足；③无感染等并发症发生；④正确用药；⑤良好的治疗依从性。

十、灼口综合征

灼口综合征（burning mouth syndrome，BMS）是以舌部为主要发病部位，以烧灼样疼痛为主要表现的一组综合征，又称舌痛症（glossdynia）、舌感觉异常、口腔黏膜感觉异常等。常不伴明显的临床体征，但有较明显的精神因素，在更年期或绝经前后期妇女中发病率高。因此有人倾向该病属心理疾病或更年期综合征的表现之一。

（一）病因

病因复杂，尚无统一观点，但精神因素占突出位置。

（1）局部因素：牙石、残根残冠、不良修复体、舌部微循环障碍以及频繁地伸舌自检、过度运动造成的舌肌筋膜紧张或拉伤引起的疼痛等因素。

（2）系统因素：包括更年期综合征、糖尿病、维生素和矿物质缺乏、长期滥用抗生素，长期使用抗焦虑药、漱口液等。

（3）精神因素（人格因素）：BMS 患者多焦虑型、抑郁型性格，情绪不稳定，恐癌心理。

（二）护理评估

1. 健康史

详细询问患者病程，有无逐渐加重，少数患者有明确的突发病史。有无糖尿病、贫血病史，有无伸舌自检等不良习惯。更年期或绝经期前后的妇女有无更年期综合征的症状。

2. 身体状况

（1）全身状况：患者可有失眠、疲乏、潮热、易怒、多汗、注意力不集中、性欲降低、阴道灼热感等。

（2）口腔局部状况：舌烧灼样疼痛为最常见的临床症状，有麻木感、刺痛感、味觉迟钝、钝痛不适等感觉异常。疼痛部位多发于舌根部，其次为舌缘、舌背和舌尖。以单个部位发病多见，但也可累及 2 个以上部位。伴随口干症状，局部舌乳头萎缩，黏膜上皮充血、水肿。临床检查无明显阳性体征，临床症状与体征明显不协调。

3. 辅助检查

血糖、性激素水平等检查有助于发现全身疾病因素。

4. 心理－社会状况

患者可有精神紧张、抑郁、忧心忡忡等表现。

（三）治疗要点缺乏特殊有效疗法

（1）对因处理：消除局部刺激因素，纠正患者伸舌自检不良习惯。积极治疗糖尿病等全身性疾病。更年期症状明显者可在妇科医师指导下协助治疗。

（2）对症处理：疼痛明显者可作局部神经封闭，但不可长期频繁使用；唾液黏稠口干者可用溴己定（必嗽平）口服或用人工唾液含服。

（3）心理治疗：①心理疗法，又称精神治疗，可减轻症状和提高治疗效果。②认知疗法，对 BMS 患者的症状有所改善。

（四）常见的护理诊断及医护合作问题

（1）疼痛：与神经感觉异常有关。

（2）焦虑：与恐癌心理有关。

（3）知识缺乏：缺乏疾病相关知识及自我护理知识。

（五）护理目标

（1）患者疼痛缓解或消失。

（2）患者了解 BMS 相关知识，改善心理状态和行为方式，恐癌心理消除。

（3）患者纠正伸舌自检的不良习惯。

（4）患者能保持良好的治疗依从性。

（六）护理措施

（1）心理护理：患者常因灼痛或恐癌而精神高度紧张，甚至产生自杀心理。因此，护士要耐心倾听患者主诉，了解其家庭、生活、工作状况，并进行详尽的体检。讲解 BMS 有关知识，帮助其纠正不良认识，解除思想上的压力。积极调动患者的正性情绪，以良好的心态配合治疗。

（2）口腔局部护理：指导患者勿伸舌自检，采取放松训练和音乐疗法松弛情绪，避免过分关注自己口腔内的不适感。

（3）药物应用护理：按医嘱准时规律服药，注意观察不良反应。

（4）健康指导：保证休息与营养，定期随访复查，消除恐癌心理。必要时可到心理专科门诊就诊配合治疗。

（七）护理评价

通过治疗和护理计划的实施，评价患者是否能够达到：①疼痛减轻或消失；②了解疾病相关知识，能应用有效的措施控制情绪，恐癌心理消除；③伸舌自检的不良习惯纠正；④有良好的治疗依从性。

第四节 口腔颌面部感染性疾病

一、概述

感染（infection）是指各种生物性因子在宿主体内繁殖及侵袭，在生物因子与宿主相互作用下，导致机体产生以防御为主的一系列全身及局部组织反应的疾患。

（一）口腔颌面部的解剖特点

口腔颌面部位于消化道与呼吸道的起端，通过口腔和鼻腔与外界相通。由于口腔、鼻腔、鼻旁窦的腔隙，牙、牙龈、扁桃体的特殊解剖结构和这些部位的温度、湿度均适宜细菌的寄居、滋生与繁殖，因此，正常时即有大量的微生物存在。此外，颜面皮肤的毛囊、汗腺与皮脂腺也是细菌最常寄居的部位，在这些部位遭受损伤、手术或全身抵抗力下降等因素影响下，均可导致正常微生物生态失调的内源性或外源性感染的发生。

颜面及颌骨周围存在较多相互连通的潜在筋膜间隙，其间含疏松结缔组织，形成感染易于蔓延的通道，加之颜面部血液循环丰富，鼻唇部静脉又常无瓣膜，致使在鼻根至两侧口角区域内发生的感染易向颅内扩散，因而被称为面部的"危险三角区"。

面颈部具有丰富的淋巴结，口腔、颜面及上呼吸道的感染可顺应淋巴引流途径扩散，发生区域性的淋巴结炎。特别是儿童淋巴结发育尚未完善，感染易穿破淋巴结被膜，形成结外蜂窝织炎。

（二）口腔颌面部感染的途径和病原菌

1. 感染的途径

（1）牙源性：病原菌通过病变牙或牙周组织进入体内发生感染者称为牙源性感染。牙在解剖结构上与颌骨直接相连，牙髓及牙周感染可向根尖、牙槽骨、颌骨以及颌面部疏松结缔组织间隙扩散。由于龋病、牙周病、智齿冠周炎均为临床常见病，故牙源性途径是口腔颌面部感染的主要来源。

（2）腺源性：面颈部淋巴结既可继发于口腔、上呼吸道感染，引起炎症改变；淋巴结感染又可穿过淋巴结被膜向周围扩散，引起筋膜间隙的蜂窝织炎。

（3）损伤性：继发于损伤后发生的感染。

（4）血源性：机体其他部位的化脓性病灶通过血液循环形成的口腔颌面部化脓性病变。

（5）医源性：医务人员行局麻、手术、穿刺等操作未严格遵守无菌技术所造成的继发性感染称为医源性感染。

2. 病原菌

口腔颌面部感染常由葡萄球菌、溶血性链球菌、大肠杆菌等引起，近年由于应用厌氧培养技术，在口腔颌面部感染中尚可检出厌氧菌属，如类杆菌属、梭杆菌属等，有时甚至可达100％。说明口腔颌面部感染最多见的是需氧菌与厌氧菌的混合感染。

口腔内的正常菌群或外来病原菌的污染，不一定都会发生感染，只有当人体局部或全身的防御功能削弱，或病原菌数量、毒力过大时才会发病。感染的发生一方面取决于细菌的种类、数量和毒力；另一方面还取决于机体的抵抗力、易感性、患者的年龄、营养状况，以及感染发生部位的解剖特点、局部血液循环状况、有无血肿形成或异物存在等多种因素的影响。因此，口腔颌面部感染的过程与转归主要受患者抵抗力、细菌毒力和治疗措施的影响。急性感染发生后，若机体抵抗力强，并得到及时合理治疗，则感染可被局限，通过自行吸收或形成脓肿引流后痊愈。当机体抵抗力与病原菌毒力处于相持之势，或处理不当时，则感染可转为慢性过程。如细菌毒力超过人体抵抗力，或抗菌药物使用不力或无效时，感染可向周围组织蔓延，并通过淋巴管及血液循环扩散，引起淋巴管炎、淋巴结炎或发生败血症、转移性脓肿、海绵窦血栓性静脉炎、中毒性休克等严重并发症。

因病原菌的不同，口腔颌面部感染可分为化脓性和特异性两大类。后者指结核、梅毒、放线菌等引起的特定病变，其临床过程和治疗有别于化脓性感染。

（三）口腔颌面部感染的临床表现

1. 局部表现

化脓性炎症的急性期，局部表现为红、肿、热、痛和功能障碍、引流区淋巴结肿痛等典型表现。但其程度因感染发生的部位、深浅、范围大小和病程早晚而有所差异。炎症累及咀嚼肌部位，可导致不同程度的张口受限；病变位于口底、舌根、咽旁，可出现进食、吞咽、语言障碍，甚至呼吸困难。腐败坏死性蜂窝织炎的局部皮肤弥漫性水肿，呈紫红或灰白色，无弹性，有明显凹陷性水肿，由于组织间隙有气体产生可触及捻发音。当急性炎症局限成脓肿后，由于主要感染菌种的不同，其脓液性质也有差异：如金黄色葡萄球菌为黄色黏稠脓液；链球菌一般为淡黄色或淡红色稀薄脓液，有时由于溶血而呈褐色；铜绿假单胞菌（绿脓杆菌）的典型脓液为翠绿色，稍黏稠，有酸臭味；混合性细菌感染则为灰白或灰褐色脓液，有明显的腐败臭味。感染的慢性期，由于病变组织有大量的单核细胞浸润，正常组织破坏后被增生的纤维组织代替，因此局部形成较硬的炎性浸润块，并出现不同程度的功能障碍。有的脓肿形成未及时治疗而自行溃破，则形成长期排脓的窦（瘘）口。当机体抵抗力减弱或治疗不彻底时，慢性感染可再度急性发作。

2. 全身表现

因细菌的毒力及机体的抵抗力不同而有所差异。患者表现为畏寒、发热、头痛、全身不适、乏力、食欲减退、尿量减少、舌质红、苔黄、脉速等。化验检查白细胞总数增高，中性粒细胞比例上升，核左移。病情较重而时间长者，由于代谢紊乱，可导致水与电解质平衡失调、酸中毒，甚至伴肝、肾功能障碍。严重感染伴有败血症或脓毒血症时，可以发生中毒性休克、多器官功能衰竭。

（四）口腔颌面部感染的诊断

炎症初期，感染区的红、肿、热、痛及相应功能障碍等症状是局部感染诊断的基本依据，在炎症局部形成脓肿后，波动感又是脓肿诊断的重要特征。对于深部的脓肿，可用穿刺法来确定有无脓肿或脓肿的部位，必要时还可借助 B 超或 CT 等行辅助检查，明确脓肿的部位及大小。

（五）口腔颌面部感染的治疗原则

口腔颌面部感染的治疗主要从局部和全身两个方面考虑：局部治疗是局部外敷中草药和手术切开引流；全身治疗主要是针对性地给予抗菌药物，维持水、电解质平衡，减轻中毒症状。

二、智齿冠周炎

智齿冠周炎是指成人第三磨牙萌出不全或阻生时，牙冠周围软组织发生的炎症。临床上以下颌智齿冠周炎多见，故主要介绍下颌智齿冠周炎。

（一）病因病理

由于人类进化过程中食物种类的变化，带来咀嚼器官的功能退化，颌骨有缩小的现象，因而造成颌骨齿槽突长度的不协调。下颌第三磨牙（智齿）位于牙列最后，也是最晚萌出的牙齿，正常萌出过程中其殆面及远中软组织退缩较迟，或因第二磨牙与下颌支间位置不足，导致程度不同的阻生。牙冠可部分或全部为龈组织覆盖，在龈瓣与牙冠之间形成较深的盲袋。食物碎屑极易嵌塞于盲袋内，局部为细菌定居、繁殖提供了良好的温度、湿度环境。当冠部牙龈因咀嚼食物而损伤形成溃疡及全身抵抗力低下时，局部存在的正常菌群或细菌毒力增强，引起冠周炎的急性发作。因此，智齿冠周炎主要发生于 18～30 岁智齿萌出期的青年人和伴有萌出不全阻生智牙的患者。

（二）护理评估

1. 健康史

了解患者下颌第三磨牙（智齿）生长位置、萌出情况，询问患者冠部牙龈有无损伤史以及近期有无导致身体抵抗力下降的诱因，是否有过敏史。

2. 身体状况

炎症初期，一般患者全身无明显反应，患者自觉患侧磨牙后区肿痛不适，进食、咀嚼、吞咽活动时疼痛加重。病情发展，局部可呈自发性跳痛或沿耳颞神经分布区出现放射性疼痛。当感染侵及咀嚼肌时，出现不同程度的张口受限，甚至出现"牙关紧闭"。口腔不清洁，龈袋有分泌性口臭。全身表现，可有不同程度的畏寒、发热、头痛、全身不适，以及白细胞总数增高，中性粒细胞比例上升。

3. 诊断

根据病史、临床表现和 X 线摄片检查，一般不难作出准确诊断。

4. 心理－社会状况

发病初期，患者容易忽视；症状严重时，对阻生牙拔除产生恐惧心理。

（三）治疗原则

在急性期应以消炎、镇痛、切开引流、增强全身抵抗力的治疗为主。当炎症转入慢性期后，若为不可能萌出的阻生牙则应尽早拔除，以防感染再发。

（四）常见的护理诊断及医护合作问题

1. 急性疼痛

急性疼痛与炎症反应有关。

2. 吞咽障碍

吞咽困难与吞咽疼痛有关。

3. 语言沟通障碍

语言沟通障碍与局部疼痛、肿胀、张口受限有关。

4. 口腔黏膜受损

口腔黏膜受损与局部疼痛、肿胀、张口受限、长期禁食、口腔不洁有关。

5. 知识缺乏

缺乏冠周炎疾病早期预防及治疗相关知识。

（五）护理目标

（1）患者疼痛减轻或消失。

（2）恢复正常的吞咽功能和语言交流。

（3）口腔清洁卫生，无不适感。

（4）患者能叙述预防冠周炎发生的有关知识。

（5）情绪稳定能树立战胜疾病的信心，配合治疗和护理。

（六）护理措施

（1）保持口腔清洁，用高渗盐水或含漱剂漱口，每日数次。

（2）协助医师对冠周炎盲袋用3％过氧化氢和生理盐水冲洗，局部蘸干，将碘酚或碘甘油送入龈袋内，每日1次，疗效良好。脓肿形成时应切开引流。

（3）如需全身用抗生素者，应做好服药指导。

（4）嘱患者休息，进流质饮食，不吃刺激性食物，治疗期戒烟戒酒。

（5）宣传冠周炎的发病原因及早期治疗的重要性，对病灶牙遵医嘱拔除，防止复发。

（七）护理评价

通过治疗和护理计划的实施，评价患者是否达到：①局部疼痛、肿胀减轻或消失；②吞咽、张口功能和语言交流恢复正常；③情绪稳定，对疾病有正确的认识。

三、口腔颌面部间隙感染

口腔、颜面、颈部深面解剖结构均有致密的筋膜包绕，这些筋膜之间又有数量不等而彼此连续的疏松结缔组织或脂肪组织填充。由于感染常沿这些阻力薄弱的结构扩散，故将其视为感染发生和扩散的潜在间隙。临床上根据解剖结构和感染部位，将其分为不同名称的间隙，如咬肌间隙、翼下颌间隙、颞下间隙、咽旁间隙、口底间隙等。口腔颌面部间隙感染均为继发性，常见的为牙源性感染或腺源性感染。感染多为需氧和厌氧菌引起的混合感染。

由于间隙和解剖部位各异、感染涉及间隙的多寡不一，以及感染来源和病原菌的不同，每个患者的局部及全身表现也各具特征，治疗方法自然也各有侧重，临床上应区别对待。

（一）眶下间隙感染

1. 病因病理

（1）上颌尖牙及第一前磨牙和上颌切牙的根尖化脓性炎症和牙槽脓肿所致。

（2）上颌骨骨髓炎的脓液穿破骨膜，或上唇底部与鼻侧的化脓性炎症扩散至眶下间隙所致。

2. 护理评估

（1）健康史：了解患者近期有无上颌骨骨髓炎、上颌牙齿等化脓性炎症或脓肿，有无上唇底部与鼻侧的化脓性炎症发生。是否有过敏史。

（2）身体状况：眶下区皮肤发红、张力增大，眼睑水肿，睑裂变窄，鼻唇沟消失。脓肿形成后，眶下区可触及波动感。可并发海绵窦血栓性静脉炎。

（3）诊断：根据病史、临床症状、化验检查和穿刺可以确诊。

（4）心理－社会状况：缺乏相关疾病知识，产生焦虑，担心疾病的预后。

3. 治疗原则

（1）局部外敷中药。

（2）脓肿形成，应及时切开引流。

（3）炎症控制后应处理病灶牙。

4. 常见的护理诊断及医护合作问题

（1）急性疼痛：与炎症反应有关。

（2）体温异常：与疾病有关。

（3）知识缺乏：缺乏眶下间隙感染疾病早期预防及治疗的相关知识。

（4）焦虑：与担忧预后不佳有关。

5. 护理目标

（1）疼痛减轻或消失。

（2）体温恢复正常。

（3）患者能叙述预防眶下间隙感染疾病发生的有关知识。

（4）情绪稳定，树立战胜疾病的信心，配合治疗和护理。

（5）感染控制，无并发症发生。

6. 护理措施

（1）一般护理见外科护理常规。

（2）密切观察脓肿大小、性状等变化。

（3）脓肿切开后，观察引流是否通畅，浓液的性状、颜色、气味等。

7. 护理评价

通过治疗和护理计划的实施，评价患者是否达到：①局部疼痛、肿胀减轻或消失，体温正常；②情绪稳定，对疾病有正确的认识。

（二）颊间隙感染

1. 病因病理

（1）上、下颌磨牙的根尖脓肿或牙槽脓肿穿破骨膜，浸入颊间隙。

（2）颊部皮肤损伤、颊黏膜溃疡继发感染，或颊、颌上淋巴结的炎症扩散所致。

2. 护理评估

（1）健康史：了解患者近期有无上、下颌磨牙感染或颊部皮肤损伤等病史，是否有过敏史。

（2）身体状况：颊部皮下或黏膜下区有无局部脓肿形成。感染波及颊脂体时，整个颊部是否肿胀，相通间隙是否扩散形成多间隙感染。

（3）诊断：见眶下间隙感染相关内容。

（4）心理－社会状况：见眶下间隙感染相关内容。

3. 治疗原则

脓肿形成，应及时切开引流。

4. 常见的护理诊断及医护合作问题、护理目标、护理措施、护理评价

基本相同于眶下间隙感染相关内容。

（三）颞间隙感染

颞浅与颞深两间隙，借脂肪结缔组织与颞下间隙、咬肌间隙、翼下颌间隙、颊间隙相通（图 12-6）。

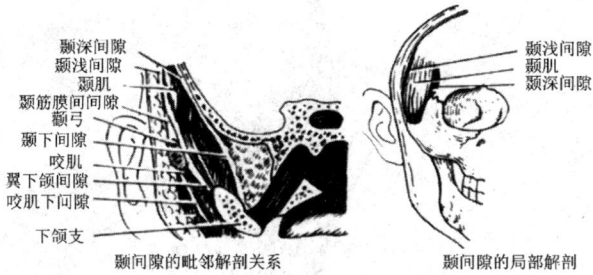

图 12-6　颞间隙的解剖位置

1. 病因病理

（1）咬肌间隙、翼下颌间隙、颞下间隙、颊间隙感染扩散所致。

（2）耳源性感染（如化脓性中耳炎、颞乳突炎）、颞部疖痈以及颞部损伤继发感染也可波及颞间隙。

2. 护理评估

（1）健康史：了解患者近期有无咬肌间隙、耳源性感染等感染病史。是否有过敏史。

（2）身体状况：颞部区域广泛肿胀，表现有凹陷性水肿、压痛、咀嚼痛和不同程度的张口受限。脓肿形成后，颞浅间隙脓肿可触及波动感。深部脓肿可引起骨髓炎，甚至导致脑膜炎、脑脓肿等并发症。

（3）诊断：颞深间隙脓肿需借助穿刺抽出浓液才能明确诊断，其他同于眶下间隙感染相关内容。

（4）心理－社会状况：相同于眶下间隙感染相关内容。

3. 治疗原则

颞间隙脓肿形成后应切开引流。经 X 线摄片确定已发生骨髓炎时，应积极行死骨及病灶清除术。

4. 常见的护理诊断及医护合作问题、护理目标、护理措施、护理评价

基本相同于眶下间隙感染相关内容。

（四）颞下间隙感染

颞下间隙（infratemporal space）位于颅中窝底。前界为上颌结节及上颌颧突后面；后界为茎突及茎突诸肌；内界为蝶骨翼突外板的外侧面；外界为下颌支上份及颧弓；上界为蝶骨大翼的颞下面和颞下嵴；下界借助翼外肌下缘平面与翼下颌间隙分界。该间隙中的脂肪组织、颌内动静脉、翼静脉丛以及三叉神经上、下颌支的分支分别与颞间隙、翼下颌间隙、咽旁间隙、颊间隙、翼腭间隙等相通，还可借眶下裂、卵圆孔和棘孔分别与眶内、颅内连通，借翼静脉丛与海绵窦相通（图 12-7）。

1. 病因病理

（1）从相邻间隙如翼下颌间隙等感染扩散而来。

（2）可因上颌结节、卵圆孔、圆孔阻滞麻醉时感染所致。

（3）由拔牙后感染引起。

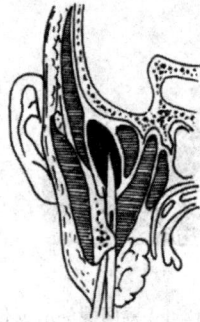

图 12-7　颞下间隙的解剖位置及口外下颌角区切开引流术

2. 护理评估

（1）健康史：了解患者近期有无翼下颌间隙等感染病史，是否有过敏史。

（2）身体状况：位置深在、隐蔽，故感染发生时外观表现常不明显，仔细检查可发现颧弓上、下及下颌支后方微肿，有深压痛，伴有不同程度的张口受限。当出现同侧眼球突出、眼球活动障碍、眼睑水肿、头痛、恶心等表现时，应警惕海绵窦静脉炎的可能性。

（3）诊断：与眶下间隙感染相同。

（4）心理-社会状况：与眶下间隙感染相同。

3. 治疗原则

应积极使用大剂量抗生素治疗。若症状缓解不明显，应及时切开引流。

4. 常见的护理诊断及医护合作问题、护理目标、护理措施、护理评价

基本相同于眶下间隙感染的相关内容。

（五）咬肌间隙感染

咬肌间隙位于咬肌与下颌支外侧骨壁之间。咬肌间隙感染为最常见的颌面部间隙感染之一。前界为咬肌前缘，后界为下颌支后缘，上平颧弓下缘，下以咬肌在下颌支附着为界。由于咬肌在下颌支及其角部附着宽广紧密，故潜在性咬肌间隙存在于下颌支上段的外侧部位，借颊脂体、咬肌神经、血管与颊间隙、翼下颌间隙、颞间隙、颞下间隙相通（图 12-8）。

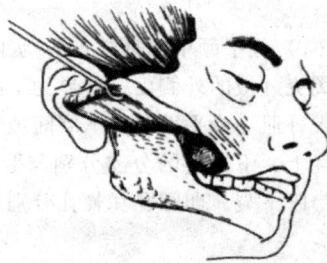

图 12-8　咬肌间隙解剖位置

1. 病因病理

主要来自于下颌智齿冠周炎、下颌磨牙的根尖周炎、牙槽脓肿，亦可因相邻间隙如颞下间隙感染扩散，偶尔因化脓性腮腺炎波及者。

2. 护理评估

（1）健康史：了解患者有无下颌智齿冠周炎、颞下间隙感染等感染病史，是否有过敏史。

（2）身体状况：下颌支及下颌角为中心的咬肌区肿胀、变硬、压痛，伴有明显的张口受限。由于咬肌肥厚坚实，脓肿不易自行溃破，也不易触及波动感。脓液长期蓄积，易形成下颌支部的边缘性骨髓炎。

（3）诊断：与眶下间隙感染相同。

（4）心理-社会状况：与眶下间隙感染相同。

3. 治疗原则

咬肌间隙蜂窝织炎时除全身应用抗生素外，局部可用物理疗法或外敷中药。一旦脓肿形成，应及时切开引流。感染控制后，应及早对病灶牙进行治疗或拔除。

4. 常见的护理诊断及医护合作问题、护理目标、护理措施

基本相同于眶下间隙感染的相关内容。

5. 护理评价

通过治疗和护理计划的实施，评价患者是否达到：①吞咽障碍消除，语言沟通正常；②呼吸道通畅，无窒息发生。

（六）翼下颌间隙感染

翼下颌间隙（pterygomandibular space）位于下颌支内侧骨壁与翼内肌外侧之间。前界为颊肌及颞肌，后界为腮腺鞘，上为翼外肌的下缘，下为翼内肌附着于下颌支处，呈底在上、尖在下的三角形。此间隙中有从颅底卵圆孔出颅的下颌神经分支及下牙槽动、静脉穿过，借蜂窝组织与相邻的颞下、颞、颊、下颌下、舌下、咽旁、咬肌等间隙相通，经颅底血管、神经还可通入颅内（图12-9）。

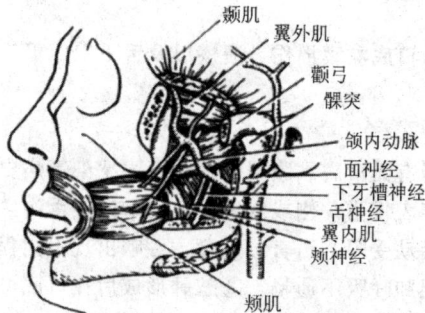

图 12-9　翼下颌间隙的解剖位置

1. 病因病理

（1）下颌智齿冠周炎及下颌磨牙根尖周炎症扩散所致。

（2）下牙槽神经阻滞麻醉消毒不严格或拔下颌智齿创伤过大，也可引起翼下颌间隙感染。

（3）相邻间隙，如颞下间隙、咽旁间隙炎症也可波及。

2. 护理评估

（1）健康史：了解患者有无下颌智齿冠周炎、下颌磨牙根尖周炎、颞下间隙感染等感染病史，是否有过敏史。

（2）身体状况：先有牙痛史，继而出现张口受限、咀嚼食物及吞咽疼痛。口腔检查可见翼

下颌皱襞黏膜水肿，下颌支后缘稍内侧可有轻度肿胀、深压痛。

（3）诊断：由于翼下颌间隙位置深在，亦难由临床直接触及波动，多需穿刺才可确定，因而常易延误诊断。其他检查同于眶下间隙感染相关内容。

（4）心理—社会状况：同于眶下间隙感染相关内容。

3．治疗原则

感染初期全身使用足量的抗生素，脓肿形成则行切开引流。

4．常见的护理诊断及医护合作问题、护理目标、护理措施、护理评价

基本相同于眶下间隙感染相关内容。

（七）舌下间隙感染

舌下间隙（sublingual space）位于舌和口底黏膜之下，下颌舌骨舌肌及舌骨舌肌之上。前界及两侧为下颌体的内侧面，后部止于舌根。由颏舌肌及颏舌骨肌又可将舌下间隙分为左右两部，两者在舌下肉阜深面相连通。舌下间隙后上方与咽旁间隙、翼下颌间隙相通，后下通人下颌下间隙（图12-10）。

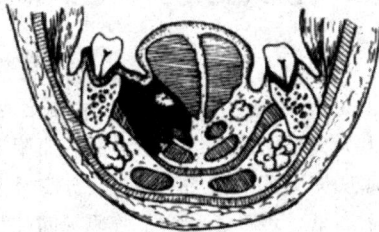

图 12-10　舌下间隙的解剖位置

1．病因病理

下颌牙的牙源性感染，口底黏膜损伤、溃疡以及舌下腺、下颌下腺导管的炎症均可引起舌下间隙感染。

2．护理评估

（1）健康史：了解患者有无口底黏膜损伤、舌下腺感染等病史，是否有过敏史。

（2）身体状况。①临床表现为一侧或双侧舌下肉阜或颌舌沟区口底肿胀，黏膜充血，舌体被挤压抬高、推向健侧，运动受限，语言、进食、吞咽出现不同程度的困难。②感染向口底后部扩散时，可出现张口受限和呼吸不通畅。③脓肿形成后在口底可扣及波动。

（3）诊断：同于眶下间隙感染相关内容。

（4）心理—社会状况：同于眶下间隙感染相关内容。

3．治疗原则

切开引流。

4．常见的护理诊断及医护合作问题

（1）与眶下间隙感染（1）、（2）、（3）、（4）同。

（2）体液不足：与吞咽困难、摄入过少有关。

（3）有窒息的危险：与感染引起口底肿胀有关。

（4）口腔黏膜受损：与疾病有关，口腔自洁能力下降。

5. 护理目标

（1）～（5）同于眶下间隙感染相关内容。

（6）增加患者的液体摄入量，脱水症状和体征消失。

（7）患者缺氧、呼吸困难症状缓解或消失。

（8）口腔黏膜受损情况缓解或消失。

6. 护理措施

（1）床旁备气管切开包、负压引流装置，必要时给予持续低流量吸氧，确保患者呼吸道通畅。

（2）用0.9％生理盐水和口泰漱口，做好口腔护理，保证口腔卫生，减轻患者口臭。其他同于眶下间隙感染相关内容。

7. 护理评价

同于眶下间隙感染相关内容。

（八）咽旁间隙感染

咽旁间隙（parapharyngeal）位于咽腔侧方的咽上缩肌与翼内肌和腮腺深叶之间。前界为翼下颌韧带及下颌下腺上缘，后为椎前筋膜。该间隙呈倒立锥形。由茎突及附着其上的诸肌将该间隙分为前、后两部，前部称为咽旁前间隙，后部称为咽旁后间隙。前间隙较小，其中有咽深动、静脉及淋巴、蜂窝组织；后间隙较大，有出入颅底的颈内动、静脉，第9～12对脑神经及颈深上淋巴结等。咽旁间隙与翼下颌间隙、颞下间隙、舌下间隙、下颌下间隙及咽后间隙相通。血管神经束上通颅内，下连纵隔，可成为蔓延感染的途径（图12-11）。

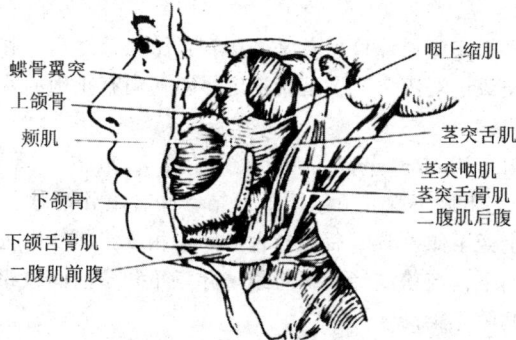

图12-11　颞旁间隙的解剖位置

1. 病因病理

多为牙源性，特别是智齿冠周炎，以及腭扁桃体炎和相邻间隙感染的扩散。偶尔继发腮腺炎、耳源性炎症和颈深上淋巴结炎。

2. 护理评估

（1）健康史：了解患者有无智齿冠周炎、腭扁桃体炎等感染病史。了解患者的进食和呼吸情况，有无过敏史。

（2）身体状况。①局部症状表现为咽侧壁红肿、腭扁桃体突出等。②患者自觉吞咽疼痛、进食困难、张口受限；若伴有喉头水肿，可出现声音嘶哑，以及不同程度的呼吸困难和进食呛咳。③咽旁间隙感染如处理不及时，可导致严重的肺部感染、败血症和颈内静脉血栓性静脉炎等并发症。

（3）诊断：一般采用穿刺抽出脓液即可确诊。

（4）心理－社会状况：由于口底肿胀，引起的吞咽、言语及呼吸困难使患者产生焦虑，需手术治疗时患者感到紧张。

3. 治疗原则

采用口内或口外切开引流术。

4. 常见的护理诊断及医护合作问题、护理目标

基本相同于眶下间隙感染相关内容。

5. 护理措施

（1）耐心向患者解释病情及治疗计划，减轻其紧张情绪，消除顾虑。

（2）提供安静舒适的环境，减少不良刺激，让患者充分休息。

（3）注意生命体征的变化，严密观察局部及全身表现。脓肿形成者，应协助医师切开引流。如肿胀严重引起呼吸困难，必要时行气管切开术。

（4）遵医嘱给予止痛剂、镇静剂，应用抗生素治疗原发病灶。对于病情严重者给予全身支持疗法、输血输液，维持电解质平衡。

（5）给予营养丰富易消化的流质，张口受限者采取吸管进食。

（6）保持口腔清洁。病情严重者，嘱其用温盐水或漱口液漱口，重者进行口腔护理，用3%过氧化氢液清洗。

（7）感染控制后，嘱患者及时处理病灶牙，对不能保留的患牙及早拔除。

6. 护理评价

通过治疗和护理计划的实施，评价患者是否达到：①局部疼痛、肿胀和呼吸困难减轻或消失；②吞咽功能和语言交流恢复正常；③情绪稳定，对疾病有正确的认识。

（九）下颌下间隙感染

下颌下间隙（submandibular space）位于下颌下三角内，周界与下颌下三角相同（图12-12）。间隙内包含有下颌下腺和下颌下淋巴结，并有颌外动脉、面前静脉、舌神经、舌下神经通过。该间隙向上经下颌舌骨肌后缘与舌上间隙相续，向后内毗邻翼下颌间隙、咽旁间隙，向前通颏下间隙，向下借疏松结缔组织与颈动脉三角和颈前间隙相连。因此，下颌下间隙感染可蔓延形成口底多间隙感染。

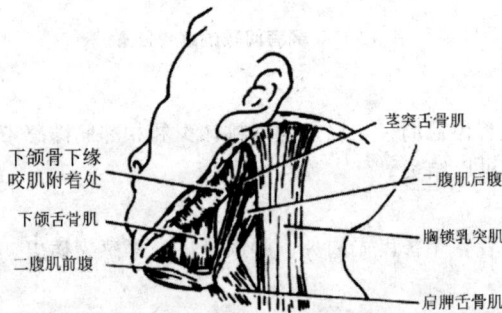

图 12-12　下颌下间隙的解剖位置

1. 病因病理

主要来自于下颌智齿冠周炎，下颌磨牙的根尖周炎、牙槽脓肿，亦可由相邻间隙如颞下间隙感染扩散，偶尔因化脓性腮腺炎波及者。

2. 护理评估

（1）健康史：了解患者有无下颌智齿冠周炎、颞下间隙感染等感染病史，了解患者的进食和呼吸情况，有无过敏史。

（2）身体状况：下颌下淋巴结炎为早期表现，临床表现不明显。下颌下间隙蜂窝织炎临床表现为下颌下三角区肿胀，下颌骨下缘轮廓消失，皮肤紧张、压痛，按压有凹陷性水肿。可伴有口底后部肿胀、舌体运动疼痛、吞咽不适等表现。

（3）诊断：同于眶下间隙感染相关内容。

（4）心理－社会状况：同于眶下间隙感染相关内容。

3. 治疗原则

切开引流。

4. 常见的护理诊断及医护合作问题、护理目标

基本相同于眶下间隙感染相关内容。

5. 护理措施、护理评价

基本相同于咽旁间隙感染相关内容。

（十）颏下间隙感染

颏下间隙（submental space）位于舌骨上区，是以颏下三角为界的单一间隙。间隙内有少量脂肪组织及淋巴结，此间隙借下颌舌骨肌、颏舌骨肌与舌下间隙相隔，两侧与下颌下间隙相连，感染易相互扩散（图 12-13）。

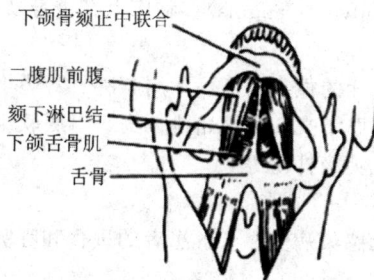

下颌骨颏正中联合
二腹肌前腹
颏下淋巴结
下颌舌骨肌
舌骨

图 12-13 颏下间隙的解剖位置

1. 病因病理

颏下间隙感染多继发于淋巴结炎症。

2. 护理评估

（1）健康史：了解患者淋巴结炎症感染病史，以及患者的进食和呼吸情况，有无过敏史。

（2）身体状况：早期仅局限于淋巴结的肿大，临床症状不明显。当感染波及下颌下间隙时，可表现出相应的症状。

（3）诊断：同于咽旁间隙感染相关内容。

（4）心理－社会状况：同于咽旁间隙感染相关内容。

3. 治疗要点

脓肿形成后，可在颏下肿胀区行切开引流术。

4. 常见的护理诊断及医护合作问题、护理目标、护理措施、护理评价

基本相同于咽旁间隙感染相关内容。

（十一）口底多间隙感染

口底多间隙感染又称为口底蜂窝织炎（cellulitis of the floor of the mouth），曾被认为是颌面部最严重而治疗最困难的感染之一。近年来本病已极其罕见。下颌骨与舌及舌骨之间有多组肌肉，其行走互相交错。在肌与肌之间、肌与下颌骨之间充满着疏松结缔组织及淋巴结，因此，口底各间隙之间相互连通（图 12-14）。

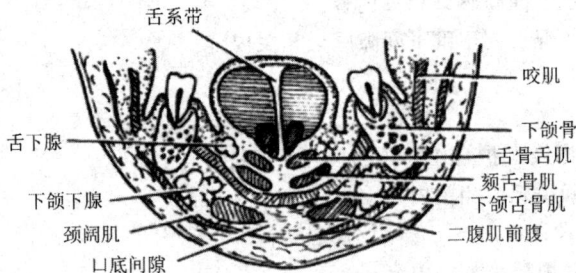

图 12-14　口底间隙的解剖位置

一个间隙的感染，十分容易向其他间隙蔓延而引起广泛的蜂窝织炎。口底多间隙感染一般指双侧下颌下间隙、舌下间隙以及颏下间隙同时受累。其感染可能是金黄色葡萄球菌为主的化脓性口底蜂窝织炎，也可能是厌氧菌或腐败坏死性细菌为主引起的腐败坏死性口底蜂窝织炎，后者又称为路德维希咽峡炎（Ludwig's angina）。临床上其全身及局部表现均甚严重。

1. 病因病理

口底多间隙感染可来自下颌牙的根尖周炎、牙周脓肿、骨膜下脓肿、冠周炎、颌骨骨髓的感染扩散，或下颌下腺、淋巴结炎、急性扁桃体炎，口底软组织和颌骨的损伤等。病原菌主要是葡萄球菌、链球菌、产气荚膜杆菌等。

2. 护理评估

（1）健康史：了解患者有无感染病史。了解患者的进食和呼吸情况，以及全身情况和精神状况，有无过敏史。

（2）身体状况。①化脓性病原菌局部特征与下颌下间隙或舌下间隙蜂窝织炎相似。如炎症继续发展扩散至整个口底间隙时，则双侧下颌下、舌下口底及颏部均有弥漫性肿胀。②腐败坏死性细菌引起的口底蜂窝织炎，则表现为软组织的广泛性水肿，范围可上及面颊部，下至颈部锁骨水平，严重者甚至可到胸上部。③病情发展可出现舌体运动受限、语言不清、吞咽困难，更有甚者呼吸困难，不能平卧。④严重的患者，烦躁不安，呼吸短促，口唇青紫，以致出现"三凹征"，此时有发生窒息的危险。

（3）诊断：同于咽旁间隙感染相关内容。

（4）心理—社会状况：同于咽旁间隙感染相关内容。

3. 治疗原则

静脉应用足量抗生素，同时进行全身支持疗法，积极早期行切开减压及引流术。

4. 常见的护理诊断及医护合作问题、护理目标、护理措施、护理评价
基本相同于咽旁间隙感染相关内容。

四、颌骨骨髓炎

由细菌感染以及物理或化学因素使颌骨产生的炎性病变称为颌骨骨髓炎（osteomyelitis of jews）。

根据颌骨骨髓炎的临床病理特点和致病因素的不同，可分为化脓性颌骨骨髓炎与特异性骨髓炎。另外，还有物理性（放射线）及化学性因素引起的颌骨坏死而继发感染的骨髓炎。

临床上以牙源性感染引起的化脓性颌骨骨髓炎多见，特异性骨髓炎较少。近年来，由于颌面部恶性肿瘤放疗的广泛应用，致使放射性颌骨坏死伴发的骨髓炎有增多趋势。本节重点介绍化脓性颌骨骨髓炎。

化脓性颌骨骨髓炎（pyogenic osteomyelitis of jaws）多发生于青壮年，一般以 16～30 岁发病率最高。男性多于女性，约 2∶1。化脓性颌骨骨髓炎约占各类型骨髓炎的 90％以上，主要发生于下颌骨。但婴幼儿化脓性颌骨骨髓炎则以上颌骨最为多见。

（一）病因病理

病原菌主要为金黄色葡萄球菌，其次是溶血性链球菌，以及肺炎球菌、大肠杆菌、变形杆菌等，其他化脓菌也可引起颌骨骨髓炎。在临床经常看到的是混合性细菌感染。感染途径主要有牙源性感染、损伤性感染、血源性感染。

（二）护理评估

1. 健康史

了解患者有无感染病史，了解患者的进食和呼吸情况，以及全身情况和精神状况，有无过敏史。

2. 身体状况

（1）根据临床发展过程，可分为急性期和慢性期两个阶段。

急性期特点：全身发热、寒战、疲倦无力、食欲缺乏，白细胞总数增高，中性粒细胞增多；局部有剧烈跳痛，口腔黏膜及面颊部软组织肿胀、充血，可继发颌周急性蜂窝织炎，病源牙可有明显叩痛及伸长感。

慢性期的特点：全身症状轻，体温正常或仅有低热，消瘦、贫血，机体呈慢性中毒消耗症状。病情发展缓慢，局部肿胀，皮肤微红。口腔内或面颊部可出现多数瘘孔溢脓，肿胀区牙松动。

（2）根据感染的原因及病变特点，临床上可分为以下两种类型。

中央性颌骨骨髓炎：中央性颌骨骨髓炎多在急性化脓性根尖周炎及根尖脓肿的基础上发生。绝大多数发生于下颌骨，按临床发展过程又分为急性期和慢性期。

边缘性颌骨骨髓炎：边缘性颌骨骨髓炎指继发于骨膜炎或骨膜下脓肿的骨密质外板的炎性病变，常在颌周间隙感染的基础上发生。下颌骨为好发部位。

3. 诊断

根据病史、病因、临床表现及 X 线检查等，不难得出正确诊断。

4. 心理－社会状况

急性颌骨骨髓炎一般发病急，病情重，患者及家属均感紧张。慢性颌骨骨髓炎因病程迁

延，时好时坏，患者对治疗缺乏信心。如果发生病理性骨折、咬合关系错乱和面部畸形，由此严重影响患者的正常生活及社交。

（三）治疗原则

1. 急性颌骨骨髓炎的治疗

在炎症初期采取积极有效的治疗，以控制感染的发展。如延误治疗，则形成广泛的死骨，可造成颌骨骨质缺损。常用的方法有药物治疗、物理疗法和外科治疗。

2. 慢性颌骨骨髓炎的治疗

必须采用外科手术方法去除已形成的死骨和病灶，方能痊愈。

（四）常见的护理诊断及医护合作问题

（1）急性疼痛：与炎症反应有关。

（2）体温升高：与炎症急性期有关。

（3）口腔黏膜受损：与口腔内或面颊部出现多数瘘孔溢脓有关。

（4）营养不良：与咬合关系不良，影响患者进食种类有关。

（5）知识缺乏：缺乏骨髓炎疾病早期预防及治疗相关知识。

（6）焦虑：与担心预后不佳有关。

（7）有感染的危险：与长期治疗不愈及患者全身状况较差有关。

（五）护理目标

（1）患者疼痛减轻或消失。

（2）患者维持正常体温。

（3）患者能保证足够的营养。

（4）患者主诉焦虑症状减轻，能说出正确应对方法，积极配合治疗及护理。

（六）护理措施

（1）严格执行治疗方案：合理应用抗生素，对患者的引流液及时观察并记录色、质、量。

（2）保证患者足够的休息及睡眠，提供舒适安静的环境。

（3）口腔护理：对因病理性骨折或摘除死骨术后用钢丝或夹板固定颌骨的患者，做好口腔清洁。可采用口腔冲洗法，多贝氏液或生理盐水边冲洗边吸引。鼓励患者在冲洗时，用舌头舔净牙齿的内侧面。同时，可用幼儿牙刷为患者牙齿的外侧面进行刷洗。

（4）营养支持：进食营养丰富的流质或软食。高热者给予静脉输液，维持水、电解质平衡。

（5）物理疗法：为加速创口愈合，改善局部血供及张口度，术后患者可配合理疗及热敷。

（6）心理护理：给予充分的同情与理解，鼓励患者说出心理感受，对焦虑的患者进行心理疏导。

（7）健康宣教：结扎丝及夹板去除后，告诉患者逐渐练习张闭口运动，直至功能恢复。勿吃坚硬食物，但要保证营养摄入，以利康复。

（七）护理评价

通过治疗和护理计划的实施，评价患者是否达到：①局部疼痛及肿胀减轻或消失，体温恢复正常；②患者营养状况恢复正常；③情绪稳定，对疾病有正确的认识。

第五节　口腔颌面部损伤

口腔颌面部是人体暴露部位，不论在和平时期或战争条件下都易受到损伤。随着家用汽车使用数量的急速增长，交通事故已成为颌面伤的主要原因，达 30%～40%。口腔颌面部损伤会不同程度地导致解剖结构的破坏和生理功能障碍，对面容的影响必然加重患者精神和心理上的创伤。因此在救治伤员时，应及早正确地作出伤情判断，及时有效地进行急救处理，减少伤员的致残率和死亡率，提高治愈率。

一、概述

口腔颌面部是呼吸道和消化道的起端，上接颅脑，下连颈部，上、下颌骨为主要骨架，口内有牙和舌，有丰富的血液供应，更有面神经、三叉神经等分布其间。这些解剖生理的特殊性是构成口腔颌面部损伤特点的重要原因和基础。

（一）口腔颌面部损伤的特点及原因

1. 血运丰富对颌面损伤的利弊

颌面部血运丰富，伤后出血较多或容易形成血肿；组织水肿反应快而重，甚至引起窒息。另一方面，由于血液丰富，组织抗感染与再生修复能力较强，创口易于愈合。因此，清创术中应尽量保留组织，争取初期缝合。

2. 牙对颌面损伤的利弊

颌面损伤常累及牙。火器伤时，击碎的牙可向邻近组织内扩散，造成"二次弹片伤"；而牙列移位或咬合关系错乱，则是诊断颌骨骨折的主要依据。另一方面，治疗牙、牙槽骨或颌骨损伤时，常需利用牙作为结扎固定的基牙来恢复正常的咬合关系。

3. 易并发颅脑损伤

颌面部上接颅脑，当上颌骨或面中 1/3 部损伤时容易并发颅脑损伤。主要临床特征是伤后有昏迷史。颅底骨折时，可出现脑脊液由鼻孔或外耳道流出。

4. 伴有颈部伤

颌面部下连颈部，下颌骨损伤时容易并发颈部损伤。要注意有无颈部血肿、颈椎损伤或高位截瘫。

5. 易发生窒息

口腔颌面部在呼吸道上端，损伤时可因组织移位、肿胀、舌后坠、血凝块和分泌物的阻塞而影响呼吸或发生窒息。救治伤员时，应注意保持呼吸道通畅，防止窒息。

6. 影响进食和口腔卫生

口腔是消化道入口，损伤后可能会影响张口、咀嚼或吞咽功能，妨碍正常进食。需选用适当的饮食和喂食方法，以维持患者的营养平衡。进食注意口腔清洁，预防创口感染。

7. 易发生感染

口腔颌面部腔窦多，这些腔窦内存在着大量的细菌，如与创口相通，则易发生感染。在清创处理时，应尽早关闭与腔窦相通的创口，减少感染的机会。

8. 可伴有其他解剖结构的损伤

口腔颌面部有涎腺、面神经及三叉神经分布，如腮腺受损，可并发涎瘘；如损伤面神经，可发生面瘫；三叉神经损伤时，则可在其分布区域出现麻木感。

9. 面部畸形颌面部受损后，常有不同程度的面部畸形，从而加重患者心理负担。治疗时应尽量恢复外形，减少畸形发生。

（二）口腔颌面部损伤病史和检查

1. 损伤病史

准确采集伤史对病情的掌握和制订治疗计划具有重要意义。除一般的主诉、现病史及过去史外，应重点注意以下内容：①损伤的原因和时间；②受伤部位和致伤物的方向与距离；③伤后症状及伤后已接受的救治情况。

2. 检查

（1）全身检查：对口腔颌面部损伤患者都必须进行快速而全面的体格检查，以便作出是否有颅脑、胸部、腹部、脊柱和四肢的合并损伤。检查患者时，应首先查明患者的神志、呼吸、脉搏及血压等生命体征，以及是否有威胁患者生命的危急情况，尤其是呼吸道梗阻、出血性休克、颅脑损伤或其他脏器损伤。其原则为：抢救生命第一，处理颌面创伤第二。

（2）颌面部伤情的检查：可通过视诊、触诊明确伤口的类型，查明出血来源，了解骨面情况，区分是单纯软组织损伤、颌骨骨折或软组织伤合并颌面骨骨折等，从而作出比较确定的诊断。

（3）影像学检查：曲面体层摄影、CT是诊断必不可少的手段之一。

（三）口腔颌面部损伤的诊治原则

1. 迅速判断伤情，及时抢救

首先通过对患者呼吸、脉搏、血压、体温等生命体征及意识、瞳孔的检查，判断有无危及生命的紧急情况和体征，包括有无呼吸困难、大量失血、休克、昏迷及重要脏器损伤等。应针对患者的危急情况及时进行抢救。

2. 根据伤情轻重缓急，决定救治先后顺序

有步骤地救治呼吸困难、大出血、休克及颅脑或脏器损伤，颌面部损伤的确定性诊断和治疗应在生命有保障的情况下进行。

3. 尽早实施正确的专科治疗

口腔颌面部损伤包括各种软组织及颌面骨骨折。除救治患者的危急情况外，应及早进行确定性的专科治疗。处理是否正确，直接关系到治疗的效果——伤后畸形及功能障碍的程度。

二、口腔颌面部软组织损伤的护理

口腔颌面部软组织伤可以单独发生，也可以与颌骨骨折同时发生。据资料统计，单纯颌面部软组织损伤的发生率约占颌面部损伤的65％左右。根据损伤原因和伤情不同，可分为擦伤、挫伤、切割伤、刺伤、挫裂伤、咬伤及火器伤等。各类损伤的临床表现和处理方法也各有特点。

（一）口腔颌面部软组织一般损伤的护理

1. 病因病理

（1）擦伤：即皮肤表层破损，少量出血，创面常附着泥沙或其他异物。

（2）挫伤：即皮下及深部组织遭受损伤而无开放创口。伤处的小血管和淋巴管破裂，常有组织内溢血，形成瘀斑，甚至发生血肿。

（3）刺、割伤：这类损伤的皮肤和软组织已有裂口。

（4）撕裂或撕脱伤：为较大的机械力量将组织撕裂或撕脱。伤情重，出血多，疼痛剧烈，易发生休克。

（5）咬伤：在城市及农村中可见有狗咬伤者，偶有被鼠咬伤者，在山区更见被熊、狼等野兽咬伤，亦可见到人咬伤。

2. 护理评估

（1）健康史：仔细询问患者发病前的全身健康状况，有无严重的全身疾病和外科大手术史，有无过敏史。

（2）身体状况。①擦伤：皮肤感觉神经末梢暴露，十分疼痛。②挫伤：局部皮肤变色、肿胀和疼痛。③刺、割伤：刺伤的创口小而深，多为非贯通伤。刺入物可将沙土和细菌带入创口深处。切割伤的创缘整齐，若伤及大血管，可大量出血；如切断面神经，则可导致面瘫。④撕裂或撕脱伤：其创缘多不整齐，皮下及肌组织均有挫伤，常有骨面裸露。⑤咬伤：可致面颊或唇部组织撕裂、撕脱或缺损，甚至骨面裸露，外形和功能毁损严重，污染较重。

（3）诊断：X线摄片检查可协助诊断。

（4）心理—社会状况：患者因意外伤害可出现不同程度的恐惧或焦虑情绪，担心面容毁损与疾病的预后。

3. 治疗原则

（1）擦伤：清洗创面，除去附着的异物，防止感染。

（2）挫伤：早期可用冷敷和加压包扎止血。如有感染形成脓肿者，应切开引流，应用抗生素。

（3）刺、割伤：应早期外科处理，即清创术。

（4）撕裂或撕脱伤：撕裂伤应及时清创，复位缝合。

（5）咬伤：处理咬伤时，应根据伤情，清创后将卷缩、移位的组织复位缝合；对狗咬伤的病例，注意预防狂犬病。

4. 常见的护理诊断及医护合作问题

（1）急性疼痛：与组织损伤有关。

（2）组织完整性受损：与外伤有关。

（3）营养失调：与疼痛长期不能进食、外伤引起代谢增加等因素有关。

（4）自我形象紊乱：与外伤后面部畸形、容貌改变有关。

（5）焦虑：与面部畸形、环境改变及担忧预后不佳有关。

（6）恐惧：与突然遭到伤害有关。

5. 护理目标

（1）患者疼痛减轻或消失。

（2）促进受损的组织愈合。

（3）保证足够的营养，体重下降不明显，或体重有所增加。

（4）患者焦虑减轻，学会应对焦虑的方法，积极主动配合治疗和护理。

（5）患者能坦然面对自身形象的改变，并能正常社交。

6. 护理措施

（1）一般护理：①对于急诊收治的患者，应尽快做好手术准备，密切观察患者的生命体征，迅速建立静脉通路，合理安置体位。②对已发生感染的伤口不宜缝合，常做创面湿敷及清洗，以期控制感染。待创面清洁、肉芽组织健康后，再做进一步处理。③颌面部伤口缝合后可予以暴露或适度加压包扎。④保持口腔清洁，可根据口腔细菌培养，选择不同的漱口液行口腔冲洗或指导患者漱口，也可用儿童牙刷轻轻刷洗。

（2）营养支持。①饮食种类：根据口腔颌面部患者的特殊性，对饮食质量和种类也有特殊要求。食物应营养丰富、热量足够。②进食方法：根据患者损伤的部位和伤情的不同，采用不同的进食方法。无颌骨骨折和口内无伤口者，一般可正常进食；口内伤口不大，已做缝合，张口轻度受限者，可用汤勺、吸管进食；颌间固定的患者，可由胃管进食。

（3）心理支持：可根据心理测量表及患者主诉，判断患者是否有焦虑或恐惧，根据不同的心理问题加以疏导。

7. 护理评价

通过治疗和护理计划的实施，评价患者是否达到：①疼痛、肿胀减轻或消失；②受损的组织愈合；③营养失调已改善，体重有所增加；④情绪稳定，对疾病有正确的认识。

（二）口腔颌面部软组织特殊损伤的护理

口腔颌面部软组织特殊损伤包括舌损伤，颊部贯通伤，腭损伤，唇、舌、耳、鼻及眼睑断裂伤，腮腺和腮腺导管损伤，面神经损伤等。下面主要讲述舌损伤、腮腺和腮腺导管损伤、面神经损伤。

1. 病因病理

（1）舌损伤：外伤所致。

（2）腮腺和腮腺导管损伤：腮腺区遭受切割伤或撕裂伤，导致腺体暴露、导管断裂和面神经损伤。

（3）面神经损伤：面神经主干或较大分支在颌面部损伤时被切断。

2. 护理评估

（1）健康史：仔细询问患者发病前的全身健康状况，有无严重的全身疾病和外科大手术史，有无过敏史。

（2）身体状况。①舌损伤：有外伤史，舌部有伤口，舌体肿胀、出血等。②腮腺和腮腺导管损伤：腮腺或其导管损伤后，唾液可流入伤口。或在面部形成瘘管，向外流出唾液，尤其在进食时更为明显，即为腮瘘。③面神经损伤：有颌面部损伤史，早期患者无面神经损伤症状，只有在手术中才能确诊。

（3）诊断：望诊、触诊等方法可以确诊。

（4）心理一社会状况：患者因遭受意外伤害，出现不同程度的恐惧或焦虑情绪。

3. 治疗原则

（1）舌损伤：清创缝合术。由于舌的活动度很大，缝合时做纵向缝合，保留舌的长度和活动度。

（2）腮腺和腮腺导管损伤：清创缝合术，注意防止腮瘘的形成。

（3）面神经损伤：清创缝合术。在早期时，尽可能找出神经的断端，做神经外膜或神经束膜的断端吻合。

4. 常见的护理诊断及医护合作问题

（1）急性疼痛：与外伤有关。

（2）有窒息的危险：与舌损伤后，舌体肿胀、出血、舌体抬高影响呼吸有关。

（3）自我形象紊乱：与外伤后腮腺导管损伤、面神经损伤致容貌改变和功能受损有关。

（4）恐惧：与突然遭到伤害有关。

（5）焦虑：与担心容貌毁损有关。

5. 护理目标

（1）患者疼痛减轻或消失。

（2）患者呼吸道通畅。

（3）患者恐惧减轻，能说出应对恐惧的方法，主动配合治疗和护理。

（4）患者能坦然面对自身形象的改变，并能正常社交。

6. 护理措施

（1）一般护理要点。①做好收治急症患者的准备工作，协助医师进行伤口清创缝合手术。②观察舌损伤患者术后呼吸道是否通畅，舌体、舌底肿胀程度，伤口是否出血等；保持口腔清洁，进食后先用盐水漱口，再用漱口液含漱。③观察腮腺和腮腺导管损伤患者术后伤口是否出血、肿胀，绷带包扎松紧度，绷带包扎太松患者易发生腮瘘，绷带包扎太紧影响患者的呼吸。④面神经损伤患者应观察面神经各支的功能情况，遵医嘱给患者口服营养神经的药物。

（2）营养支持：嘱患者进清淡流质或半流质饮食。对腮腺和腮腺导管损伤患者禁忌进辛辣刺激、酸甜食物，并在餐前半小时口服阿托品，抑制唾液分泌，防止腮瘘的形成。

（3）心理支持：根据不同的心理问题加以疏导。

7. 护理评价

通过治疗和护理计划的实施，评价患者是否达到：①疼痛、肿胀减轻或消失；②患者掌握正确的漱口方法，保持口腔清洁；③患者情绪稳定，对疾病有正确的认识。

三、牙损伤

牙损伤可分为牙挫伤、牙脱位及牙折3类，单纯的牙损伤常见于跌打和碰撞等原因。

（一）病因病理

1. 牙挫伤

常为直接或间接的外力作用，使牙周膜和牙髓受损伤。

2. 牙脱位

牙受到较大暴力撞击，可使牙部分脱位或完全脱位。

3. 牙折

常因暴力的直接作用或偶然咬到硬食物所致，前牙较多见。一般分为冠折、根折、冠根联合折。

（二）护理评估

1. 健康史

仔细询问患者发病前的全身健康状况，有无严重的全身疾病和外科大手术史，有无过敏史。

2. 身体状况

(1) 牙挫伤：伤后组织充血和水肿，出现不同的牙周膜炎和牙髓炎的症状和体征，如疼痛、松动、伸长感、叩痛、咬合功能障碍及对冷热刺激敏感，甚至发生牙髓坏死。

(2) 牙脱位：局部牙龈可能有撕裂、红肿，或并发牙槽突骨折。

(3) 牙折：冠折若局限于切角或切断部分，只有轻微的过敏感觉；重者可使牙髓暴露，则刺激症状较明显。根折时牙齿有松动和触压痛。

3. 诊断

X 线摄片检查可协助诊断。

4. 心理－社会状况

患者因遭受意外伤害，出现不同程度的恐惧或焦虑情绪。

（三）治疗原则

(1) 牙挫伤：轻度牙挫伤可不做特殊治疗，暂不用患牙咀嚼食物，即可恢复。如牙周膜损伤较重，牙松动者，可对患牙行简单结扎固定；如有牙髓坏死，应进一步做根管治疗。

(2) 牙脱位：牙脱位的治疗以保守为原则。牙移位、半脱位或嵌入深部等部分脱位者，均应先将牙充分复位，然后固定 2～3 周。

(3) 牙折：牙髓暴露者先做根管治疗，再修复牙冠。

（四）常见的护理诊断及医护合作问题

(1) 急性疼痛：与外伤后牙髓暴露有关。

(2) 有误吸的危险：与松牙或脱落的牙误吸入气管有关。

(3) 牙齿异常：与牙齿松动或脱落等有关。

(4) 自我形象紊乱：与外伤后牙缺失致容貌改变和功能受损有关。

(5) 恐惧：与突然遭到伤害有关。

（五）护理目标

(1) 患者疼痛减轻或消失。

(2) 维护呼吸道通畅。

(3) 患者恐惧减轻，能说出应对恐惧的方法，积极主动配合治疗和护理。

(4) 患者能坦然面对自身形象的改变，并能正常社交，树立恢复容貌的信心。

（六）护理措施

(1) 一般护理：①做好收治牙损伤患者的准备工作，协助医师进行伤口清创及缝合手术。②保持患者口腔清洁。

(2) 营养支持：嘱患者进清淡流质或半流质，并注意饮食的营养平衡。

(3) 心理支持：根据不同的心理问题加以疏导。

（七）护理评价

与口腔颌面部软组织特殊损伤的内容相同。

四、颌骨骨折

颌骨骨折（fracture of jaws）有一般骨折的共性，如肿、痛、出血、移位、感觉异常及功能障碍等。由于颌骨解剖结构和生理功能的特点，其临床表现和诊治方法与身体其他部位骨折又有不同。最大的不同是上、下颌骨形成的咬合关系，如处理不当，会影响咀嚼功能。

（一）颌骨骨折的解剖特点

上颌骨是面部中最大的骨骼，左右各一，两侧上颌骨在中线连接，构成鼻腔基部的梨状孔。上颌骨的上方与颅骨中的额骨、颞骨、筛骨及蝶骨相连，在面部与颧骨、鼻骨、泪骨和腭骨相连，故骨折时常并发颅脑损伤和邻近颅面骨骨折。上颌骨骨质疏松，血供丰富，主要由颌内动脉供血，损伤后出血较多，骨坏死罕见，愈合力强，骨折后如不及早处理，易发生错位愈合。上颌骨附着肌虽多，但主要是一些弱小的表情肌，且均止于皮肤，故对骨折片移位作用不大。此外，上颌骨内外的腔窦较多，骨的创伤常与口腔、鼻腔或上颌窦腔相通，易发生感染。

（二）颌骨骨折的临床分类

1. 上颌骨骨折的临床分类

最常用的是 Le Fort 分型，即 Le Fort I 型骨折、Le Fort II 型骨折、Le Fort III 型骨折（图 12-15）。

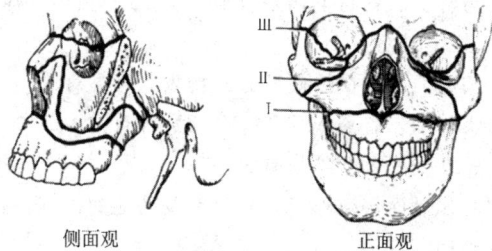

侧面观　　　　　　　　正面观

图 12-15　上颌骨横断骨折的三种类型（Le Fort 分型）

2. 下颌骨骨折的临床分类

下颌骨骨折可按骨折性质、骨折发生部位、骨折段有无残留 3 种方法来分类。

（三）颌骨骨折的护理

1. 病因病理

颌骨骨折多因交通事故、工伤事故、跌打损伤及运动损伤所致，少部分可由医源性（如阻生牙劈冠时）损伤，战时多由于弹片伤所致。

2. 护理评估

（1）健康史：仔细询问患者发病前的全身健康状况，有无严重的全身疾病和外科大手术史，有无过敏史。

（2）身体状况：颌骨骨折除具有一般骨折的共同症状和体征如肿胀、疼痛、出血、移位、畸形外，上、下颌骨骨折还有以下特有的表现。①上颌骨骨折：上颌骨骨折常有面形改变；眼眶及眶周瘀斑；口、鼻腔出血；上颌骨骨折常合并口、鼻腔黏膜撕裂或鼻旁窦黏膜损伤；咬合关系错乱；常发生颅底骨折，出现脑脊液漏等。②下颌骨骨折：下颌骨骨折常因不同部位骨折、不同方向的肌牵引而出现不同的骨折段移位；咬合错乱、反殆或开殆等；下颌骨运动时出现分段的活动；下颌骨骨折伴下牙槽神经损伤时，会出现下唇麻木；由于疼痛和肌痉挛，多数下颌骨骨折患者存在张口受限。

（3）诊断：X 线摄片检查、CT、三维 CT 重建可协助诊断。

（4）心理-社会状况：患者因遭受意外伤害，出现不同程度的恐惧或焦虑情绪。

3. 治疗原则

（1）先救命，后治伤。

（2）尽早进行骨折段的复位与固定，并恢复患者原有的咬合关系。

（3）功能和外形兼顾。

（4）合并软组织损伤的处理：先行软组织清创并关闭口内伤口，再行骨折固定，最后缝合口外伤口。

（5）骨折线上牙的处理：颌骨骨折治疗中常利用牙齿施行骨折段的固定，应尽量保存牙齿，即使在骨折线上的牙齿也应考虑保留。

（6）局部治疗与全身治疗相结合。

4. 常见的护理诊断及医护合作问题

（1）急性疼痛：与外伤骨折有关。

（2）有窒息的危险：与骨折后软腭下塌阻塞咽喉、舌后坠、异物阻塞咽喉部、口腔组织水肿等有关。

（3）有误吸的危险：与颌面部外伤后血性分泌物吸入气管有关。

（4）牙齿异常：与牙齿松动、脱落或咬合关系紊乱等有关。

（5）口腔黏膜组织完整性受损：与外伤有关。

（6）身体形象紊乱：与伤后面部畸形、容貌改变及功能受损有关。

（7）恐惧：与突然受到伤害有关。

（8）焦虑：与面部畸形、牙咬合关系紊乱有关。

5. 护理目标

（1）患者疼痛减轻或消失。

（2）呼吸道通畅。

（3）患者焦虑和恐惧减轻。

（4）患者能坦然面对自身形象的改变。

6. 颌骨骨折损伤患者的急救护理

（1）做好收治颌骨骨折急诊患者的准备及抢救工作，协助医师进行抢救和伤口清创缝合手术。

（2）保持呼吸道通畅，防止发生窒息：解除呼吸道阻塞；保持患者正确体位，解开衣领，头偏向一侧，用舌钳将后坠舌牵出；插入通气导管，保持呼吸道通畅。

（3）止血：严密观察患者口腔是否出血，如有出血，应立即止血。要根据损伤的部位、出血的来源和程度（动脉、静脉或毛细血管）及现场条件，采用相应的止血方法。常用的止血方法有压迫止血、结扎止血和药物止血。

（4）休克的急救：口腔颌面部损伤所引起的休克主要为创伤性休克和失血性休克。休克的处理原则为恢复组织的灌注量。创伤性的休克处理原则为安静、镇痛、止血和补液，可用药物协助维持血压。对失血性休克，可快速输液、输血。

（5）合并颅脑损伤的急救：口腔颌面部损伤常伴有不同程度的颅脑损伤，包括脑震荡、脑挫伤、颅骨骨折和脑脊液漏等。患者应卧床休息，减少搬动。严密观察患者的神志、瞳孔、脉搏、血压、呼吸变化，并保持呼吸道通畅，必要时行气管切开。外耳道及鼻有脑脊液漏时，禁止做填塞与冲洗，以免引起颅内感染。如有颅内压增高，应遵医嘱使用降颅内压药物和镇静药物，但禁用吗啡。

（6）包扎：包扎能起到保护创面、压迫止血、暂时固定、防止污染的作用。常用的方法有四尾带包扎法和十字绷带包扎法（图 12-16）。包扎时注意松紧度，以免影响呼吸。

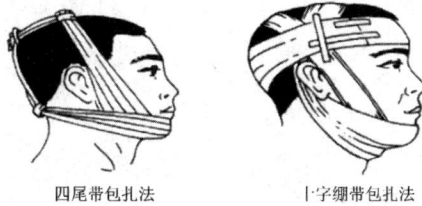

四尾带包扎法　　　　　十字绷带包扎法

图 12-16　常用的包扎法

7. 颌骨骨折患者损伤的常规护理

口腔颌面部损伤的患者存在很多问题，例如：伤口疼痛、张口受限、牙受损，或因颌骨骨折、咬合错乱，甚至颌间结扎，不能正常张口、咀嚼和进食，常只能选用流质、半流质或软食，营养供给低于机体的需要。护理上必须积极干预，才能有效促进患者恢复。

（1）一般护理。①创面的护理：对已发生感染的伤口不宜缝合，常做创面的湿敷、清洗，以控制感染。待创面清洁、肉芽组织健康后，再做进一步处理。②颌骨骨折固定患者的护理：颌骨骨折固定的目的是恢复正常的咬合关系，促使骨折愈合。注意观察口内的夹板、结扎丝有无脱落、断开、移位，是否损伤牙龈或唇、颊黏膜等，尤其要检查咬合关系是否异常，应随时调整、改变牵引及固定的方向。③保持患者口腔清洁：进食后先用盐水漱口，再用漱口液含漱，也可用儿童牙刷轻轻刷洗。对于急诊收治的患者，做好相应的抢救与处理。

（2）营养支持：嘱患者进清淡流质或半流质饮食。食物应能提供足够的热量，保证营养丰富平衡。根据患者损伤的部位和伤情不同，采用不同饮食种类（如流质、半流质或软食等）和进食方法（如胃管等）。

（3）心理支持：可根据心理测量表及患者的主诉，判断患者是否有焦虑或恐惧，根据不同的心理问题加以疏导。鼓励其表达感受，指导患者学会放松的方法，详细解释治疗过程。使患者了解面部畸形只是暂时的，说服家属给患者更多关注，让患者逐渐适应日常生活、社会活动、人际交往等。

8. 护理评价

通过治疗和护理计划的实施，评价患者是否达到：①患者疼痛、肿胀减轻或消失；②患者受损的组织愈合恢复正常；③营养失调已改善，患者体重有所增加；④患者能正确掌握漱口的方法，保持口腔清洁；⑤患者情绪稳定，对疾病有正确的认识。

五、全面部骨折

全面部骨折是指面中 1/3 与面下 1/3 骨骼同时发生的骨折。大多数是由于严重的交通事故、高空坠落等造成。全面部骨折的患者常合并有严重的全身重要脏器伤、面部严重扭曲变形、咬合关系紊乱或伴有复视，甚至失明，眶下区、唇部感觉障碍等功能障碍。

全面部骨折首诊时，必须尽早对伤情作出正确判断，首先处理威胁生命的紧急情况，及时纠正休克，止血，解除呼吸道阻塞。全面部骨折的手术应在伤员全身情况稳定、无手术禁忌证后进行。

全面部骨折患者的护理与颌骨骨折相同。

第十三章 重症监护室护理

第一节 ICU 的概念及工作范围

重症监护学是近年来兴起的一门新的、跨专业的边缘学科，其宗旨是为生命受到威胁的急重症患者提供先进的技术和高质量的医疗服务，即通过对患者进行生理功能的监测、生命支持、防治并发症，促进和加快其康复过程。这是继续复苏后的一种更高层次的医疗服务，也是社会现代化和医学科学发展的必然趋势。

一、重症监护学的定义

美国国立卫生院（NIH）为重症监护学下的定义是：重症监护学（CCM）是指对因创伤或疾病而导致危及生命或处于危险状态，并且有一个或多个器官衰竭的危、急、重患者，进行多种学科和多种功能医护监护的医学领域。它是现代护理学与临床医学高度结合的产物，是多学科交叉、渗透、发展的结果，目的在于将不断发展与完善的理论与先进的仪器设备及有效的临床手段相结合，逆转疾病的发展，维护器官的功能，维持内环境的稳定，提高危重症患者的存活率和生存质量。重症监护学涉及护理与医疗的各个专科领域，其理论与实践水平已成为评价医疗与护理水平的主要标准。

二、重症监护的工作范围

Safar 于 1991 年指出，重症监护范围包括所有基础的、高级的及延续性的生命支持术及这些支持术在危重症患者身上所起的生命支持作用。

目前，临床上多认为重症监护有广义和狭义之分。广义的重症监护包括发病现场的急救处理、救护车的转运、急诊室或手术室的处理以及最后转入重症监护室（ICU）治疗的全过程。狭义的重症监护是指以重症监护室为工作场所，运用各种先进的医疗技术和现代化的监护和抢救设备，对收治的各类危重症患者实施集中的加强治疗和护理，以最大限度地确保其生存及随后的生命质量。本书多谈到的重症监护多指狭义上的重症监护。

（一）ICU 的定义

ICU 即重症监测治疗与护理病室，又称加强监护病房或深切治疗部，简称重症监护室。它是以重症监护学为理论基础，由一批训练有素的医护人员利用先进的医疗仪器设备和诊疗、护理技术，对危重症患者集中进行全面的监护和强化治疗的单位。

（二）ICU 的工作内容

ICU 的主要任务是对患有严重生理失调或者器官功能严重衰竭的危重症患者进行治疗和

护理。其主要的工作内容包括：①利用先进的仪器设备以及时获取医疗信息，对患者进行持续的、动态的、严密的监护，达到早发现、早诊断、早治疗的目的。②使用各种有效的方式对危重症患者提供各器官、各系统功能的支持。③积极控制和解除患者的原发病。④预防感染等并发症的发生。⑤检验与完善传统的理论和技术，发展和创新的理论技术。

（三）ICU 的收治范围

ICU 所处理的病例种类非常广泛，各个科室可能出现或已经出现脏器功能不全、有生命危险但经过短期的集中强化治疗有可能恢复的患者都属于 ICU 的收治范围。当危重症患者在 ICU 经过抢救治疗，度过危重阶段，病情稳定后，一般要转出 ICU，进入普通病房继续治疗。

1.ICU 收治的病例

（1）呼吸系统危重症：呼吸衰竭、急性呼吸窘迫综合征（ARDS）、急性重度哮喘、急性上呼吸道阻塞、肺栓塞、肺脏手术后、肺移植术后等。

（2）循环系统危重症：心力衰竭、休克、急性心肌梗死、冠心病介入治疗、心脏术后、心脏移植术后等。

（3）神经系统危重症：重度颅脑损伤、颅内高压、急性脑血管疾病、脑手术后、持续性癫痫等。

（4）泌尿系统危重症：急性肾衰竭、肾损伤、肾脏手术后、肾移植术后等。

（5）消化系统危重症：上消化道大出血、急性重症胰腺炎、急性肝功能衰竭、消化系统术后、肝移植术后等。

（6）新生儿危重症：新生儿黄疸、新生儿肺透明膜病、新生儿败血症、新生儿缺氧缺血性脑病等。

（7）创伤性危重症：严重烧伤、脊柱损伤、腹部损伤等。

（8）其他危重症：中毒、弥散性血管内凝血（DIC）、产科危重症、多器官功能障碍综合征（MODS）、全身炎症反应综合征（SIRS）等。

2.ICU 收治的主要禁忌证

（1）脑死亡或皮质下存活者。

（2）急性传染病患者。

（3）无急性症状的慢性病患者。

（4）恶性肿瘤晚期患者。

（5）老龄自然死亡过程中者。

（6）治疗无望或因某种原因放弃抢救者。

三、重症监护的基本特征

ICU 是重症监护学的实践基地，也是重症监护的主要工作场所。作为医院的一种特殊组织机构，它既具有一般病房的某些共性，也有其自身非常鲜明的特征。

（一）集中了多个临床学科的危重症患者

ICU 是将危重症患者集中进行全面监护和强化治疗的单位，各科的严重心、肺和肾衰竭、创伤患者及其他各种原因使生命受到严重威胁的患者均集中于 ICU，便于接受严密观察病情变化和监护。呼吸科、心内科、胸外科、急诊科、儿科等科室都可能是 ICU 患者的来源地。

（二）有一支经过专门训练的实行紧急救治的医疗、护理团队

ICU 是一个"三集中"的特殊医疗护理单元：一是集中了大量病情多变、危象丛生或大手术后的危重患者；二是集中了众多先进的仪器和设备；三是集中了最新的理论、技术与方法。这"三集中"对 ICU 的工作人员提出了更新、更高的要求，要求 ICU 专科医师要有精湛的综合技术及果断的决策能力，另一方面要与各临床专科医师协同诊治。此外还要求护理人员在抢救过程中必须具备娴熟的护理技能和良好的综合素质。只有一支训练有素、合作无间的医疗、护理团队才能胜任 ICU 的工作。

（三）拥有先进的监护仪器、急救设备以及生命支持装置

由于 ICU 在医院的重要地位，相当数量的精密仪器均集中在 ICU，但具体设备的选择，应根据 ICU 的任务而定。一般而言 ICU 应配备功能全面、先进的检查治疗仪器，具备完善的危重患者多脏器功能支持能力，包括各种侵入性监测仪器如动脉压监测仪、漂浮导管、颅内压监测仪等；各种有创治疗设备如床边血液净化仪、主动脉内球囊反搏器等。

（四）对各种危重症患者进行持续、动态、严密的监护

"监护"是 ICU 工作的精髓，包括精确的监护仪系统和监护人员直视下的监护。ICU 一个最具深远意义的改变就是将护士工作站分散设计，这样可以允许医务人员更近距离地直视并监护患者。通过 24 小时持续的监护仪和护士轮班监护，及早发现患者所出现的异常情况，及时作出诊断，采取有效的治疗措施，阻断或逆转病情的恶化，降低病死率，促进康复，提高患者的生存质量。

（五）具备各种先进的治疗手段

ICU 医护人员须具备先进的医学诊断技术和生命支持技术，如复苏除颤、体内心脏起搏、气管插管、机械通气、心导管、腹膜透析和血液透析等，为危重症患者提供高水平的治疗技术及医疗、护理服务。

（六）现代管理所带来的高质量和高效率

ICU 充分反映了现代管理的高质高效。在 ICU 工作的各个环节中，都体现了质量为本、效率优先的原则，这样既挽救了危重症患者的生命，又节约了时间、人力、物力和财力。

第二节　ICU 工作制度与风险管理

ICU 是进行集中治疗抢救危重患者的场所，其特点是患者病情危重、变化快、治疗复杂、应用多种监护、抢救仪器和设备，对患者进行严密的监护，建立健全各项制度以保证其安全显得尤其重要。

一、ICU 工作制度

ICU 护理任务紧张而繁重，对各级人员均有严格的要求。为了保证 ICU 正常、有序的运转，除严格执行普通病房的护理常规和工作制度外，还应制定与 ICU 相应的护理常规、消毒隔离制度、抢救制度、仪器管理制度、出入制度、探视制度等。

（一）护理常规

（1）ICU 是重症患者集中监护的场所，ICU 患者均是特级护理。

（2）ICU 由经过专业训练的护理人员，利用先进的医疗设备及技术对患者进行连续监测。

（3）密切观察生命体征、意识、瞳孔变化，并做好 24 小时动态变化记录。

（4）严密监测中心静脉压、有创血压；动态监测血气、电解质、血糖、尿糖、尿相对密度的变化。

（5）对使用呼吸机的气管切开、气管插管患者，加强呼吸道管理，预防并发症的发生，保证呼吸机正常工作。

（6）对使用微量泵输入血管活性药物的患者，应严密监测血压，及时调整输入速度及药物浓度。

（7）保证各引流管管道通畅，观察各引流物的量及性质并准确记录。

（8）落实基础护理，做好口腔护理、尿道口护理、皮肤护理等。

（9）定时（每2～3小时1次）为患者翻身、叩背，鼓励患者深呼吸、咳痰，对患者四肢进行被动运动和功能锻炼。

（10）急性肾衰竭患者进行腹膜透析、持续动静脉血液过滤或心肺脑复苏时，应按其常规护理。

（11）有专科特殊治疗及护理时，按各专科护理常规护理。

（12）及时、真实、准确、完整地填写重症护理记录单，准确记录出入量、特殊化验数据和用药情况。

（13）做好患者及其家属的心理护理。

（14）制订常规护理计划并严格实施。

（二）消毒隔离制度

（1）ICU 各级人员必须严格执行各项规章制度，包括洗手制度、无菌技术原则、床旁隔离制度等。

（2）重视各环节、各部位的感染控制，包括设施和设备的消毒、空气净化和医疗用物的消毒、床上用品的终末消毒和医用垃圾的分类与管理等。

（3）加强感染监控，定期进行空气、物体表面、管道和工作人员双手表面的微生物检测，发现问题及时处理。

（三）抢救制度

（1）明确抢救的基本原则，迅速、及时、有效地维持患者的基础生命，并有预计性地采取各项护理措施。

（2）明确抢救的基本程序，即维持基本生命阶段、进一步复苏阶段和处理并发症阶段。

（3）做好人员的分工，做到忙而不乱。

（四）出入制度

ICU 出入制度包括 ICU 患者的接收和转出（或出院）制度及谈话签字制度等。

1. 转入制度

（1）各专科的重症患者经主管医师申请、ICU 医师会诊同意后方可收入。急诊及院外转入者需先收入（或安排好）相应专科，再按上述程序进入 ICU 治疗。极危重者可直接入 ICU。

（2）ICU 医师负责患者全身器官的支持和协调治疗，专科医师至少每日查房1次，负责对本专科的问题提出诊疗意见或直接诊治。

（3）除特殊专科医嘱外，所有医嘱需经 ICU 医师与专科医师协商后开出，ICU 护理人员只执行 ICU 医师开出的医嘱。

2. 转出制度

（1）患者在 ICU 的留置时间由 ICU 医师决定，治疗好转或放弃治疗者均应及时转回原病室，各病室不能以任何理由拒收患者。

（2）ICU 医师下达患者转出医嘱后，护理人员应立即通知患者原科室和家属，将患者转出，转出时需进行出科小结。

3. 谈话签字制度

医疗是一个技术行业，也是一个特殊的服务行业，具有高风险性和责任性。患者病情变化快，并且难以预料。医疗观点和技术发展也在变化中，治疗方法因人而异，治疗效果难尽善尽美。各种有创性检查治疗和手术均有一定的风险，输血亦有可能发生不良反应，还有发生感染性疾病的可能。根据国家卫生行政主管部门的要求，上述诊治措施均必须经医师与家属谈话，取得家属理解和同意并签字后，方可实施。这些已签字的文件具有法律效力。

（五）探视制度

由于 ICU 的特殊性，原则上取消陪护，尽量减少探视。现代化的 ICU 可设置成玻璃墙和外走廊相连，以方便探视，亦可采用可视对讲系统进行探视。

二、ICU 风险管理

ICU 患者病情危重，抢救仪器设备多，有时需同时抢救多个患者，医疗和护理风险大，尽量控制 ICU 内的医疗护理风险是 ICU 管理的关键之一。ICU 常见的风险种类及控制手段如下。

（一）工作人员应急能力不够

1. 常见原因

（1）缺乏工作经验，专业理论及基础知识掌握不够，对危重患者的评估能力欠缺。

（2）不能熟练地使用抢救仪器，救护技术不熟练。

2. 控制手段

（1）ICU 新进护士应进行规范化培训，使其掌握各种仪器的使用方法、常见疾病的观察要点与方法、危重患者的抢救技术等。

（2）高年资护士做好传、帮、带工作。

（3）护士长督促低年资、新进护士加强专业理论和基础知识方面的学习，要求她们苦练基本功。

（4）经常组织护士学习新知识、新业务、新技术，并定期对她们进行理论知识、监护水平、护理技能、应急能力考核。

（二）口头医嘱执行错误

（1）常见原因抢救及处理患者时，ICU 医师可能下达口头医嘱，护士容易在记忆力与听力方面出现误差，而医嘱执行错误。

（2）控制手段：①紧急抢救时，医师的口头医嘱，护士必须复诵一遍，抢救结束后，护士应督促医师及时补开书面医嘱。②一般情况下不执行口头医嘱。

（三）监护仪器故障

1. 常见原因

（1）设置不合理。

（2）元件损坏及保险丝烧断、机内积灰多等。

2. 控制手段

（1）熟练掌握监护仪的使用方法，合理设置报警范围。

（2）遇故障时检查电路连接情况。

（3）定期检修监护设备，由专人保管、维护、保养。

（四）院内感染

常见原因为：①危重患者全身免疫力低下。②侵入性操作多。③医护人员无菌操作观念不强。④消毒隔离制度落实不到位或方法不妥。⑤消毒隔离设施不合理，用品缺乏。

第三节　ICU 的收治程序、对象与治疗

一、ICU 患者的收治程序

ICU 的患者通常从手术室、急诊室、其他科室或从外院会诊转入。拟转入 ICU 的院内住院患者，应由患者所在科室医师书面或电话向 ICU 病房提出会诊申请，经 ICU 医师会诊后决定转入。外院患者必须由 ICU 科主任会诊同意后收治入 ICU 病房。经会诊后转入 ICU 的患者，应由原科室医护人员陪送入 ICU，且做好交接班，ICU 病房需预先做好抢救准备工作。

（一）单位的准备

单位的准备包括准备麻醉床、输液架、吸痰用物（吸痰管、手套、无菌盐水、负压吸引器等）、电极片、别针、约束带，确认监测仪、呼吸机、输液泵等处于良好运行状态等。

（二）患者的交接

患者被送至 ICU 后，护送人员应向医师、护士说明病情，包括心血管系统、呼吸系统、神经系统、肝脏、肾脏等的功能状态及简要的体格检查、阳性体征等。特殊处理和用药须另加说明，并交清患者的用物。

（三）护理评估

患者进入 ICU 后，护士应对患者从以下方面进行基本的护理评估。

（1）意识状态，瞳孔大小，对光反射，肢体运动及感觉。

（2）生命体征，心电图，周围循环，皮肤颜色、温度、湿度及完整性。

（3）呼吸状态，呼吸频率，血气分析。

（4）血糖、电解质的最后一次检查结果，现有静脉通路及输入液体种类、滴入速度、治疗药物及药物过敏史等。

（5）各种引流管（尿管、胃管、T 管、腹腔引流管、胸腔闭式引流管等）是否通畅，记录引流量及颜色，注意单位时间内的量的变化。

（6）了解专科护理要求。

（7）如患者清醒，可询问患者的饮食结构、生活习惯、心理需求等方面的情况，以便对患者实施整体护理。

（四）医嘱的执行

一般情况下应避免口头医嘱，以免发生差错，但对于特别危重症患者，可以先一般情况下应避免口头医嘱，以免发生差错，但对于特别危重患者，可以先口头下医嘱，护士给予重复，并立即执行，事后补开医嘱。

（五）建立 ICU 的护理记录单

患者转入 ICU 后，应建立完善的 ICU 护理记录单。

（六）其他

患者转入 ICU 后，应常规下病危通知书。做好患者家属的解释工作，ICU 病房不设陪护，仅在规定时间方能进入病房探视患者。

患者经 ICU 系统监测与治疗，病情稳定后，ICU 医师认为患者可以转出时应通知有关科室，将患者转回原科室。凡转出 ICU 的患者，由 ICU 医护人员护送回原科室，并向病房医师仔细介绍当前诊断、电解质、血常规及血气分析情况，目前治疗原则和用药情况，现有液体的成分和浓度，有无特殊用药及剂量、浓度，有无并发症，需特别注意观察和处理的问题，需进一步治疗和护理的问题等，并将上述内容写入转科记录中。有关专科应提前预留床位，不得以任何借口拒收患者。否则无法保障 ICU 有限床位的正常周转和合理利用。

二、ICU 的收治对象

ICU 收治的患者主要有 3 个方面。

（一）急性可逆性危重病

ICU 可以有效地降低这些患者的死亡率：创伤、休克、感染引起多系统器官功能衰竭者；CPR 复苏术后需对其功能进行较长时间支持者；严重的多发性复合伤；物理、化学因素导致危急病症，如中毒、溺水、触电、虫蛇咬伤和中暑患者。

（二）高危患者

ICU 可以有效地预防和治疗并发症，减少医疗费用。各种术后重症患者或者年龄较大、术后有可能发生意外的高危患者；严重水、电解质、渗透压和酸碱失衡患者；各种原因大出血、昏迷、抽搐、呼吸衰竭等各系统器官功能不全需要支持者。

（三）慢性疾病的急性加重期

ICU 可以帮助这类患者渡过急性期，转到相应的专科接受对原来慢性疾病的治疗。有严重并发症的心肌梗死、严重的心律失常、急性心力衰竭、不稳定型心绞痛患者；严重的代谢障碍性疾病，如甲状腺、肾上腺和垂体等内分泌危象患者；脏器移植术后及其他需要加强护理者。

对于另外一类患者，如急慢性疾病的不可逆性恶化、恶性肿瘤患者的临终状态等，不是 ICU 的收治对象。

三、ICU 的治疗原则

在 ICU 内，ICU 医师对患者治疗负有主要的责任和决定权。患者的治疗由 ICU 医师及专科医师共同负责处理。ICU 医师主要负责全身器官支持和解决威胁患者生命的主要问题，专科医师主要负责原发病的处理。专科医师每日至少来 ICU 查房 2 次，向 ICU 医师提出治疗建议，并及时响应 ICU 任何时候提出的会诊请求。ICU 医师应尊重专科医师的意见，并结合自己的考虑下达医嘱。当 ICU 医师与专科医师之间出现治疗意见的分歧时，应商讨解决，治疗上的任何重大决策都是在 ICU 和有关专科医师充分协商后共同作出的。

树立整体观念，明确治疗的先后缓急。ICU 患者的疾病往往涉及多器官、多系统，临床表现复杂，对各个器官的治疗原则也许相互矛盾，如果不考虑彼此之间的联系，往往会顾此失彼。这就要求 ICU 医护人员树立整体观念和全局观念，注意各器官间的相互平衡、相互协调，综合运用临床知识。同时要充分考虑到病情的轻重缓急，做到边处理，边对病情的发展和转归做出判断，确定下一步治疗方案。

明确支持治疗和替代治疗的使用。ICU 患者的病变有时可逆，而有时则为非可逆的。当患者尚属可逆性病变时，可以针对重要器官功能不全采取支持治疗措施，尽可能地恢复重要器官系统自身的功能。当病变不可逆转时，需要采取相应替代治疗措施，努力使病情朝着可逆性方向转归。

第四节　ICU 的监护内容及分级

一、系统监护内容

（一）心血管系统

心血管系统包括心率、节律、心排血量（CO）或心脏指数（CI）、心脏搏出量、左室做功指标、右室做功指标、中心静脉压（CVP）、肺动脉压、肺毛细血管楔压（PCWP）、全身血管阻力指数、肺血管阻力指数等。

（二）呼吸系统

潮气量（V_T）、每分钟通气量（M_V）、呼吸频率、呼吸幅度、平均气道压力、平均气阻力、吸气力、呼气力、气道峰值压力、肺的动态或静态顺应性、肺通气与血流比例、肺泡动脉氧分压差、末梢氧饱和度、呼气末二氧化碳分压，以及血气分析指标（如 pH 值、氧分压、二氧化碳分压等）。

（三）泌尿系统

24 h 或每小时尿量，尿相对密度、尿 pH 值、尿蛋白定量，血、尿肌酐和尿素氮的测定，内生肌酐清除率，血、尿渗透压比值，24 h 代谢产物（如尿素氮、肌酐、总氮及电解质成分等）在尿中排出量。

（四）中枢神经系统

临床观察意识状态、瞳孔大小及对光反应、肢体肌力及肌腱反射、皮肤感觉等，有条件可做颅内压、脑电图、脑血流图监测及头颅影像学检查。

（五）水、电解质和酸碱平衡

血液钾、钠、氯、钙离子测定，微量元素的测定，24 h 尿电解质成分的排出量，血液 pH

值、二氧化碳分压（$PaCO_2$）、实际碳酸氢根、标准碳酸氢根、剩余碱和缓冲碱等。

（六）血液系统

血红蛋白、红细胞压积、白细胞计数和分类、血小板计数、出血时间、凝血时间、凝血酶原时间、部分凝血活酶时间、纤维蛋白原定量、纤维蛋白原降解产物定量、3P 试验，必要时做骨髓穿刺检查。

（七）消化系统

血清总胆红素、结合胆红素、清蛋白、球蛋白、谷丙转氨酶，胃液 pH 值、呕吐物或粪便潜血试验，观察腹胀、腹水、腹痛、肠鸣音等。

（八）代谢和营养

血清清蛋白、转铁蛋白含量、血葡萄糖、肌酐测定、24 h 肌酐排出量，总氮平衡，基础代谢率、吸/呼时间比（I∶E）测定、体重、皮褶厚度、上臂肌围测定。

二、分级监测

在 ICU，根据患者全身脏器的功能状况及对监测水平的不同需求，一般将监测分为 3 级。

（一）一级监测

（1）连续监测心电图，直接动脉压或间接动脉压，每 2～4 小时测 1 次中心静脉压和（或）肺毛细血管楔压，每 8 小时测心排血量。

（2）每小时测呼吸频率，每 4～6 小时查动脉血气，连续监测血氧饱和度（SpO_2）。行机械通气治疗时，应显示潮气量、肺活量、吸入氧浓度及气管内压力等。

（3）测每小时尿量及相对密度，每 4～6 小时总结一次出入量平衡情况。

（4）每 12 小时查血糖、血浆电解质及血细胞比容，每日检查血常规、血尿素氮和血肌酐。

（5）每 4～6 小时测 1 次体温，必要时可连续监测

（二）二级监测

（1）连续监测心电图，每 1～2 小时测血压 1 次，每 2～4 小时测 CVP。

（2）每小时测呼吸频率，每 8 小时查动脉血气。使用呼吸机者，连续监测 V_T、肺活量（V_C）及气管内压力。

（3）测 2 h 尿量及相对密度，每 8 小时总结 1 次出入量平衡情况。

（4）每 8 小时测体温 1 次。

（5）每日查血和尿常规、血浆电解质、血糖、血尿素氮。胸部 X 线检查可根据情况随时选用。

（三）三级监测

（1）连续监测心电图、每 1～2 小时测血压 1 次。

（2）每 1～2 小时测呼吸频率，每日查动脉血气。

（3）监测尿量，每小时查尿量及相对密度，每 24 小时总结出入量平衡。

（4）每 8 小时测体温。

（5）每日查血、尿常规，血浆电解质及血糖，必要时查肝、肾功能及胸部 X 线。

监测的分级是人为划分的，监测的项目应根据具体情况而随时变化，尤其是重症患者，病情变化快，监测的项目可随时调整。

第五节　危重患者的基础护理

一、危重患者基础护理要求

凡入 ICU 病室的患者至少为一级护理。为危重患者做好基础护理是防止各种并发症，决定总体治疗成功与否的基本条件。ICU 护士一律在患者床头交接班，因仪器使用条件及治疗用药繁杂多变，交班必须详细、完整。

二、各种危重症监护患者的基础护理技术

（一）重症卧床患者床单位的清洁整理

1. 目的

使病床平整无皱折，患者睡卧舒适，保持病室整齐划一。

2. 操作准备

（1）患者准备：病情稳定，允许整理或更换床单且能主动配合。

（2）用物准备。①卧床患者床整理用物：床刷、扫床巾，必要时备便器。②卧床患者床更换床单用物：清洁的大单、中单、被套、枕套、床刷、扫床巾、污物袋，需要时备衣裤。

3. 卧床患者床整理法

（1）核对解释：携用物至床旁，向患者解释，以取得合作。

（2）移开桌椅：病情许可，放平床头及床尾支架，移开床旁桌椅。

（3）清扫床单：①松开床尾盖被，协助患者翻身背向护士，松开近侧各单，用床刷套上湿的扫床巾分别扫净中单、橡胶单，依次搭在患者身上，再自床头至床尾扫净大单，注意枕下及患者身下部分彻底扫净，将各单逐层拉平铺好。②协助患者翻身至近侧并躺稳，护士转至对侧，同法逐层扫净并拉平铺好。

（4）整理盖被：患者仰卧，将被套与棉胎同时拉平，叠成被筒，为患者盖好。取出枕头，揉松后放回患者头下。

（5）整理用物：还原床旁桌、椅。扫床巾集中消毒清洗。

4. 卧床患者床更换床单法

（1）同"卧床患者床整理法"。

（2）同"卧床患者床整理法"。

（3）安置用物：将清洁被服按更换顺序放于床尾椅上。

（4）更换床单。①铺床单：松开床尾盖被，协助患者侧卧背向护士，枕头随患者翻身移向对侧；松开近侧各层床单，将中单卷入患者身下，扫净橡胶中单，搭于患者身上，再将污大单卷入身下，扫净褥垫上的渣屑；将清洁大单的中线与床的中线对齐，一半塞于患者身下，靠近侧的半幅大单自床头、床尾、中间按序铺好；放平橡胶中单，铺上清洁中单，一半塞于患者身下，近侧中单连同橡胶中单一起塞于床垫下。②铺对侧：协助患者侧卧于铺好的清洁大单上，面向护士；护士转至对侧，将污中单卷起撤出，扫净橡胶中单，搭于患者身上，将污大单卷起，连污中单一同放于污物袋中；扫净褥垫上的渣屑，依次将清洁大单、橡胶中单、中单逐层

拉平，一起塞于床垫下，协助患者取仰卧位。

（5）更换被套。①取出棉胎：解开盖被尾端带子，被套的尾端打开约 1/3，将棉胎在污被套内竖叠三折后按"S"形折叠拉出放在床尾的椅子上。②套被套：以清洁被套正面向外铺于患者身上；将棉胎套入清洁被套内，拉平已套的棉胎与被套，并系上被套尾端带子，卷出污被套放入污物袋内。将盖被叠成被筒，尾端向内折叠与床尾齐，并塞于床尾的床垫下。

（6）更换枕套：一手托起患者头部，另一手迅速取出枕头，更换枕套后，再放回患者头下。

（7）整理用物：协助患者取舒适卧位，必要时拉起床档，还原床旁桌椅，清理用物，整理床单位。

5. 注意事项

（1）若监护室中有治疗操作，或有患者进餐，不宜整理床铺。

（2）操作时，动作应轻稳、节力，不宜过多翻动和暴露患者，避免受凉，防止患者翻身时坠床。

（3）病床应用湿式清扫，一床一巾用后均需消毒。

（二）口腔护理技术

1. 目的

（1）保持口腔清洁、湿润，预防口腔感染及其他并发症，使患者感到舒适。

（2）防止口臭、牙垢，促进食欲。

（3）观察口腔黏膜和舌苔的变化、口腔气味，提供病情变化的动态信息。

2. 操作准备

（1）患者准备：了解口腔护理的目的，愿意合作，有安全感。

（2）用物准备：①治疗盘内置：治疗碗（内盛含有漱口溶液的棉球约 16 个，弯血管钳、镊子）治疗巾、弯盘、压舌板、纱布、棉签、吸水管、漱口杯、手电筒，需要时可备张口器。②外用药：如液状石蜡、冰硼散、锡类散、西瓜霜、金霉素甘油、制霉菌素甘油等。③常用漱口溶液及作用：见表 13-1。

表 13-1　常用漱口溶液及作用

名称	作用
生理盐水	清洁口腔，预防感染
多贝尔溶液（复方硼酸溶液）	轻微抑菌，除臭
1%～3%过氧化氢溶液	遇到有机物时，放出新生氧，抗菌除臭
2%～3%硼酸溶液	为酸性防腐剂，抑菌
1%～4%碳酸氢钠溶液	为碱性防腐剂，抑菌
0.02%呋喃西林溶液	清洁口腔，广谱抗菌
0.1%醋酸溶液	用于铜绿假单胞菌感染
0.08%甲硝唑溶液	适用于厌氧菌感染

3. 操作要点

（1）核对解释：携用物至床旁，核对并向患者及家属解释。

（2）安置体位：协助患者侧卧或头偏向护士，铺治疗巾于患者颌下及胸前，置弯盘于口角旁。

（3）观察口腔：湿润口唇、口角，观察口腔黏膜有无出血、溃疡等，对长期使用激素、抗生素的患者，应观察有无真菌感染。昏迷、牙关紧闭及无法自行开口的患者，可用张口器。若光线不足，可使用手电筒辅助，再以压舌板由患者口腔侧面轻轻置入。

（4）取下义齿：取下活动义齿，先取上面义齿，后取下面义齿，并放置容器内用冷水冲洗刷净，待口腔护理后戴上或浸入冷水中保存。

（5）擦洗口腔：协助患者用温水漱口（昏迷患者除外）。嘱患者咬合上下齿，用压舌板轻轻撑开一侧颊部，用弯血管钳夹含有漱口液的棉球由内向外（磨牙至切牙）纵向擦洗；同法擦洗对侧。每擦一个部位，更换一个棉球。嘱患者张口，依次擦洗一侧牙齿的上内侧面、上咬合面、下内侧面、下咬合面，再弧形擦洗颊部。同法擦洗另一侧。再依次擦洗舌面及硬腭部。勿触及咽部，以免引起患者恶心。

（6）漱口涂药：意识清醒者用吸水管吸漱口水漱口，用治疗巾拭去患者口角处水渍。口腔黏膜如有溃疡、真菌感染，酌情涂药于患处，口唇干裂者可涂液状石蜡。

（7）整理用物：协助患者取舒适卧位，清理用物，整理床单。

4. 注意事项

（1）操作时动作要轻，以免损伤口腔黏膜及牙龈。

（2）需用张口器时，应从白齿处放入，不可用暴力助其张口。

（3）为昏迷患者清洁口腔时，棉球需夹紧每次一个，棉球不可过湿，防止将漱口液吸入呼吸道，并不予漱口。

（4）每天进行口腔护理2～3次。

（5）患者若有活动义齿要取下，浸于冷水中，并于每晨更换清水1次。

（6）操作完毕记录口腔护理日期、时间、口腔局部用药的名称，护士签名。

（三）床上擦浴

1. 目的

（1）使患者清洁、舒适，预防皮肤感染。

（2）促进皮肤血液循环，预防压疮。

（3）观察和了解患者的一般情况，满足其身心需要。

2. 操作准备

（1）患者准备：让患者及家属了解擦浴的目的及步骤，并能主动配合。

（2）用物准备：①治疗盘内置：毛巾2条、肥皂、浴巾、梳子、小剪刀、50％乙醇、清洁衣裤和被服、爽身粉。②治疗车下置：脸盆、热水桶（水温47～50 ℃并根据年龄、季节、生活习惯增减水温）、污水桶、便盆等。③女患者备会阴冲洗物：弯盘、长镊子、大棉球数个。

3. 操作要点

以女患者为例。

（1）备齐用物携至床旁，做好解释，询问需要。

（2）热水桶、污水桶放于床旁，移开桌椅，备好脸盆、水，毛巾、肥皂。调整患者为舒适体位并易于擦洗。将毛巾叠成手套状，包在手上。

（3）为患者擦洗脸部及颈部。浴巾铺于颈前，松开领口，依次擦洗眼（由内向外擦拭）、额、鼻翼、面颊部、嘴部、耳后直至颌及颈部。

（4）为患者脱下上衣，在擦洗部位下面铺上浴巾，按顺序擦洗两上肢、胸腹部。先用涂肥皂的湿毛巾擦洗，再用湿毛巾擦净肥皂，清洗拧干毛巾后再擦洗，最后用浴巾擦干。协助患者侧卧，背向护士，依次擦洗颈、背、臀部。擦洗毕，可在骨突处用 50％乙醇做按摩。为患者换上清洁上衣。

（5）清洗会阴部。脱下裤子，腿用盖被包裹，便盆放于臀下，倾倒温开水自阴部流过，同时用长镊子夹大棉球自上而下分别擦洗两侧阴唇，最后用棉球自阴阜擦向肛门，边擦边冲洗，洗毕用纱布将流水擦干，将镊子置于弯盘，撤去便盆。

（6）更换温水及毛巾后，擦洗双下肢，用温水泡洗双脚擦干，再为患者换上清洁的裤子。

（7）梳头，需要时修剪指甲、更换床单，整理好床单位，清理用物，放回原处。

4. 注意事项

（1）床上擦浴时间不超过 20～30 min。

（2）每擦洗一处，均在下面垫浴巾，避免弄湿床铺，注意擦净腋窝、脐部、腹股沟等皱褶处。

（3）擦洗动作要敏捷，减少翻身和暴露，以免患者受凉。按摩时可适当用力，不宜过重。

（4）擦洗过程中注意观察病情，若患者出现寒战、面色苍白等情况时，应立即停止擦浴，给予适当处理。

（5）操作前后测量记录生命体征，记录任何异常的皮肤发现。

（四）排痰

1. 目的

（1）清除咽、喉、气管内分泌物，保持呼吸道通畅。

（2）避免或解除痰液窒息，防止吸入性肺部感染。用物准备电动吸痰器、吸痰用物（吸痰导管、玻璃接头、镊子、压舌板、开口器、牙垫、纱布、手套、治疗碗、生理盐水）。

2. 操作要点

（1）协助排痰法：摇高床头，使患者处坐位，护士立于患者左侧，左手扶住患者肩部，右手呈杯状有规律地自下而上叩打患者两侧背部，手腕用力要适当，避免叩打脊柱部，叩打约 30 s，然后嘱患者做深呼吸约 5 次，最后一次深吸气后嘱患者屏气，护士立即用右手扶住患者肩部，左手示指与中指并拢触摸患者气管，刺激其咳嗽将痰排出（图 13-1）。

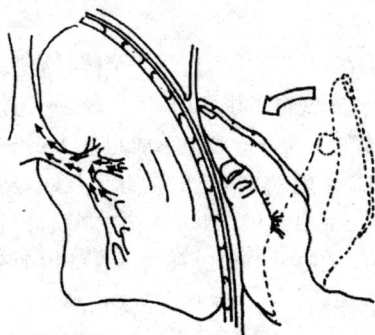

图 13-1　胸背部扣打法

（2）负压吸痰法：①插上电源，将吸痰导管通过玻璃接头、胶管与吸痰器紧密连接，不可漏气。②打开吸引器开关，用镊子将吸痰管端置于生理盐水中，检测有无阻塞及吸引力大小。③对昏迷患者，应先用开口器、压舌板张其口腔，并置以牙垫。④左手持吸痰管与玻璃接头处，右手用镊子夹住吸痰管前 1/3 处，徐徐自患者的口腔或鼻腔插至咽部；同时，间歇用开关启动吸痰器进行吸痰（气管插管或气管切开患者可将吸痰管由插管或套管内插入）。吸痰时，吸痰管应自下慢慢上移，并左右旋转，以吸净痰液。⑤吸痰完毕后，将吸痰管抽出，并置于清水中开动吸引器冲净吸痰管、胶管等处的分泌物；用纱布擦拭管外面分泌物；最后将吸痰管置于消毒瓶中浸泡，以备下次使用。⑥若在吸痰过程中，痰量较多而黏，或吸痰管被阻塞，应取出吸痰管，并在清水或生理盐水中进行冲洗，直至痰液被清除或吸痰管通畅为止。

3. 注意事项

（1）用前检查吸引器性能是否良好，各导管连接是否正确。

（2）吸痰动作要轻柔，防止损伤黏膜。抽吸前，应给患者吸纯氧或至少让患者做深呼吸 5 次，抽吸时间不超过 15 s，以免造成缺氧。

（3）储液瓶内液体不得超过 2/3 满，以防止液体进入电动机内损坏机器，储液瓶及其连接的橡胶管应每天更换清洁、消毒 1 次。

（4）治疗盘内吸痰用品应每日更换 1 次。

第六节　危重患者的呼吸功能监测

进行机械通气的患者都存在不同程度的原发性或者继发性呼吸功能损害，呼吸功能状态常常决定着这些患者的病情严重程度和治疗成败，因此治疗过程中需要密切监测呼吸功能。近年来，随着机械通气理论和实践的发展，危重病病理生理的深入研究与电子计算机技术和传感技术的不断融合，导致了呼吸机智能化程度不断增强。临床上，呼吸功能监测的指标可以通过数据、各种波形或者动态趋势图表示，包括呼吸力学监测、肺容积监测、呼吸功监测等，我们通过分析连续性的监测数据，有利于及时采取相应诊治措施，有利于判断治疗效果和评估预后。

一、压力监测指标

压力监测一般指气道压力监测，气道压力在每一个呼吸周期内不断变化，常用的指标有峰压（P_{peak}）、平台压（P_{plat}）、呼气末气道正压（PEEP）等。P_{peak}指呼吸周期中压力感受器显示的最大压力，其数值过高会造成气压伤，原则上不能超过 $3.92 \sim 4.41$ kPa（$40 \sim 45$ cmH$_2$O）；P_{plat}指吸气末屏气，压力感受器显示的气道压力，实际上反映吸气末最大的肺泡跨壁压，原则上 P_{plat} 应该控制在 2.94 kPa（30 cmH$_2$O）以下；PEEP 指呼气末的气道压力，PEEP$_i$ 是指 PEEP 为 0 时的呼气末肺泡压力，PEEP 可以改善气体在肺内的分布，但如果时间过长或者设置过高，会对循环系统造成不利影响。P_{peak} 与 P_{plat} 主要反映气道阻力（包括人工气道和管路），二者差值越大，说明气道阻力越大。P_{plat} 与 PEEP 之差主要反映肺组织弹性阻力，差值越大，阻力越大。P_{peak} 下降至 P_{plat} 的坡度和持续时间反映肺组织的黏性阻力，坡度越大肺组织的黏性阻力越大。

二、流量监测指标

机械通气时吸气相流速的形态可由呼吸机设置，呼气相流速的形态是由系统顺应性和气道阻力决定。临床上常用的吸气流速波形为减速波，气流为减速气流时平均气道压力高、峰压低，且接近呼吸生理，因此减速波得到了广泛应用。

流量－时间曲线可以判断 PSV 模式的呼气转换水平，PCV 或 A/C 时的吸气时间是否足够，有无屏气时间；判断气流阻塞导致的 $PEEP_i$ 的高低以及气道扩张药的疗效。当呼气末流速未降至 0（回到基线），说明存在 $PEEP_i$，较高的呼气末流速对应较高的 $PEEP_i$。应用支气管扩张剂后呼气峰流速增加，回复基线的时间缩短，提示病情有改善。如果管路中冷凝水积聚、气道内分泌物多以及气道痉挛等，流速曲线出现锯齿样变化。

三、容量监测指标

（一）潮气量和分钟通气量

容量是流量对时间的积分，多数呼吸功能够监测潮气量（V_T），而分钟通气量则是潮气量与呼吸频率的乘积。正常人的 V_T 一般为 5～10 mL/kg，其中一部分进入肺泡内能够有效地进行气体交换即肺泡容量，另一部分则进入传导气道和完全没有血流的肺泡，即无效腔。一般无效腔占 V_T 的 1/4～1/3，相当于 2～3 mL/kg。正常人的分钟通气量约为 6 L/min。机械通气时应该根据不同疾病和同一疾病的不同阶段选择合适的呼吸频率（RR）和 V_T，例如在严重支气管哮喘和 ARDS 患者均应选择小 V_T，但前者 RR 应较慢，后者 RR 应较快，如果人机对抗，适当应用镇静药抑制自主呼吸。对于肺外疾病导致的呼吸衰竭或者 COPD 患者相对稳定时可选择深慢呼吸，即大 V_T 慢 RR。一般情况下 V_T 的变化与 RR 有关，RR 增快，V_T 变小；反之 V_T 增大，RR 减慢。如果 V_T 增大伴 RR 增快常常提示肺组织严重损伤或者水肿。

定压通气是通过调节吸气压力来改变潮气量的，因而朝气量相对不稳定，可随着患者气道阻力及顺应性的变化而发生变化。定容通气时由于管路的顺应性，患者实际通气潮气量也略低于设定的潮气量。潮气量－时间曲线也可以用来判断回路中有无气体泄漏以及反映呼气阻力。如有漏气，呼气量少于吸气量，潮气量曲线呼气支不能回到基线而开始下一次吸气。如果潮气量曲线呼气支呈线性递减而非指数递减，而且恢复至基线的时间延长，提示呼气阻力增高。

（二）肺活量

正常为 60～80 mL/kg，是反映肺通气储备功能的基本指标。

（三）功能残气量

正常人功能残气量为 40 mL/kg，或者占肺总量的 35%～40%。体位改变会影响功能残气量。

四、气流阻力指标

气流阻力指控制通气时，整个呼吸系统的黏性阻力，包括气道、肺和胸廓的黏性阻力。一般来说，气流阻力主要反映气道阻力的变化。

吸气阻力（R_i）＝（P_{peak}－P_{plat}）／（V_T/T_i）

呼气阻力（R_e）＝（P_{plat}－PEEP）／V_{max}

V_{max} 指呼气初期的流速。阻力增大，说明气道分泌物增加或气道痉挛，也可能是肺组织水肿、肺泡萎陷不张或者胸腔积液。

五、顺应性指标

机械通气时一般测定呼吸系统的总顺应性，分为静态顺应性（C_S）和动态顺应性（C_{dyn}）。C_S 反映气流消失后单位压力变化时 V_T 的变化，其计算公式是：$C_S = V_T / (P_{plat} - PEEP)$，其正常值为 $60 \sim 100$ mL/cmH$_2$O，CS 主要反映胸肺弹性阻力的变化；C_{dyn} 则为呼吸运动时，即气流存在时单位压力变化时 V_T 的变化，其计算公式是：$C_{dyn} = V_T / (P_{peak} - PEEP)$，其正常值为 $50 \sim 80$ mL/cmH$_2$O，C_{dyn} 不仅受胸肺弹性阻力的影响，也受气道阻力和黏性阻力等变化的影响。

六、呼吸中枢驱动能力和呼吸肌力量指标

吸气用力开始 0.1 s 时对抗闭合气道产生的气道压，通常记录开始吸气 0.1 s 时的口腔压力，称为口腔闭合压（$P_{0.1}$），正常人小于 0.2 kPa（2 cmH$_2$O）。$P_{0.1}$ 可用来评价呼吸中枢的驱动水平。

最大吸气压（P_{Imax}）标准方法是在 FRC 位，用单向活瓣堵塞吸气口，并迅速进行最大努力吸气，用压力表直接或者传感器间接测定，可以反映患者的自主呼吸能力，是呼吸肌和腹肌等辅助呼吸肌力量的综合反映。其正常值为 $-9.81 \sim -4.90$ kPa（$-100 \sim -50$ cmH$_2$O）。$P_{Imax} > -1.96$ kPa（-20 cmH$_2$O），一般需要机械通气。而机械通气患者，$P_{Imax} < -2.45$ kPa（-25 cmH$_2$O），撤机较易成功。

$P_{0.1}$ 和 P_{dimax} 的监测一般需要留置食管气囊，以食管内压代替胸内压。

最大经膈压（P_{dimax}）是反映各肌收缩力量的准确指标，用一条带气囊的双腔管道，分别测定吸气时胃内和食管内的压力，两者的差值即为经膈压。在 FRC 位做最大努力吸气所测得的经膈压为 P_{dimax}，正常 P_{dimax} 为 $7.85 \sim 21.58$ kPa（$80 \sim 220$ cmH$_2$O）。

膈肌肌电图（EMG）常用食管法测定，根据 EMG 的功率频谱评价膈肌功能，一般应用中位频率（Fc）、高位频率（H，$150 \sim 250$ Hz）与低位频率（L，$20 \sim 50$ Hz）的比值（H/L）表示。正常值范围：Fc 为 $70 \sim 120$，H/L 为 $0.3 \sim 1.9$。临床上需要动态观察，较基础值下降 20% 以上，提示可能有膈肌疲劳。

七、呼吸功指标

克服整个通气阻力（主要是气道阻力和胸肺组织的弹性阻力）所做的功称为呼吸功，因为吸气主动、呼气被动，所以呼吸功一般指吸气功，一般用胸腔压力变化与容积变化的乘积或者 P-V 曲线的面积来计算呼吸功。但是存在较高通气阻力，尤其是存在 PEEP$_i$ 和较高气流阻力情况时，在吸气初期存在呼吸肌做功但无容量的变化，也就是说患者的触发功增加，因此上述计算方法有时低估了实际做功量。理论上流速触发可以减少触发功，更接近于生理。呼吸功包括呼吸肌和呼吸机做功两部分，原则上应该充分发挥自主呼吸做功，但在呼吸肌疲劳时应尽量减少自主呼吸做功。

八、呼吸形式的监测

呼吸频率（RR）是反映病情变化较敏感的指标，呼吸动力不足或者通气阻力加大均可增

加 RR。呼吸中枢兴奋性显著下降则 RR 明显减慢。由于通气模式或者参数调节不当也会影响 RR，因此该指标特异性较差。呼吸节律对诊断呼吸中枢的兴奋性有一定的价值，但是焦虑患者常常出现不规则呼吸，高碳酸血症患者可以出现陈-施呼吸。

正常情况下，胸腹式呼吸同步，且以腹式呼吸为主。当呼吸肌疲劳或者胸廓结构变化时可以引起胸腹式呼吸幅度的变化，甚至胸腹矛盾运动。如果辅助呼吸肌如胸锁乳突肌、斜角肌等参与呼吸运动、张口呼吸或者出现吸气"三凹征"（吸气时胸骨上窝、锁骨上窝和肋间隙明显凹陷），则提示呼吸阻力显著增加、通气量不能满足需求或者呼吸肌疲劳。

九、吸、呼气时间比（I/E）和吸气时间分数（T_i/T_{tot}）

关于 I/E 的监测和调节应该根据基础疾病和患者的耐受以及舒适程度进行针对性个体化的调节。气流阻塞性疾病应采用深、慢呼吸，适当延长呼气时间；限制性通气障碍的患者宜选择浅快呼吸，适当延长吸气时间；急性肺组织疾病患者宜采用深快呼吸（以快为主）。

T_i/T_{tot} 是吸气时间/呼吸周期时间，一般呼吸肌在吸气时起作用，呼气时则由肺和胸廓的弹性回缩而驱动，正常人的 T_i/T_{tot} 值约为 0.3，一般不超过 0.35，如果延长至 0.4～0.5，则提示呼吸肌无力。

第七节　危重患者的循环功能监测

循环功能监测的目的在于能及时、准确发现各种循环功能异常，如容量负荷过重或不足、心律失常、循环阻力增高等，对于及时、合理地指导治疗，防止严重并发症及提高患者的救治成功率有重要的意义。

传统的循环功能监测项目包括观察意识表情、皮肤色泽、皮肤温度、触摸周围动脉搏动的频率和节律、测量动脉血压等，这些都是评估心功能和循环功能极有价值的指标。随着现代急危重症医学的发展，完整而系统的循环功能监测不仅要有以上的一般监测方法，还需要持续心电监护、直接或间接动脉血压监测、无创伤性和创伤性血流动力学监测等方法来共同实现。目前临床上常用的循环功能监测方法如下。

一、一般监测

（一）意识状态

循环系统的功能状态变化可直接引起中枢神经系统的血流灌注量改变从而影响脑功能的表达，因此意识状态是循环功能的直接观察指标。患者如出现意识障碍如嗜睡、意识模糊、谵妄、昏迷，或出现表情异常，如烦躁、焦虑或淡漠、迟钝，甚至意识丧失，在排除了神经系统疾病之后，主要反映循环功能障碍的加重。

（二）心率

正常成人心率 60～100 次/分，监测心率可反映心血管功能状态的变化。心率增快，可能是循环血量丢失的早期征象，这种反应可先于血压及中心静脉压的变化或与两者同时出现。合并感染的患者，机体代谢率增高，需有足够的心排出量才能满足机体代谢的需要。根据 CO（心排出量）＝SV（心搏量）×HR（心率），适当提高心率有利于提高心排血量。当心率大于 150 次/分，心动周期缩短，舒张期充盈不足，CO 明显减少，且增加耗氧量。监测心率可以及时发现心动过速、心动过缓、期前收缩和心搏骤停等心律失常。

（三）呼吸状态

呼吸状态的改变可以间接反映循环功能的改变，例如急性左心衰竭表现为阵发性呼吸困难，休克、创伤或重症感染的患者早期呼吸多浅快，呈现呼吸性碱中毒，随着病情发展可出现酸中毒，严重时可出现呼吸窘迫。

（四）尿量

心排出量减少，循环功能不良必将导致肾脏血流灌注减少。临床上患者出现少尿或者无尿，尿比重升高时，需观察每小时尿量、尿比重，当每小时尿量小于 30 mL，尿比重增加时，如果排除了肾性和肾后性因素，即表示出现了组织灌注不足或循环衰竭。

（五）颜面、口唇和肢端色泽

当周围小血管收缩及微血管血流减少，如急性失血、创伤或剧痛时，临床上可出现面颊、口唇及皮肤色泽由红润转为苍白，甚至发绀；急性心功能不全发作时表现为面色青灰、口唇发绀；重症感染发展至微循环障碍时可表现为发绀。

（六）毛细血管充盈时间和肢端温度

毛细血管充盈时间延长是微循环灌注不良及血液淤滞的表现，是反映周围循环状态的指标。如果在保暖的状态下，仍然出现四肢末端温度下降四肢冰凉，可以证实周围血管收缩，皮肤血流减少，是反映周围循环血容量不足的重要指标。

二、心电监护

心电监护是急诊室和重症监护病房最基本的床旁监测项目，临床心电监护的直接目的是及时发现、识别和确诊各种心律失常，最终目的是对各种致命性心律失常进行及时有效的处理，减低心律失常猝死率，提高急危重症患者抢救成功率，同时确保手术、特殊检查与治疗的安全。心电监护具有以下临床意义。

（一）及时发现和诊断致命性心律失常及其先兆

这是心电监护的主要目的，通过动态观察心律失常的发展趋势和规律，可预示致命性心律失常的发生。如某些急性器质性心脏病患者出现进行性增加的高危险性室性期前收缩，应警惕和预防随后可能出现的致命性心律失常。

（二）指导抗心律失常治疗

通过心电监护不仅可及时发现心律失常，初步确定心律失常的类型和程度，还能有效评价各种治疗措施的疗效及不良反应。

（三）监测电解质紊乱

电解质紊乱可影响心脏电生理活动，出现心电图的改变，诱发各种心律失常。通过心电监护可及时发现并对已经处理的患者进行治疗效果评价。

（四）手术监护

对各种手术，特别是心血管手术的术前、术中、术后及各种特殊检查和治疗过程中实行心电监护，以及时发现可能出现的并发症并迅速采取救治措施。

（五）指导其他可能影响心电活动的治疗

当非抗心律失常治疗措施有可能影响到患者的心电活动时，也可进行心电监护以指导治疗。

三、血流动力学监测方法

血流动力学监测是通过监测患者循环系统各部位的压力，同时监测心排血量（CO）、外周血管阻力（SVR）、肺血管阻力（PVR），结合氧动力学计算氧输送量（DO_2）、氧消耗量（VO_2）等参数，对患者循环功能异常做出判断，同时进行针对性和恰当的治疗。

（一）动脉压监测

分为无创血压监测和创伤性动脉压监测。

无创动脉压监测可采用人工袖套测压法或电子自动测压法，需注意袖带绑缚的位置正确（肘上 2 cm）及松紧度适宜（可伸入一到两指）；电子自动测压时需注意避免频繁测压、测压时间过长或测压间隔太短，有可能发生疼痛、上肢水肿、血栓性静脉炎等。

创伤性动脉压（ABP）监测：通过在周围动脉置入动脉导管，并经由换能器将机械性压力波转变为电子信号，由示波屏直接显示动脉压力波形和相关数值，并可连续监测、记录及分析。适用于各类危重患者、循环不稳定者。

1. 置管途径

首选桡动脉，足背动脉及股动脉亦可酌情挑选；尽量避免行肱动脉穿刺置管，以防发生动脉血肿或阻塞引起前臂血供障碍。

2. 测压装置

包括换能器、加压冲洗袋、冲洗液及连接管道等。

3. 有创动脉压波形

创伤性动脉压监测不仅能连续、实时地获得患者血压的数值，其波形亦带给我们很多信息。正常的动脉压波形分为收缩期和舒张期，主动脉瓣开放和快速射血入主动脉时动脉压波迅速上升至峰顶；而血流从主动脉到周围动脉时波形下降至基线。下降支的重搏切迹是主动脉弹性回缩产生的。

（二）中心静脉压（CVP）监测

中心静脉压（CVP）监测是测定位于胸腔内的上、下腔静脉或右心房内的压力，衡量右心对排出回心血量能力的指标。操作简单方便，不需特殊设备，在临床上应用广泛。

1. 建立静脉通路

需经颈内静脉或锁骨下静脉穿刺置入深静脉导管，导管头端的位置以位于上腔静脉内为宜。

2. 影响 CVP 测定值的因素

（1）导管位置：头端应位于右心房或近右心房的上、下腔静脉内。

（2）标准零点：以右心房中部水平线为标准零点，在体表的投射位置相当于仰卧位时第四肋间腋中线水平，患者体位发生改变应相应调整零点位置。

（3）胸膜腔内压：行机械通气的患者胸膜腔内压增高，影响测得的 CVP 数值。

3. CVP 数值

正常为 0.49～1.18 kPa（5～12 cmH$_2$O），通常认为小于 0.25 kPa（2.5 cmH$_2$O）提示心腔充盈欠佳或血容量不足，大于 1.47 kPa（15 cmH$_2$O）提示右心功能不全。但 CVP 的个体差异极大，临床上对其绝对数值的参考意义争论较大，通过动态观察其数值变化可能更有利于患者容量情况的判断。

4. CVP 波形分析

正常波形有 a、c、v 三个正波和 x、y 两个负波，波形与心脏活动和心电图之间有恒定的关系。

（三）肺动脉漂浮导管

该方法又称肺动脉导管法（PAC）。1970 年 Swan-Ganz 气囊漂浮导管应用于临床，为心功能障碍和其他危重患者的血流动力学监测提供了重要的手段，经过不断发展，目前 Swan-Ganz 导管不但能测量传统的参数如 CVP、肺动脉压（PAP）、肺动脉嵌入压（PAWP）或称肺毛细血管嵌入压（PCWP）、连续心排血量（CCO）、每搏量（SV）等，新型的 Swan-Ganz 导管（图 13-2）与仪器还可以连续测量右心室舒张末期容量（RVEDV）和右心室收缩末容量（RVESV），因此将压力监测与容量监测融为一体。应用 Swan-Ganz 导管的方法监测心排血量在多种方法中被临床视为金标准。同时可以监测外周血管阻力（SVR）与肺血管阻力（PVR），其计算方法与正常参考值见表 13-2，在较多新型监护仪可以自动计算。

（四）脉搏指数连续心排血量（PiCCO）监测

一种较新的微创心排血量监测，是经肺温度稀释技术和动脉搏动曲线分析技术相结合的方法，能对心脏前负荷以及血管外肺水进行监测。

1. 所需导管

中心静脉置管及股动脉放置 PULSION 导管。

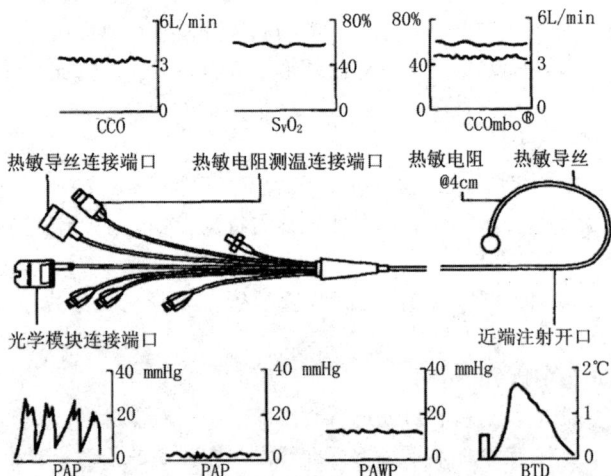

图 13-2　Swan-Ganz 漂浮导管的结构示意图

表 13-2　常用血流动力学监测参数与正常参考值

参数	缩写	单位	计算方法	正常参考值
平均动脉压	MAP	kPa	直接测量	10.9～13.6
中心静脉压	CVP	kPa	直接测量	0.8～1.6
肺动脉嵌顿压	PAWP	kPa	直接测量	0.8～1.6
平均肺动脉压	MPAP	kPa	直接测量	1.5～2.1
心排血量	CO	L/min	直接测量	5～6
每搏排血量	SV	mL/beat	CO/HR	60～90
心脏指数	CI	L/min·m²	CO/BSA*	2.8～3.6
外周血管阻力	SVR	dyne·sec/cm5	80·(MAP-CVP)/CO	800～1 200
肺血管阻力	PVR	dyne·sec/cm5	80·(MPAP-PAWP)/CO	<250
氧输送指数	DO2I	mL/min·m²	$CI \cdot CaO_2 \cdot 10$	520～720
氧消耗指数	VO2I	mL/min·m²	$CI \cdot (CaO_2-CvO_2) \cdot 10$	100～180
氧摄取率	O2ER	%	$(CaO_2-CvO_2)/CaO_2$	22～30
动脉血乳酸	LA	mmol/L	直接测量	<2.2
混合静脉血氧饱和度	SvO_2	%	直接测量	60～80

　*　BSA 为体表面积

2. 操作方法

作三次经肺温度稀释法测量对脉搏曲线心排血量测量作校正，然后根据脉搏曲线变化可以连续监测。

3. 优势

与漂浮导管比较，损伤较小，置管可能发生的并发症亦少；同时，PiCCO 可以监测胸腔内血容量（ITBV）及血管外肺水（EVLW），能够更准确、及时地反应体内液体情况。

（五）每搏排血量变异度（SVV）

根据 Frank-Starling 曲线，当回心血量超过一定程度后，心排血量不再随着心脏前负荷的增加而加大，呼吸对回心血量的影响也不会很大；反之，如果存在循环容量不足，随着呼吸而发生回心血量的周期性变化，导致心脏每搏排血量随之发生变化，即在基线的水平上产生一个变异度，即为 SVV。正常值应小于 13%，如果超过 13%，则提示继续扩容对提高心排血量仍有帮助。

（六）混合静脉血氧饱和度（SvO_2）及乳酸监测

对危重病和重大手术患者围术期血流动力学及组织氧供需平衡的评估有重要意义。

1. SvO_2

指肺动脉血的血氧饱和度，即经过全身机体摄氧、代谢后的静脉血在右心混合后所残留的氧含量，反映了全身供氧和耗氧之间的平衡，正常值为 $60\%\sim80\%$，当发生贫血、心排血量降低（低血容量、心源性休克等）时，氧供减少，则 SvO_2 值降低。临床上通常以上腔静脉血氧饱和度（$ScvO_2$）来代替较难获取的 SvO_2；$ScvO_2$ 或 SvO_2 降低提示全身低灌注状态。SSC2008 脓毒症救治国际指南中作为重要的要点强调了早期目标治疗（early goal directed therapy，EGDT），推荐意见指出，应在最初的6 h之内，通过液体复苏与循环支持，使 $ScvO_2$ 达到 70%，或 SvO_2 达到 65%。

2. 乳酸

当机体处于应激状态时，组织氧利用度提高，若存在循环容量不足，氧供难以满足机体需要，则出现无氧代谢，乳酸值升高，并大于 4 mmol/L。近年来，许多临床循证依据证明了严重脓毒症与脓毒性休克的患者，血乳酸是可以反应预后的重要临床依据。同时，乳酸也是救治严重脓毒症与脓毒性休克患者疗效评价的重要监测指标。

四、血流动力学参数的临床意义

CVP 是临床十分常用的评估容量状态的参数，但是很多因素会影响 CVP，如正压机械通气与呼气末正压（PEEP）等；同时 CVP 反映容量状态也较迟缓。临床应用中对同一患者的连续监测对评估与治疗有意义，同时可以在脓毒性休克救治中参考应用早期目标治疗（EGDT）。

LA 在救治复杂休克患者时十分重要，因为动脉压正常并不等于解除了全身或局部器官组织的低灌注。应用时可参考 SSC2008 指南。临床研究也证实了 LA 升高是重症患者预后的独立相关因素。LA 升高提示低灌注状态。

SvO_2 如果是经导管抽取混合静脉血作血气分析，就需要看该血气分析仪是否是直接测定氧饱和度，而不是换算得到的，否则结果不可靠。SvO_2 是指经 Swan-Ganz 导管监测的，而经上腔静脉导管监测的为 $ScvO_2$，根据患者原发疾病的不同应具体分析。

MAP 是临床救治休克的最常用目标参数，按 EGDT 的早期治疗目标，应在尽量早的时间内（6 h）提高至 8.7 kPa（65 mmHg）以上。但是抗休克的根本目标并不是提高 MAP，而应该是纠正组织器官的低灌注，所以，LA 和尿排出量 [>0.5 mL/（kg·h）] 是可以补充的参考指标。

PAWP 升高提示左心功能不全。在鉴别诊断 ARDS 与心源性肺水肿时是重要的指标，如果PAWP>2.4 kPa（18 mmHg），提示心源性肺水肿，即左心衰竭。但是，在腹腔高压与腹腔间室综合征（ACS）的特殊条件下，应当根据患者的个体化特征具体分析。

五、循环支持

（一）容量治疗

1. 胶体液

血浆、人血白蛋白、羟乙基淀粉、动物胶、右旋糖苷等，能有效维持血浆胶体渗透压，改善循环状况；血液制品的来源有限，使得临床应用无法保证，人工胶体在应用时应注意：羟乙基淀粉有不同的制剂品种，每个商品有不同的平均相对分子质量与中位相对分子质量，以及分子替换率和每日最大用量。临床应用时注意具体商品的性质指标。动物胶的平均相对分子质量较小，另外还可能具有抗原性，应用中应注意。右旋糖苷制剂有不同的相对分子质量，应用有最大量限制，同时可能影响凝血功能。

2. 晶体液

通常可选用林格液或生理盐水，但需注意生理盐水大量输注可能产生高氯性酸中毒。

（二）血管活性药物

血管活性药物可以分为强心药物、血管收缩剂、血管扩张剂多重种型，应用时根据患者的血流动力学异常的特征应用。

常用的药物包括多巴胺、去甲肾上腺素、血管加压素和多巴酚丁胺。

1. 多巴胺（dopamine）

作为脓毒性休克治疗的胰腺血管活性药物，多巴胺兼具多巴胺能与肾上腺素能 α 及 β 受体的兴奋效应，在不同的剂量下表现出不同的受体效应。小剂量 $[<5\ \mu g/\ (kg \cdot min)]$ 多巴胺主要作用于多巴胺受体（DA），具有轻度的血管扩张作用。中等剂量 $[5\sim10\ \mu g/\ (kg \cdot min)]$ 以 β_1 受体兴奋为主，可以增加心肌收缩力及心率，从而增加心肌的做功与氧耗。大剂量多巴胺 $[10\sim20\ \mu g/\ (kg \cdot min)]$ 则以 α_1 受体兴奋为主，出现显著的血管收缩。

2. 去甲肾上腺素（norepinephrine）

去甲肾上腺素具有兴奋 α 和 β 受体的双重效应。其兴奋 α 受体的作用较强，通过提升平均动脉压（MAP）而改善组织灌注；对 β 受体的兴奋作用为中度，可以升高心率和增加心脏做功，但由于其增加静脉回流充盈和对右心压力感受器的作用，可以部分抵消心率和心肌收缩力的增加，从而相对减少心肌氧耗。因此，亦被认为是治疗感染中毒性休克的一线血管活性药物。其常用剂量为 $0.03\sim1.50\ \mu g/\ (kg \cdot min)$，但剂量大于 $1.00\ \mu g/\ (kg \cdot min)$，可由于对 β 受体的兴奋加强而增加心肌做功与氧耗。

3. 肾上腺素（epinephrine）

由于具有强烈的 α 和 β 受体的双重兴奋效应，特别是其较强的 β 受体兴奋效应在增加心脏做功、增加氧输送的同时也显著增加着氧消耗，血乳酸水平升高。目前，不推荐作为感染中毒性休克的一线治疗药物，仅在其他治疗手段无效时才可考虑尝试应用。

4. 血管加压素（vasopressin）

血管加压素通过强力收缩扩张的血管，提高外周血管阻力而改善血流的分布，起到提升血压、增加尿量的作用；血管加压素还可以与儿茶酚胺类药物协同作用。由于大剂量血管加压素具有极强的收缩血管作用，使得包括冠状动脉在内的内脏血管强力收缩，甚至加重内脏器官缺血，故目前多主张在去甲肾上腺素等儿茶酚胺类药物无效时才考虑应用，且以小剂量给予（$0.01\sim0.04$ U/min）。

5. 多巴酚丁胺（dobutamine）

具有强烈的 β_1、β_2 受体和中度的 α 受体兴奋作用，而 β_2 受体的作用可以降低肺动脉楔压，有利于改善右心射血，提高心排血量。总体而言，多巴酚丁胺既可以增加氧输送，同时也增加（特别是心肌）氧消耗，因此在脓毒性休克治疗中一般用于经过充分液体复苏后心脏功能仍未见改善的患者；对于合并低血压者，宜联合应用血管收缩药物。其常用剂量为 $2\sim20\ \mu g/\ (kg \cdot min)$。

第八节　危重患者的脑功能监测

一、概述

尽管脑组织的重量仅占人体重量的 2%，但其耗氧量所占比例却是其重量的 10 倍（表 13-3），表明脑组织的代谢率极高。但是，另一方面脑组织对氧气、糖和 ATP 等能源贮备却十分有限，使大脑需要持续的能量和氧的供给。正常大脑的平均脑血流量（CBF）为 50 mL/（100 g·min），如低于 20 mL/（100 g·min）时出现脑功能的损害，当低于 8～10 mL/（100 g·min）则导致不可逆性损害。前者称为神经功能衰竭临界值，后者为脑衰竭临界值。应该注意的是，不仅大脑灰质与白质间的结构、代谢特点和血供截然不同，而且，各脑区间也存在组织代谢的异质性。故此，在相同的病理损害条件下，脑组织各区域的病理损害程度也存在明显的差异。

总之，脑组织解剖、生理和代谢等特点，使其具有"高代谢、低储备、易损伤、难修复"的特点，这使得脑功能的实时监测愈显重要。

表 13-3　脑组织代谢的基本生理参数

指标	参考值	所占比例
脑组织重量	约 1 350 g	约占体重的 2%
脑血流量（CBF）	平均 50 mL/（100 g·min）	
	灰质：75～80 mL/（100 g·min）	
	白质：20 mL/（100 g·min）	占总血流量 15%
脑氧耗量（CMR O_2）	3～3.5 mL/（100 g·min）	占人体的 20%
脑糖耗量（CMR$_{glu}$）	4.5 g/（100 g·min）	占人体的 10%
颈静脉氧分压（PvO_2）	4.3～5.9 kPa（32～44 mmHg）	
颈静脉氧饱和度（$S_{JV}O_2$）	55%～75%	
颈动静脉氧含量差（DAV O_2）	4～8 mL/100 g	
颅内压（ICP）	1.1～1.6 kPa（8～12 mmHg）	

二、脑功能监测的基本内容

由于脑组织的易损性，其功能难逆转和难恢复，故此，对脑功能监测提出了很高的要求。所谓监测是指对患者进行连续或接近连续的方法，实时评价其生理功能变化，以便及时采取相应治疗措施和（或）判断治疗效果。由于大脑无时不受机体内环境的影响，尤其是当脑组织损伤时，脑血流自身调节功能受到不同程度的损害，此时血液循环、呼吸系统等对大脑的影响更加明显。另外，在原发性脑损伤后，其他系统的异常又会对脑组织造成继发损害。故此，应将脑外多系统监测也列入脑功能监测的范围中。其监测的内容主要包括血压、血氧饱和度、二氧化碳分压、体温等。脑功能本身的监测主要是针对大脑本身的内环境或其生理功能的监测，主要包括神经功能体征、颅内压、脑血流和脑代谢等的监测。

（一）脑外多系统监测

1. 体循环动脉压（ABP）与平均动脉压（MAP）

由于主动脉根部与大脑中动脉的远端，以及桡动脉的平均动脉压变化基本一致，所以体循环平均动脉压（MAP）可代表颅内平均动脉压。颅内平均动脉压与颅内压的差值就等于脑的灌注压。故此，在颅内压恒定的情况下，MAP决定着脑组织的血液灌流。由于脑组织对于缺血、缺氧十分敏感，尤其是在发生脑组织损伤的情况下，脑功能不可逆性损害发生的时间更短，故此，应采用有创动脉血压监测方法，以便及时了解脑组织灌注的情况。

2. 动脉血氧分压和经皮氧饱和度（SpO_2）

血红蛋白实际所携带的氧含量与其总的可携氧量之比等于血氧饱和度（SO_2）。动脉血氧分压和其血氧饱和度在体内温度、pH、$PaCO_2$和红细胞2，3-二磷酸甘油酸的影响下，存在着动态平衡，即氧离曲线。另外，除血红蛋白本身异常的情况外，如碳氧血红蛋白和高铁血红蛋白，经皮氧饱和度与动脉血氧分压存在较恒定的关系。故此，可通过经皮氧饱和度的连续监测来反映机体的氧合情况。

3. 动脉二氧化碳分压（$PaCO_2$）和呼吸末二氧化碳分压（$EtCO_2$）

由于$PaCO_2$是影响脑血流最强的因素，尤其是在颅内顺应性下降的情况下。故此，$PaCO_2$的变化通过影响颅内压，进而对脑组织灌注压有着明显的影响。故此，脑功能监测中需要持续监测$PaCO_2$。由于$PaCO_2$与$EtCO_2$呈线性变化关系，故此，可通过连续监测$EtCO_2$的变化获得$PaCO_2$的相对值。实际应用中，由于患者个体$PaCO_2$和$EtCO_2$存在的差值不同，故应通过数次血气分析的变化确定两者的对应关系。

4. 核心温度（Tc）

核心温度也称中心体温，是通过测定体腔内温度获得，一般通过测定食管、直肠、膀胱或肺动脉内的体温。由于在一定范围内体温每升高1℃，脑的代谢率就提高5%～7%。故此，对于脑功能已损害的患者，体温的增加可使能量代谢已近衰竭的脑组织进一步损害，造成脑功能进一步恶化。故此，Tc的连续监测具有重要意义。除上述需要连续监测的项目外，中心静脉压、血红蛋白、红细胞压迹、血糖、水和电解质，以及酸碱平衡均应列入常规监测或检查项目之中。

（二）脑功能的监测

脑功能的监测首先应包括临床神经体征的定时检查，包括瞳孔的变化、其他脑干反射和腱反射等，这是因为基本的临床体检常为临床决策提供重要的线索。由于急性脑损伤患者多接受了镇静、镇痛甚至肌松治疗，在一定程度上对临床体检的准确性产生不利影响。故此，在实际临床中应十分重视动态观察上述体征的变化，并合理使用影像学检测手段，以便及时发现病情变化，观察治疗效果和评价预后等。

脑功能的监测，除神经体征和影像学检查外，根据监测项目的性质或目的，将脑功能的监测又可分为：电生理监测、脑血流检测和脑代谢监测等。

1. 瞳孔变化

动态观察瞳孔大小、对光反应速度以及光刺激后瞳孔缩小的程度，是临床体检监测脑功能变化的重要内容，尤其是对于使用镇痛药、镇静剂，甚至肌松药的患者更具临床意义。2003年开始用于临床的瞳孔仪（quantitative pupillometry），不仅使上述反映瞳孔变化的指标更加客观、准确，也使得连续或接近连续监测瞳孔变化成为可能。

正常双侧瞳孔等大等圆，对光反应灵敏。双侧瞳孔扩大见于颅内压增高、脑干损伤、脑死亡和药物中毒（阿托品等）。双侧瞳孔缩小见于吗啡中毒、有机磷中毒、巴比妥和氯丙嗪等中毒。双侧瞳孔大小不等是指双侧瞳孔直径差大于 0.5 mm。可由于外周性疾病，如眼部、颈部、纵隔与肺尖等病变引起；也可由于中枢性病变，或是脑疝形成压迫一侧动眼神经所致。

2. 神经影像学检查

从监测狭义的定义而言，间断的神经影像学检测不应列入监测的范畴之中。但是，就临床意义而言，及时、准确的神经影像学检查，不仅可以提供诊断神经损害原发病因学的依据，而且可以提供继发性脑损害的资料，如是否存在脑水肿及其程度等，从而为临床及时采取相应治疗措施和（或）判断治疗效果提供帮助。一般而言，当临床体检发现神经功能恶化，且不能用颅外各系统变化解释时，均应进行影像学检查，及时发现病情变化的原因并采取相应治疗措施。

3. 脑电生理的监测

（1）脑电图（Electroenc ephalo gram，EEG）：脑电图是大脑皮质锥体细胞自发电位在时间、空间上的总合形成的。由于这些自发电位均是耗能过程，包括兴奋或抑制性的突触后电位。故此，脑细胞的能量代谢的变化就会或多或少的影响脑电信号。脑组织能量代谢所产生的高能磷酸化合物，其中 90% 是经需氧代谢途径提供的。高能磷酸化合物不仅保证了细胞膜两侧离子转运和梯度的维持，而且保证了内源性递质的合成、转运、释放和自发电活动。当能量代谢障碍后，相应的细胞功能也将受到影响。最先受到影响的是脑细胞的自发电活动和递质的代谢，其后才是细胞膜两侧离子的转运。故此，临床可通过脑电图的监测发现脑细胞能量代谢的变化。研究表明，EEG 的异常变化明显早于临床表现，故其具有较高的敏感性。但是，对于危重患者而言，镇静、镇痛和抗癫痫药物的使用，在一定程度上影响脑电图的变化。故此，对于 EEG 变化除了应该动态观察外，尚需排除其他影响因素，必要时尚需检测影响 EEG 药物的浓度，以便对 EEG 的变化做出合理的解释。

EEG 的检测可根据临床需要采取 8～16 电极不等，但是，这种检查多需特殊仪器，或在床旁无法完成。目前，重症监护病房常使用 2 道脑电图，即采用 C_3-T_3，C_4-T_4 导联。对于缺血缺氧性脑病等弥漫性脑损伤患者，2 道脑电图与多道脑电图在检测脑电异常信号间有良好的相关性。但是，对于局灶性脑损伤或损害原因不明者，多道脑电图具有明显的优势。

（2）诱发电位的监测：随着计算机技术的发展和成熟，诱发电位已成为检测脑功能状态常用的神经电生理检查方法。诱发电位通过刺激特定感受器，在特定的传导通路上，通过计算机叠加技术将特定刺激所产生的电信号得以记录。通过外加刺激产生的诱发电位有，脑干听觉诱发电位、视觉诱发电位、体感诱发电位和运动诱发电位等。由于刺激与传导通路上的诱发电位有一定的锁定关系，故此，通过记录各电极所记录到的诱发电位的潜伏期、波幅、波形和位相的变化，用于分析相应传导通路上脑功能状态。

动态检测诱发电位的变化，对于脑功能损伤程度的分析和伤情预后判断均有较好的临床价值。但是，目前该技术只能作为动态检查脑功能的手段。从监测的意义上讲，该技术尚不能作为常规监测脑功能的项目。

4. 经颅超声多普勒（Trans-cranial Doppler，TCD）

尽管测定脑血流量的方法较多，如：正电子发射断层扫描（PET）、单光子发射断层扫描（SPECT）和氢气清除法等，但可在床旁监测脑血流的方法，目前只有 1982 年挪威学者首先采用的 TCD 技术。该技术通过检测颅底动脉环相关动脉，尤其是大脑中动脉血流速度的变化，为临床监测脑血流变化提供简便、无创和客观的指标。尽管 TCD 可提供多项颅内动脉血流动力学的资料，但临床常使用的指标为收缩期最大流速（Vp）、舒张期末流速（Vd）、阻力指数（RI）和脉动指数 [PI＝（Vp－Vd）/Vm] 等。由于颅内压升高时首先影响舒张末期流速，故有人把 Vd＜25 cm/s 和（或）PI＞1.10 作为脑血流灌注显著减少的指标。应该注意的是，TCD 是通过检测颅内、脑实质外血管血流速度的变化，来间接反映脑血流量变化的。故此，对于这些指标的变化，应结合平均动脉压、脑灌注压、动脉血二氧化碳浓度等指标综合分析。

总之，由于该方法简单易行，且有较好的可重复性，故该项检查方法已成为神经科学重症监护室，以及创伤急救中心常规检查或监测的项目之一。

5. 近红外线光谱技术

近红外线光谱技术测定脑组织局部氧饱和度（$rSCO_2$），是通过采用波长 650～1 100 nm 的近红外光对人体组织的良好穿透性，在通过头皮、颅骨进入脑实质后，近红外光只被氧合、还原血红蛋白和细胞色素吸收。利用入射和反射光差，并根据 Beer-Lamber 定律计算得出近红外光衰减程度，即 $rSCO_2$。由于脑组织中动脉血只占 20%，静脉血和毛细血管血分别占 75% 和 5%，故此，测定的值主要反映静脉血氧饱和度。推荐参考值是 64%±3.4%；当小于 55% 提示异常；＜35% 表明脑组织严重缺氧。目前临床研究表明，检测结果与临床特征和预后存在较大差异，且各家研究结果不一。这可能与该技术方法以及软脑膜血流对 $rSCO_2$ 的影响有关。

6. 颅内压（ICP）

正常成人颅腔是一封闭的腔体，脑实质、脑脊液和脑血容量分别占 85%、10% 和 5% 的容积。颅内容积和压力变化关系的曲线，称为颅内顺应性曲线。其特点是在颅内容积增加的初期，颅内压并无明显变化。当颅内容积增加到一定程度时，轻度容积的增加就会引起明显的颅内压力的变化。颅内顺应性曲线虽有一定的规律，但个体间和不同病理情况下存有较大差异。该曲线与患者年龄、脑容积增加的速度和脑脊液代偿能力均相关。颅内顺应性曲线变化的特点表明两个临床应该关注的问题：①各种病理原因所致的脑组织水肿，其初期颅内压可无明显变化。换句话说，在初期或颅内顺应性较大的个体，如脑萎缩者，颅内压不是敏感反映脑水肿或脑肿胀的指标。②当颅内压升高时，颅内自身代偿机制已经基本丧失，颅外血流动力学开始对脑血流产生明显影响。

根据压力探头安放的位置，可将颅内压的监测分为 4 种类型，即脑室内、脑实质内、硬脑膜下（蛛网膜下隙）和硬脑膜外，后两者由于测量准确性和并发症问题，已较少使用。脑室内压力的监测，不仅能提供全面和准确的颅内整体压力变化信号，而且可用于脑脊液引流和生物学检测，即具有治疗和生化监测等多种功能。其缺点是操作较复杂，尤其是当颅内压升高脑室受压或移位时更难置管。对于非颅脑手术患者，且脑室明显受压者，可选择脑实质内测压。尽管脑实质置管的并发症较少，但有学者认为其准确性较差。这可能与零点调整以及颅内本身存在压力梯度等因素有关。

尽管颅内压监测不能早期发现脑组织容积变化，但是颅内压的监测既有利于颅内高压的诊断和治疗，又对颅内血流动力学变化的监测提供重要资料。故此，严重颅脑损伤患者均应积极开展颅内压监测项目。

7. 脑组织氧分压（$PtiO_2$）

脑组织氧分压监测是继颅内压监测后又一重要的颅内监测手段。其导管电极的置入过程几乎与脑实质颅内压监测方法类似。不同的是，导管探头是由聚乙烯膜包裹的铂金阴极和银阳极组成。当细胞或组织间隙的氧分子以扩散方式与电极板结合，其产生的极化电流变化通过计算机处理显示。组织间隙氧分压与电流强度成正比。监测导管放置的位置是根据临床需要而定。一般放置在非优势半球额叶正常组织内，以便反映大脑整体氧供状态；或根据脑影像学资料放置在原发损伤的"半影区"，以反映存在缺血风险组织的氧供状态。放置后一般需要 2 h 左右的稳定。目前该技术的零点校准和灵敏度均有较好的稳定性，但其同一部位脑组织重复测定的绝对数值相差较大。

$PtiO_2$ 的正常值和缺血阈值尚未确定，这可能与各家采用的测定系统不同、探头放置的位置不同、患者不同的临床状态（脑损伤类型、镇静程度以及何种镇静药等），以及医学伦理学等诸多问题相关。根据颅脑外伤的研究资料，一般将额叶正常组织内测定的 $PtiO_2$ 值小于 2.0 kPa（15 mmHg），作为缺血阈值或预后不良的指标。然而，临床在解释 $PtiO_2$ 值时需要注意以下几点：①组织缺氧性损害的发生不仅与缺氧的程度有关，还与其持续时间的长短关系密切。②$PtiO_2$仅仅反映局部组织的氧供状态，并不表示细胞代谢状况是需氧还是无氧酵解过程。③对于 $PtiO_2$ 绝对值的解释，应结合脑灌注压、颅内压和临床其他指标等综合分析。

8. 脑组织微透析（Micro-dialysis，MD）

如上所述，脑组织氧分压监测提供了脑组织或细胞间隙的氧供情况，但没有直接提供细胞代谢的相关信息。在不同损伤因素影响下，要了解脑细胞氧代谢的变化、各种神经介质和炎症介质的变化，以及这些因子在损伤与抗损伤机制中的作用，就需要一项能实时监测细胞代谢变化及过程的方法。20 世纪 60 年代，瑞典学者 Bito 等首先报道了微透析技术在犬脑中的应用。经过近 30 年监测技术的改进，以及在动物实验中大量资料的积累，20 世纪 90 年代初期，该技术开始应用于监测人脑组织代谢的变化。脑组织微透析的临床应用，真正实现了床旁监测脑细胞代谢状态。

该技术的原理与常规透析原理相同，即半透膜两侧的溶质，由于浓度梯度差而发生被动扩散的跨膜运动。目前临床使用的透析导管，其尖端为已知长度的半透膜（长 10～30 mm）组成的透析室。外径0.5 mm的透析导管连接灌注液，该灌注液的成分与被研究组织间液的组成相同或相似。灌注液在透析室与细胞间液交换后，经导管中央的毛细管收集待测。一般灌注液的灌流速度为 0.3～5 $\mu L/min$，收集的液体量仅为数微升。收集样本的频率或时间根据需要而定，如在手术期间常采用 5 min；而在重症监护室常约30 min，以便获得更多或更好的相对回收率。在技术原理方面，除上述被动扩散外，另一个重要的原理就是半透膜的"相对回收率"（relative recovery）。它是指透析液检测到的某成分的浓度与实际细胞间隙该成分浓度的比值。这个比值与透析膜的长度、灌注液的灌流速度、灌注液的成分和分子扩散均有关。分子扩散又明显受半透膜孔大小的影响。一般而言，膜孔的大小，也称阻断阈值应是被研究分子大小的2～3 倍。目前使用的半透膜的膜孔大小在 20～100 kD 之间，基本可满足临床需要。

近十余年来，该项监测手段被广泛应用于研究不同损伤因素时，脑细胞代谢和神经介质的变化，以及这些变化与临床表现或预后的关系；另一方面，该技术也被用于探讨治疗手段获益的机制。在缺血性中风的研究中发现，当细胞间液中谷氨酰胺、乳酸/丙酮酸比值、甘油等含量升高，则预示梗塞向恶性缺血性中风发展。在蛛网膜下隙出血的临床研究中发现，脑组织

MD 检测到的代谢变化，较脑血管痉挛引起的临床表现早 11 h，这为临床早期干预治疗血管痉挛提供了新的预测和诊断指标。MD 在严重颅脑外伤研究中的应用更加广泛和深入。严重颅脑外伤是被美国联邦食品和药物管理局（FDA）认定的、可使用该项监测技术的唯一适应证。该领域的研究发现，乳酸/丙酮酸比值升高和兴奋性氨基酸的大量释放，均预示颅脑外伤患者的预后不良。

总之，脑组织 MD 技术不仅为临床监测细胞代谢指标，如葡萄糖、乳酸、丙酮酸、甘油、尿素和谷氨酰胺等提供了方法学；同时，也为研究各种脑损伤病理生理变化、药物治疗机制等方面提供了强有力的手段。然而，在具体临床应用中，也应该注意到该技术的局限性。①空间的局限性：导管所在部位病理状态的不同，反映脑组织代谢状态则不同。②时间的局限性：获取测量样本需一定的收集时间，而在此期间细胞代谢变化是连续的，而测定却是间断的。③细胞膜状态影响细胞间液成分的变化：MD 测定的代谢底物或代谢中间产物，并不是直接反映了细胞内的代谢变化，而是细胞间隙中上述物质的变化。④缺乏正常值，以及各种病理状况下参数的特异性和敏感性。⑤价格昂贵。

9. 颈内静脉血氧饱和度（$S_{Jv}O_2$）

颈内静脉血氧饱和度是较早用于监测脑组织氧代谢的方法。由于其监测手段简便易行，并可通过光导纤维连续监测血氧饱和度，故此，该项目仍是目前临床常用的监测严重脑损伤的手段。该方法通过颈内静脉逆行插管，使导管尖端抵达颈静脉球位置（导管遇到阻力后退 1～2 cm，或 X 线摄片导管尖端在第 2 颈椎椎体水平）。一般选择脑损伤侧的颈内静脉，对于弥漫性脑损伤患者多选择右侧颈内静脉。有颅内压监测的患者，可通过分别短暂压迫两侧颈内静脉，来选择插管的血管，即选择对颅内压影响大的颈内静脉。

正常情况下，$S_{Jv}O_2$ 在 55%～75% 范围内波动（平均为 65%），低于或高于此范围均视为异常。临床观察发现，$S_{Jv}O_2$ 与临床表现关系密切。当 $S_{Jv}O_2$ < 40% 时，EEG 发生变化；$S_{Jv}O_2$ < 45% 时，患者出现意识模糊；当其低于 25% 时，临床出现晕厥。在接受心脏体外循环手术的患者，手术中出现 $S_{Jv}O_2$ < 50% 时，醒后多存在认知功能的障碍。一项严重颅脑外伤的研究发现，只有 $S_{Jv}O_2$ < 55% 与患者预后不良相关；而其他指标，如 Glasgow 评分、瞳孔反应和脑灌注压等均与预后无关。研究也发现，在排除技术原因外（如采血过快或导管位置偏低），$S_{Jv}O_2$ 过高也常与预后不良相关。这可能是由于脑组织坏死或损伤造成组织“顿抑状态”，而无摄氧能力等有关。

总之，在临床监测中，对 $S_{Jv}O_2$ 值应注意以下几点：①$S_{Jv}O_2$ 是反映大脑半球或更多脑组织血流/氧代谢的综合指标。因此，该指标缺乏敏感反应局部脑损伤的能力。②$S_{Jv}O_2$ 变化及其临床意义的结果，多来自颅脑外伤的研究资料，是否适合其他病理因素所致的脑损伤，尚待进一步研究确定。③$S_{Jv}O_2$ 是反映对应的大脑半球供氧和耗氧相互关系的综合指标，故此，对该指标的解释要结合其他相关指标。

10. 其他监测方法

目前神经外科手术期间，尚采用的监测方法有：①激光多普勒血流测定法（LDF）：是通过激光探头检测脑组织（1 mm³）中移动红细胞所造成的多普勒位移效应，来推测局部脑组织血流量（rCBF）。该方法具有连续、实时、微创、敏感等特点。②热弥散法（thermal diffusion）技术：通过检测置于皮层上加热探头与测量探头间的温度差，计算局部脑血流量（rCBF），其特点与 LDF 相似。

总之，这两种监测方法主要用于术中监测，如脑动静脉畸形切除术等。另外，脑血流量也可通过功能磁共振（fMRI）、高速 X-CT 和正电子断层扫描（PET）等先进手段获得，但均无法在床旁实施。

第九节　危重患者的肾功能监测

肾是人体重要的生命器官，其主要功能是生成尿液，排泄人体代谢的终末产物（尿素、肌酐、尿酸等）、过剩盐类、有毒物质和药物，同时调节水电解质及酸碱平衡，维持人体内环境的相对稳定。然而，肾也是最易受损的器官之一，因此，在急危重症患者的诊疗过程中，肾功能监测与心肺功能监测同样重要。

一、一般观察

（一）尿量与次数

尿量是反映肾功能的重要指标之一。临床上通常记录每小时尿量或 24 h 尿量，成人白天排尿 3～5 次，夜间 0～1 次，每次 200～400 mL，24 h 尿量 1000～2000 mL。超过 2500 mL/24 h 者为多尿；少于 400 mL/24 h 或 17 mL/h 为少尿；少于 100 mL/24 h 为无尿。

（二）颜色与气味

正常新鲜尿液呈淡黄色或深黄色，是由于尿胆原和尿色素所致。而气味则来自尿内的挥发性酸，静置后因尿素分解，故有氨臭味。

（三）酸碱度和比重

正常人尿液呈弱酸性，pH 为 4.5～7.5，比重为 1.015～1.025，尿比重与尿量一般成反比。

二、肾小球功能监测

肾小球的主要功能是滤过功能，测定肾小球滤过功能的重要指标是肾小球滤过率。单位时间内由肾小球滤过的血浆量，称为肾小球滤过率。临床上常用内生肌酐清除率、血浆肌酐、血尿素氮浓度来反映肾小球滤过功能，其中以内生肌酐清除率较为可靠。

计算公式：内生肌酐清除率＝（尿肌酐/血肌酐）×单位时间尿量

因肾对某物质的清除量与肾体表面积有关，而后者又与体表面积有关，故内生肌酐清除率必须按体表面积校正。

校正清除率＝1.73 m² ×肌酐清除率/实际体表面积

实际体表面积＝0.006×身高（cm）＋0.128×体重（kg）－0.152

三、肾小管功能监测

（一）尿浓缩—稀释试验

浓缩试验又称禁水试验，具体做法是：试验前 1 d 18∶00 饭后禁食、禁水，睡前排空尿液，试验日 6：00、7：00、8：00 各留尿 1 次，3 次尿中至少有 1 次尿比重在 1.026（老年人可为 1.020）以上，尿比重小于 1.020 则表示肾浓缩功能差。而稀释试验则由于单位时间内进水量过多，有致水中毒的危险，且易受肾外因素的影响，故临床上基本上不采用。

（二）尿/血渗透压的测定

正常人的血浆渗透压为 280～310 mmol/L，而尿/血渗透压为 3：1～4.5：1。禁饮水 12 h 后，尿渗透压应大于 800 mmol/L，低于此值时，表明肾浓缩功能障碍。

四、肾影像学检查

肾功能的监测往往还需要一种或多种的肾影像学检查，如腹部平片、腹部 CT、肾超声检查、肾盂造影、放射性核素扫描等。

第十节　危重患者的肝功能监测

一、反映肝实质细胞损伤的酶学监测

（一）转氨酶

临床上常用的为丙氨酸氨基转移酶，简称谷丙转氨酶（GPT，ALT），以及门冬氨酸氨基转移酶，简称谷草转氨酶（GOT，AST）。人体许多组织细胞中都含有这两种酶，但含量不同，GPT 含量次序为：肝＞肾＞心＞肌肉；GOT 顺序为心＞肝＞肌肉＞肾；CPT 分布在细胞质中，COT 分布在细胞质及线粒体中。由于肝内 GPT 活性较其他组织都高，所以 GPT 较 GOT 在肝细胞损伤的检测中更具特异性。正常血清中 GPT＜30 IU/L，COT＜40 IU/L。

测定血清转氨酶活性可以动态反映肝脏情况，以便及时调整治疗，或及早发现致病原因。重症肝坏死是由于肝细胞合成转氨酶能力受损，血清转氨酶下降，出现"胆－酶分离"现象，为肝功能极度恶化的表现。

GOT 在细胞内分布与 CPT 不同，一部分分布在胞浆基质内，称为 S 型（ASTS），一部分在线粒体内，称为 M 型（ASTm）。当肝细胞病变较轻，仅通透性改变时，ASTm 不能透过细胞膜进入血液，此时 GOT/GPT 比值低；而当肝细胞发生坏死时，ASTm 将与 ASTs 同时进入血液，血液中 AST 总量增加，GOT/GPT 比值较高。正常血清中 GOT/GPT 比值为 1.15。

（二）腺苷脱氨酶（ADA）及其同工酶

ADA 是一种核酸分解酶，不仅在核酸分解代谢中起重要作用，与免疫功能密切相关。它在全身多种组织中以同工酶的形式广泛存在，而以淋巴细胞中活性最高。ADA 分子较 GPT 小，分布于胞浆中，更容易透过细胞膜，在肝细胞轻微损伤时即能从血液中测出，故较转氨酶有更高的敏感性，出现早，消失晚，但特异性不够。如测定它的同工酶 ADA2，则可提高特异性。正常值为 3～30 U/L。

（三）乳酸脱氢酶（LDH）及其同工酶

LDH 是一种糖酵解酶，广泛存在于人体组织内，以心肌、肾、肝、横纹肌、脑组织含量较多，红细胞内含量也较高，故抽血检查时不能溶血。在反映肝细胞病变上，LDH 灵敏度及特异性均不高。LDH 分子由四条肽链组成，肽链有 A、B 两种，根据排列组合可组成LDH1-5 五种类型。AAAA 型即 LDH-5，主要存在于横纹肌及肝脏，故又称为横纹肌型（M 型）；BBBB 型即 LDH-1，主要存在于心肌，故称心肌型（H 型）。肝脏病变时 LDH-5 明显升高。LDH 同工酶的测定有助于判断病变的部位，排除肝外情况。

（四）谷胱甘肽-5-转移酶（GST）

GST 是一组与肝脏解毒功能有关的同工酶，主要存在于肝细胞胞浆中，微量存在于肾、小肠、睾丸、卵巢等组织中，诊断意义与 GPT 相近，在反映肝细胞损伤程度上更优于 GPT，重症肝炎 GPT 下降时，GST 仍能持续升高。同时，GST 比 GPT 更敏感，常先于 GPT 升高。

（五）谷氨酸脱氢酶（GDH）

GDH 主要参与谷氨酸的分解代谢，GDH 仅存在于线粒体内，且肝脏内浓度远远高于心肌、骨骼肌等其他组织，是反映肝实质损害、坏死的一种敏感指标。

（六）胆碱酯酶（CHE）

人体 CHE 有两类，一类为真性胆碱酯酶，存在于神经节、运动终板等处，分解乙酸胆碱；另一类为假性胆碱酯酶，由肝细胞和腺细胞产生。血清假性胆碱酯酶主要由肝脏合成，当肝脏发生实质性损害时，血清 CHE 活性常呈下降趋势，下降程度与肝细胞损害程度相平行。但该酶特异性较差，有机磷中毒、营养不良、恶性肿瘤等疾病发生时 CHE 活性均下降，而糖尿病、肾病综合征、甲状腺功能亢进、重症肌无力、脂肪肝、支气管哮喘等疾病可引起该酶活性升高。判断结果时需注意有无上述伴随疾病。

（七）磷脂酰胆碱－胆固醇酰基转移酶（LCAT）

LCAT 由肝合成和分泌，与胆固醇代谢有关，肝损害时该酶合成减少。与 CHE 类似，该酶血清活性反映肝脏的储备功能，但较 CHE 更具特异性。在敏感性方面，对慢性肝损害优于 GPT 和 ADA。

二、反映胆汁淤积的诊断与监测指标

胆红素是血红素的代谢产物，80％来自分解的血红蛋白，20％来自肌红蛋白、过氧化物酶、过氧化氢酶、细胞色素等的分解。衰老的红细胞被肝、脾及骨髓的网状内皮细胞破坏，释出血红蛋白，分解为血红素和珠蛋白，血红素经一系列的氧化还原反应成为胆红素，成为未结合胆红素。由于其分子内特殊的氢键结构，使胆红素显示出亲脂疏水性质。游离胆红素进入血液后即被白蛋白结合，然后被肝细胞摄取，形成葡萄糖醛酸胆红素，此为结合胆红素。结合胆红素经肝细胞膜主动运送进入毛细胆管，经胆管系统排入肠腔。在回肠末端及结肠，胆红素在肠道细菌作用下，水解还原成胆素原，大部分随粪便排出，少部分被吸收入门静脉，再次被肝摄取排入肠腔，一部分被小肠上段重吸收，形成所谓的"肝肠循环"。

（一）血清胆红素测定

血清胆红素试验包括血清总胆红素测定和一分钟胆红素测定。血清总胆红素正常值为 5.1～17.1 $\mu mol/L$。如在 17.1～34.2 $\mu mol/L$ 之间，则为隐性黄疸；34.2～171 $\mu mol/L$ 为轻度黄疸；171～342 $\mu mol/L$为中度黄疸；342 $\mu mol/L$ 以上为重度黄疸。一分钟胆红素是指通过直接偶氮反应，血清中一分钟内发生变色反应的胆红素的量。未结合胆红素不发生变色反应，而结合胆红素在一分钟内基本都发生了反应。因结合胆红素被肝细胞直接排入胆管，故正常人血中含量甚微，此时测出的一分钟胆红素基本都是干扰因素如尿素、胆汁酸盐、枸橼酸等所致，正常值为 $0\sim3.4~\mu mol/L$，超过此值，即可认为血清结合胆红素升高。由于一分钟胆红素测定简便易行，虽然存在干扰因素，但对结果判断影响不大，故目前广泛应用。

总胆红素及一分钟胆红素的测定对鉴别黄疸的类型很有帮助。①溶血性黄疸：以非结合性胆红素升高为主，总胆红素轻度升高（$<85.5~\mu mol/L$），一分钟胆红素/总胆红素比值小于 20%。②阻塞性黄疸：一分钟胆红素明显增高，一分钟胆红素/总胆红素可高于 50%。③肝细胞性黄疸：结合性和非结合性胆红素均升高，一分钟胆红素/总胆红素大于 35%。

（二）尿胆红素的测定

由于非结合胆红素不溶于水，不能进入尿液，结合胆红素虽能溶于水，但正常情况下血中结合胆红素含量很低，因此正常尿液中不含胆红素。如出现表明血液中结合胆红素升高。尿胆红素正常值为小于 $0.51~\mu mol/L$。

临床上一般为定性试验，阳性的灵敏度一般为 $0.86\sim1.7~\mu mol/L$ 范围内。通常情况下，血、尿中结合胆红素浓度变化相平行，但有时血中结合胆红素很高，尿中也可能为阴性。

（三）尿内尿胆原测定

尿胆原为胆红素排入肠道后在结肠经细菌分解后产生，部分再吸收入肝，由肝再排泄入小肠，形成肝肠循环，故尿内尿胆原量与多种因素有关，如胆红素产生过多；肝脏对重吸收的尿胆原摄取功能受损；胆管感染，使胆汁中的胆红素转变为了尿胆原；肠道排空延迟，吸收增多等。

（四）碱性磷酸酶（ALP，AKP）

ALP 是一种膜结合酶，广泛存在于身体各组织中，肝、骨骼、肠上皮、胎盘、肾脏、成骨细胞和白细胞中含量丰富。它是一组同工酶，血清中的 ALP 成人主要来自肝，儿童主要来自骨骼。脂肪餐后，小肠内的 ALP 可逆入血液，引起 ALP 明显升高，持续可达 6 h。由于 ALP 与膜结合紧密，且肝细胞内浓度仅比血液浓度高 $5\sim10$ 倍，故肝病时血清 ALP 升高不明显。而胆汁酸凭其表面活化作用，可将 ALP 从膜上溶析下来，故任何干扰肝内外胆流的因素都会引起 ALP 的明显变化。

目前主要用于诊断胆汁淤积。肝内炎症及恶性肿瘤时，由于 ALP 被过度制造，血清 ALP 也会明显升高，具有参考价值。对肝细胞损害价值不大。

ALP 正常值为 $3\sim13$ U。电泳法可将 ALP 分为六种同工酶，可鉴别其来源，肝脏来源的为 ALP-1 和 ALP-2。

（五）γ-谷氨酰转肽酶（GGT）

GGT 是一种膜结合酶，广泛存在于人体，尤以肾、胰、肝、肠为丰富。血清内的 GGT 主要来自肝脏，肝内主要分布于肝细胞质和肝内胆管上皮。其临床意义与 ALP 基本一致，而肝外胆管梗阻较肝内胆汁淤积升高更明显。

正常值为小于 40 U，长期饮酒者可能稍高，但不大于 50 U。GGT 也有同工酶，但其蛋白质结构相同，因其所带电荷不同，在电泳带上出现不同分带。其中 GGT Ⅰ、GGT Ⅱ、GGT Ⅲ 对原发性肝癌诊断有意义。

三、蛋白质代谢试验

（一）血清总蛋白（TP）、白蛋白（Alb）、球蛋白（Glu）

血清总蛋白主要包括白蛋白和球蛋白。正常生理状态下，血清总蛋白在 60～80 g/L，其中白蛋白占 70%，球蛋白占 30%。人血白蛋白的半衰期为 17～21 d，球蛋白为 3～5 d，所以在肝脏疾病的早期，白蛋白不会很快下降。正常值白蛋白为 35～55 g/L，球蛋白为 25～30 g/L。白蛋白减少没有很高的特异性，营养不良、肝功能受损、蛋白丢失过多、高分解代谢状态、蛋白异常分布等都可引起人血白蛋白减少。球蛋白减少较少见，见于严重营养不良、长期应用类固醇激素以及一些先天性疾病。球蛋白合成增加，常见于肝脏及全身炎症时，球蛋白明显增高时应考虑多发性骨髓瘤存在，可加做蛋白电泳。

（二）前白蛋白（PA）

PA 是电泳时位于白蛋白前方的一条蛋白区带，由肝脏合成。其合成及分解代谢几乎与白蛋白同步，但由于其半衰期较白蛋白明显短，仅 1.9 d，故可非常敏感地反应肝脏蛋白合成功能及分解代谢情况。在肝合成功能降低的早期即可降低，同样，在肝合成功能恢复的早期，PA 即可恢复正常或高于正常。肾病时 PA 会升高，机制不详。

PA 正常值为 0.23～0.29 g/L。

（三）血氨

蛋白质分解最终可产生氨，氨可逆入脑脊液，消耗 α-酮戊二酸，影响脑脊液的柠檬酸循环，并改变神经介质功能。当血氨浓度超过 2.0 mg/L 时，常可出现不同程度意识障碍，即继发性肝昏迷，而急性重症肝损害引起的原发性肝昏迷，血氨常不高，可能与内环境紊乱有关。血氨主要依靠肝脏清除，慢性肝功能衰竭时血氨常升高，急性肝功能衰竭时血氨升高较少。

四、脂质和脂蛋白代谢试验

（一）血清总胆固醇（TC）

体内胆固醇大多由各组织合成，少数来自肠道吸收。血清中的胆固醇几乎完全来自肝脏。血清总胆固醇包括游离胆固醇与胆固醇酯。急性肝损害引起肝合成功能下降时该值降低，胆管阻塞时升高，尤以慢性胆管阻塞时升高明显。高胆固醇饮食、糖尿病、动脉粥样硬化、脂肪肝等也可增高。

正常值为 3.3～5.9 mmol/L，随年龄增长可稍增高。

（二）血清磷脂（SPL）

肝脏一方面合成磷脂，进入血液，一方面又不断从血液摄取磷脂，分解后排入胆管。急性肝功能损害时该值无明显变化，慢性肝硬化晚期该值才有所下降。胆管梗阻时该值上升幅度明显。

（三）三酰甘油（TC）

血清 TC 存在于脂蛋白中，通过循环在组织中运送，其浓度受组织中脂肪代谢以及脂蛋白合成降解的影响。肝脏是内源性 TC 的主要来源。血清 TC 浓度受许多生理病理因素影响，特异性不高，对判断肝功能状态意义不大。

正常值为 0.22～1.21 mmol/L。

（四）载脂蛋白（apo）

血浆中脂质通过与载脂蛋白结合而运输的，除作为脂质载体外，载脂蛋白还起着调节脂酶活性、调节脂蛋白合成分解代谢等重要作用。

目前认为，载脂蛋白测定比其他血脂检查更能正确反应肝脏功能不良时脂质代谢的实际状态。载脂蛋白分为 apoA、apoB、apoC 三类，每一类又有数种，其中最常监测的有 apoAⅠ和 apoB。apoAⅠ在 apoA 中含量最多，主要由肝及小肠黏膜合成，是高密度脂蛋白的主要结构蛋白，其主要功能为促进血浆胆固醇酯化和高密度脂蛋白成熟，并能协助周围组织中的自由胆固醇，是预测冠心病的一项重要指标。肝功能受损时合成减少，血清中 apoAI 浓度降低。动态观察有助于判断肝脏预后。apoB 是低密度脂蛋白和极低密度脂蛋白的主要结构蛋白，主要功能是运载脂类、识别受体。在调节周围组织中的胆固醇及低密度脂蛋白代谢具重要作用，是预测动脉粥样硬化、冠心病的有价值指标之一。肝功能受损时随之下降，下降程度与肝脏受损严重度一致。

五、影像学监测

目前临床上常用于肝脏诊断的影像学技术有 B 型超声波、CT、MRI 及核素扫描等。大多数形态学的变化及某些功能变化都可通过这些检查发现。但由于危重患者的特殊性，如不宜搬动、不能较长时间独处、有时还需呼吸机维持呼吸，使检查受到很大的局限性。目前，危重患者的肝脏影像学检查还是以 B 超及 CT 为主。

（一）B 超

灵活、方便，可在床边进行，并可导引介入进行穿刺抽液、活检、药物注入，分辨率也较高，对肝内占位、胆管系统诊断价值很大，是目前临床上唯一可用于院前影像学检查工具。

（二）多普勒彩超

有助于肝血管系统的观察，对肝移植后肝血供的判断很有价值。由于其分辨率及超声波穿透性的限制，易受气体干扰，对肝内微小占位、腹膜后淋巴结的观察不佳。

（三）CT

CT 是 B 超最好的补充。由于需搬动患者、有射线损伤且检查费用较高，CT 的检查受到一定限制。但 CT 分别率高，能发现肝内小占位；对腹膜后、肝脏周围组织器官显示清楚，解剖结构直观；增强检查可发现血运变化等，在许多情况下 CT 检查不可替代。

（四）MRI、核素扫描

虽有较多优点，由于检查繁琐，占用时间较长，在危重患者抢救中较少使用。